实用骨科手术学

王永恒等◎著

吉林科学技术出版社

图书在版编目（CIP）数据

实用骨科手术学/ 王永恒等著. -- 长春: 吉林科学技术出版社, 2016.9
ISBN 978-7-5578-1356-7

Ⅰ. ①实… Ⅱ. ①王… Ⅲ. ①骨疾病—外科手术 Ⅳ. ①R68

中国版本图书馆CIP数据核字(2016)第227647 号

实用骨科手术学
SHIYONG GUKE SHOUSHUXUE

著　　王永恒等
出 版 人　李　梁
责任编辑　孟　波 万田继
封面设计　长春创意广告图文制作有限责任公司
制　　版　长春创意广告图文制作有限责任公司
开　　本　787mm×1092mm　1/16
字　　数　680千字
印　　张　23.5
版　　次　2016年9月第1版
印　　次　2017年6月第1版第2次印刷

出　　版　吉林科学技术出版社
发　　行　吉林科学技术出版社
地　　址　长春市人民大街4646号
邮　　编　130021
发行部电话/传真　0431-85635177　85651759　85651628
85652585　85635176
储运部电话　0431-86059116
编辑部电话　0431-86037565
网　　址　www.jlstp.net
印　　刷　虎彩印艺股份有限公司

书　　号　ISBN 978-7-5578-1356-7
定　　价　94.00元
如有印装质量问题　可寄出版社调换
因本书作者较多，联系未果，如作者看到此声明，请尽快来电或来函与编辑部联系，以便商洽相应稿酬支付事宜。

目　录

第一篇　基础总论篇

第一章　绪　论

第一节　当代国内骨科学发展史

国内骨科起源于医学的两大支，即祖国(传统)医学和西方医学。祖国医学已有三千余年的历史，骨科在祖国传统医学中称为伤科，至近代称为骨伤科。早在周代，即有疡医，分为金疡和折疡，前者指刀伤，后者指骨折。汉代华佗创五禽戏，与现代体疗的原理相近。唐代孙思邈在《千金要方》中详细描述了下颌关节脱位的复位方法。蔺道人著《仙授理伤续断秘方》，为我国第一部骨折学著作，详细介绍了骨折复位、固定与穿破骨折的治疗方法。至元代除金疮肿科之外，又设立了正骨科。危亦林著《世医得效方》，对正骨科的麻醉，肘、髋、膝、踝、足关节脱臼的认识与复位方法，脊柱骨折的悬吊复位方法，均有明确的记述，并且远远早于西方。明代有《金疮秘传禁方》，记载了用银线缝合伤口。《证治准绳》对骨折有精辟的描述。清代有《医宗金鉴正骨心法要旨》出版，总结了前人治疗手法，分为“摸、接、端、提、按、摩、推、拿”法，并且有器械与支具的记载。

西医骨科传入中国是在 14 世纪后叶。明朝(1368—1644)洋人即以通商与传教方式进入中国，罗马天主教传教士以西方医药为其活动内容之一。1840 年鸦片战争后中国沦为半殖民地，列强除以军事、政治、经济方式侵略外，还纷纷建立教会学校和医院。1843 年已有截肢术的记载。中国西医骨科的兴起，始于 20 世纪初。19 世纪末以后，英、美、法、德等国陆续在我国开办了医院与医学院校。第一代骨科先驱推进了我国西医骨科的发展。他们成为新中国骨科界的带头人，为培养骨科人才、开展骨科业务做出了巨大的贡献。

新中国成立后，中国骨科得到快速发展，各医学院附属医院、省市大医院、解放军总部及各军区总医院，纷纷建立骨科。当时我国提倡西医学习中医、中西医结合，探求祖国医学精华并探索其科学基础。中西医结合在骨科的第一个重要发现是前臂双骨折的治疗。中医治疗前臂双骨折，强调“分骨”法，方先之等在解剖学研究中，观察到前臂在旋转的中立位时，桡、尺骨之间的骨间膜张力与间隙最大。在中立旋转位分骨，骨折四个断端排列成类似单骨骨折的上下两段，很利于整复。这一发现为“分骨”手法提供科学依据。小夹板固定前臂骨折不超过肘及腕关节，因此任何活动均可由上述两关节承荷；相反，用长管型石膏固定，透视观察证明活动发生在断端之间，不利于骨折愈合。因而，中西医结合治疗骨折的研究阐明了骨折愈合需要骨折部静止和肢体活动的一对矛盾获得统一，达到“动静结合”。

断肢再植于 1963 年由上海陈中伟教授等首先报道，以后显微外科在中国大地迅速发展。20 世纪 70 年代，人工关节置换手术得到迅速发展。各种不同的矫形术如股骨髁上截骨、代股四头肌手术、骨盆截骨、上下肢矫形手术、膝稳定手术、肢体延长等纷纷涌现。

20世纪80至90年代是我国骨科事业迅速发展的阶段。1980年中华骨科学会成立，冯传汉教授为首任主任委员。多次召开学术会议，进行学术交流，并与国外骨科界联系，开展国际间学术交流，促进了我国骨科的现代化。

20世纪80年代后脊柱外科迅速发展。20世纪90年代以后，随着改革开放的进一步深化，我国经济快速稳步发展，骨科新技术的引进和发展也进入快车道。在创伤骨科方面，骨折治疗理念已经从坚强固定模式转移到生物固定模式。在关节外科方面，关节镜技术获得了快速发展，膝关节镜下半月板损伤的治疗、前后交叉韧带的重建已成为常规定型手术。21世纪，骨科手术正在向微创化和智能化方向发展，我国骨科面临新的发展机遇和挑战。随着系统生物医学的诞生，以及干细胞与再生医学、基因工程生物反应器技术、RNA干扰技术、纳米技术、微纳观生物力学技术的发展，骨科疾病的诊疗会从人体、细胞、分子水平走向基因水平，外科医生的双手将从传统开刀手术中解脱出来，进入操纵内镜和微创器械的微创手术时代，进一步发展将走向由外科医生指挥机器人来完成的极微创或无创时代。

第二节　骨的正常结构

一、骨的基本结构

骨是一种特殊的结缔组织，由多种细胞和基质组成，前者有骨细胞、成骨细胞和破骨细胞，后者包括胶原纤维、蛋白多糖和羟磷灰石结晶。

(一)骨细胞

根据形态和功能，骨组织内的细胞可分为三种类型：成骨细胞、骨细胞和破骨细胞。

1.成骨细胞　是骨基质的原始生产者，是由骨内膜和骨外膜深层的骨原细胞分化而成，常位于新生骨的表面，具有制造基质中的胶原和糖蛋白成分的功能，还能引起骨质矿化、调节细胞外液和骨间电解质的流动，常在新骨表面形成一层单层细胞。活跃的骨原细胞呈立方形或柱状，当骨形成缓慢时则变为扁平状或梭形。其胞质丰富，呈嗜碱性；核较大，圆形或卵圆形，有1～3个核仁；染色质少，较透明。成骨细胞膜表面可见多数短的微绒毛突起与邻近的细胞连接。电镜下，胞质基本上由发育良好的粗面内质网占据；核糖体游离或附着于内质网膜上，形成膜状管结构；线粒体较多，小而呈圆形。此外，还可以见到溶酶体、空泡与糖原等。

2.骨细胞　它是骨组织中的主要细胞，位于骨陷窝内。成熟的骨细胞体积较小，呈枣核状或为卵圆形；其胞质少，嗜碱性；核呈梭形，染色质多而深染。新生成的骨细胞则具有与成骨细胞相似的特征，即丰富的粗面内质网、大的高尔基体和数量众多的线粒体。骨细胞表面具有多数纤细而长的突起，与相邻细胞相互连接，以利于组织液的交换。突起一般位于穿破骨基质后所形成的隧道(称为骨小管)中，突起周围也有一条约1μm宽的狭窄的间隙，不含胶原纤维。此间隙内可能有间质液与代谢物的循环。骨细胞在基质内均匀分布，排列规则，其纵轴与所在板状系统的纵轴一致。

骨细胞除参与骨的生成外，也参与骨的吸收(骨细胞吸收)。当骨细胞处于溶骨期时，其细胞器与破骨细胞的细胞器极为相似。当处于生骨期时，则具有成骨细胞的特征。

3.破骨细胞　来自造血组织中的单核/巨噬细胞，是一种多核巨细胞，含有丰富的酸性磷酸酶和胶原酶，具有吸收骨和钙化软骨的功能。其体积大小相差悬殊。核数亦不相同，有2～20个不等，但在切片标本上仅见其中数个。破骨细胞呈圆形或卵圆形，胞质丰富，呈嗜碱性，有时嗜酸性，与其功能状态有关。胞质内含颗粒与空泡。核圆形，透明。电镜下，功能活跃的破骨细胞胞质内含有相当多的粗面内质网和核糖体，线粒体量多，内含电子致密性颗粒。此外，尚可见到溶酶体及大小不等的空泡，其特征性结构为细胞膜在贴近被吸收骨一侧形成许多密集的皱褶，称为皱褶缘，以增加破骨细胞的面积，有利于骨质吸收。

破骨细胞贴附在骨的表面，在吸收陷窝(豪希普陷窝)内进行破骨性吸收。其机制可能是通过使局部pH值降低，溶解矿物质成分，并通过分泌溶酶体酶消化其有机物成分，两者是同时进行的。此外，还可通过吞噬作用将骨矿物摄入至细胞内，并溶解之。

多种因素可加强破骨细胞的作用。全身因素(如甲状旁腺激素)可促使破骨细胞形成且使其功能增强，同时还可改变细胞膜对钙磷离子的渗透性作用。局部因素包括外伤、机械性压力，在骨折的塑形阶段都可见到破骨细胞。

(二)骨基质

骨基质(bone matrix)由无机物和有机物组成。有机物包括胶原、蛋白多糖、脂质，特别是磷脂类。无机物通常称为骨盐，主要为羟磷灰石结晶和无定形磷酸钙。

1.胶原　约占有机成分的90%，是一种结晶纤维蛋白原，包埋在基质中，具有典型的X线衍射像和电镜图像，并有64nm轴性周期，其主要成分为氨基乙酸、脯氨酸、羟脯氨酸和羟赖氨酸，后两者为胶原所特有。

胶原具有很强的弹性和韧性，有良好的抗机械应力功能，其主要作用就是使各种组织和器官具有强度结构稳定性。

2.蛋白多糖　占有机物的4%～5%，是糖类与蛋白质的络合物，由成纤维细胞、成软骨细胞和成骨细胞产生，由透明质酸、蛋白核心与蛋白链以及多糖侧链构成。骨最主要的多糖是硫酸软骨素A。

3.脂质(lipid)　在骨有机物中少于0.1%，具有重要功能的是磷脂类，它能间接地增加某些组织的矿化，并在骨的生长代谢过程中起一定作用。

4.涎蛋白(sialoprotein)　涎蛋白对钙离子有很强的亲和力，也能结合磷酸钙结晶，其作用与钙化有关。

5.骨盐(bone salt)　占骨重量的65%～75%，大多沉积在胶原纤维中。在全部矿物质中，约45%是无定形磷酸钙，其余的大部分是羟磷灰石结晶。

骨质中次要的矿物质是镁、钠、钾和一些微量元素(如锌、锰、钼等)。

(三)骨组织结构

胚胎时期首先出现的原始骨系非板状骨(或称编织骨)，此后非板状骨被破坏，被基质呈分层状的骨所代替，称为继发性骨或板状骨。骨的基本组织结构包括骨膜、骨质和骨髓。

1.骨膜　被覆于骨表面的、由致密结缔组织所组成的纤维膜称骨外膜，附着于髓腔内面的则称骨内膜。

(1)骨外膜：

①纤维层：是最外层的一层薄的、致密的、排列不规则的结缔组织，内含较粗大的胶原纤维束，有血管和神经束在其中穿行。有些粗大的胶原纤维束向内穿进外环层骨板，称为贯穿纤维，亦称沙比纤维。

②新生层(成骨层)：是骨外膜，其内层与骨质紧密相连，粗大的胶原纤维很少，代之以较多的弹性纤维，形成薄的弹性纤维网。在骨的生长期，骨外膜很容易剥离，但成年人的骨膜与骨附着牢固，不易剥离。内层细胞在胚胎或幼年期直接参与骨的形成，至成年后则保持潜在的成骨功能。

(2)骨内膜：除附着于骨髓腔内面外，也附着在中央管(哈弗斯管)内以及包在骨松质的骨小梁表面。骨内膜的细胞也具有成骨和造血功能，成年后呈不活跃状态，一旦骨有损伤，则恢复成骨功能。

2.骨质　骨质分为骨密质和骨松质，长骨的骨密质由外到内依次为外环骨板层、骨单位(哈弗斯系统)和内环骨板层。

(1)外环骨板层：外环骨板由表面数层骨板环绕骨干排列而成，与骨外膜紧密相连，其中有与骨干垂直的孔道横行穿过骨板层，称为穿通管，营养血管由此进入骨内。

(2)内环骨板层：由近髓腔面的数层骨板环绕骨干排列而成，最内层为骨内膜附着面，亦可见垂直穿行的穿通管。

(3)骨单位：又称哈弗斯系统，是骨密质的基本结构单位，为内、外环骨板层之间及骨干骨密质的主体。在由继发性板状骨代替原始编织骨的同时发育形成。骨单位为厚壁圆筒状结构，与骨干的长轴平行排列，中央有一条细管，称为中央管。骨细胞位于骨陷窝内，骨小管系统把中央管和骨陷窝连接起来，供骨细胞摄取营养物质，排出代谢废物。中央管内有小血管和细的神经纤维，仅有单条的小血管，大多为毛细血管。如同时有两条血管，其一为厚壁，另一条为薄壁，为小动脉或小静脉。中央管与穿通管互相呈垂直走向，并彼此相通，血管亦相交通。

骨松质分布于短骨、扁骨、不规则骨和骨骺的内部。骨小梁也由骨板构成，但结构简单，层次较薄，一般不见骨单位。有时仅可见到小而不完整的骨单位，血管较细或缺如，骨板层间也无血管。骨细胞的营养由骨小梁表面的骨髓腔血管提供。

3.骨髓　骨髓是存在于长骨(如肱骨、股骨)的骨髓腔和扁平骨(如髂骨、肋骨、胸骨、脊椎骨等)的骨松质网眼中的一种海绵状的组织，能产生血细胞的骨髓略呈红色，称为红骨髓。成人的一些骨髓腔中的骨髓含有很多脂肪细胞，呈黄色，且不能产生血细胞，称为黄骨髓。人出生时，全身骨髓腔内充满红骨髓，随着年龄增长，骨髓中脂肪细胞增多，相当部分红骨髓被黄骨髓取代，最后几乎只有扁平骨骨松质中有红骨髓。当机体严重缺血时，部分黄骨髓可转变为红骨髓，重新恢复造血的能力。

人体内的血液成分处于一种不断的新陈代谢中，老的细胞被清除，生成新的细胞，骨髓的重要功能就是生成各种细胞的干细胞，这些干细胞通过分化再生成各种血细胞如红细胞、白细胞、血小板、淋巴细胞等，简单的说骨髓的作用就是造血功能。因此，骨髓对于维持机体的生命和免疫力非常重要。

二、骨的血液供应

长骨的血供来自三个方面：①干骺端、骨端和骨骺动脉；②滋养动脉；③骨膜的血管。

(一) 髓内营养系统

滋养动脉是长骨的主要动脉，供应长骨全部血量的50%～70%。滋养动脉一般有1～2支，经滋养孔进入骨内，入髓腔后即分为升、降两支到达骨端，沿途发出许多细小的分支，大部分直接进入骨皮质，并与骨外膜动脉、干骺端动脉的分支共同组成髓内营养系统，另有一些分支进入髓内血管窦。髓内营养系统是髓内的重要血供来源，还能供给骨皮质的内2/3或更远的一些部位，并且穿过内环骨板与中央管中的血管形成吻合支。

进入骨髓血管窦的一些小动脉则供给骨皮质的骨内膜，髓内营养血管以放射状分布，形成髓内和皮质内毛细血管，大约30%的血液流至骨髓的毛细血管床，70%的血液流至皮质内毛细血管床。骨髓和骨皮质的毛细血管床互不联系，血液回流也是分开的。

(二) 骨膜的血管

骨外膜动脉的分支穿过外环骨板与中央管内的血管吻合，供应骨干骨密质的外1/3。骨膜外层表面有一血管丛，它既与骨骼肌的血管吻合，又与骨膜的内层血管网相连。这样，骨骼肌血管体系与骨膜血管体系的吻合使骨干具有双重血供。

(三) 骺动脉和干骺端动脉

骺动脉和干骺端动脉发自骨附近的动脉，它们分别从骺板的近侧和远侧进入骨内，幼年时期两者是相互独立的，成年后相互吻合，并有分支到达关节软骨深面的钙化层或形成袢状动脉网。骺板骨化后也和滋养动脉的升、降支形成吻合支。

不规则骨、短骨和扁骨的动脉多来自骨膜动脉或滋养动脉，它在骨膜下呈网状分层排列。

(四) 静脉回流

上述营养动脉都有静脉伴行，长骨具有一个较大的中央静脉窦，来自骨髓毛细血管床(即血管窦)的血液通过横向分布的静脉管道直接流入中央静脉窦或先引流至大的静脉分支，然后再汇入中央静脉，将静脉血引流出骨，仅有5%～10%的静脉血经营养静脉回流。

三、骨的代谢

人体内钙、磷代谢是既具有相互作用，又能保持相互平衡的两个系统：一个为离子化与活性代谢池，含钙数量虽少，但功能却极为重要；另一个为非活性离子钙的储存器，即骨。磷完全以离子状态无机磷酸盐的方式存在于血液中，在骨内和钙结合成羟磷灰石。

(一) 钙在骨代谢中的作用

钙是人体内必不可少的元素，体内的钙含量随年龄增长而逐渐增加。成人体内钙含量约为1kg，其中细胞外液与肌肉中的钙量不超过10g，其余均以磷酸盐、碳酸盐和氢氧化物的形式存在于骨组织中。

1. 钙的吸收　钙吸收部位在小肠上段。奶和奶制品中含有丰富的钙，每天成人食入约 0.6～1.0g 钙，但仅 200～500mg 被吸收，其余经粪便排出。钙在肠道内经特殊机制摄取，其吸收依赖于维生素 D、甲状旁腺激素和降钙素。内源性分泌的钙大部分被重吸收，因而吸收机制就更为复杂。由肠分泌作用从粪便中排出为内源性钙丢失。净吸收与实际吸收的区别在于净吸收是指摄入量和粪便中排出量之间的差值。实际吸收是将内源性分泌的钙吸收也包括在内，所以净吸收低于实际吸收。

2. 钙的排泄　钙的排泄主要通过肾，小部分通过肠道。排泄量个体差异很大，受每个人的饮食和其他多种因素影响。成人 24 小时经肾排泄量为 50～250mg，儿童一般情况下为 4～6mg／kg，高于或低于这个范围均属异常。测定正常值时，应事先细致地控制钙食入数日。钙离子由肾小球滤过，约 99％在肾小管被重吸收，重吸收率取决于维生素 D 和甲状旁腺激素的水平。

3. 钙的功能

(1) 钙是血液凝固的必要物质。

(2) 对保持神经肌肉的应激性和肌肉的收缩作用起重要作用。

(3) 参与黏蛋白和黏多糖的构成以及许多酶的形成。

(4) 维持细胞渗透压。

(5) 调节酸碱平衡和加强骨的机械力量。

(二) 磷在骨代谢中的作用

骨内磷酸盐和血中离子状磷酸盐保持着动态平衡。正常成人每天磷最低需要量是 0.88g，生长期儿童和孕妇稍多。奶、蛋、肉类和谷类食物是磷的主要来源，磷全部在小肠吸收。食物中的磷大部分是有机结合磷，在胃中 pH 值呈酸性时并不释放出来；而在适当的肠磷酸酶活性和 pH 值为 9.0～10.0 时，结合磷于回肠发生分解，小肠即可吸收大部分磷，吸收过程受维生素 D 控制。

血清磷以无机磷酸盐离子形式存在，约 60％的摄入量经尿排出。正常情况下，每天磷排泄量为 350～1000mg，平均 800mg。

血清钙磷比值保持一种动态平衡，摄入钙过多，会使磷酸盐在小肠内变为不可溶性，磷的摄入减少，导致低磷性佝偻病或骨软化(osteomalacia)。摄入钙量少，血清磷水平增加，会引起代偿性甲状旁腺激素增多，出现骨吸收、尿磷酸盐排泄增加。在甲状腺激素作用下，肾小管磷的重吸收减少，钙的重吸收增加，使血钙水平趋于正常。

(三) 维生素与骨

维生素是一种低分子有机化合物，在物质代谢方面具有极为重要的作用，是机体内不可缺少的物质。维生素的种类很多，其理化性质各不相同，下面介绍几种与骨的代谢有关的维生素。

1. 维生素 A　有促进成骨细胞成骨的作用，缺乏维生素 A 时引起佝偻病。若维生素 A 过量可引起中毒现象，慢性中毒时出现食欲不振、烦躁、四肢肿痛及运动障碍等。

2. 维生素 C　可增加小肠对钙的吸收，并能促进骨骼钙化。维生素 C 缺乏时可见到特殊的骨变化，如骨骺和骨干分离、肋骨呈念珠状、骨皮质变薄等。长期缺乏维生素 C，开始出现关节强直，其后在长骨骨干处出现相当数量的骨膜下海绵状骨，并有典型的骨质疏松。

3.维生素D　是与骨代谢关系密切的维生素。维生素 D_2(钙化醇)和维生素 D_3(胆钙化醇)是体内两种主要的维生素D，都具有较强的抗佝偻病的能力。维生素D存在于牛奶、谷物、人造黄油中。

维生素D以其生物学活性形式协助小肠吸收钙，缺乏时会使软骨钙化过程和骨样组织矿质化过程受阻，导致佝偻病和骨软化症。此外，维生素D对破骨细胞的吸收和钙质在骨内的代谢也很重要。

四、骨的钙化

骨的钙化是极为复杂而微妙的过程，主要是指在有机质内有秩序地沉积无机盐的过程，它涉及细胞内、外生物化学和生物物理学的过程，即产生凝结现象，使钙磷结合形成羟磷灰石，最初构成非晶体状磷酸钙盐，然后逐渐形成晶体形式。羟磷灰石结晶呈针状或板状。钙和磷酸盐离子在非晶体和晶体的磷酸钙盐中是平衡的，这种平衡要受局部pH值、降钙素、成骨细胞等因素的调节与控制。

骨的钙化，主要围绕着骨基质内发生钙化，而与骨基质极为相似的结缔组织中却不发生钙化。影响骨钙化的因素有：

(一)胶原

骨胶原含有丝氨酸和甘氨酸，大量的丝氨酸以磷酸丝氨酸盐的形式存在，在胶原基质的纤维上、纤维内与钙离子结合或与磷离子结合，形成羟磷灰石结晶。

(二)粘多糖类

粘多糖是大分子的蛋白多糖类物质，这种蛋白多糖复合物和钙化作用有关。软骨开始钙化时，蛋白多糖的浓度有所增加，当钙化进行时，则浓度明显下降。酸性蛋白多糖的游离阴离子可选择性结合钙离子，减少羟磷灰石结晶的形成，从而抑制钙化作用。当蛋白多糖被酶分解后，就解除了这种抑制作用。

(三)基质小泡

基质小泡内有高脂质并含有一些酶，如碱性磷酸酶、焦磷酸酶等。参与钙化作用的主要脂质成分是磷脂、丝氨酸和肌苷磷酸，基质小泡出现时，可增加磷酸钙的沉淀。磷酸丝氨酸在有磷存在时对钙具有强大的亲和力，使钙在小泡或膜上蓄积。基质小泡中所含的各种酶可通过下列途径促进软骨钙化：

1.水解焦磷酸盐，减低其浓度：焦磷酸盐有抑制钙化的作用，被水解后就为钙盐结晶沉积创造了有利条件。

2.增加局部正磷酸盐的浓度，从而促进钙化。

3.参与输送钙与磷酸盐。

4.水解腺苷三磷酸，为钙及磷酸盐的摄入提供能量。

（赵庆　王永恒）

第二章　骨与骨组织的生物力学

第一节　骨骼力学的几个基本概念

生物力学(biomechanics)是一门以力学理论和方法探讨人体及其他生命体有关力学问题的学科，涉及工程学、医学、仿生学、体育等多种学科，在骨科领域中，应用生物力学的概念和原理解释人体正常和异常的解剖与生理现象，有助于骨科医生更好地理解和治疗肌肉骨骼系统的疾病。因此，骨骼力学已成为现代骨科医生必须具备的科学基础。

一、基本概念

人体运动器官的功能包括支撑与运动两个方面。人体骨骼是身体的坚强支柱，分为躯干骨、四肢骨和颅骨三大部分。成人的骨共有 206 块，就像一台机器共有 206 个构件，每个构件在人的日常生活、劳动和运动中都承受着足够的承载能力，它由三方面来衡量。

1. 要求骨骼有足够的强度　强度是指物体抵抗破坏的能力。保证骨骼的正常功能，首先要求有足够的强度，即在较大载荷作用下骨骼或骨折内固定后不发生断裂或较大的塑性变形。

2. 要求骨骼有刚度　刚度是衡量物体抵抗变形能力的指标，刚度要求骨骼在载荷作用下发生的弹性变形不超过一定范围。

3. 要求骨骼有足够的稳定性　保持平衡的能力，如长骨在压力作用下有被压弯的可能性，但在日常生活中始终保持原有直线平衡形状不变。

二、外力与内力

所谓力就是一个物体对另一个物体的作用，它可分为外力和内力。人体在日常生活与运动中都会对机体的每块骨产生复杂的力，如人体在长跑时受到的外力为体重、迎面风力及地面反作用力等。当外力使物体发生变形时，物体内部分子之间伴随着一种抵抗力即为内力，例如，我们用手拉弹簧，就一定感到弹簧也在拉我们的手，拉力愈大，抵抗拉力也愈大。因此，外力越大，内力也越大。

三、应力与应变

任何物体只要在外力作用下，就一定要发生变形，同时又在物体内部引起内力，内力是随着外力的加大而增大，它总是与外力维持平衡，从而才能使物体不发生破坏。

任何物体在受力时都会引起物体的变形，变形点称为应变，内力强度点称为应力。应力即为单位面积上的内力。写成公式为：

$$\text{应力}=\frac{\text{内力}}{\text{截面面积}} \quad \text{或} \quad \text{应力}=\frac{\text{外力}}{\text{截面面积}}$$

即

$\delta=\frac{p}{f}$【单位常用 mPa(mN / m^2)】

应力是指局部力的强度，是单位面积上的力。应变是局部的变形，是形变量与原尺度之比。如果某骨承受了很重的力，超出了其耐受应力与应变的极限，即可造成骨骼损伤甚至发生骨折。

四、五种基本变形

骨骼在受到外力作用时都有不同程度的变形，一般骨骼受力时的变形形式分为拉伸、压缩、剪切、弯曲和扭转等五种基本变形(图 2-1)。例如：运动员在进行吊环运动时上肢骨就受到拉伸作用；举重运动员挺举时四肢均受到压缩作用；弯腰时脊柱受到弯曲作用；体操运动员做转身动作时下肢骨受到扭转作用；车床剪切断肢体即为剪切作用等。但人体在受伤骨折时，往往是几种作用力的复合。例如，跌倒后桡骨远端骨折，既有剪切力又有压缩力等。

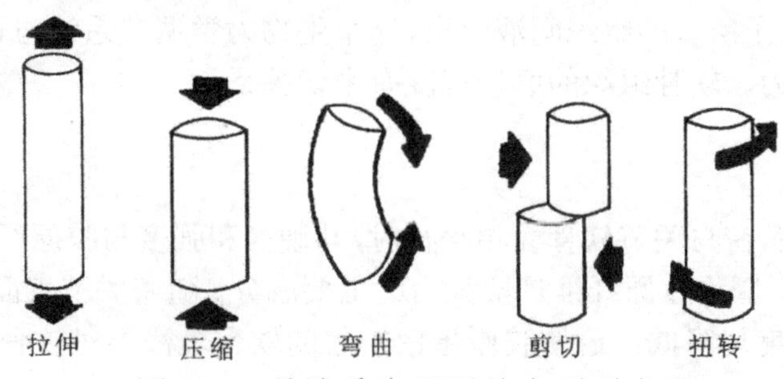

图 2-1　骨骼受力不同的变形形式

五、骨组织的力学特性

1. 各向异性　由于骨的结构为中间多孔介质的夹层结构材料，因而这种材料是各向异性体(不同方向的力学性质不同)。

2. 弹性和坚固性　骨组织大约有 25%～30%是水，其余 70%～75%是无机物和有机物，其中无机物(磷酸钙与碳酸钙)占 60%～70%，有机物(骨胶原)占 20%～40%。骨的有机成分组成网状结构，使骨具有弹性，骨的无机物填充在有机物的网状结构中，使骨具有坚固性，能承受各种形式的应力。研究表明，无机物使骨具有抗压能力，而有机物使骨具有抗张能力。

3. 抗压力强，抗张力差　骨对纵向压缩的抵抗最强，即在压力情况下不易损坏，在张力情况下易损坏，这和骨小梁的排列有关。

4. 耐冲击力和持续力差　载荷作用时，在骨中所引起的张力分布虽然一样，但效果不一样。两者相等时，冲击力在骨中所引起的变化较大，即骨对冲击力的抵抗比较小。另外，同其他材料相比，其持续性能、耐疲劳性能较差。

第二节　关节软骨生物力学

关节是人体中骨与骨可动连接的环节，是人体各部位活动杠杆的支点。关节的作用有：

①保证人体的运动；②力的传递；③润滑作用。而关节软骨有其独特的力学性能，一般说来，它是一种各向异性的、非均匀的、具有黏弹性的、充满液体的可渗透物质。

一、软骨的负荷变形

何部位的关节软骨硬度对其力学功能颇为重要，可通过压痕试验测定。当关节软骨承受负荷时，会发生瞬时变形，紧接着有一个时间依赖蠕变期，即负荷不变，压痕不断增加。卸载后，经过瞬时恢复(弹性恢复)和时间依赖性缓慢恢复阶段，关节软骨逐渐恢复起始厚度。

二、渗透性

组织间液在流经软骨基质时，其输送机制主要有两种。第一种是组织间液体借助于组织两边液体的正压力梯度经过多孔的可渗透基质输送，液体的输送与压力梯度成正比。第二种是靠软骨基质的变形来输送液体。实验证明，在增加压力发生变形时，健康软骨的渗透性大大降低。这样，关节软骨就阻止了所有的组织间液流出，这个生物力学调节系统与正常组织的营养需要、关节的润滑和承载能力、软骨组织的磨损程度有密切关系。

三、张力特性

软骨承受的张力负荷与关节软骨面相平行时，其硬度和强度与胶原纤维平行于张力方向排列的范围有密切关系，因为胶原纤维是抗张力的主要成分。随着关节表面距离的增加，正常成人关节软骨的拉伸强度均降低，这使胶原蛋白密集的软骨表浅层对软骨组织起到一种坚韧耐磨、保护皮肤的作用。

四、润滑作用

关节润滑有两个基本方式，即界面润滑和液膜润滑。在某些负荷条件下，关节内的滑液可作为关节软骨的界面润滑剂，而这种润滑能力与滑液的黏滞度无关。如果承力不重，且接触面的相对运动速度较高，关节可能采用第二种润滑机制——液膜润滑。

五、磨损

磨损可分为界面磨损和疲劳磨损。前者是指两个承载面之间相互作用引起磨损，使表面发生粘连或表面被擦伤，后者则是重复应力使接触体变形所引起。由于关节润滑很好，作用在关节面上的剪切力对软骨磨损不大，起主要作用的是压力负荷。关节面是连续的，但负重是不均匀的，在负荷区的边缘就产生张应力。软骨表面由于长期反复变形可发生疲劳性磨损，是反复受压而产生微小损伤积累所致。虽然施加应力的数量级远小于材料的极限强度，但如经常施加应力最终可导致磨损。

六、关节软骨变性生物力学

关节软骨的修复和再生能力有限，如果承受应力太大，很快会出现全面破坏。可能与下列因素有关：

1. 承受应力的量级。

2. 承受应力峰值的总数。

3. 胶原蛋白多糖基质的内部分子和细微结构。

应力的过度集中可导致软骨的衰竭，如先天性髋臼发育不良、关节内骨折、半月板切除后等都可增加总负荷和应力集中。

第三节　关节力学

人体的各个关节是各种活动中杠杆的支点。根据其发育过程，可将关节分为不动关节(颅骨骨缝)、微动关节(耻骨联合)和可动关节；按其形状，可分为平面关节(腕骨间关节)、屈戌关节(肘关节)、滑车关节(寰枢关节)、椭圆关节(腕掌关节)、球窝关节(拇腕掌关节)等。对人体运动来讲，可动关节极为重要。

一、关节内的应力分布

通过关节的负荷是向量的总和，一般包括两个方面：

1. 加上该段肢体的加速和减速力。

2. 稳定关节和移动关节的肌力，肌力占通过关节合力的大部分。关节软骨是负重面，把承受的压力传递给下面的骨床(图 2-2)。软骨下骨松质有两个作用：①负重面大时由于骨骼变形，关节获得最大的接触面，负重面积也增大。②骨松质的排列呈放射状，把大部分的应力又传递给骨干，因此软骨下骨对关节适应负重有重要作用。软骨下骨若失去顺应性，关节应力就增加，导致关节软骨的应力局部高度集中。

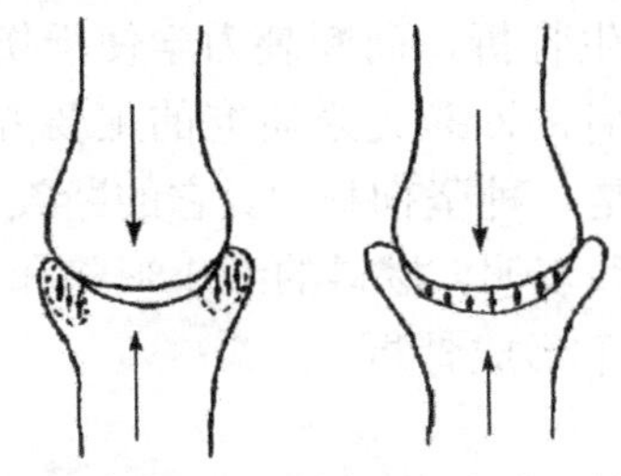

图 2-2　受力时关节软骨的变形情况

二、关节的稳定性

多数关节的稳定性依靠三种因素来维持，即骨骼、韧带和肌肉。关节在运动状态始终是不平衡、不稳定的，但人体总是在不平衡、不稳定中求得相对的平衡和相对的稳定。骨骼的因素对于这种稳定是明显的，而关节内与关节周围韧带使关节活动在一定方向上受到制约，保持关节活动在正常的生理范围以内。肌肉既是运动关节的动力，又是在运动中维持关节稳定的重要因素，其主要作用是通过抵抗、协同与抗重来完成的。

三、关节的力和力矩

关节的作用有两个：节段活动和力的传导。力可来自多方面，如髋关节借助吸力支持下肢重量，最基本的则是压力。正常站立时，体重施力于下肢各关节，而上肢的力却是负的。身体各种位置都不能借关节面自身组合来取得平衡，而需要韧带、肌肉或两者的力量。关节部肌肉仅具有小的杠杆臂，而有时却需要大的平衡力矩，故肌肉施加于关节的力可以是很大的。

第四节　骨折力学

骨组织有两个区别于其他材料的显著特征，即随着关节使用或功能逐渐增加会发生骨密度的变化。骨组织还有自身愈合能力，其修复过程不是形成瘢痕，而是损伤组织的重建，这是复杂的生物学和力学过程互相作用的结果。

一、骨折的力学原理

从生物学观点来看，骨折是由应力和功能分布不均匀所引起的。当骨骼遭受严重创伤时，骨受到很大应力，当应力超过骨的承受极限时，就会发生骨折。

二、长骨内的张应力

骨折多发生在长骨，张应力是较压应力具有更大破坏性的应力。人体所有的活动(如站立、走路、携带、投掷以及撞击等)均会在长骨的凸侧产生显著的张应力。在平常的步态中，最大的张应力是胫骨的后侧和股骨的外侧。

三、断裂力学和骨的断裂

人体在剧烈活动中常常会发生骨折，而断裂力学使损伤条件下发生的骨折得到合理解释。成骨密度断裂韧性的测试是目前骨的断裂力学研究的主要方面。骨密质在高应变速度时类似于脆性材料，而在低应变速度时却是一种坚韧材料，它的断裂率比许多普通材料高，但大大低于一些金属。断裂力学的理论和实践表明，材料的细小缺陷和空隙是微观裂纹的发源地，它们引起应力集中，在应变—应力作用下形成骨折。

四、疲劳骨折

骨承受反复负荷(如长时间的行军、锻炼)可发生微损伤，如果这种损伤不断积聚，超过机体的修复能力，就会产生疲劳骨折或应力性骨折。这种骨折常见于新兵长途行军，故又称为行军骨折。

第五节　内固定的生物力学

所有骨科手术都必须符合生物学和力学原则：①保存骨的血液供应；②维持骨的生理和力学环境。骨的力学环境是骨塑形的重要因素之一。现代弹性材料的固定符合生物力学原则，允许骨端存在一定量的力学刺激，有利于骨痂的形成，促进骨愈合。

一、钢丝与张力带

骨在承受负荷时，在紧靠负荷侧为压力，另一侧为张力。而用骨折固定器的目的是保持骨折原有序列和对抗张应力。一切固定器均可考虑为对抗张力的带子，因而都把它置于张力侧。例如髌骨骨折，将髌骨骨折接触点的前方皮质的对应点用钢丝紧紧地捆在一起，可使骨折这一段保持扭矩平衡。拉力与髌骨面要有一小的弯曲角度，肌腱力矩为对侧骨块的反作用力所抵消，这个反作用力是压力，即由于钢丝固定才使肌腱拉力旋转，远侧骨块与近侧骨块接触。腱的拉力越大，骨折面通过的压力就越大。只要支点(前皮质)的接触由钢丝张力维持，这一切都可办到。肌力和反作用力各自都有方向相同的明显分力，能为钢丝内张力所抵消。

二、钢板

有实验表明，在骨愈合的早期阶段，牢固的内固定有利于骨折愈合过程；而晚期，这种坚硬的内固定板不利于正常的骨塑形，使骨塑形过程减慢。置于长骨张力侧最外层的多孔钢板，其作用与上述钢丝固定相似，钢板适应弯曲造成的压力通向骨折线，实质上钢板所受应力属于张力性质，而螺钉的作用是将骨和钢板固定成为一个整体，以便在钢板承受张力的同时螺钉受弯力作用。

三、螺钉

张力带结构包括螺钉，螺钉可使骨折块压紧。平衡力与钢丝、钢板固定一样是固定器内的张力。螺钉本身产生这样的张力通常是利用小的扭矩转化为大的轴向力。螺钉一般被用在需要固定力大的部位，对于固定小的骨折片也特别有用。为了加大固定力，螺钉必须“加套”，使螺纹不致分离骨折段。

四、髓内针

髓内针的应用可分为传统方式和内锁技术 2 种。传统的髓内针技术主要适用于四肢长骨峡部的骨折，髓内针在髓腔内起内支撑作用，主要利用其与骨的摩擦力维持固定的稳定性。这种髓内针控制旋转能力较差，对一些稳定性较差的骨折如粉碎性骨折以及靠近干骺端的骨折，往往不能提供牢固有效的固定。内锁的应用弥补了传统髓内针的不足。锁髓内针借助远近两枚锁钉，外力可以不经过骨折部位直接从一枚锁钉传导到另一枚锁钉，能更好地维持骨折部位的稳定性。同时，锁钉的应用大大增强了髓内针的抗旋能力。

第六节　细胞的生物力学

细胞在其生命周期中经常承受各种应力和应变。多年来人们一直认为：细胞和力学因素间的相互作用是人体组织和器官发挥正常功能的基础，但人们现在了解了细胞应力学刺激的生物力学和生物化学机制。很明显，力学因素不但可调节细胞的代谢，而且可影响骨关节炎、骨质疏松症的发生与发展。

有很多实验表明，对体外培养的成骨细胞或软骨细胞施加静水压、流体剪切压、细胞膜直接牵拉或化学渗透压，均可直接导致细胞的变形和细胞内基因表达方式、蛋白质分泌的改变。这些力学刺激信号可通过应变相关电位，诱发电力敏感性离子通道，或细胞骨架的变形，转变为化学信号，并进而影响细胞的发育、分化、增生和代谢活动。

细胞力学研究的目的是了解有机体内细胞功能与所承受外力的关系，特别关系到组织的生长、退变和再生。骨和软骨细胞都是力学敏感性细胞，因此在组织工程学的研究中，可有意识地利用体外加载条件的变化，控制细胞的生长。

（赵庆 郭向珍）

第三章　骨科病室的设置与管理

第一节　建筑布局

骨科病区建筑布局包括病室和辅助用房。

1.病房　应设置在南侧，这里采光自然、充足，空气对流通畅。患者长时间住在病房里，很容易产生焦躁的心理和不安的情绪，对患者的康复极为不利。因此，应考虑患者的心理与生理特点，创造舒适宜人的病房空间，保持病室整洁、安静、安全、舒适和温馨。每个病区设床位 40 张为宜，设单人房、双人房或三人房。另外还设有抢救室或重症监护室、功能活动室。尽量使用自动门，不设门槛，宽度以病床能出入为标准，每个病室配备独立的卫生间。在多床病房内最好用围帘进行个人领域空间的限定，变化平面布局形式，能更好地满足患者对私密性的需求。患者是社会的人，在患病的情况下，更需要与他人交流，以减轻病痛的困扰，缓解心理压力，对康复极为有利。因此建议在病房里放置大桌子和报纸、杂志，使病员有交往的空间。除合理进行医院的总体布局外，还需在病房内有效地运用建筑材料与构造手段，防止噪音的干扰，如采用柔性地面、隔墙窗门采用隔声材料与构造手法，降低各种扰人噪声。在争取良好日照的同时，应防止室内炫光。靠近病床一侧采用高窗，另一侧采用落地窗，为患者提供宜人的光环境。病房的空间与设施应有助于患者的活动自理，如有足够的空间便于轮椅患者活动，卫生间的设施亦应适合患者使用，地面要注意防滑。病区内装配中央空调、中心吸引、中心吸氧、中央呼叫系统、自动防火系统等先进设施。

2.辅助用房　工作区包括医生办公室、护士站、科主任办公室、护士长办公室、值班室、工作人员更衣室、治疗室、换药室、整复室、处置室、污物室、配餐室、开水房、库房、卫生间、有教学任务的医院设示教室，有条件的医院可设家属接待室。医护人员工作区一般设在北侧，病房空间亦应很好地满足护理、治疗等其他功能要求。病房人口处可设置护士工作台便于护理或治疗。起居空间侧面设置灵活的储藏空间，既可以用作医务人员储藏物品或辅助器具，又可用作工作空间，十分方便。

第二节　设施配备

骨科病室的设施配备要根据建筑布局和医院条件而定。

1.床　由于骨科患者疾病的特殊性应卧硬板床。同时为了便于牵引、治疗体位、功能锻炼等的需要，骨科病房最好配备多功能牵引床。其床的规格为高 0.6m。长 2.0m，宽 1.0m。当整个床尾摇高时，适用于下肢骨折患者的牵引治疗；当它整个床头抬高成斜坡状时，适用于颈椎骨折患者的颅钉牵引(见图 1-1)。当它摇高上半个床板时，适用于患者体位改变训练(见图 1-2)，如颈椎手术后从卧位→坐位→下地行走。当床头、床尾和床板均摇高时适用于截瘫患者的端坐训练，有利于预防下肢下滑。床头杆上的拉环便于患者进行床上训练。

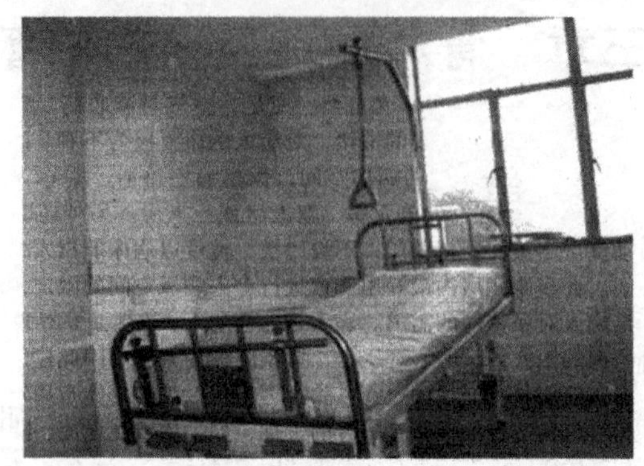

图 1-1　多功能牵引床：摇高床头脚，适用于颅骨牵引和四头带牵引

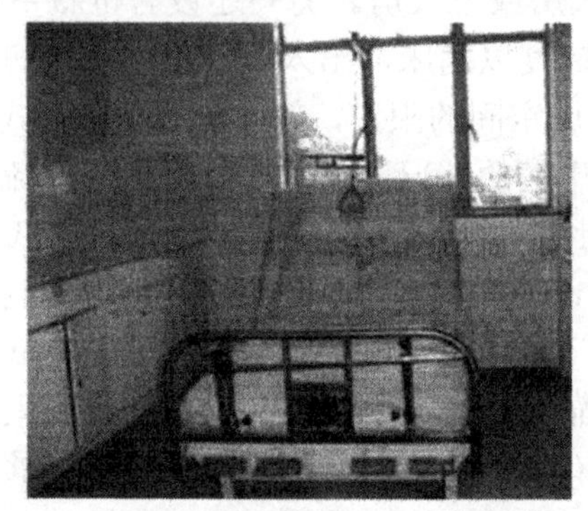

图 1-2　摇高上半个床板时，适用于患者从卧位到坐位

有条件的医院可配备国外生产的电动控制多功能病床，功能齐全，但价格昂贵(见图 1-3)。它可以自由升降及改变患者的体位与姿势，床的调节开关及控制系统设在患者可以触及的范围内，使其感到舒适、方便。

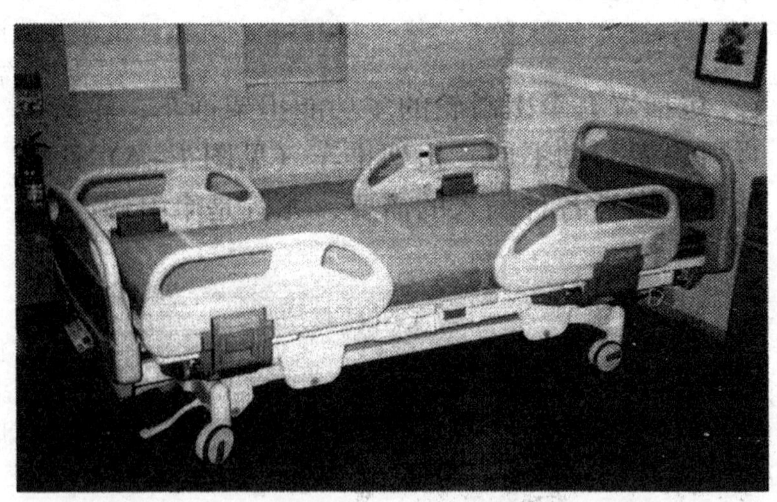

图 1-3　电动床(资料来自香港那打素医院)

2.褥垫　由于骨科患者需要较长时间卧床，床面过软使身体下陷，容易引起屈髋畸形；还可以使床面高低不平，身体陷在凹处不能自由向床头或床尾滑动，会影响牵引效果，脊椎患者还可以影响脊柱的稳定性。因此，既要求平卧其上感到舒适，又能保持坚挺。其褥垫的长宽同床的规格相同，厚6～8cm，用棕丝、棉花、木棉、马鬃等透气性能良好的材料作垫心，包布选用防水布且为活动式。骨科患者卧床时间长，伤口渗血、渗液较多，使用透气性能良好的垫心以防潮湿霉变，活动式包布便于拆洗以预防医院感染。

3.走廊　宽敞明亮，靠病室侧置扶手，以方便患者功能锻炼及行动不便时使用(见图1-4)。

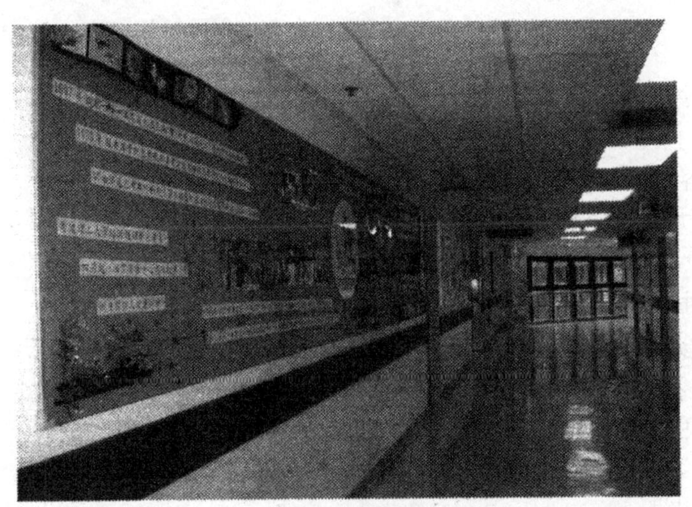

图1-4　走廊一角(资料来自香港那打素医院骨科病区)

4.厕所　坐式便器装置且有扶手，供行动不便患者使用；骨关节病区应有供关节置换患者使用的坐便器。

第三节　管理制度

一、病房管理制度

(1)保持病房整洁、安全、温馨、安静。

(2)床位位置固定、保持整洁。地面、窗台不得堆放杂物。

(3)患者床单、被褥应保持清洁、平整、干燥，至少每周更换一次。卧床患者应穿患者服，定时更换，保持清洁。

(4)病室定时开窗通风(或装通风设备)，冷暖适宜，室内陈设、地面、走廊、墙壁、门窗清洁、无异味。

(5)工作人员说话轻、放物轻、走路轻、开关门窗轻，上班应穿工作鞋。门轴、平车、治疗车等噪声小，定期清洁及擦油。

(6)使用氧气做到四防(防热、防火、防油、防震)，室内禁止吸烟。

(7)严格执行药品管理及查对制度，预防事故的发生。

(8)做好儿童、昏迷、老年、残疾患者的安全护理，病床应加设护栏，防止坠床、摔跤，重危患者转科或检查应有人护送。

(9)治疗、操作时间合理。药、饭菜、水等送到床前。

(10)病房使用的仪器、设备及器材由专人保管，定期维护、保养，建立账目做到定人、定量、定位、定时。若有遗失或损坏应查明原因，适当处理。

(11)应向入院患者做好入院介绍，并由患者或家属签字。

(12)每月召开一次征求患者意见座谈会、护理工作讨论会，落实整改措施。

二、查房制度

(一)行政查房

1.目的　通过行政查房，发现问题，确认问题，提出解决问题的对策，提高护理质量和管理水平。

2.行政查房内容

(1)临床护理，尤其是重危患者。

(2)服务态度。

(3)规章制度的执行情况。

(4)岗位职责落实情况。

(5)护理记录。

(6)护理操作规程。

(7)病房管理。

(8)护理安全隐患。

3.护士长每周一次，有计划的安排检查内容，并做好查房记录。

(二)业务查房

1.目的　通过业务查房，提高护理人员的专业水平，了解国内外专科护理发展新动态。

2.业务查房内容

(1)分析讨论重危患者、典型、疑案、死亡病例的护理。

(2)查基础护理、专科护理落实情况。

(3)结合病例学习国内外护理新动态、新业务、新技术。

3.业务查房频率　业务查房每月至少一次，查房前预先告知有关人员查房的内容、目的，做好查房记录，保存资料。

(三)教学查房

1.目的　通过教学查房，提高教学管理水平，提高学生的综合实践能力。

2.教学查房内容

(1)分析典型病例，指导护生运用护理程序。

(2)检查教学计划、教学目标落实情况。

(3)指导或示范护理技术操作。

3.频率　带教老师负责组织教学查房，每一轮学生至少一次。

（严耀明　陈洪杰）

第四章　骨科常用技术

第一节　石膏绷带固定术

一、概述

(一)石膏的分类与特性

1.传统医用石膏绷带　是由天然生石膏($CaSO_4 \cdot 2H_2O$)加热至107～130℃时失去3／5结晶水后而成为白色粉末状的熟石膏，熟石膏具有很强的可塑形。当熟石膏遇到水分时，可重新结晶而硬化，利用它的这个特性来制造骨科患者所需要的石膏模型。即将熟石膏粉与每平方厘米有12根细纱的浆性纱布制成石膏绷带，在温水浸泡后，包绕在需要固定的肢体上。当熟石膏接触水分后重新结晶而硬化时，需要数分钟至20分钟。石膏从初步硬固到表面完全干固需要24~72小时，要使深层中所含水分完全蒸发，则需要一周左右。石膏中水分蒸发的时间，与空气中的潮湿度、温度及流通情况有关，空气干燥、气温高、通风好，则蒸发快，反之则慢。若干固时间太长，石膏湿软，容易发生变形及折断。石膏在X线下通透性低。

2.粘胶石膏绷带　将胶质材料与石膏混匀，然后喷洒粘固在纱布上制成。在使用的时候可以使石膏粉不散落，包扎出来的石膏厚度均匀、轻薄、坚固及干固快。X线通过敷得较薄的石膏绷带时，图像很清晰，反之则模糊。

3.热塑形绷带　所用材料为高分子聚合物，其特点是无毒、无害、无刺激性，重量很轻，具有热塑形，在超过70℃的热水中10秒后软化、自粘，离开热水后，在20℃室温1分钟后开始固化，软化后可塑形好，容易摸塑，一般用2层固化后可达到固定所需要的硬度。其强度高，透光、透气性好，不怕水，可带石膏洗澡，透X线性能好。

(二)石膏固定的作用

1.维持骨折整复后及关节脱位复位后的固定，或保持患肢的特殊位置。

2.手术修复周围神经、血管、肌腱断裂或损伤后的固定。

3.在患肢行局部牵引时的辅助治疗。

4.肢体严重创伤时的固定。

5.骨及关节急、慢性炎症及肢体软组织急性炎症时的局部制动。

6.畸形的预防矫正治疗及矫形术后的固定。

(三)石膏的适应证和禁忌证

1.适应证

(1)损伤主要用于稳定性骨折复位后　脊柱压缩性骨折、关节脱位复位后、骨折开放复位及内固定后以及关节扭伤、韧带撕裂及撕脱等。

(2)术后促进愈合及防止病理性骨折　如神经吻合、肌腱移植、韧带缝合、关节融合固定、截骨术、骨移植、关节移植、骨髓炎等术后。

(3)纠正先天畸形　如先天性髋关节脱位、先天性马蹄内翻足的畸形矫正等。

(4)骨病　慢性骨关节病、骨关节感染及颈椎病等的治疗及手术前后包括脊柱手术前后石膏床等。

2.禁忌证　主要指全身情况差，尤其心肺功能不全的年迈者，以及不能在胸腹部包扎石膏绷带者。

(四)石膏固定的优缺点

1.优点

(1)石膏来源广泛，取材方便，制作时简单。

(2)石膏固定操作简单，容易掌握。

(3)石膏对人体组织无损伤，属于非侵袭性治疗。

(4)石膏塑形性能好，结晶干固前可根据肢体不同部位的形状进行各种成形，干固后不易变形。

(5)石膏硬固较快，数分钟至20分钟即可硬化成形，能保护及固定患肢。

(6)塑形性强，易通过三点加压纠正骨折畸形。

(7)通过对石膏的楔形切开或环形切开，易于校正骨折固定后的畸形。

(8)固定确实，除大型石膏外，可使患者早日离床活动。

(9)对开放性损伤可通过石膏上的开窗达到观察和处理创面的目的。

(10)石膏对X线有半通透性，摄X线片可观察到骨折对位和对线情况。

2.缺点

(1)经固定后坚实牢固，不易随时调整。

(2)更换石膏操作繁琐。

(3)石膏长时间固定时，可引起肢体肌肉萎缩、关节僵硬及骨质疏松等。

(4)石膏固定后保暖和散热差，皮肤得不到清洁易发生皮炎。

(五)石膏固定的类型

1.按石膏技术操作分类

(1)无衬垫石膏　仅在石膏的边缘即石膏的上下两端及骨突处以棉纸或纱套衬垫，其他部位直接被石膏绷带缠绕，石膏与皮肤紧贴，压力均匀，石膏薄而质轻，不易滑动，固定确实，但易影响血运。多用于损伤较轻、手术较小及不会发生严重肿胀的肢体固定。

(2)有衬垫石膏　在石膏与皮肤之间所有部位均以棉纸等加以衬垫，尤其是在骨突处加垫，其外再包石膏绷带。多用于创伤和手术后可能发生肿胀的肢体固定，因其对血循环障碍的影响较小，可防止组织继续肿胀受石膏压迫而发生循环障碍及压疮。也可用于勿需严格维持对位的骨折和各种炎性疾患。

2.按石膏包绕患肢的类型分类

(1)石膏托　将石膏绷带做成8～10层的条状，敷于肢体的一侧，再用纱布绷带包扎使之固定与成型(见图4-1)。适用于轻型损伤，或肢体明显肿胀、有血液循环障碍危险，或开放性手术后以及各种急性炎症和骨关节手术后等患者。

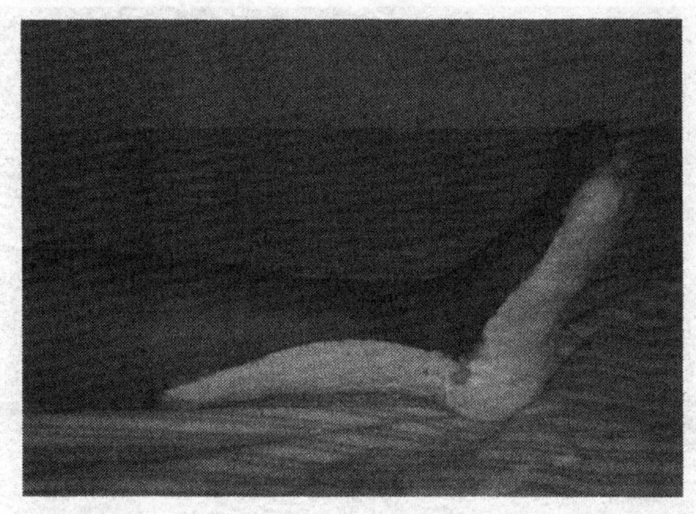

图 4-1　小腿石膏托

(2)石膏管型　以石膏为基础，再用石膏绷带环形缠绕呈管状(见图 4-2)，主要用于需要确实固定的患者。

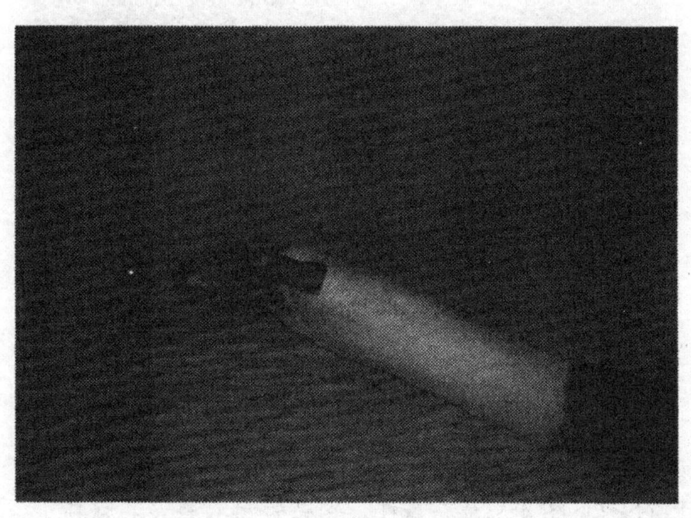

图 4-2　前臂管型石膏

3.按石膏固定部位分类

(1)躯干部石膏背心，石膏腰围，石膏围领，石膏床(见图 4-3)。石膏背心已逐渐被躯干外固定支具所代替(见图 4-4)。

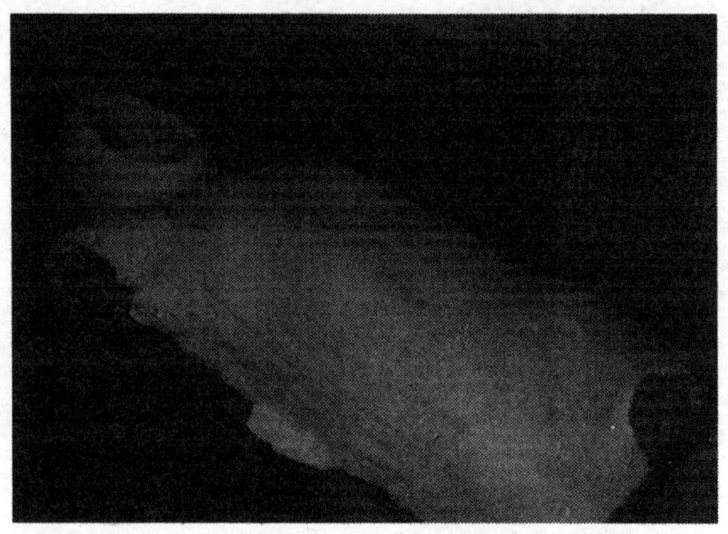

图 4-3　石膏床

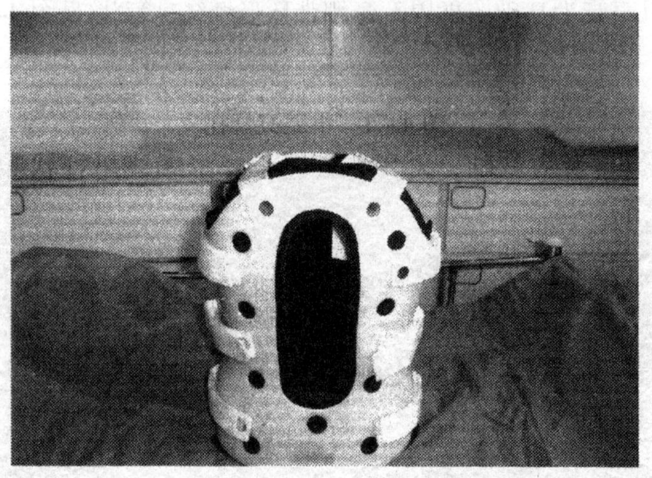

图 4-4　躯干前后托

(2)肩部肩人字型石膏。

(3)上肢长臂管型石膏(见图 4-5)及石膏托，短臂管型石膏及石膏托。

(4)髋部髋人字形石膏。

(5)下肢长腿管型石膏(见图 4-6)及石膏托，短腿管型石膏(见图 4-7)及石膏托。

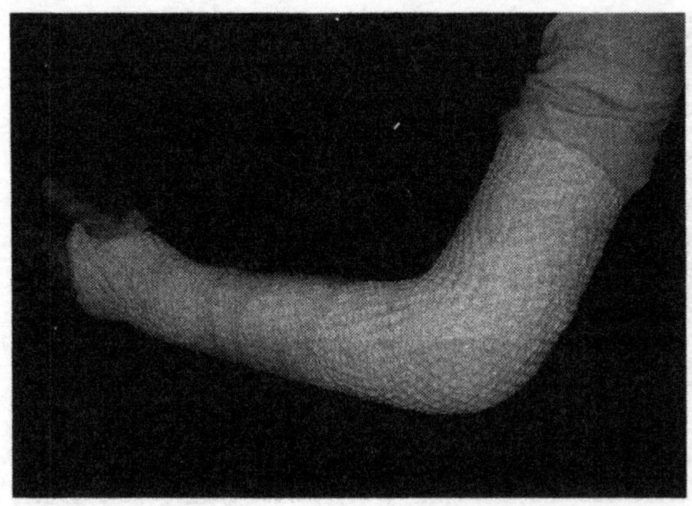

图 4-5 上肢长臂管型石膏

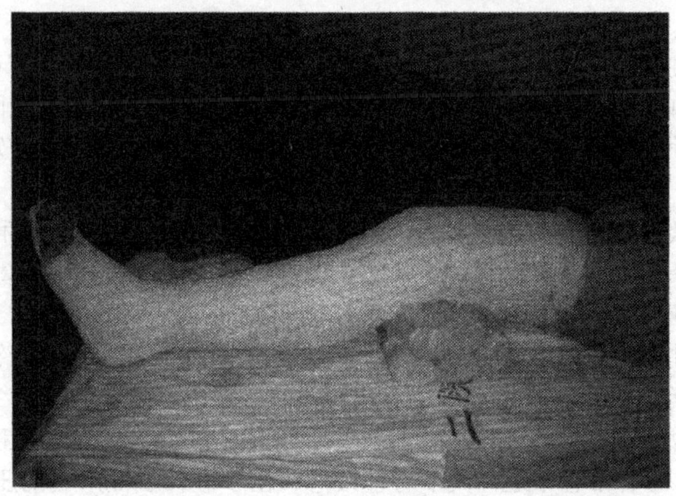

图 4-6 长腿管型石膏

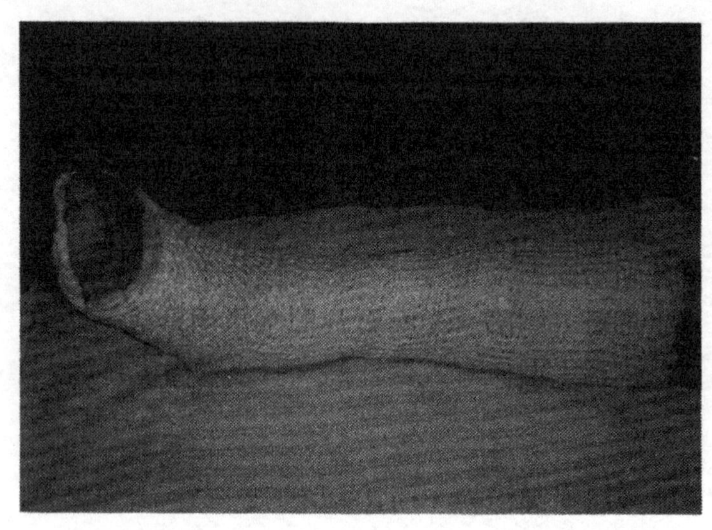

图 4-7　短腿管型石膏

二、健康教育

1.石膏未干固前不要盖棉被，如温度低、湿度大时可用电吹风吹干。石膏未干前尽量不要搬动，以免变形，如需搬动应用手掌托，不要用手指抓捏。干后的石膏应防止受潮变形。

2.新鲜骨折患者应告诉其在石膏固定 2 天内，来医院摄 X 线片，以便发现问题及时处理，以后再定期复查。

3.指导患者在患肢下垫软枕，抬高患肢，以利静脉和淋巴回流，预防和减轻肢体肿胀。

4.嘱患者在寒冷环境中注意保暖，但要防止烫伤；气候炎热时做好防暑降温工作，尤其是大型石膏，以防中暑。

5.嘱咐患者随时注意肢体的感觉、活动，凡肢端皮肤发青、发绀、发冷、肿胀、麻木、疼痛、不能自主活动等，应及时复诊，不能私自松紧和拆除石膏。

6.鼓励患者进食高蛋白、高热量、易消化的食物，多饮水，多食蔬菜和水果，以防便秘。

7.石膏拆除后，患者常感不适，关节有僵硬感；由于肢体表面所受的压力改变，使血液回流受到一定的影响，出现体位性肿胀，甚至皮肤发紫。应指导患者作主动活动，间断抬高患肢。鼓励患者不要害怕活动，给予心理支持。

第二节　牵引术

一、概述

(一)定义

牵引是牵拉的意思。是利用适当的持续牵引力和对抗牵引力达到整复和维持复位的目的。在临床牵引时，产生对抗牵引力的方法就是抬高床脚或床头，使身体向着与牵引力相反的方向滑动而构成反牵引力。

(二)目的

牵引可达到复位与固定的双重目的，其主要作用如下。

1.牵拉关节或骨骼，使脱位的关节或错位的骨折复位，并维持复位的位置。

2.稳定骨折断端，有止痛和便于骨折愈合的作用。

3.牵拉及固定关节，以减轻关节面所承受的压力，缓解疼痛，使局部休息，常用于治疗关节炎症等。

4.矫正和预防关节屈曲挛缩畸形，使关节置于功能位，便于关节活动，防止肌肉萎缩。

5.减轻局部刺激和炎症扩散，并解除肌肉痉挛，改善静脉血液回流，消除肢体肿胀，为手术创造条件。

6.使轻、中度突出的椎间盘复位，减轻脊髓和神经压迫症状。

7.肢体制动防止病理性骨折。便于患肢伤口的观察、冲洗和换药，也便于患者的护理。

(三)牵引治疗的适应证

1.骨折　包括新鲜骨折和陈旧性畸形愈合的骨折。新鲜骨折轻、中度移位可选用皮牵引或颌枕带牵引，移位明显时宜选用骨牵引。畸形愈合的骨折手法折骨后可选用骨牵引。

2.关节脱位　主要用于先天性髋关节脱位和新鲜关节脱位。先天性髋关节脱位若手力牵引复位失败，可持续牵引 2～4 周后，再行手法复位或手术复位。新鲜关节脱位手法牵引复位后辅以皮肤牵引，防止关节再脱位。

3.关节及其周围的病变　包括化脓性关节炎、关节结核和类风湿性关节炎等，以及关节周围的软组织炎症，如髂窝脓肿、肢体蜂窝组织炎等，用皮肤牵引可预防和矫正关节屈曲挛缩畸形。

4.骨骼病变　包括骨肿瘤、瘤样病损、骨髓炎和骨结核等，用皮肤牵引可防止发生病理性骨折。

5.颈椎病和腰椎间盘突出症　可用兜带牵引以达到治疗目的。

(四)牵引种类与方法

根据牵引时间可分为短时牵引与持续牵引。

1.短时牵引　主要是通过短时间的手力牵引，使新鲜骨折和关节脱位复位。复位后需要用石膏、小夹板或持续牵引维持复位的位置。

2.持续牵引　分为皮牵引、骨牵引和兜带牵引。

(1)皮牵引法　是用胶布贴在远端肢体皮肤或用海绵牵引带包裹在患肢皮肤上，利用肌肉在骨骼上的附着点，通过牵拉胶布或海绵牵引带将牵引力量传递到皮下组织和骨骼进行牵引，故又称间接牵引法(见图 4-9)。此种牵引操作简便，不需要穿破骨组织，对肢体损伤小，患者痛苦少。但牵引重量一般不超过 5kg，牵引时间<2～4 周，否则容易把胶布拉脱，甚至拉伤皮肤。主要用于小儿或老弱患者四肢骨折牵引或关节炎症时矫正与固定。

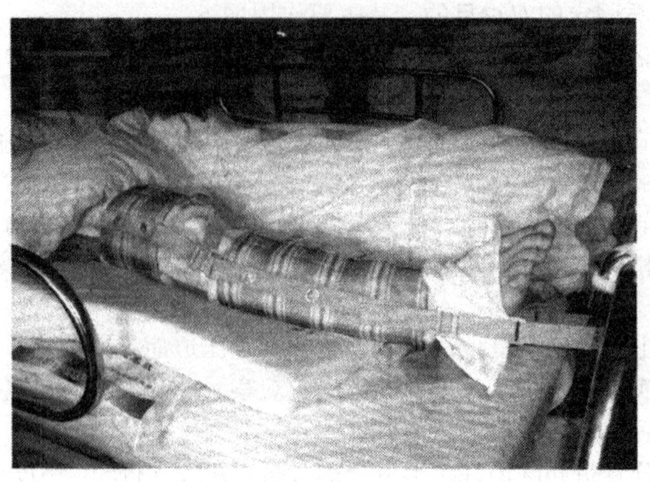

图 4-9　下肢皮牵引

(2)骨牵引法　骨牵引法是用不锈钢针穿入骨骼的坚硬部位，通过牵拉钢针直接牵拉到骨骼，故可称直接牵引法(见图 4-10)。此种牵引的优点是牵引力量大(一般可承受 15～20kg)，效果好，可用于青壮年及需要重力牵引者。缺点是患者有一定的痛苦，并有感染的机会。骨牵引经常穿针的部位有颅骨骨板(见图 4-11)、尺骨鹰嘴(尺骨鹰嘴牵引)、胫骨结节(胫骨结节牵引)、股骨踝上(股骨髁上牵引)、跟骨(跟骨牵引)。

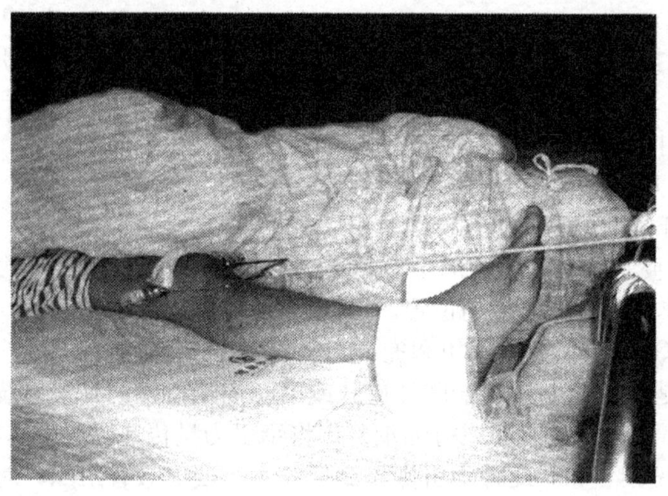

图 4-10　股骨髁上骨钉牵引

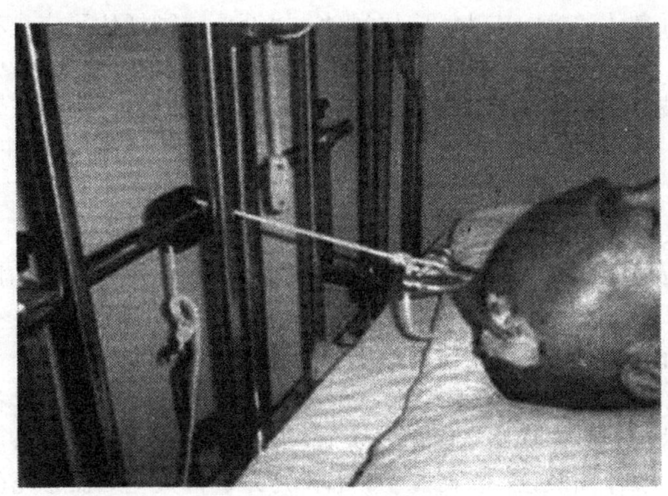

图 4-11　颅骨牵引

(3)兜带牵引

1)枕颌带牵引　适用于颈椎骨折、半脱位、颈椎病、颈椎结核等，以牵拉颈椎之用，要求牢固、安全、舒适，务必注意带子不可压迫两耳及头面两侧(见图 4-12)。

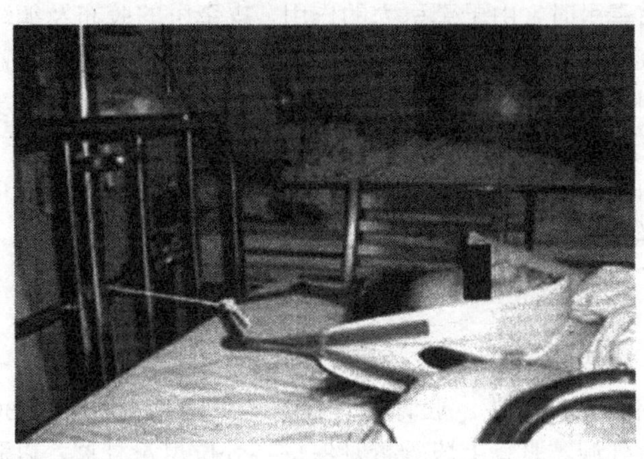

图 4-12　枕颌带牵引

2)骨盆带牵引　适用于腰椎间盘突出症及腰神经根刺激症状者。

3)骨盆悬吊牵引　适用于骨盆骨折有移位者。

二、护理

(一)心理护理

患者因躯干肢体牵引活动明显受限，生活自理能力下降。长期卧床牵引除引起不舒适以外，单调呆板的生活、各种治疗所带来的痛苦、对疾病预后的担忧等，易引起患者消极的情绪反应。通过介绍牵引治疗的目的与配合事项，主动与其谈心，掌握其思想变化，对不良的心态反应及时疏导和帮助，使之愉快地配合治疗。还可协助生活护理，解除生活不便的困难。引导患者开展读书活动及欣赏音乐等，保持心理健康。

(二)保持有效牵引

在牵引过程中，身体过度向床头、床尾滑动，以至头或脚抵住了床头和床尾栏杆，而失去身体的反牵引作用，应及时纠正。为保持牵引效能，经常检查有无阻挡牵引的情况，并及时矫正。牵引绳要与患肢在一条轴线上，不可脱离滑轮，被服、用物不可压在牵引绳上。牵引的重量是根据病情决定，不可随意放松或减轻。牵引重锤应保持悬空，如坠落在地上或旁靠床栏上，都会失去牵引作用，也应及时纠正。

(三)观察患肢血液循环

对牵引患者，应每班进行交接班，严密观察患肢血液循环及肢体活动情况，维持牵引于正常状态。

1.观察项目包括肢端皮肤颜色、皮肤温度、桡动脉或足背动脉搏动、毛细血管充盈情况、指(趾)活动情况以及患者主述，如疼痛、麻木的感觉等。尤其皮肤牵引患者，应密切观察患肢的血循环。患肢肢端可因胶布缠绕过紧而压迫血管、神经，引起青紫、肿胀、发冷、麻木、疼痛等感觉运动障碍，应仔细检查，及时报告，解除压迫。检查毛细血管充盈情况的方法：用力按压指或趾甲，甲床出现苍白区，松开后1～2秒转红润为血液循环正常。如肢端皮肤颜色变深、温度下降，桡动脉或足背动脉搏动减弱，毛细血管充盈缓慢，被动活动指(趾)引起剧痛，肢体出现疼痛、麻木等，提示血液循环障碍，应及时查明原因，是否包扎过紧、牵引重量过大，须及时处理。

2.小儿行双腿悬吊牵引时，由于牵引力的作用，皮牵引的胶布及缠绕于其上的绷带会向牵引方向移动，可能导致膝部的绷带卡在膝下周径较粗之处而压迫血管，甚至引起小腿的骨筋膜室综合征。因此要随时检查，并耐心倾听小儿叙述，如小儿无故哭闹不安，应首先考虑是否牵引所致。

3.邓乐普(Dmulop)牵引用于治疗肱骨髁上骨折。这种骨折肘部肿胀明显，牵引时需要屈肘45°，较易发生血液循环障碍，所以要特别注意观察患肢血液循环情况，防止发生前臂骨筋膜室综合征。

(四)牵引体位

为保持反牵引，下肢牵引床尾应抬高，一般皮肤牵引抬高10～15cm，骨牵引抬高20~25mg，而颅骨牵引则抬高床头。股骨颈骨折、转子间骨折时外展30°～40°，足部中立位，可穿丁字鞋，防止外旋。股骨上段骨折时保持半卧位尽量外展，以利于骨折对位。胫腓骨中下段骨折行跟骨牵引时，可将牵引绳系在牵引弓的外界，使踝关节轻度内翻，以利骨折复位。如伸直肱骨髁上骨折因肿胀严重需要牵引复位时，患肢要抬高，肘部要稍前屈，牵引方向前远方，才能达到牵引消肿复位的目的。

(五)并发症的预防

1.过牵综合征　多发生于颅骨牵引时，为牵引过度导致的血管、神经损伤。主要有舌下神经、臂丛神经、脊髓、肠系膜上动脉等，表现出相应的神经、血管受损症状。如舌下神经过牵表现为吞咽困难，伸舌时舌尖偏向患侧；臂丛神经过牵表现为一侧上肢麻木。恶心，呕吐频繁剧烈、呕吐物混有胆汁，则为肠系膜上动脉综合征。出现过牵综合征时，报告医师予以减轻牵引重量或去除牵引，并观察症状消失情况。对于有肠系膜上动脉综合征者应禁食，胃肠减压及支持疗法。

2.窒息　颌枕带牵引时颈部两侧放置砂袋制动，避免头颈部无意识地摆动，防止牵引带下滑压迫气管引起窒息。进食不宜太快、食物质地较硬时防止食物呛入气管。床边应放置吸引器、气管切开包备用。如发生异物吸入性窒息，吸引器无法奏效时，应立即配合进行气管切开，取出异物。并鼓励患者自行咳嗽排痰，必要时人工吸痰，保持呼吸道通畅。

3.皮肤水疱、溃疡和压疮　多因胶布牵引时粘贴不均匀，不牢固，或粘贴面积小，牵引重量过重。也有部分患者是由于对胶布过敏所致。如胶布过敏局部刺痒不能忍受，可采用一次性皮肤牵引带，防止皮肤炎症的发生。长时间牵引活动不便，在骨突处易发生褥疮，最常见的部位是后枕部、骶尾部、大转子、髂嵴、外踝、腓骨头和足后跟等。枕颌带牵引患者下颌皮肤易受压，可在下颌处衬小丝巾。应保持床单位的整洁、干燥。定时按摩、检查受压部位，协助抬臀，如要帮助患者改变体位，应保持牵引方向正确。尤其是颈椎骨折，不得扭曲头颅，翻身时头部与躯干保持一致。骨盆吊带的压力须作用在髂骨翼上，并保护骨突部位，以防发生压疮。

4.血管和神经损伤　进针时定位不准及进针部位错误所致。有时需与骨折或脱位合并的血管、神经损伤相鉴别，因此牵引前应注意检查。

5.牵引针、弓滑落　颅骨牵引钻孔太浅，或未将两弓尖的靠拢压紧螺母拧紧。钻孔太深易将颅骨内板钻穿，形成颅内血肿。颅骨牵引者应每日将颅骨牵引弓的靠拢压紧螺母拧紧 0.5～1 圈，防止颅骨牵引弓松脱。如果滑脱，予患者平卧，两侧砂袋制动，颅钉消毒后通知医生重新装入。

6.牵引针眼感染　针眼处有分泌物未清除，或牵引针松动，左右滑动易导致感染。可用 75% 酒精或碘伏每日 2 次滴、擦针孔处预防感染，直至拔除。如局部渗出、结痂，形成一个保护层，可不必去除。若针眼处有分泌物，则用无菌棉签将其擦去，防止痂下积脓。如有感染局部换药处理，感染难以控制时，去除骨牵引，以防骨髓炎。

7.废用性萎缩　患肢长期固定不动，关节液及血液循环不畅，浆液性渗出和纤维蛋白沉积，发生纤维粘连和软骨变性，引起关节活动障碍，使关节僵硬。在整个牵引期间，为防止肌肉萎缩与关节僵硬，除固定关节外，凡不被限制活动的部位都要保持活动，进行锻炼。

8.足下垂　膝关节外侧腓骨小头下方有腓总神经通过，由于位置比较表浅，容易受压，腓总神经受伤后，可导致足背伸无力，发生垂足畸形。下肢水平牵引时，踝关节呈自然足下垂位，加之关节不活动，会发生跟腱挛缩，产生足下垂畸形。所以牵引患者应避免牵引带直接压迫腓骨小头，并防止被褥等物压于足背，保持踝关节功能位。如病情许可，每天应主动伸屈踝关节，如因神经损伤或截瘫而引起踝关节不能自主活动，则应作被动足背伸活动，以防止关节僵硬和跟腱挛缩。

9.坠积性肺炎　长期卧床不活动，加之头低脚高位，或因疼痛而尽量控制不咳嗽。尤其老年患者抵抗力差，易发生坠积性肺炎。应鼓励患者利用牵引架上拉手抬起上身，经常进行深呼吸及有效咳嗽。

10.便秘　长期卧床使消化系统活动发生改变，肠蠕动减慢，易发生便秘。调节饮食，增加营养的摄入，应多进水果、蔬菜，增加植物纤维，保持大便通畅。

三、健康教育

1.功能锻炼　向患者说明功能锻炼的重要性，取得合作。骨折早期局部肿胀、疼痛明显，骨折断端不稳定，应指导并协助患者牵引肢体进行股四头肌的舒缩运动及足趾的伸屈运动，并逐渐活动踝关节膝关节；2 周后当疼痛消失、肿胀基本消退、骨折断端初步稳定、骨痂开始生长时，可指导患者做引体向上运动，练习髋、膝、踝关节间的协同运动，但要以活动后患者无疼痛、疲劳为度，逐步增加活动范围。折除牵引后，根据医嘱扶双拐做患肢不负重锻炼；后期局部软组织已修复正常，骨折部有大量骨痂生长，断端较稳定，可下床用双拐患肢逐渐负重，待骨折进入骨化塑形期，骨折达临床愈合，据骨折愈合情况逐步由双拐改成单拐或酌情弃拐步行。因神经损伤或截瘫而引起踝关节不能自主活动，则应作被动足背伸活动，以防关节僵硬和跟腱挛缩。

2.指导患者及其家属维持牵引效能有关知识　不可随意增减牵引重量。牵引重量过轻，不利于骨折复位或畸形矫正；过重，导致过度牵引，造成骨折不愈合，甚至肢体血循环障碍。如病情许可，可教会患者在床上借助拉手，用便器大小便等。定期为患者做清洁卫生护理，如洗头、擦浴等，使患者舒适，有利于血液循环及休息。冬季应注意肢体保温，可用特制的牵引棉被覆盖或包裹，防止受凉。

3.卧床期间应做全身性活动　如扩胸、深呼吸、用力咳嗽、抬起上身等，以改善呼吸功能。鼓励患者多饮水，每日 2000～3000ml。每日尿量应保持在 2500ml 以上，达到生理性冲洗，预防泌尿系感染和结石。

第三节　小夹板固定术

小夹板固定是利用与肢体外形相适应的特制夹板做外固定物，间接固定骨折部位，使骨折或脱位在愈合过程中保持良好的对位。因其固定一般不超过关节，所以关节仍可伸屈，有利于康复锻炼和功能恢复，并可缩短骨折愈合的时间。是目前骨折外固定治疗中最常用、最简单的方法之一。

1.原理

(1)利用力量相等而方向相反的外固定力，抵消骨折端移位倾向力。

(2)利用外固定装置的杠杆来对应机体内部的杠杆，使肢体内部因骨折所致的不平衡重新恢复平衡。

(3)通过捆扎带对夹板的束缚力向固定垫加压，施以矫正骨折端成角和侧方移位的应力。

(4)在夹板有效固定的同时通过肌肉的主动收缩活动增强内在固定力，矫正残余的畸形。

2.小夹板外固定的优点　使用方便，价格低廉，患者容易接受；观察方便，能及时发现并发症；固定范围小，有利于关节早期活动，可以防止关节僵硬、肌肉萎缩等并发症。

3.小夹板外固定的缺点　对大腿骨折、长斜形短缩移位骨折固定效果不佳；使用不当会对肢体造成严重的后果如压迫性溃疡、骨筋膜室综合征等；肢体肿胀消退后，夹板松动失去固定作用，可以造成骨折移位；早期患者复诊次数增加；使用范围局限。

4.适应证　适用于四肢长管状骨闭合性骨折复位后的固定，防止骨折断端移位、维持对位。如上肢的肱骨、尺骨、桡骨骨折，下肢的胫骨、腓骨骨折。

5.禁忌证　患肢有血液循环障碍及神经功能损伤者；开放性骨折或皮肤广泛擦伤者；体形肥胖，小夹板无法固定或固定后无法达到目的，影响骨折愈合者；不能按时复诊者。

第四节　支具的应用

支具是用于人体四肢、躯干等部位，治疗骨骼、关节、肌肉和神经疾患，通过力的作用以预防、矫正畸形或辅助病残肢体，以利于肢体或躯体恢复或发挥功能。

(一)支具的基本要求

1.治疗效果好。结构简单、轻便、耐用。安全可靠。无压痛或其他不良反应。不影响固定范围以外的关节功能。外形美观舒适，透气良好；易保持清洁，价格低廉等。

2.骨科专科护士应掌握矫形器的使用，掌握其适应证和禁忌证。

3.在使用过程中定期检查效果，对出现的问题及时处理。

(二)支具的治疗作用

1.固定病变肢体。达到止痛、缓解肌肉痉挛、促使炎症消退或骨折愈合的目的。

2.限制关节异常活动以改善肢体功能。

3.矫正畸形或预防畸形的发生和加重。

4.减少肢体局部承重，促使病变愈合。

5.帮助肢体功能障碍的患者进行肌肉锻炼，以恢复部分生活自理能力和工作能力。

(三)支具的分类

1.上肢支具　上肢支具用于帮助或辅助无力或瘫痪的肌肉，防止疼痛及产生畸形，或纠正已存在的畸形。

(1)肩支具　有保持肩关节的外展，防止肩胛骨内收、下垂的作用。适用于肩关节手术、三角肌麻痹、臂丛神经麻痹、前锯肌麻痹等、肱骨头半脱位及上肢功能丧失的患者。

(2)肘支具　有预防、矫正变形，肢体功能位的保持、固定作用。适用于各种原因引起的神经系统损伤，关节挛缩及不稳定、肌力低下等。

(3)手、腕部支具　主要用来增加运动的动力，也有部分固定和矫正作用；帮助瘫痪的患者，完成日常生活；指屈、伸肌腱断裂者，将腕关节保持于功能位，防止屈肌挛缩引起畸形；正中神经损伤后，协助完成伸指、屈指、拇指对掌等动作。

2.下肢支具

(1)长腿支具　主要作用于膝关节，固定范围自大腿上端至足底，常采用双侧铝合金钢条，用皮或帆布将大腿与小腿固定于钢条上。在膝关节部位安装活动铰链，不限制膝关节正常的伸、屈活动。适用于增加膝、踝关节稳定性的各种患者。如小儿麻痹症、中风后偏瘫、截瘫等患者。

(2)短腿支具　具有从小腿到足底结构、对踝关节运动进行控制的支具。主要作用是增强踝关节的背屈力量，防止足下垂。适用于膝关节以下部位的病残，如胫腓骨骨折术后、踝关节术后。

(3)矫正鞋　补偿下肢短缩或足部残缺，矫正足部畸形，扩大负重面，稳定关节。有平足鞋、内翻矫形鞋、前掌横条鞋垫等，适用于平足、足内翻、跖痛症、爪形趾及其他畸形等。

3.躯干支具　躯干支具使用的目的为体重的支撑、限制脊柱运动、脊柱对线的维持及矫正。根据其具体使用部位的不同，又可分为颈支架、胸腰背支架。

(1)颈支架　所有颈椎支具都是用来限制颈椎活动。适用于颈椎压缩骨折、颈椎结核、颈椎间盘突出症，用颈支具进行托扶，稳定辅助治疗，帮助恢复功能，如塑料颈围、充气式颈围。

(2)胸腰背支架　其作用是增加体腔内压力，减少躯干运动，改善骨骼的对线。适用于腰椎结核、胸腰椎骨折、腰椎第1～5节疾病、腰肌劳损、骨折、退行性变化等，如硬腰围。

第五节　骨科常用康复仪器的使用与管理

一、下肢关节被动运动器(CPM机的使用)

(一)目的

通过持续被动运动，使髋、膝、踝三大关节同步连续性活动，帮助患者恢复患肢的功能，防止下肢手术后关节僵硬、促进骨折愈合(见图4-13)。

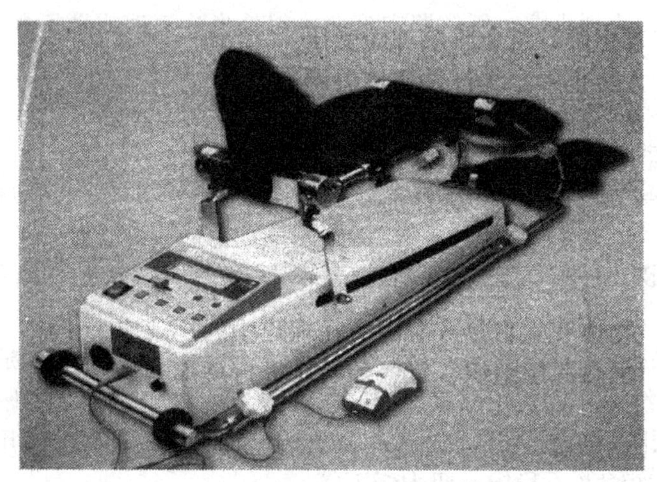

图4-13　下肢关节被动运动器

(二)适应证

1.下肢骨折　包括关节内骨折，长骨干和干骺端骨折，经切开后复位，加压钢板螺丝钉内固定或闭合复位，髓内针，Ender针内固定术后。

2.关节囊切除或松解术后　包括创伤性关节炎，活动受限或粘连性强直，关节外挛缩或粘连，类风湿性关节炎和血友病性关节病，行滑膜切除术后。

3.关节成型　人工假体置换术后，主要是下肢髋关节和膝关节置换术后。

4.关节软骨大面积缺损，自体游离骨膜或软骨移植修复术后，包括创伤或感染后关节强直，关节软骨缺损，先天性髋关节脱位，经牵引关节成形后移植修复，髌骨软化症。

5.慢性化脓性关节炎，手术切开清创、引流术后。

6.肌腱损伤修复和肌腱重建固定术后。

7.关节镜检查和治疗术后。

(三)CPM活动范围及操作程序

1.活动范围　膝关节角度活动范围：0°～120°，髋关节角度活动范围20°～110°；踝关节角度活动范围：跖屈、背屈0°～40°，内翻：0°～20°。一般术后24～48小时内使用。

2.操作程序　插上电源，打开电源开关，使机器自动运行到全伸展位，设置好各参数，调节好杆件长度，或使杆件膝关节角度处于 0° ～10° 的位置，将患肢置于支架上，脚圈定于 CPM 锻炼器上远端的鞋套内，使踝关节呈 90° ，松紧适宜，尽可能将患侧臀部紧贴后部支架，操作时速度应由慢而快，幅度应由小至大，2 次 / 天，60 分钟 / 次，一般锻炼 1～2 周。

(四)注意事项

1.患肢位置放置正确，避免腓总神经受压。

2.机器运行时，防止大小腿杆件比例失调。

3.避免在强磁场、高温、潮湿的环境中使用。

二、远红外线照射疗法

(一)目的

利用红外线使生物体产生自热或凝固，在理疗中的热效应、止痛等方面有着重要的作用。红外线治疗可以加热深层组织，对各种疾病进行理疗和治疗。

(二)适应证

1.骨伤科、外科及手术后的护理和治疗。

2.风湿性关节炎、神经痛、腰腿痛、运动性肌肉损伤、腕和手部肌腱的扭伤。

3.皮肤美容。

(三)操作方法

1.检查机器部件是否齐全，按标准接电源线并插入规定电源。

2.将体表温度计对准创面，一般距创面 10cm 左右。

3.启动辐射开关 1~2 分钟后再开风机。

4.调节照射温度一般维持在 28~32℃之间，以患者自感舒适为宜.

5.根据创面大小选择低、中、高功率。

6.关机时先关辐射开关 3~5 分钟后再关风机。

(四)注意事项

1.治疗时避免照射眼睛。

2.连续照射应间断停机 30 分钟。

3.仪器运转时应保持清洁干燥、性能良好。

三、下肢静脉泵的使用

(一) 目的

促进静脉回流，减轻静脉压力，有利动脉供血，改善微循环，减轻疼痛，协调肌群运动，增加肌力，促进骨折愈合。

(二)适应证

1.创伤四肢骨折，软组织损伤所致肢体肿胀。

2.淋巴水肿。

3.人工关节置换术后的肿胀与疼痛。

4.血管手术后肿胀。

5.下肢静脉曲张。

6.预防长期卧床患者的深静脉血栓形成。

7.促进偏瘫患者四肢静脉回流加速康复。

8.老年人足部保健。

9.消除疲劳。

(三)操作方法

1.患者取平卧位，肢体平放，将肢体静脉加压气囊固定足底或掌心。

2.接通电源，调节压力及静息旋钮每次30分钟，2次/天。

(四)注意事项

1.机器工作时应水平放置。

2.各接头部位连接牢固。

3.每次使用后，及时消毒处理。

4.定期检查仪器性能。

第六节　常用仪器的监测程序

一、M3监护仪器检测程序

(一)检查监护仪外观是否清洁，电源线是否完整。

(二)检查各导联线(SpO_2，心电监护，BP袖带)是否完好、衔接正确。

(三)打开(Power)开关，观察手指传感器的红外光源是否正常。

(四)自检程序：按设定键后将点亮区移动到Test Signals(测试信号)键后按键。

(五)调试后核实你看到的结果如下：

ECG波形	人工ECC波
ECG数值	成人：100bpm±2
	儿童/新生儿：125bpm±2
呼吸波形	方波
呼吸数值	成人：15bpm±2
	儿童：33bpm±2
	新生儿：55bpm±2
SpO_2数值	100%
	心率：60bmp±1
血压数值	成人：120/80(90)
	儿童：100/60(80)
	新生儿：80/50(60)

如果见上述结果则为检测通过。

1.测试者(正常人)接上导联、氧饱和度探头，观察显示屏上HR、spO_2、RR的波形与数值。

2.血压袖带漏气检测，连接血压袖带按开始/暂停键(Start/Stop)充气测压，观察袖带的充气状况，有无漏气和充气不良，显示屏BP的数值。

3.报警系统检测　逐项调节HR、SpO_2、RB、BP至报警范围，仪器发出报警声，显示屏相应的数字闪烁，屏幕右上角有报警内容提示。此检查为每周一次。

注意事项：

1.每天检查电缆及电线，确认绝缘无开裂，连接器已正确配合好。如有问题，及时与维修部门联系。

2.清洁时用肥皂水或稀释的非腐蚀性洗涤剂来清洗机箱，监视器屏幕可使HP显示器清洁剂，清洁时不能让液体进入监护仪的机箱。

二、微量注射泵检测程序

(一)检查微量注射泵外观有无破损，电源线是否完整，压块及顶块活动性是否良好。

(二)主机平置，接上电源，电源指示灯(Line)亮。

(三)使用50ml注射器抽取30ml生理盐水，将针筒凸边紧贴针筒座，然后移动顶块，使针筒活塞尾部卡入顶块槽内，压上针筒座上的压块。

(四)打开电源开关，数字显示屏先显示“888”，后显示“000”。

(五)慢速测试　将速度调到0.5ml / h，并将50ml针筒连延长管后出口段连尼龙针头插入已经预设好0.5ml的1ml针筒的乳头内按开始键(Start)，运行指示灯亮。1小时按停止键(Stop)察看lml针筒内是否有0.5ml液体。

(六)在运行时，折叠皮管是否可见报警灯亮，且可闻及连续报警声，阻塞报警灯 (0cclusion)闪烁。

(七)同时按快进键(Fast)和(2)键1.5min后，察看针筒活塞推注的液体与屏幕上累计的液体数值是否均为5ml。

(八)快速测试　再将速度调到60ml / h，按开始键(Start)，剩液为1.5ml左右时，注意是否出现剩液报警，报警灯(Nearlyempty)闪烁。

(九)30min时液体输注完毕，出现报警灯(Empty)闪烁，并有连续报警声。

(十)周期为每周一次。

注意事项：

1.如实际使用中有不符，应立即更换微量注射泵重新检测。

2.放置微量注射泵时，将针筒凸边紧贴针筒座，可防止因虹吸原理在静脉输液时引起回血。

3.使用的注射器必须与此微量注射泵配套，以免导致速率不准现象。

4.在泵上装夹注射器时注意一定要把针筒凸边紧贴针筒座，以免开机后没有药液输出。

5.当低电压报警时(Low-Batt)，应及时将泵接上交流电进行充电或关机，以免电池中电耗尽而无法再重复充电使用。

6.内置电池再使用时，最好用完后充电，以免影响电池寿命。

7.注意充电时间不要间断，应为连续充15小时。

三、墙式吸引器检测程序

(一)检查墙式吸引器外观及各部件清洁度及完整性。

(二)关闭截止调节旋钮和负压调节旋钮，看压力表上的指针应当在“0”位置。

(三)正确连接吸引管道，检查管道连接有无松脱、漏气、瓶塞是否盖紧。

(四)将吸引器调节阀体的插头和定位销插入相应的吸引气源接头内，当听到“咔嚓”声响，并可看到外套相应移动，说明接头已锁住。

(五)校验管路　打开截止调节旋钮，堵住吸引管道接口，压力表指针快速上升至 0.06MPa 以上，开放管道接口，压力表指针快速回到 OMPa，说明管路连接正常。

(六)负压测试　堵住吸引管道接口，调节负压调节旋钮可根据要求调到合适的压力。

(七)当压力出现异常或无吸引力时检查浮子是否与导向架粘连。

(八)此检测周期为每周一次。

注意事项：

1.当压力表不能归“0”时，应将此表送专业部门修理。

2.严禁在拆除溢流装置情况下使用吸引器。

四、电动吸引器检测程序

(一)检查吸引器完整性及清洁度。

(二)接通电源，电源指示灯亮。

(三)检查管道连接是否正确，通路是否密闭。

(四)校验管路　顺时针方向旋紧“负压调节阀”，堵住吸引管道连接口，开启“电动开关”键，机器运转，观察真空压力表指针：如迅速上升至 0.09MPa 以上，开放吸引管道连接口，指针回到 0.02MPa 以下，说明管路连接正常。

(五)负压测试　堵住吸入口，开启吸引器开关，调节“负压调节阀”，压力表指针在 0.02MPa 至极限负压值范围内变化。

(六)当压力出现异常或无吸引力时检查实验溢流装置，方法是：

1.手提瓶塞，使浮子垂直接触水面，缓慢下移瓶盖，浮子应能在浮子架中浮起。

2.盖紧瓶塞，顺时针方向旋紧调节阀。

3.模拟正常吸引，将液体吸入带溢流装置的贮液瓶中。液位上升将带动浮子上浮，直至关闭阀口，吸引自动停止。

4.旋松负压调节阀，关闭吸引器开关，倒空贮液瓶。当重新盖紧瓶塞时，浮子应处于浮子架的底部，阀口呈开启状态。

上述内容检查无殊，测试通过。

(七)此检查每周一次。

注意事项：

1.负压调节阀顺时针方向旋转负压增加。

2.当溢流装置的阀口关闭后，液位仍继续上升，有两种可能情况：

(1)由于贮藏瓶内剩余的负压所致。

(2)阀口密闭不全。前一种情况，当吸引软管离开被吸液体后再伸入其中，贮液瓶内液位不再上升；后一种情况，液位仍会上升，当贮液瓶快满时，应立即从被吸液体中提起吸引软导管，关闭吸引器，停止吸引，查找阀口关闭失效的原因。

3.浮子关闭阀口后，吸引停止。但由于管道内的负压，浮子可能仍被吸在阀口上。此时应放松调节阀或关闭吸引器，即释放管道内的负压，让浮子依自重落下。严禁用手硬拉浮子。关机后，放掉负压，方可开启瓶塞。

4.严禁在拆除溢流装置和导向管的情况下使用吸引器。

五、呼吸皮囊检测程序

(一)检查皮囊外观有无破损，检查各部件完整性。

(二)查看管道连接是否正确。

(三)检测面罩　面罩充盈度适宜，一般充气为 1／2～2／3，以将其放置一平面上按压，无漏气为宜。

(四)检测储氧袋：输入 3L/min 气体，看储氧袋是否鼓起；关闭气体，挤压储氧袋，气体从活瓣边缘释放提示正常。

(五)患者阀装置检测　挤压皮囊时查看患者阀端皮囊活瓣是否活动正常，当挤压时在患者阀装置内的鸭嘴活瓣应当张开，皮囊复张的时候应当闭合。

(六)皮囊检测

1.呼吸囊弹性回缩和活瓣功能检测　正确连接各部件后在患者阀端连接一个 1.5～21 的模拟肺，反复挤压复苏器数次，模拟肺有明显扩张或收缩，呼吸囊回缩和膨胀正常，活瓣运动良好。

2.气密性检测　用一手封闭患者阀端口，挤压皮囊无漏气提示复苏器的紧密性和活阀功能正常。

(七)检测周期为每周一次

注意事项：

1.检测时要注意勿太用力按压皮囊或面罩，以免损坏。

2.如果活瓣不能张开或关闭不良，不能使用此皮囊。

六、血糖仪检测程序

(一)检查血糖仪的外观是否清洁，各部件是否完整。

(二)检查血糖试纸的保质期及有无破损。

(三)打开血糖试纸后插入血糖仪，血糖仪自动开机后查看血糖仪显示号码是否和此试纸外包装上的代码相同，若不同，用相同型号的矫正条码矫正。

(四)检测操作步骤(每周由血糖仪公司的人来用质控液进行检测)。

1.取出试纸后将试纸的条带接触端一面朝上，插入仪器的测试端口。

2.按压试纸至插紧，仪器自动开机，依次显示 LOT、批号、ApplyBlood，检查所显示的批号应与所用的试纸条码的外包装一致(如不符合，用矫正码矫正)。

3.按下并保持住按钮直至出现“Control”时松开按钮。

4.摇匀质控液滴在试纸的滴血区(质控液中不能有气泡)，当仪器检测到有标本时会自动开始测试。

5.当显示“——”提示质控液量已够，仪器“——”、“—”并倒计时 20 秒。

6.测试结果在 3～20mmol／L 之间表示正常。

(五)检测周期为每周一次

注意事项：

1.勿使用过期试纸，试纸撕开后应马上使用，每张试纸只能用一次。

2.如果仪器曾经放在比现有环境冷或热的气温中，请在新环境下放置 10～12 分钟以达到现有温度。

3.平时在操作中当患者抽血生化检查时，送检的同时可用此血做个快速血糖测定，将两值做对比，误差在：±15%(此为美国糖尿病协会制定的标准)之内属正常。如不符合，立即请公司人员来检测，此血糖仪暂时不能再使用。

4.雅培血糖仪显示“HI”时的血糖值超过600mg / dl，强生血糖仪器显示“HI”时的血糖值超过500mg / dl。

（陈洪杰 武立）

第五章　骨科的体格检查

第一节　骨科检查基本方法

一、检查用具

(一)一般用具

和一般体格检查的用具相同，如听诊器、血压计等。

(二)骨科用具

1.度量用具　包括金属卷尺(也可用皮尺或无伸缩性布卷带代替)、各部位关节量角器、前臂旋转测量器、足度量器、骨盆倾斜度测量计、枕骨粗隆垂线等。

2.神经检查用具　包括叩诊锤、棉签、大头针、音叉、冷热水玻璃管、皮肤用铅笔、握力器等。

二、检查注意事项

(一)环境要求

检查室应温度适宜，光线充足。

(二)检查顺序

一般先进行全身检查，然后重点进行局部检查，也可先检查有关的重要部分。若遇到危重患者应先进行抢救，避免作不必要的检查和处理。

(三)显露范围

根据检查需要脱去上衣和裤子，充分显露检查部位，对可能有关联但无症状的部位也应充分显露，仔细检查。同时还要显露健侧作对比(如果双侧均有病变，应设法与正常人作对比)。

(四)检查体位

不同部位的检查采用不同体位，一般采取卧位，上肢及颈部有时可采取坐位，检查下肢和腰背时还可采用下蹲位。

(五)检查手法

动作应规范、轻巧，对创伤患者应避免加重损伤，对患急性感染及肿瘤的患者检查应轻柔，避免扩散。

(六)其他事项

若患者配用矫形支具，应检查是否合适，必要时应取除矫形支具做全身或局部检查。若患者采用石膏或夹板固定或牵引，应检查石膏、夹板是否完好无损，其松紧是否合适，检查肢体位置，血循环情况，固定部位活动情况，牵引重量，局部皮肤是否破损。

三、一般项目和基本检查法

(一)一般项目

包括：①一般的全身检查；②与骨科伤病有关的其他专科检查。与骨科密切相关的一般检查如下。

1.发育与体型　发育状况通常以年龄、智力和体格成长状态之间的关系来判断。一般判断成人正常的指标为：胸围等于身高的一半；坐高等于下肢的长度；两上肢展开的长度等于高度。体型是身体各部发育的外观表现，临床上把成年人的体型分为无力型(瘦长型)、超力型(矮胖型)和正力型(均称型)三种。

2.营养状态　可以根据皮肤、毛发、皮下脂肪、肌肉的发育状况进行综合判断，也可以通过测量一定时间内体重的变化进行判断。临床上分为营养良好、中等、不良三个等级。骨肿瘤和骨结核等消耗性疾病常表现为营养不良。

3.体位和姿势　体位是指患者身体在卧位时所处的状态。临床常见的有：自动体位、被动体位和强迫体位。脊髓损伤伴截瘫的患者处于被动体位，而骨折患者为减轻痛苦常处于某种强迫体位。姿势是指举止状态而言，主要靠骨骼结构和各部分肌肉的紧张度来维持。如锁骨骨折患者常以健手扶持患肘。

4.步态　是指患者行走时表现的姿势。步态的观察对疾病诊断有重要帮助。

骨科常见的典型异常步态如下。

(1)弧形步态　①患侧骨盆升高；②患肢向外绕一弧形。见于膝关节伸直位强直或偏瘫患者等。

(2)摇摆步态(“鸭步”)①健侧骨盆上下起落；②躯干左右摇摆。见于臀中肌无力，股骨颈骨折不愈合，双侧髋关节先天性脱位，大骨节病等。

(3)跨阶式步态(“鸡步”)患肢跨步时，患膝抬得较高，状如跨越门栏，以免足趾碰撞地面。见于腓总神经损伤或麻痹、弛缓性截瘫等。

(4)“剪式步态”　①双膝僵硬伸直，足跖屈内收；②步行时一前一后交叉呈剪刀状，步态小而缓慢，足迹呈半圆形；③足尖擦地步行。见于骨髓伤病伴痉挛性截瘫等。

(5)跛行步态　行走时躯干向患侧弯曲，并左右摇晃。见于一侧臀中肌麻痹、一侧先天性髋关节脱位等。

(6)间歇性跛行　行走时发生小腿酸软、疼痛和疲劳，有跛行，休息时则消除，再继续行走还可发生。见于腰椎管狭窄症、短暂性脊髓缺血、下肢动脉慢性闭塞性病变。

(二)基本检查法

骨科基本检查法：包括视诊、触诊、叩诊、听诊、动诊和量诊六项，其中视诊、触诊、动诊是每次检查必须做到的，其他各项根据具体需要进行。

1.视诊　应从各个侧面和各种不同体位仔细观察躯干和四肢的姿势及步态有无异常，除此之外，局部还应观察：①皮肤有无发红、发绀、发亮、色素沉着等异常变化；②软组织是否有肿胀或淤血的部位；，③局部是否有包块，呈何种颜色，是否有肌肉萎缩或肌纤维颤动现象；④瘢痕、创面、窦道分泌物及其性质；⑤伤口的形状、深度、出血等情况，创伤部位的包扎和固定情况；⑥有无畸形。

2.触诊　①检查压痛的部位、深度、范围、程度和性质。先让患者指明疼痛的大致部位和范围，然后检查者用一手拇指末节指腹由外向内按压以寻找和确定压痛点，动作应由浅入深，由轻到重，避免用力过度，以减轻患者痛苦，减少并发症。②检查各骨性标志有无异常，若检查脊柱有无侧弯可用棘突滑动触诊法。③检查有无异常活动及骨擦感。④检查局部温度和湿度的变化，可进行双侧对比检查。⑤检查包块的部位、大小、硬度、活动度、与邻近组织的关系以及有无波动感。⑥检查肌肉有无痉挛或萎缩。

3.叩诊　主要检查有无叩击痛。主要检查方法有如下。

(1)轴向叩击痛(传导痛)　多见于骨、关节急性损伤或炎症病例，检查者沿肢体轴向用拳头叩击肢体远端，如在相应部位出现疼痛即为阳性。

(2)脊柱间接叩痛　多用于脊柱病变患者的检查。患者端坐，检查者左手掌面放在患者头顶，右手半握拳以小鱼际部扣击左手，有脊柱病变者可在相应部位出现疼痛。

(3)神经干扣击征(Tinel 征)扣击已损伤神经的近端时其末端出现疼痛，并逐日向远端推移，表示神经再生现象。

(4)棘突扣击痛。

4.听诊

(1)不借助听诊器可听到弹响和摩擦音，关节活动中可听到异常响声并伴有相应的临床症状。

(2)借助听诊器可以检查骨传导音和肢体血流杂音。以震动的音叉放在两侧肢体远端对称的骨隆起处，或用手指或扣诊锤扣击该处，双侧对比骨传导音的强弱，如骨传导音减弱则提示骨折。

5.动诊　包括诊查主动运动、被动运动和异常活动情况，并注意分析活动与疼痛关系。

(1)主动运动　①肌力检查。见有关神经系统检查部分。②关节主动运动功能检查。③角度测量法。

(2)被动运动　①和主动运动方向相同的被动运动，一般先检查主动运动，再检查被动运动，然后进行比较。②非主动运动方向的被动运动，包括沿肢体纵轴的牵拉、挤压活动及侧方牵挤活动，观察有无疼痛及异常活动。

(3)异常活动　①关节强直，运动功能完全丧失，可能为关节内或关节内外同时病损，如纤维性或骨性强直等。②关节运动范围减小，可能为肌肉痉挛或与关节相关联的软组织挛缩等。③关节运动范围超常，可能为关节囊破坏，关节囊及支持韧带过度松弛和断裂等。④假关节活动，可能为肢体骨折没有愈合或骨缺损。

6.量诊　主要检测肢体的长度、周径、轴线、角度等。

(1)长度测量　将肢体放在对称位置，以骨性标志为基点进行测量。如肢体挛缩不能伸直的分段测量，测量下肢时应先将骨盆摆正。主要测量指标如下。①躯干长度：颅顶至尾骨端。②上肢长度：肩峰至桡骨茎突尖部(或中指指尖)，或第七颈椎棘突至桡骨茎突尖部(或中指指尖)。③上臂长度：肩峰至肱骨外髁。④前臂长度：尺骨鹰嘴至尺骨茎突或桡骨小头至桡骨茎突。⑤下肢长度：髂前上棘至内踝尖或脐至内踝尖(相对长度，用于骨盆骨折或髋部疾病)。⑥股骨长度：股骨大转子顶点到外侧膝关节缝或髂前上棘至股骨内髁(相对长度)。⑦胫骨长度：内侧膝关节缝至内踝尖。⑧腓骨长度：腓骨小头至外踝。

(2)周径测量　要求两侧肢体取相对应的同一水平测量比较，若有肌萎缩或肿胀应选择表现最明显的平面测量，并观察其随时间推移的变化情况。

(3)轴线测定　正常人站立时背面相，枕骨粗隆垂线通过颈、胸、腰、骶椎棘突以及两下肢间；前臂旋转位伸肘时上肢呈一直线，旋后位即成 10°~20° 肘外翻(称携带角)；下肢伸直时髂前上棘与第 1、2 趾间连线经过髌骨中心前方。

(4)角度测量　主要测量各关节主动与被动运动的角度。确定被测夹角的相邻肢段的轴线，选择测量平面，将量角器两臂贴近轴线，并保持方向一致进行测量。角度记录一般采用国际通用的中立位0°法。

(5)畸形疾患测量　①肘内翻或肘外翻：上肢伸直前臂旋后位测量上臂与前臂所成的角度。②膝内翻：两内踝并拢，测量两膝间距离。③膝外翻：两股骨内髁并拢，测量两内髁距离。

四、各部位检查法

骨科检查时，应当注意以下几个要点。

(一)应注意全身情况与局部情况并举，避免只关注局部而忽略整体。

(二)充分暴露被检查的部位，对作好检查是十分重要的。

(三)充分使用对比方法进行检查，对比是骨科检查中常用的方法，应注意左右的对比、患侧与健侧的对比、上下邻近组织的对比。

(四)骨科各部位的检查应当遵循一个原则，即不遗漏重要的阳性体征和有意义的阴性体征，以保证得到尽可能全面、详尽的检查。对于骨科各部位的检查的顺序，目前尚无统一的规定和标准，根据平素经验，建议按以下顺序检查：形态检查、功能检查、疼痛检查、特殊检查。

1.脊柱检查　先观察脊柱的生理弧度是否正常。其指标主要有：棘突是否在一条直线上；两侧肩胛下角连线与两侧髂嵴连线是否平行；两侧肩胛骨距中线是否对称；从枕骨结节向地面作垂线，此线应通过骶骨中线和肛门沟。若有脊柱侧凸，为记录侧凸的程度，从第2颈椎棘突向第1骶椎棘突连一直线，然后注明各段凸出最大部位与此连线的距离。此外，检查时还应注意脊柱的表面标志：从枕骨结节向下，第一个能触到的棘突为第2颈椎；第7颈椎特高，又称为隆椎；与肩胛冈内缘平行者为第3胸椎棘突；在肩胛下角水平处为第7胸椎棘突；髂嵴连线横过第4腰椎棘突。脊柱疼痛的检查，首先应确定疼痛位置。没有固定压痛点的患者往往病变不在脊椎。所以确定压痛点是很重要的诊断方法。

2.颈部检查

(1)形态检查　仔细观察颜面、头部有无发育及姿势异常。颈部是否有特殊部位的瘢痕和窦道。如果怀疑有颈椎结核，应检查有无咽后壁脓肿、颈椎生理前凸消失、后凸畸形、颈椎缩短、发际下移和颈部活动有无受限等。以下是几种颈部疾病常见的形体特征。

1)落枕者头颅呈僵硬状体位。

2)短颈者多伴有颅底凹陷症或颈椎畸形。

3)颈部外伤者呈现保护性姿态，亦称为“军人颈”。

4)胸锁乳突肌挛缩者呈斜颈外观。

5)颈椎椎体结核患者早期除颈部活动显得不灵活外，无其他异常形态改变，一旦椎体受到严重破坏，则患者用双手扶持下颌，预防神经根受压，头不能自由转动；椎体破坏缺损时，常出现后凸或侧凸畸形。新生儿胸锁乳突肌上的包块常为先天性斜颈，颈部侧方包块，应与寒性脓疡、淋巴结肿大等鉴别。

(2)功能检查　一般病情较轻的患者，可使其作颈部前屈、后伸、旋转、侧屈活动，并与正常人作对比。但对病情严重的患者或需要手术和随访观察者，则需采用半圆尺或头颈活动测量器进行量诊，并作检查记录。

(3)疼痛检查　伤病的部位及性质表现为不同的压痛点。

1)颈椎病多于第 5、6、7 颈椎棘突旁有压痛。

2)脊神经受累者，压痛点多位于下颈椎横突、肩胛骨内侧及第 1、2 颈椎旁，基本上沿斜方肌走行。

3)落枕者斜方肌中点有压痛。

4)肩周炎压痛点多在肩部附近。

5)前斜角肌综合征压痛点位于锁骨上窝、颈后三角区。

6)乳突和枢椎棘突之间的压痛多提示枕神经受累。

(4)特殊检查

1)前屈旋颈试验(Fenz 征)先令患者头颈部前屈，再左右旋转活动，若颈椎处出现疼痛即阳性，提示颈椎骨关节病，表明颈椎小关节多有退行性变。

2)椎间孔挤压试验(击顶试验或 Spurling 征)将患者头转向患侧并略屈曲，检查者左手掌垫于患者头顶，右手轻叩击之，当肢体出现放射性疼痛或麻木感时，提示有神经根性损害，常见于神经根型颈椎病。

3)椎间孔分离试验(又称引颈试验)与挤压试验相反，检查者肚腹顶住患者枕部，双手托其颌下，向上牵引，若患者原有神经根性症状减轻，多提示神经根性损害。

4)颈脊神经根张力试验(即 Eaten 征，又称 Lasequard 征)检查者一手推患者的颞部，一手握住患者的腕部牵向相反方向，患肢出现麻木或放射痛时，提示为颈椎病神经根性压迫、臂丛损伤、前斜角肌综合征等。

5)艾迪生征(Addison 征)　患者取端坐位，仰头转向患侧，深呼气后屏住呼吸，检查者一手抵患侧下颌，给以阻力，一手摸患侧桡动脉，若表现为动脉搏动减弱或消失，则表示血管受挤压，常见于前斜角肌综合征等。

3.胸椎与背部

(1)形态检查　仔细观察患者脊椎有无侧凸、异常后凸(圆形驼背、角状驼背)、剃刀背畸形等。圆形驼背多为脊椎退变或类风湿性疾病所致，多见于中年以上患者；角状驼背多为椎体破坏所致，常见于结核、陈旧性骨折等。

(2)功能检查　正常胸椎活动度小，应注意各段活动度是否一样，可以通过测量棘突之间距离的改变来进行比较。当椎体破坏至一定程度时，必然在疼痛区出现无肌防卫性强直。

(3)疼痛检查　应让患者双手抱肩，使两肩胛骨分开，以检查胸椎压痛。绝大多数胸椎结核浅压痛则比较轻，而深压痛比较明显。

(4)特殊检查　可进行拾物试验，患者因为脊柱病变而僵硬时，不能伸膝位弯腰，则拾物时只能蹲下。

4.腰骶椎与腰骶部

(1)形态检查　仔细观察走、立、坐、卧位有无姿势改变，有无脊柱侧弯或腰椎前凸加大、变平和后凸，体位改变能否纠正，有无肌肉痉挛，有无包块、窦道、脓肿。腰骶部如有丛毛、色素沉着、皮肤斑痕样改变等应考虑隐性脊柱裂以及相关疾病。腰椎结核可能会有寒性脓疡流注至椎旁、腰大肌、髂窝、腹股沟内侧，甚至大腿内侧、腘窝。

(2)功能检查　前屈 90°(弯曲至指尖达到足背)；后伸 30°；侧屈左右各 30°；旋转 30°骨盆固定，两肩连线与骨盆横径所成角度)。

(3)疼痛检查

1)横突骨折及肌肉、韧带劳损表现为骶棘肌外缘压痛。

2)棘上韧带损伤、棘突滑膜炎及骨折表现为棘突上压痛。

3)骶棘肌旁压痛并向患侧下肢放射表示根性损害，多为腰椎间盘突出症°

4)棘间韧带劳损表现为棘间压痛。

5)腰部肌纤维织炎患者压痛点比较广泛。

6)腰椎深部病变如结核、椎间盘炎等可有深部扣击痛，屈髋位伸膝时，引起患肢痛或肌肉痉挛者为阳性，这也是腰椎间盘突出症的表现之一°

(4)特殊检查

1)托马斯征(Thomas 征)　患者取仰卧位，大腿伸直，则腰部前凸；屈曲健侧髋关节，迫使脊椎代偿前凸消失，则患侧大腿被迫抬起，不能接触床面。常见于腰椎疾病，如结核、腰大肌流注脓肿、血源性化脓性髂腰肌炎等，以及髋关节疾病，如髋关节结核、增生性关节炎和骨性强直等。

2)腰部超伸展试验　患者取俯卧位，检查者将其两下肢提起，抬离床面，并用手向下压其腰部，出现疼痛者为阳性，见于腰椎崩解症。

3)直腿抬高试验　患者取仰卧位，伸膝，检查者一手压患膝，一手托足跟，抬高肢体至患者疼痛或不能继续抬高，记录其角度，如果角度在 30° ~70°，常为腰椎间盘突出症。按上述方法抬高健侧下肢，患肢痛，多为较大或中央型腰椎间盘突出症。

4)直腿抬高加强试验(又称足背伸试验、Bragard 征)　直腿抬高到疼痛时停止，然后降低 5°左右，再突然使足背伸，如引起大腿后侧剧烈疼痛，常为腰椎间盘突出症。

5)拉塞克征(Laseque 征)　患者取仰卧位，屈髋、膝，于屈髋位伸膝时，引起患肢痛或肌肉痉挛者为阳性。这也是腰椎间盘突出症的表现之一。

6)鞠躬试验(Neri 试验)　患者站立作鞠躬动作，出现患肢后侧放射性疼痛，提示坐骨神经受压。

7)屈颈试验(又称 Linder 试验)　患者仰卧，检查者一手按其胸前，一手按其枕后，屈其颈部，若出现腰部及患肢后侧放射性疼痛则提示坐骨神经受压。

8)股神经牵拉试验　患者俯卧、屈膝，检查者将其小腿上提或尽力屈膝，如果出现大腿前侧放射性疼痛，往往是由于股神经受压而引起，多为腰椎间盘突出症。

9)骨盆回旋摇摆试验　患者取仰卧位，双手抱膝，尽力屈髋屈膝。检查者一手扶膝，一手托臀，使臀部离开床面，腰部极度屈面，摇摆膝部，如腰痛者，往往提示为腰部软组织劳损或腰椎结核。

10)儿童脊柱超伸展试验　患儿取俯卧位，检查者将其两小腿提起，正常脊柱后伸自如且不痛。脊柱僵直并随臀部抬高者多提示脊椎结核。

5.骨盆环检查

(1)形态检查　检查骨盆是否倾斜，骨盆骨折、脊柱侧弯、下肢短缩、臀肌瘫痪、内收肌痉挛等均可引起骨盆倾斜。双侧臀沟是否对称。两髂前上棘是否呈一直线。臀肌是否萎缩。髂前后棘连线与水平线交角是否增大或减小(正常为 5° ～10°)。臀部是否有瘢痕、窦道、寒性脓疡。皮下有无淤斑、肿胀。腹股沟是否有包块。同时应注意会阴及阴囊、阴唇处有无皮下淤血。

(2)功能检查　骨盆环本身是一个相对固定的整体，活动度很小，如果活动明显并且伴有疼痛，往往是由于骨折、脱位引起。

(3)疼痛检查　骨盆环的许多结构都可在皮下触及，如果骨盆环有损伤，根据压痛点的位置可确定损伤的部位和性质，如腰骶部压痛常提示为劳损、结核、类风湿性关节炎。通过肛门指检可检查骶部、髂骨、坐骨有无肿块，骶前有无脓肿，骶骨尾骨是否有异常活动及触痛，如果有则应考虑是否骨折。

(4)特殊检查

1)骨盆挤压及分离试验　患者取仰卧位，检查者双手将患者两侧髂棘用力向下方挤压，称骨盆分离试验。反之，双手将患者两髂骨翼向中心相对挤压，称为骨盆挤压试验。能诱发疼痛者提示为骨盆环骨折。

2)“4”字试验(又称 Fabere 征、Patrick 征)　患者取仰卧位，患肢屈髋屈膝，并外展外旋，外踝放置于对侧大腿上，两腿相交成“4”字，检查者一手固定骨盆，一手于膝内侧向下压。若骶髂关节痛，则提示骶髂关节劳损、类风湿性关节炎、结核、致密性骨炎。

3)床边试验(又称 Gaenslen 征)　患者取仰卧位，患侧靠床边，臀部稍微突出，大腿垂下，健侧下肢屈髋、屈膝，双手抱于膝前。检查者一只手扶住髂嵴，固定骨盆，另一只手将垂下床旁的大腿向地面方向加压，如果能够诱发骶髂关节处疼痛则提示病患。

4)伸髋试验(又称 Yeoman 试验)　患者取俯卧位，屈膝 90°，检查者一手压住患侧骶髂关节，如果关节部位发生疼痛，则提示骶髂关节劳损、类风湿性关节炎、结核、致密性骨炎。

6.四肢关节检查

(1)肩关节与肩锁部

1)形态检查　检查者应注意肩部是否浑圆，两肩胛是否等高、对称，有无畸形。不同的肩部形态和肩胛形状可提示不同的病患：方肩提示肩部肌肉萎缩、肩关节脱位、腋神经麻痹；翼状肩胛提示前锯肌瘫痪；肩胛高耸常为先天性肩胛高耸症、肩锁关节脱位者；肱二头肌长头腱滑脱，可在结节间沟触及肌腱的弹跳。

2)功能检查注意肩关节是一活动度很大的关节，肩部的活动是四个关节活动的组合：肩锁关节、肩肱关节、胸锁关节和肩胛骨胸壁关节。肩关节周围附着的肌肉很多，检查时要区分不同肌肉在不同体位、姿势、角度下的不同作用。

3)疼痛检查　肩关节周围常见的压痛点有：压痛点在结节间沟，可能是肱二头肌长头腱鞘炎；压痛点局限在大结节的顶点部，可能是冈上肌腱损伤；压痛点在肩峰下方稍内侧，可能是肩峰下滑囊炎。屈肘位，自肘部沿肱骨干纵轴向上扣击，若肱骨干或肩关节痛，则提示肱骨干或肩关节病变。

4)特殊检查

①杜加征(Dugas 征)　患肢肘关节屈曲，手放在对侧肩关节前方，如肘关节不能与胸壁贴紧表示肩关节脱位。

②直尺试验(又称 Hamilton 征)　用一把直尺放在上臂外侧，一端贴紧肱骨外上髁，另一端如果能贴及肩峰，则提示肩关节脱位。

③肱二头肌长头紧张试验(Yergason 征)　患者屈肘，前臂旋后，检查者给以阻力，如果结

节间沟区有疼痛感，可能是肱二头肌长头腱炎。

④道班征(Dawbarn 征)　患肢上臂贴在胸壁侧面，肩峰前缘下方可有触痛，如上臂外展，滑囊移位于肩峰下，触痛消失，提示患急性肩峰下滑囊炎。

(2)肘关节

1)形态检查　检查时应注意肘部是否有肿块，是否有内、外翻畸形、连枷式关节等。肘关节肿胀分为全关节肿胀、关节内侧肿胀及外侧肿胀。

2)功能检查　肘关节的屈伸活动障碍主要是肱尺关节病症引起，也有是肱桡关节病症引起。检查肘关节旋转时，肘关节必须靠紧胸壁并与对侧比较，以防止肩部代偿。

3)疼痛检查　肱骨外上髁压痛常见于肱骨外上髁炎(即网球肘)。

4)特殊检查　①腕伸肌紧张试验(又称 Mill 征)：患者伸直患侧肘关节，前臂旋前，检查者将患侧腕关节屈曲，，如果患者肱骨外上髁区出现疼痛，则提示肱骨外上髁炎。②Huter 线与 Huter 三角：正常情况下，肘关节伸直时，肱骨外上髁、肱骨内上髁和鹰嘴突在一条直线上；肘关节屈曲时，三者成一等腰三角形。肱骨髁上骨折时，三者关系不变；肘关节后脱位时，三者关系改变。③肘外翻挤压试验：肘关节伸直位，检查者一手握腕，另一手扶患肘，并使其外翻，若有疼痛，则提示桡骨小头骨折。

(3)腕关节与手部

1)形态检查　检查者应注意腕关节与手部是否有包块，并关注其大小、性质、活动度、软硬度、与手腕和手指的关系，注意是否有畸形。腕关节肿胀以腕背伸指总肌腱两侧明显；“鼻烟壶”消失提示舟状骨骨折；个别指骨梭形肿胀提示指骨结核或内生软骨瘤；双手指骨梭形肿胀提示类风湿性关节炎。餐叉样畸形提示 Colles 骨折；平手提示正中神经损伤；垂腕提示桡神经损伤；爪状手畸形提示尺神经损伤；此外还有并指、多指、锤状指、钮扣指及鹅颈畸形等。

2)功能检查　用合掌法检查腕部屈伸活动是否灵活，是否伴有弹响及阻滞感。

3)疼痛检查　手尺偏位，沿掌骨纵轴方向扣击第四掌骨，如有震痛，则提示月状骨骨折；手桡偏位，沿掌骨纵轴方向扣击第 3 掌骨头，如有震痛，则提示舟状骨骨折；中指轴向压痛、扣击痛，提示可能有月状骨坏死。

4)特殊检查　①芬克斯坦(Finkelstein)试验：患者握拳，拇指埋于拳内，使腕部尺偏，若桡骨茎突处出现疼痛则提示桡骨茎突狭窄性腱鞘炎。②腕关节尺侧挤压试验：患者腕关节置于中立位，检查者将其尺偏并挤压，若下尺桡关节处疼痛，提示三角软骨盘损伤，尺骨茎突骨折。

(4)髋关节

1)形态检查　检查髋关节是否有畸形、肿胀、窦道、瘢痕等。检查患者姿势、步态是否稳定，速度是否均匀。跛行步态常见于下肢骨关节疼痛或缩短。臀部后凸，行走时呈鸭步者提示先天性髋关节脱位。髋关节脱位者有其独特站立姿势。剪刀步态见于脑性瘫痪。股骨颈骨折者患肢呈外旋畸形。足步见于关节部位完全强直者。股三角区应注意有无包块，其性质如何，应注意疝和寒性流注脓肿的区别。臀部骨隆起可能为髋关节后脱位，髋关节前脱位表现为耻骨或闭孔部异常骨隆起。大粗隆部肌腱弹跳感常提示弹响髋。

2)功能检查　检查时，一下肢屈曲，另一下肢伸直；一下肢外展，另一下肢也外展。这样两下肢互作反方向动作，可防止骨盆的伴随动作，防止脊椎代偿动作。检查中一面记录，一面推测活动受限原因。一般伸直受限可为关节内病变，也可为腰大肌短缩、痉挛所致；明显旋转受限代表关节软骨面的破坏；外展受限可能为软组织病变(压痛点在内侧)或骨组织的病变(障碍在外侧)。

3)疼痛检查 髋关节的活动痛应该一面检查，一面分析判断病变部位。一般的轻度旋转痛大多是因为关节面的不平滑引起；严重旋转痛则多由软组织受牵拉所致，可据此结合压痛部位和旋转方向推测病变组织。腹股沟中点或臀部压痛提示髋关节可能有病变。外侧大转子的浅压痛往往提示大转子滑囊炎。

4)特殊检查 ①足跟扣击试验：直腿抬高，用拳扣击足跟，髋部疼痛则提示髋关节负重部位关节面破坏，且为晚期。足跟扣击痛比从外向内扣击转子的疼痛出现迟。②屈氏(Trendelenburg)试验：暴露臀部，两下肢交替持重和抬高，注意骨盆的动作，抬腿侧骨盆不上升反而下降，轻度时只能看出上身摇摆，提示：骨盆与股骨之间的支持性不稳，如先天性髋脱位，股骨颈骨折；持重侧不稳定，臀中肌、臀小肌麻痹和松弛，如小儿麻痹后遗症或高度髋内翻。③Tnomas 征：患者取仰卧位，大腿伸直，则腰部前凸；.屈曲健侧髋关节，迫使脊椎代偿前凸消失，则患侧大腿被迫抬起，不能接触床面。如髋关节疾病，如髋关节结核、增生性关节炎和骨性强直等。④阿利斯征(Allis 征，又称 Galeazzi 征)：患者取仰卧位，屈髋屈膝，两足平行放在床面上，比较两膝高度。若不等高则提示较低一侧股骨或胫骨缩短，或髋关节后脱位。⑤都普顿征(Dupuytren 征)：患者取仰卧位，检查者一手握膝，另一手固定骨盆，上下推动股骨干，如果觉察有抽动和音响则提示小儿先天性髋关节脱位。⑥髂胫束试验(Ober 征)：患者健侧卧位，健侧屈髋屈膝，，检查者一手固定骨盆，另一手握踝，屈患髋膝达 90° 后，外展大腿并伸直患膝，大腿不能自动下落，并可于大腿外侧触及条索样物；或患侧主动内收，足尖不能触及床面，则提示髂胫束挛缩。⑦欧士兰尼征(Ortolani 征)：见于小儿先天性髋关节脱位。小儿仰卧，双髋外展，两腿分开，患侧膝关节不能接触床面；有时能接触床面，但先有一滑动声响，此为暂时复位标志。⑧髂坐线(Nelaton 征)：患者取侧卧位，髂前上棘到坐骨结，节的连线正通过大转子的最高点，如果有偏移，提示髋关节脱位或股骨颈骨折。⑨大转子髂前上棘连线(Shoemaker 线)：左右大转子的顶点与同侧的髂前上棘作连线，其延长线相交于腹正中线上。若患侧大转子上移，则两线交于中线旁的健侧。⑩髂股三角(Bryant 三角)：患者取仰卧位，从髂前上棘向床面做垂线，测大转子与此垂线的最短距离，比较两侧这一距离，正常时应相等，连线大转子与髂前上棘，构成直角三角形。

(5)膝关节

1)形态检查 检查者应仔细比较股四头肌有无萎缩，这往往是膝关节有无病症的标志。注意皮肤有无色斑、瘢痕、窦道、发热等。检查膝关节有无肿胀，屈曲位髌韧带两侧“象眼”消失，提示肿胀；股骨内外髁一侧肿胀伴浅静脉怒张，提示有肿瘤的可能。

2)功能检查 膝关节只有一个平面的屈伸活动，其活动范围可用角度也可用跟臀距来表示。

3)疼痛检查 膝关节表面软组织较少，压痛点的位置往往就是病灶的位置。

4)特殊检查 ①浮髌试验：患者取仰卧位，伸膝，放松股四头肌，检查者一手虎口对着髌上囊，压迫膝部，将膝内液体压入髌骨下，另一手轻压髌骨后快速松开，可觉察到髌骨浮起，此为阳性。②髌骨摩擦试验(Soto-Holl 征)：患者取仰卧位，伸膝，检查者一手按压髌骨，使其在股骨髁关节面上下活动，出现摩擦音或疼痛者提示髌骨软化症。③麦氏试验(Mcmurray 试验)：患者取仰卧位，检查者一手拇指及其余四指分别按住膝内外间隙，另一手握住足跟部，极度屈膝。在伸屈膝的过程中，当小腿外展、内旋时有弹响或合并疼痛，说明外侧半月板有病变；当小腿内收、外旋时有弹响或合并疼痛，说明内侧半月板有病变。④伸直受限征(Helfet征)：关节不能全伸，表现为伸直后胫骨粗隆不外旋，而维持在髌骨头中线上，提示膝关节半月板损伤有绞锁。⑤局部压痛(McGregor 征)：内侧副韧带中间的关节面部分有明显的压痛点，提示内侧半月板损伤。⑥重力试验：用于检查盘状半月板和侧副韧带。患者健侧卧位，患膝外展，自动伸屈膝，如膝内有响声或疼痛加强，则可能是外侧副韧带损伤；如膝内侧痛减轻，则可能是内侧副韧带损伤。假如患侧卧位，则相反。⑦伸膝试验：可用于检查外侧半月板囊肿，外侧关节间隙包块，在伸膝时消失，屈膝时出现。⑧指压试验：检查者以指尖置于患者内侧副韧带前方的关节间隙，患者屈膝，旋转小腿数次，或同时伸膝，若感觉到手指下有物体在移动，并伴随疼痛和摩擦声响，则提示内侧半月板损伤。可用同法检查外侧半月板损伤。⑨研磨试验：患者取俯卧位，屈膝 90°，检查者双手握患肢足部，左腿压住患腿，旋转提起患膝，若出现疼痛，则提示侧副韧带损伤；将膝下压，再旋转，若出现疼痛，则提示半月板损伤；轻微屈曲时疼痛，则提示半月板前角损伤。⑩侧位运动试验：患者伸膝，检查者一手握踝，另一手扶膝，作侧位运动，向外侧推时内侧痛，提示内侧副韧带损伤，向内侧推时外侧痛，提示有外侧副韧带损伤。

其余还有：

①抽屉试验　患者取仰卧位，屈膝，检查者双手握住膝部之胫骨上端，向前施压，胫骨前移则提示前十字韧带断裂；向后施压，胫骨前移，则提示前十字韧带断裂。

②过伸试验　患者取仰卧位，伸膝，检查者一手固定膝部，另一手托起小腿，使膝过伸，出现疼痛者可能是半月板前角损伤、股骨髁软骨损伤二髌下脂肪垫肥厚或损伤。

③肌警觉性征　膝关节结核时，关节活动受限，平衡功能遭到破坏，因此步态停滞，不连贯。

(6)踝关节与足部

1)形态检查　仔细检查踝关节与足部是否有畸形(马蹄足、扁平足、内翻足、外翻足、足拇趾外翻、锤状趾、高弓足、并趾、多趾等)，有无跛行，有无瘢痕、肿块、瘀斑等，肌肉是否有萎缩。跟腱断裂可在皮下触及一条横沟。

2)功能检查　踝关节与足部区关节较多，应仔细分析，尽力区分，测量清楚。

3)疼痛检查　足部软组织较薄，局部压痛点往往是压痛部位。压痛点在跟腱上，可能是腱本身或腱旁膜的病变；在跟腱止点处，可能是跟腱滑囊炎；在跟部后下方可能是 Sever 病。

4)特殊检查　①前足横向挤压试验：检查者双手自前足两侧挤压前足引起疼痛，提示跖骨骨折、跖间肌损伤。除了放射痛外，还有足趾麻木，则提示 Modon 病。②捏小腿三角肌试验：患者取俯卧位，检查者以手捏其三角肌腹，如有足屈曲，为正常；反之，则提示跟腱断裂。

(7)四肢关节外骨折与软组织损伤检查

1)形态检查　对软组织损伤患者，则应注意有无皮肤破损、出血、异物污染伤口。对骨折患者，应注意观察肢体及外伤部位有无肿胀、皮下淤血斑、成角畸形、反常运动、跛行。伤口形状、部位、大小也应注意描述。此外应注意有无骨及其他深部组织外露，皮下组织有无分离，有无皮下气肿和肢体血液循环障碍等。

2)功能检查　注意功能障碍，反常运动。

3)疼痛检查　有无环压痛、局限压痛、传导痛、纵向扣击痛，以及静止状态疼痛较轻活动后加重等现象。

4)特殊检查　有无骨擦音和骨擦感，皮下瘀斑常位于成角畸形处。

第二节　神经系统检查方法

一、感觉检查

人体皮肤感觉由脊髓发出神经纤维支配。呈节段性分布，检查时必须在安静温暖的条件下进行，并与患者说明检查方法，取得配合。

感觉检查的结果取决于患者的反应，在检查时一定要细致耐心，反复多次，才能得到正确的结果，要详细记录感觉障碍的性质、程度和范围。

(一)浅感觉

包括皮肤、黏膜的触、痛觉及温度觉。

1.痛觉　用针尖以相同的力量和相等的时间轻刺患者皮肤，询问有无痛感及疼痛程度。要求用力适当，不应重刺出血，并将结果记录。检查时应自上而下，从一侧至另一侧，从无痛觉区移向正常区，不应遗留空白区。

2.触觉　用棉絮丝、毛发或软纸片轻轻触及患者皮肤或黏膜，自躯干到四肢上端逐次向下，询问有否觉察及敏感程度。对异常区域作出标记。

3.温度觉　分别用盛冷(5～10℃)、热(40～45℃)水的试管轻触皮肤，询问患者的感受，嘱其回答“冷”或“热”。

(二)深感觉(本位感觉)

1.关节位置觉　轻轻扳动患者的手指或足趾，作被动伸、屈动作，询问是否觉察及其移动方向；或让患者闭目，然后将其肢体放在某处位置上，询问能否明确说明肢体所处的位置。

2.震动觉　将震动的音叉(C128～256)柄端放在患者身体骨突部。正常人能感觉到音叉的震动及震动的停止。

(三)复合感觉(皮层感觉、综合感觉)

包括皮肤定位觉、两点分辨觉、实体辨别觉等，是大脑综合、分析、判断的结果。

1.皮肤定位觉　检查者以手或笔杆轻触患者皮肤，令其指出被触部位。人体各部位的定位觉各不相同，以面、手、足部最敏感。

2.两点辨别觉　用两足规或两根大头针分别以一足及两足轻刺皮肤，以测定患者是否能辨别出是一点刺激还是两点刺激，以及两点的最小距离。

3.实体辨别觉(形体觉)　是指辨认物体的形态、结构、干湿、重量等复杂感觉的能力，是几种简单感觉的重合。检查时可用不同的日用品，如香烟、钢笔置于患者手中，令其说出名称，也可用笔杆在患者皮肤上画圈，打叉等简单图形令患者辨认。

(四)神经恢复的征象

神经功能恢复好，感觉较运动功能先恢复，而感觉又依温度觉、痛觉和触觉的顺序先后恢复。

挺尼尔(Tinel)征　是判定神经功能有无恢复的一种检查方法。在神经干损伤部位以下由远而近的轻轻叩击，如在该神经分布区有麻刺或蚁行感，即为神经已开始再生。

二、反射检查

反射是机体对感受刺激引起的不随意运动的定型反应，是神经活动的基本形式。每一反射弧必须包括：感觉器、传人神经元、反射中枢、传出神经元、效应器五部分，并受高级中枢控制，反射弧的任何部位中断或抑制均可致反射消失或减弱。无论成人、儿童、清醒或意识障碍者，均可查得较客观的结果。检查反射时应注意：①保持患者全身肌肉放松，并分散其注意力；②被检查肢体被动放置于适当位置，使肌肉保持适当张力；③检查时做到双侧肢体姿势一样，叩击或划擦部位和力量一样，检查结果双侧对比；④如果腱反射引不出，可用加强法，即让未被检查的肌肉同时收缩；⑤注意被检查部位有无影响检查结果的因素，如外伤、瘢痕、炎症、挛缩、畸形等。

(一)生理反射检查

1.深反射(本体反射)检查　是指检查刺激肌肉、肌腱、骨膜和关节的本体感觉器而引起的反射。检查时应注意观察有无反应及活动幅度。可用迟钝、消失、活跃、亢进来表示反应程度。迟钝、消失多表示下运动神经元损害，亢进表示上运动神经元损害。

常用的深反射检查方法如下。

(1)肱二头肌腱反射　屈肘，检查者一手托肘部，拇指按二头肌腱部，用锤击拇指，肘关节屈曲。

(2)肱三头肌腱反射　肘略屈，锤击三头肌腱始部，肘关节伸直。

(3)桡骨膜反射　肘微屈，前臂旋后，轻击桡骨外下 1 / 3，前臂屈曲，腕指背屈。

(4)膝腱反射　膝略屈，叩击膝腱，膝关节伸展。

(5)跟腱反应　仰卧，髋外展外旋，一手托足跟，叩击跟腱，踝关节跖屈。

深反射亢进通常由上运动神经元病变导致脊髓反射弧的抑制释放，如锥体束病损；深反射减弱或消失表示反射弧抑制或中断；腱反射亢进表现为髌阵挛和踝阵，挛，在锥体束损害时出现。深反射对称性改变不一定是神经系统病损所致，而不对称性改变则是神经系统病损的重要体征。

2.浅反射检查　是指检查刺激皮肤或黏膜引起的反射。

常用的浅反射检查方法如下。

(1)角膜反射　轻触角膜，闭眼。

(2)上腹部反射　用较锐物从腹外侧沿肋缘下向上快速划过，上腹壁收缩。

(3)中腹部反射　自腹中部外侧快速向脐孔方向划过，中腹壁收缩。

(4)下腹部反射　从腹下部向耻骨联合快速划过，下腹壁收缩。

(5)提睾反射　轻划大腿内侧皮肤，同侧睾丸上提。

(6)肛门反射　轻划或刺激肛门附近皮肤，外括约肌收缩。

(7)正跖反射(足底反射)轻划足底外侧，足趾和足向跖面屈曲。

浅反射消失或减弱表示反射弧中断或抑制；腹壁、提睾、足底反射除有节段性反射弧外还有皮质反射弧，见于锥体束病损或末梢神经病变；腹壁反射减弱还可见于老年人、皮下脂肪过厚及腹壁松弛等；提睾反射在正常人亦可双侧不对称；肛门反射减弱或消失说明双侧锥体束或马尾神经均有损害，因为肛门外括约肌受双侧会阴神经支配，单侧锥体束或马尾神经损害时，肛门反射仍存在。

3.逆转反射(倒错反射)检查 逆转反射是指某肌腱反射消失而其拮抗肌或邻近肌腱反射出现或亢进的特殊现象。

常用逆转反射检查方法如下。

(1)肱二头肌腱逆转反射 屈肘，检查者一手托肘部，拇指按二头肌腱部，用锤击拇指，不出现肱二头肌腱反射征象，出现肱三头肌腱反射——伸肘。

(2)肱三头肌腱逆转反射 肘略屈，锤击三头肌腱始部，不出现肱三头肌腱反射征象，出现肱二头肌腱反射——屈肘。

(3)桡骨膜逆转反射肘微屈，前臂旋后，轻击桡骨外下 1 / 3，不出现桡骨膜反射征象，而出现屈腕动作。

(4)膝腱逆转反射 坐位，膝略屈，叩击膝腱，不出现膝腱反射征象，而出现小腿屈曲。

(5)跟腱逆转反射 跪位，髋外展外旋，一手托足跟，叩击跟腱，不出现跟腱反射征象，而出现足背屈。

逆转反射是因刺激部位的深感觉传导在脊髓前角细胞发生扩散作用而引起的拮抗肌反射性收缩；引起该反射的脊髓病变部位和正常部位是密切邻近的，特别对于颈膨大和腰膨大的病变定位有重要意义，如合并锥体束损害则该反射更加明显。

(二)病理反射检查

病理反射是上运动神经元损害时出现的一种异常反射。正常情况下它被大脑抑制，当.下级神经元脱离了高级中枢的调节，就会释放出一种原始反应。主要是锥体束受损，对脊髓的抑制作用丧失而出现的异常反射。

1.椎体束征检查

(1)霍夫曼(Hoffmann)征 用左手托住患者手部，以保持轻度伸腕，用右手示、中指夹住患者中指，以拇指甲急速刮弹中指指甲，引起拇指和其他各指迅速屈曲。

(2)巴宾斯基(Babinski)征 用钝器沿足底外侧由后向前划，直到足拇跖趾关节处，引起足蹲趾背伸，其他四趾呈扇形分开并跖屈。

(3)查多克(Chaddock)征 以锐器自外踝处由后向前快速划过，引起足拇趾背伸。

(4)奥本海姆(Oppenheim)征 用拇指沿胫肌自上而下擦过，引起足拇趾背伸。

(5)戈登(Gordon)征 用手挤压腓肠肌，引起足拇趾背伸。

(6)洛索里玛(Rossolimo)征 快速叩击足跖的跖面，引起足趾跖背屈。

(7)髌阵挛 患者仰卧，腿伸直，检查者以拇食两指抵住髌骨上极，急促用力下推髌骨，然后轻微用力抵住髌骨，引起髌骨连续上下移动。

(8)踝阵挛 一手托住腘窝，使膝关节半屈，一手握足，急促用力背屈踝关节并维持背屈状，引起踝关节出现连续交替的伸屈运动。

2.脑膜刺激征检查

(1)克尼格(Kernig)征患者仰卧，一腿伸直，将另一下肢屈髋屈膝，然后伸展小腿，引起大腿后侧肌肉痉挛，抵抗伸膝。

(2)布鲁金斯基(Brudzinski)征　患者仰卧，将其颈前屈，引起双髋，双膝屈曲。

病理反射出现表示皮质运动区或锥体束的病损；当一侧病理征阳性，伴有深反射亢进、浅反射减弱或消失时，提示锥体束或皮质运动区受损；病理反射阴性，而深、浅反射均减弱或消失时常提示周围神经病损或肌病；病理反射阴性，深反射正常，浅反射活跃常提示神经功能性障碍；Babinski 征可在 1 岁以下的婴儿、深睡或昏迷状态者中出现，往往为双侧性，也可在末梢神经疾病等情况下出现；Hoffmann 征偶见于正常人，仅在反应强烈或双侧明显的不对称时才具有临床意义。

(三)脊髓自动反射检查

亦称防御性反射，是指脊髓横贯性损害，脊髓与大脑联系中断，刺激脊髓损伤平面以下皮肤或剧烈跖屈诸趾，引起屈髋、屈膝和踝关节背屈的现象。

三、自主神经检查

(一)皮肤表面检查

观察皮肤的色泽、温度、汗液分泌及营养状况。如有破坏性病损时，皮肤表现为发绀、冰凉、干燥、菲薄，或指甲变脆、毛发脱落，重者出现皮肤营养性溃疡；如自主神经有刺激性病变时，皮肤表现为发红、发热、潮湿、过度角化及脱皮等。

(二)括约肌功能

肛门及膀胱的括约肌直接受骶髓的低级自主中枢控制。当高位脊髓发生病损时，出现尿失禁、大便秘结或失禁；当骶髓或低位脊髓发生病损时，出现大小便潴留。

(三)性功能

当自主神经的低级中枢发生病损时，男性可出现阳萎，女性可出现月经失调。

(四)皮肤划痕试验

用光滑棉签棍或小木签在皮肤上划线，正常反应是红色划痕，几十秒或数分钟内消失。若变红的区域很宽，并隆起或持续时间长(>10 分钟)，则表明血管以扩张反应占优势；若划后出现白色线条，则说明血管以收缩反应占优势。

(五)发汗试验

神经损伤后，其支配区域可无汗或少汗。测定无汗的范围常用米诺尔法：在伤肢涂 1%～2%碘液，待干燥后，再撒一层淀粉，然后人工发汗，如喝热茶，出汗区域变成蓝色，无汗区域不变色。

(六)霍纳(Horner)征

表现为患侧瞳孔缩小，睑裂狭小，眼球内陷，多见于颈交感神经干病变。

(七)总体反射

为脊髓自动反射的一部分，除髋、膝、踝屈曲外还可出现不自主排尿、排便，损伤平面以下皮肤出汗、反射性充血和立毛反应等自主神经受损表现。

四、肌肉检查

(一)肌肉营养状况

运动神经元有“营养”肌肉的作用，使神经支配的肌肉可逐渐发生萎缩。有无肌肉萎缩也是区别上运动神经元或下运动神经元损害的重要征象。

(二)肌肉运动功能检查

上运动神经元或下运动神经元受到损害，均可导致运动功能障碍。检查肌力的强弱，可判断神经的损害程度。

(三)肌张力

上运动神经元损害表现为：肌张力增强，静止时肌肉紧张，被动活动关节有阻力。下运动神经元损害表现为：肌张力减低，肌肉松弛，肌力减退或消失。

五、脊髓和周围神经损伤定位诊断

(一)脊髓损伤的定位

临床上最简单是根据感觉丧失平面来判定的，称为脊髓平面定位方法。人体体表感觉的分布是按着自上而下的顺序，但不是从头顶到足底，而是从鼻尖直到肛门。颈髓损伤时，检查感觉丧失平面要以上肢为依据，因为前胸皮肤感觉在第 2 肋以上是第 3、4 颈神经构成的锁骨上神经支配，所以颈 5～6 损伤时，前胸第 2 肋处仍有疼痛。脊髓节段在体表标志是：胸骨角是胸髓 2，乳头是胸髓 4，剑突是胸髓 6，肋缘是胸髓 8，脐是胸髓 10。

1.脊髓横定位

(1)前角　损害相应区出现肌无力，肌萎缩，但感觉正常，肌电检查呈变性反应。

(2)侧束　损害平面以下同侧肢体出现上运动神经元麻痹，肌肉呈痉挛性麻痹，腱反射亢进，无肌萎缩，有病理反射，损害平面以下对侧肢体可出现痛、温觉减低或消失。

(3)后角　损害平面以下同侧肢体肌肉、关节深感觉减退或消失，还可出现分离性感觉障碍——痛、温觉障碍，但触觉和深感觉仍保存。

(4)横贯性损伤　损害平面以上皮肤可有一定的感觉过敏带。但在损伤平面以下，所有感觉、运动及括约肌功能均丧失。

(5)脊髓半侧损伤(Brown—Séquard 综合征)在受伤节段平面以下，同侧运动及深感觉功能障碍，对侧的痛、温觉功能障碍。

2.脊髓纵定位

(1)上颈段(C1～4)损害　四肢呈上运动神经元性瘫痪。损害平面以下双侧肢体全部感觉丧失，高张力性膀胱，后颈部可有神经根性疼痛，并向枕部放射，呼吸麻痹或刺激症状。

(2)颈膨大部(C5～T1)损害　双上肢呈下运动神经元性瘫痪(前角损害)，双下肢呈上运动神经元性瘫痪(椎体束损害)，受损平面以下的双侧肢体全部感觉丧失，高张力性膀胱。

(3)胸段(T2～12)损害—损害平面以下肢体呈上运动神经元性截瘫，全部感觉均丧失，高张力性膀胱。

(4)腰膨大部(L1～2)损害　双下肢呈下运动神经元性瘫痪，下肢及会阴部全部感觉丧失，高张力性膀胱。

(5)圆锥部损害　小便失禁，会阴部有感觉缺失。

(6)马尾损害　马尾神经共 10 对，马尾全部断裂较少见，因此临床表现应根据受伤的神经根而定，典型的临床表现为两下肢功能障碍不对称且无恒定的形式，损伤马尾所支配的肌肉呈弛缓性麻痹。

3.上、下神经元损害的体征鉴别

(1)上神经元损害　引起痉挛性瘫痪，表现为肌张力增加，肌萎缩不明显，腱反射亢进。

(2)下神经元损害　引起弛缓性瘫痪，表现为肌张力减退或消失，肌萎缩明显，腱反射减弱或消失。

(二)周围神经损伤定位

1.脊神经根损害的定位　特点为多发、常波及两侧、前后根同时受损。

(1)前根受损　刺激病变时，发出肌纤维束震颤，毁坏病变时，受支配的肢体呈下运动神经元性瘫痪。

(2)后根受损　刺激病变时，其支配区产生神经根性疼痛。毁伤病变时，其支配区产生根性的深浅感觉消失。

2.脊髓后根神经节损害的定位　在其所支配区的体表部位出现感觉障碍，如自发性疼痛，感觉减退或过敏并伴有带状疱疹。

3.周围神经干或周围神经损害的定位

(1)在其所支配的肢体部位出现感觉、运动(下运动神经元性)及自主神经的症状。

(2)单一皮神经损害时，仅有所支配的区域体表出现浅感觉障碍，而深感觉却完全正常(深、浅感觉分离)。

第三节　肌力检查方法

一、基本概念

(一)肌容积检查

是指检查肌肉有无萎缩及肥大，测量肢体周径，判断肌肉营养状况。

(二)肌张力检查

是指检查静息状态下肌肉的紧张度。检查方法：患者放松肌肉，检查者用手触其肌肉硬度，测定其被动运动时的阻力以及关节运动的幅度。也可以用手扣击肌腱听声音，声音高的肌张力就高，反之肌张力就低。

1.肌张力增加　触摸肌肉时有坚实感，作被动检查时阻力增加。锥体束损害患者可出，现痉挛性肌张力增加，表现为肌肉在被动运动开始时阻力较大，终末时突然减弱，又称为折力现象。锥体外系损害患者可出现强直性肌张力增加，指一组拮抗肌的张力增加，作被动运动时，伸肌与屈肌肌力同等增加。

2.肌张力减弱　触诊肌肉松软，被动运动时肌张力减低，可表现关节过伸，见于周围神经、脊髓灰质前角病变。

(三)肌力检查

是指检查肌力即患者在主动动作时所表现的肌肉收缩力。肌力的检查需两侧对比，上肢可用握力计，是测定手指屈曲肌力的简便仪器，一般常用抗阻力来判断。肌力检查的评级标准，目前通用的是 CODE 六级分法。

0 级：肌力完全消失，无活动。

1 级：仅可触及轻微收缩，关节不活动。

2 级：肌肉能收缩，关节稍有活动，但不能对抗肢体重力。

3 级：能对抗肢体重力使关节活动，但不能抗拒外来阻力。

4 级：能对抗一般外来阻力使关节活动，但肌力较弱。

5 级：肌力正常。

二、各部位肌力检查方法

(一)上肢肌检查方法

1.手部肌力检查方法

(1)拇短展肌　抗阻力外展拇指，并触试其收缩。

(2)拇指对掌肌　拇指抗阻力下向小指对掌。

(3)拇短屈肌　抗阻力屈曲拇指掌指关节(即屈曲拇指近节指骨)，并触试其收缩。

(4)拇收肌　拇指置于第 2 指掌面，使指甲与掌面垂直，用力夹持一张纸片，视其能否夹住。

(5)小指对掌肌　小指抗阻力下向拇指对掌。

(6)小指短屈肌　其他手指伸直，抗阻力屈曲小指掌指关节。

(7)蚓状肌及骨间肌　近、远侧指间关节伸直，抗阻力屈曲掌指关节。

(8)骨间背侧肌　手指掌平放，手指并拢，以中指为中心，第 2、4 指抗阻力外展。

(9)骨间掌侧肌　手指掌平放，手指外展，以中指为中心，第 2、4、5 指抗阻力内收。

2.前臂掌侧肌检查方法

(1)肱桡肌　前臂置于中立位，用力屈前臂可触及该肌，并触试其收缩。

(2)旋前圆肌及旋前方肌　伸展前臂，前臂旋后，抗阻力旋前，可触及该肌，并触试其收缩。

(3)桡侧腕屈肌　腕关节用力向桡侧屈腕可触及该肌，并触试其收缩。

(4)尺侧腕屈肌　腕和手指伸展，掌心向上，用力屈腕，并触试其收缩。

(5)掌长肌　握拳，抗阻力过度屈腕，可见该肌腱突出于皮下。

(6)指浅屈肌　两侧邻指于伸直位固定，抗阻力屈曲近侧指间关节(即屈中节指骨)，并触试其收缩。

(7)指深屈肌　手指伸直，固定其中节指骨，抗阻力屈曲远侧指间关节(即屈末节指骨)，并触试其收缩。

(8)拇长屈肌　固定拇指近，节指骨，抗阻力屈曲拇指指间关节(即屈拇指末节)，并触试其收缩。

3.前臂背侧肌检查方法

(1)桡侧腕长伸肌及桡侧腕短伸肌　腕及手指伸直，抗阻力向桡侧伸腕，可触及该肌，并触试其收缩。

(2)旋后肌　上肢伸直，前臂旋前，抗阻力旋后，并触试其收缩。

(3)指伸总肌　用力伸展掌指关节，中、末节手指屈曲，抗阻力伸直中、末节手指，可触及该肌，并触试其收缩。

(4)尺侧腕伸肌　腕及手指伸直，抗阻力向尺侧伸腕，可触及该肌，并触试其收缩。

(5)拇长展肌　抗阻力伸拇指近节指骨，并触试其收缩。

(6)拇短伸肌　抗阻力伸拇指近节指骨，并触试其收缩。

4.臂部肌检查方法

(1)肱二头肌、肱肌及喙肱肌　前臂旋后，抗阻力屈肘，可触及，分别触试其收缩。

(2)肱三头肌　托住上臂，屈肘，前臂旋后，抗阻力伸肘，可触及该肌，并触试其收缩。

5.肩部肌检查方法

(1)冈上肌　肩外展 15°，抗阻力外展，可在冈上窝触及该肌，并触试其收缩。

(2)冈下肌　屈肘 90°，前臂外旋抗阻力外旋，可在冈下窝触及该肌，并触试其收缩。

(3)肩胛下肌及小圆肌　屈肘，上臂抗阻力内旋，并触试其收缩。

(4)三角肌　肩关节外展，上臂与躯干之间在 15°～90°，可触及该肌，并触试其收缩。

(二)下肢肌力检查方法

1.足部肌检查方法

(1)足拇短屈肌　抗阻力屈曲距趾跖趾关节。

(2)足拇展肌　抗阻力使拇趾与第 2 趾分开。

(3)足拇收肌　抗阻力使拇趾向第 2 趾靠拢。

(4)趾短屈肌　抗阻力屈曲外侧四趾近侧趾间关节。

(5)跖方肌、小趾展肌及上趾短屈肌　抗阻力外展并屈曲小趾。

(6)蚓状肌　屈曲跖趾关节，伸直近、远侧趾间关节。

(7)骨间肌　抗阻力做足趾分开和合拢动作。

2.小腿肌检查方法

(1)胫前肌　抗阻力背伸足，并使足内收、内旋，在胫前触及该肌，并触试其收缩。

(2)趾长伸肌　抗阻力背伸外侧四趾末节，可在踝前方触及该肌肌腱，并触试其收缩。

(3)足蹲长伸肌　抗阻力背伸足拇趾，并触试其收缩。

(4)腓骨长肌及腓骨短肌　足抗阻力背伸及外翻，并触试其收缩。

(5)腓肠肌　仰卧，伸膝，足抗阻力跖屈，并触试其收缩。

(6)比目鱼肌　仰卧，屈膝 90°，足抗阻力跖屈，并触试其收缩。

(7)胫骨后肌　抗阻力足跖屈，并使足内收内旋，于内踝后上方触试其肌腱。

(8)趾长屈肌　抗阻力屈曲外侧四趾末节，并触试其收缩。

(9)拇长屈肌　抗阻力屈曲拇趾末节，并触试其收缩。

3.大腿肌检查方法

(1)股直肌　患者仰卧屈髋，压住股部，抗阻力做起、坐动作，可在腹部触及该肌，并触试其收缩。

(2)内长收肌、内短收肌及内收大肌　仰卧，两下肢伸直，抗阻力做下肢内收，并触试其收缩。

(3)股薄肌　股内收，小腿屈曲、内旋，并在抗阻力下触试其收缩。

(4)缝匠肌　坐位，踝后放施加阻力，半屈膝并用力内收，抗阻力内旋髋关节，股前　方可触及该肌，并触试其收缩。

(5)股四头肌　坐位，屈膝，抗阻力伸膝，并触试其收缩。

(6)阔筋膜张肌　仰卧，屈膝 90°，小腿抗阻力向外移动，并触试其收缩。

(7)半腱肌、半膜肌及股二头肌　仰卧，抗阻力屈膝；并触试其收缩。

4.髋部肌检查方法

(1)髂腰肌 坐位、屈膝，用力屈髋，在股部施以阻力。

(2)梨状肌、闭孔内肌、开肌及股方肌 仰卧，，下肢伸直，抗阻力外旋髋关节。

(3)臀大肌 俯卧位，小腿屈曲，大腿抗阻力后伸，并触试其收缩。

(4)臀中肌及臀小肌 仰卧位，下肢伸直内旋，大腿抗阻力外展。

(三)躯干肌力检查方法

1.颈部肌检查方法 胸锁乳突肌：令患者用力将头转向对侧，并略仰视可触及该肌。

2.胸部肌检查方法

(1)胸大肌 上臂高举过肩并内收，可触该肌锁骨部，微举上臂并内收可触该肌胸骨部。

(2)膈肌 仰卧，深呼吸，检查者触试腹壁，如吸气时剑突下窝部凹陷而呼气时突出，提示膈肌瘫痪。

(3)肋间肌 深呼吸、观察胸廓是否扩大及对称。

(4)前锯肌 双手用力推一物体，如斜方肌有力时，该肌正常使肩胛内缘紧贴胸壁，麻痹时肩胛骨与胸壁分离呈“翼状肩”。

3.背部肌检查方法

(1)背阔肌 肩外展至水平位，抗阻力内收，可在腋窝后触及，并于腋窝后方及肩胛下角区触试其收缩。

(2)斜方肌 用力耸肩，向后内收两肩，可触及该肌的上、下半。

(3)骶棘肌 俯卧，躯干抗阻力向背侧伸展，并触试其收缩。

(4)菱形肌 两手叉腰，用力向后内收一侧肩胛，该肌收缩，肩胛内缘上提。

(5)提肩胛肌 抗阻力提肩，并触试其收缩。

4.腹部肌检查方法

(1)腹外斜肌、腹内斜肌 仰卧，向对侧旋转躯干，并作仰卧起坐动作。并触试该侧腹肌之收缩。

(2)腹直肌 患者仰卧屈髋，压住股部，用力坐起，可在腹部触及该肌。

（苏琦 朱永斌）

第六章　诊疗技术与配合

对于骨骼系统疾病的诊断，各种影像检查有不同的作用和局限，高新技术的检查费用昂贵，如何选择既适用又经济的方法，应予以重视。

第一节　骨关节X线

X线检查是骨科最基本与最重要的检查方法，大多数骨与关节外伤和疾病，可根据X线片检查得出诊断，是骨科使用最多，最有帮助的一种辅助检查，可以为诊断及治疗提供参考。

(一)对显示病灶整体轮廓和空间定位优于其他多层面扫描方法。绝大部分病变可以根据X线片确定病变性质和诊断。

(二)可确定病变的起始位置——干骺、骺、骺干骺、骨干、髓腔、皮质、滑膜、关节软骨或关节囊。骨病变有好发部位，对诊断十分重要，分层片不容易定位。

(三)关节半脱位、对位不正或自然曲度失常、关节间隙改变等，X线平片更清楚。

(四)提供病变基本情况便于和治疗后或随访比较。

(五)MRI、核素扫描的图像常需要和X线平片一同观察分析；尤其是骨肿瘤，感染等。

(六)X线平片(断层)的不足也是显而易见的，所以需要其他影像学检查提高诊断效果。

第二节　电子计算机体层扫描

电子计算机体层扫描(CT)是将电子计算机和X线发生系统相结合以获得人体断面图像的方法，简称CT扫描。CT图像的密度分辨率和空间分辨率较高，可直接显示许多密度近似的、普通X线不能辨别的组织和病变，还可以将横断面数据重建为矢状面和冠状面图像o CT扫描方法：包括平扫、增强扫描、脊髓造影CT、CT血管造影和三维CT (three dimensional CT，简称3DCT)等。

一、CT的特点

(一)CT的优点

1.高灵敏度、高分辨率。

2.克服影像重叠的问题，检查深部组织结构(脊柱、骨盆)效果突出。

3.调节窗口可以很快看到从脂肪到骨的各种密度的组织。

(二)CT的缺点

1.扫描时间较长。X线照射对人体有一定损害，特别是婴幼儿。

2.切层太薄，不利于大范围的检查，如只能看一段脊椎，不能像脊椎造影那样观察全部脊椎。

3.一些特殊部位如枕骨大孔和后颅凹区，下颈上胸区伪影太重，影响对病变的观察。

4.设备价格昂贵，检查费用较高。

二、CT 扫描在骨科中的应用

(一)对深在部位的骨关节及软组织分层显像优于平片，显示早期破坏性病变、鉴别脊柱的感染和肿瘤，CT 扫描都有一定的优越性。脊柱、骨盆骨和髋关节等复杂骨折，CT 可明确分离骨片情况及对脊髓或神经的影响，但是横断面影像对椎骨压缩骨折，股骨头顶面病变或骨折会遗漏。

(二)目前 CT 已成为腰椎病变手术前常用检查方法，CT 可显示椎间盘脱出，移位，脊髓、神经根受侵犯情况及韧带、关节突关节改变。

(三)可做骨质疏松的研究，骨密度定量测量。

(四)引导活检。

(五)三维重建伪彩色技术可将不同密度的动、静脉分别用红、蓝色显示。

(六)3D　CT 主要用于盆骨、脊柱、头颅、面骨、大关节等，是检查骶髂关节、髋臼等复杂骨折、骨破坏和颅颈段骨折、畸形或破坏性病变最有效方法。

第三节　磁共振成像

磁共振成像(MRI)是利用收集磁共振现象所产生的信号而重建图像的成像技术，因此，也称自旋体层成像、核磁共振 CT。几乎适用于全身各系统的不同疾病。

一、MRI 的特点

(一)MRI 的优点

1.高对比度，软组织对比度明显优于 CT。

2.无骨伪影。

3.任意方位断层，一次扫描可以得到较大范围图像。

4.提高心脏大血管形态和功能诊断。

(二)MRI 的缺点

1.特异性差，对肌肉骨骼病变定性诊断困难。

2.运动伪影多，不能保持体位不动的患者不宜做 MRI 扫描。

3，凡体内外带有顺磁性金属的患者不宜做 MRI 扫描。

4.检查费用较高。

二、MRI 在骨科的应用

(一)MRI 可提供软组织多层面、高空间分辨率图像，适于检查对比差异少的软骨、椎间盘、韧带、滑膜、关节囊、肌肉和骨髓腔改变。

(二)可显示软组织中较大血管、神经干和病变(如肿瘤)的关系。

(三)因能显示骨髓中脂肪的轻微变化，对骨缺血性坏死，特别是股骨头早期骨坏死、隐性骨折和髓腔中肿瘤的早期诊断有重要临床意义。

(四)显示颈椎段韧带或椎间盘病变及其对脊髓或神经根的影响效果最好，尤其颅颈段病变宜用 MRI。

(五)评价软组织肿块和肌肉萎缩，肌束纤维化等骨胳肌病变。

(六)观察脊髓病变最有优越性。

第四节　单光子发射型计算机断层扫描

单光子发射型计算机断层扫描(SPECT)是在有血流的情况下，骨显像剂与骨组织之间产生离子交换和化学吸附，使骨骼显像。它是用分层技术成像，所以可以排除重叠影像，在分辨能力、解剖定位和确定病变性质方面都优于平面骨扫描，能够早期发现和诊断骨骼的病变，对骨转移性肿瘤的诊断比 X 线检查可提前 3～6 个月。

一、SPECT 在骨科的应用

(一)显示全身性病变或多发病变的分布情况，如查找多发骨肿瘤、骨转移瘤；了解代谢性骨病；多发性关节炎活动性病变分布情况等。

(二)显示早期病变或轻微病变，如急性骨髓炎、隐性应力性骨折、深部黏液囊炎、肌腱炎、缺血性骨坏死、局部游走性骨质疏松症等。

(三)观察植骨术后骨成活情况。

第五节　正电子发射断层显像

正电子发射断层显像(PET)是一种射线断层显像技术，将发射正电子的核素(简称正电子核素)引人体内，所发射的正电子形成的成对光子射至体外，同时由 PET 的成对符合探测器采集，经过计算机重建而成断层图像，显示正电子核素在体内的分布情况，称为正电子显像或 PET 显像。

一、PET 显像的特点

(一)活体生物化学显像

PET 显像实为一种用解剖形态方式显示活体组织器官内生物化学状态的显像技术，故被称之为生化显像、分子显像和功能显像。因为生命现象的本质是由基因决定的生物化学的有序活动及其表达，故有人也称之为生命显像。它能及早发现异常而诊断疾病。

(二)定量

由于双光子的特性和 PET 显像仪有相当完善的各种校正功能，可以对探测到的局部放射性分布进行近乎“绝对”的定量分析(精度<±10%)，获得如局部葡萄糖代谢率等定量评价活体内局部生化状态的参数，这对生命现象的科学研究、疾病诊断和疗效评价至关重要。

(三)高灵敏度和高空间分辨率

PET 显像仪的探测器不用屏蔽性准直器，探测效率、灵敏度、空间分辨率高。

(四)全身三维显影

PET 一次显像能获得全身立体三维影像和各方向的断层影像，便于一目了然地显示全身各部位的生物化学分布情况，特别适合于肿瘤等全身性疾病的诊断和分期。

可见 PET 显像为一种高灵敏、高分辨率的全身定量生物化学显像。现在 PETI 临床应用的 60%～80%工作是肿瘤显像，其次是神经精神疾病和缺血性心肌病的应用。

二、PET 在骨肿瘤的应用

(一)鉴别良恶性肿瘤。

(二)肿瘤恶性程度评价。

(三)治疗反应评价。

(四)肿瘤复发判断。

(五)骨转移肿瘤探测。

第六节　腰椎间盘造影术

一、目的

椎间盘造影术(discography)又称髓核造影术，通过将造影剂注射到椎间盘内观察髓核的形态，反映椎间盘的病理特点。

二、适应证

(一)腰椎间盘病变引起的下腰痛。

(二)腰椎间盘突出症术后症状仍未缓解。

(三)椎间盘突出症或椎间盘源性下腰痛介入性治疗前的辅助检查。

三、禁忌证

(一)碘过敏试验阳性者、局部皮肤有炎症及全身情况差者，不宜进行造影术。

(二)怀疑椎间隙感染和肿瘤者禁忌行造影术。

四、术前准备

(一)向患者宣教造影的目的、造影时的体位，使患者更好地配合检查。指导患者练习床上使用便器。

(二)遵医嘱行青霉素、奴夫卡因及碘过敏试验。

碘过敏试验方法主要有以下几种：

1.皮内试验　以 3%造影剂 0.1ml 注入前臂皮内，另于其下方或对侧前臂注入同量蒸馏水作对照。观察 10～15 分钟，阳性者 5～10 分钟即可形成 1.5cm 大小之红斑结节。

2.结膜试验　将造影剂 1-2 滴直接滴入一侧眼内，观察 5～10 分钟。阳性者在滴入 3～4 分钟后即引起结膜充血和刺激感。此法简便而迅速，较为常用。

3.静脉注射试验　将造影剂 1ml 做静脉注射，观察 15 分钟，阳性者可出现恶心、呕吐、荨麻疹等，严重者可出现休克。此法最为可靠但不甚安全。

以上几种过敏试验方法，可根据不同情况选择使用，凡过敏者，均不能使用碘制剂。

(三)穿刺部位清洁皮肤。

(四)造影前禁食禁水 6～8 小时。

(五)造影前一天与患者家属谈话、签字。

(六)造影前 30 分钟肌注镇静剂，消除患者紧张情绪以利配合造影。

(七)备好各种抢救物品。

（张健 闫永海）

第二篇　常见骨科疾病篇

第七章　上肢骨折

第一节　锁骨骨折

一、概述

锁骨为“S”状，是连接肩胛带和躯干之间唯一的骨性联系，位于胸骨和肩峰之间。锁骨细长弯曲，位置表浅，锁骨有两个弯曲，内侧段向前突，外侧段向后突，内侧段有胸锁乳突肌附着，外侧段有三角肌和斜方肌附着，中 1／3 下方有臂丛神经和锁骨下血管走行。

(一)病因

锁骨骨折常发生于中外 1／3 交界处，即在喙锁韧带附着的近侧。该处锁骨最窄，又是前后弧形的交界处。间接与直接暴力均可引起锁骨骨折，但间接暴力较多，如跌倒时手掌着地或肘、肩着地，多为横行或斜形骨折。儿童骨质柔软，多表现为青枝骨折，无移位；成年人多发生横形骨折，偶为斜形粉碎骨折，常有移位。粉碎骨折的小碎片可刺入皮内或刺向锁骨下的血管、神经。直接暴力打击所致的锁骨骨折，骨折线多位于外 1／3 处，移位程度稍轻。

(二)骨折分型

根据解剖部位，Craig 将锁骨骨折分为三类。

1.I 型(锁骨中 1／3 骨折)　是锁骨由内侧棱柱形向外侧扁平形移形的部位，相对薄弱，在外力作用下易发生骨折。骨折在成人和儿童中最常见，占所有锁骨骨折的 80%(见图 8-1)。

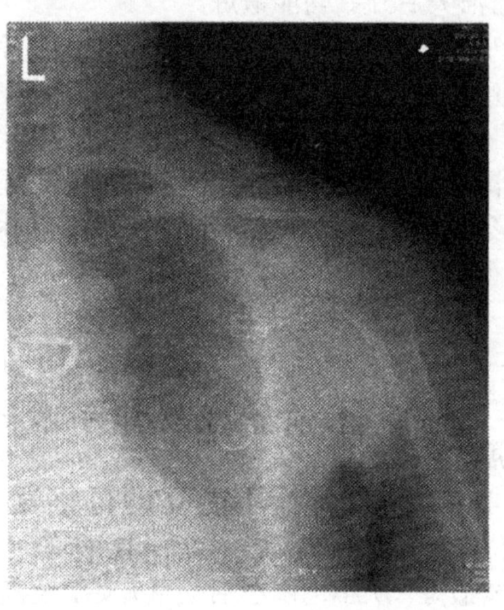

图 8-1　锁骨中 1/3 骨折

2.Ⅱ型(锁骨外 1 / 3 骨折)　占锁骨骨折的 12%～15%，根据喙锁韧带与骨折端的关系，又分五个亚型。①I 型：在喙锁韧带外侧，占外 1 / 3 骨折的大部分，韧带保持连续，骨折端无移位或轻微移位。②Ⅱ型：喙锁韧带断裂，骨折端移位。③Ⅲ型：为外侧端包括关节面骨折，无韧带损伤，易发生远期的肩锁关节退行性变。④Ⅳ型：多见于儿童，喙锁韧带与骨膜相连而近骨折段移位。⑤V 型：骨折粉碎，韧带多保持完整，与小的骨折块相连。

3.Ⅲ型(锁骨内 1 / 3 骨折)　占锁骨骨折的 5%～6%，骨折多无移位，可能累及锁骨内侧骺板。

(三)临床表现

锁骨位置表浅，骨折后局部肿胀、畸形，骨折部位压痛，可有骨擦音及锁骨的异常活动。骨折近端上翘，上臂连同肩下坠。儿童常因肩部疼痛将患侧上臂靠在胸臂上，或以健手托住患侧肘部，病儿头常倾斜向患侧，以缓解因胸锁乳突肌牵拉引起的疼痛。

(四)诊断

成人及较大年龄的儿童可以根据主诉病史及症状来诊断，一般难度不大。幼儿多为青枝骨折，皮下脂肪丰满，畸形不明显，易漏诊。

X 线片明确诊断，若需精确诊断肩锁关节及胸锁关节的骨折，需 CT 或 MRI 检查。

锁骨骨折的同时，应除外其他的合并损伤，如气胸，胸部、肩部的骨折及神经、血管损伤。邻近肩锁关节及胸锁关节部位的骨折，应注意与关节脱位、骨骺分离相鉴别。

(五)治疗

根据年龄、移位情况、并发症有无决定治疗方案。

1.非手术治疗

保守治疗应遵循以下原则：①支持肩部，使骨折远端向上、向外和向后；②向下压骨折近断；③维持复位后的稳定；④尽可能地使患侧肘关节和手早期活动。

(1)悬吊患肢　儿童青枝骨折、不全骨折或内 1 / 3 移位不大的骨折，用三角巾或颈腕吊带悬吊患侧上肢 1～2 周，疼痛消失后开始功能锻炼。

(2)复位固定　儿童锁骨骨折有移位者，手法复位后用“8”字石膏固定 4~5 周，应随时复查，将固定的石膏作必要的修整。

2.手术治疗

手术治疗指征：开放性骨折；或合并有神经、血管损伤者；有喙锁韧带端裂的锁骨外端或外 1 / 3 移位骨折；骨折畸形愈合影响功能者；不愈合或少数要求解剖复位者。可根据骨折类型和部位等不同行切开复位内固定术。

二、健康教育

1.给予积极的心理支持，帮助患者树立信心，转变角色，为痊愈积极锻炼。

2.“8”字绷带或锁骨带固定后应嘱患者经常保持挺胸提肩姿势，练习手部及腕、肘关节的各种活动，并行肩关节外展、后伸运动，如做双手叉腰及挺胸动作，以缓解对双侧腋下神经血管的压迫。禁忌做肩关节前屈，内收等动作。

3.除必须以卧位保持复位和固定的患者外，均可下地运动。

4.循序渐进地坚持肩关节锻炼，从小范围小活动量开始，逐渐加大。既不能怕疼而不锻炼，又不能操之过急，活动幅度过大，力量过猛，造成软组织损伤。在术后固定期间，指导患者主动进行手指握拳活动，腕关节的屈伸活动，肘关节屈伸运动及肩关节外展、外旋和后伸运动。伤口愈合良好，术后 14 天拆除缝线。

5.如出现患肢麻木、手指颜色改变、温度低时需随时复查，术后 1 个月进行 X 线拍片复查，了解骨折愈合情况，内固定物于骨折完全愈合后取出。

6.外固定解除后，开始全面练习肩关节活动，首先分别练习肩关节每个方向的动作，重复练习薄弱方面如肩前屈，活动范围由小变大，次数由少到多，然后进行各方面的综合练习，如肩关节环转活动，两臂做划船动作等。

7.做生活中做一些力所能及的事情，锻炼肢体的功能，如整理床铺衣物，个人卫生清洁等。

第二节　肱骨外科颈骨折

一、概述

肱骨外科颈骨折发生于肱骨大、小结节的远端肱骨干与肱骨头交界处，是松质骨与密质骨的交接处，较多见(见图 8-2)。肱骨外科颈骨折可发生于任何年龄，但多见于老年人，尤其是有骨质疏松者。在 45 岁以上，特别是女性患者，年龄增长与骨折发生率几乎呈正相关。年轻患者多与严重创伤有关。

(一)病因

肱骨外科颈骨折多为间接暴力或直接暴力所致。前者是因患者跌倒时以手、前臂或肘部着地，传达暴力至肱骨颈与肩盂关节处产生杠杆作用而造成骨折，而中老年人由于骨质有不同程度疏松，肱骨近端骨质原有的强韧性几乎完全消失，即使较轻的外力，也可引发骨折，骨折多呈粉碎状。

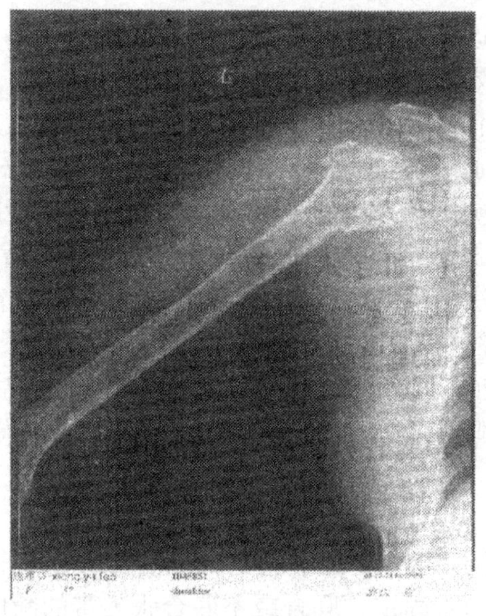

图 8-2　肱骨外科颈骨折

直接暴力冲击肩部也可造成肱骨外科颈骨折，多见与交通伤或高速运动如滑雪、肩部受到撞击，暴力方向多由前外向内后，造成骨折移位大，往往伴有血管神经的损伤。

(二)骨折分型

按损伤机制可分为4类。

1.无移位骨折。

2.外展型骨折　骨折远端呈外展、近端相应内收，两骨折端向内成角移位，且常有互相嵌插，多见于老年人。

3.内收型骨折　骨折远端段内收，近端段相应外展。两骨折端向外成角移位，且常有互相嵌插，多见于青少年。

4.肱骨外科颈骨折合并肩关节脱位。

(三)临床表现

患者有明确的外伤史。体格检查可发现肩部肿胀，疼痛，活动受限。并可见伤肢短缩，在肩及腋部可触及骨折断端和闻及骨擦音。受伤几天内会出现局部青紫并沿上肢及胸臂向下扩散。外展型骨折时，远端肢体取外展位，颇似肩关节脱位，但肩峰下不空虚。而单纯肩关节脱位时，肩峰下空虚并呈方肩畸形，Dugas征阳性。腋动静脉、臂丛神经紧贴与肩关节内侧，骨折时可直接损伤这些组织。神经损伤更常见，但如有血管损伤，神经多同时受损。老年人动脉硬化，更容易损伤。

(四)诊断

1.拍摄肩关节正位及侧胸位X线片，可以明确诊断，并了解骨折移位情况。

2.在普通X线片上难以明确显示的骨折，CT能清晰呈现。

3.检查时还应注意血管神经情况。

(五)治疗

1.非手术治疗

因手术易发生肩关节粘连等并发症，肱骨外科颈骨折在治疗中首选闭合复位外固定方法，而理想的外固定方法应能有效的保持复位后骨折位置，又能允许患肩早期开始功能锻炼。

(1)青枝骨折　三角巾胸前悬吊，儿童2～3周，成人4～5周。

(2)嵌插骨折　外展型不必复位；内收型成角移位轻者，亦不必复位。内、外侧夹板固定3～4周。内、外侧夹板超肩关节固定3～4周。内收型骨折或骨骺滑脱可用外展支架固定。

(3)移位骨折　先矫正向外或向，内的成角、侧方移位，再矫正向前的成角或侧方移动。儿童采用坐位或仰卧位复位法，中老年患者采用仰卧位复位法。青壮年患者采用俯卧位复法。复位后不稳定型患者可采用经皮穿针外固定法。

(4)对于肩周局部条件差(局部有创面或过度肿胀)或全身情况等条件不允许或暂不允许复位的患者，可采用肘部尺骨鹰嘴牵引，重量5～6kg，持续3～4周，小夹板固定下锻炼关节功能。

2.手术治疗

因软组织阻挡或其他原因，闭合复位不能达到对位要求时可采用切开复位内固定。内固定的方法包括：钢丝固定、张力带固定、联合或不联合张力带的髓内固定、钢板螺丝钉固定。

二、健康教育

1.饮食　多食高蛋白、高维生素、含钙丰富的饮食，多喝牛奶。牛奶富含钙、磷、钾，所含蛋白质和钙易于吸收，是骨折患者的最好饮食。

2.休息　不强调卧床，尽可能离床活动。

3.注意维护外展架固定的位置，观察患肢手指的血运。

4.功能锻炼　需向患者讲清术后功能锻炼的重要性，强调术后功能锻炼是取得良好效果的重要环节。指导督促患者在日常生活中使用患肢，发挥患肢功能，早中期可要求用患肢端碗、夹菜、刷牙、系裤带、系胸罩等，逐步达到生活自理。注意外展性骨折禁忌患肩外展，内收型骨折禁忌患肩内收。

5.定期复查　查看外固定架及骨折愈合情况，定期复查 X 线，了解骨折愈合情况，以确定下一步治疗方案及锻炼计划。

第三节　肱骨干骨折

一、概述

肱骨干骨折系指肱骨外科颈以下 2cm 到肱骨髁上 2cm 之间的骨折，好发于骨干中部(见图 8-3)，上部最少。肱骨中下 1 / 3 骨折易合并桡神经损伤，下 1 / 3 骨折易发生骨不连。

(一)病因

大多数发生于 30 岁以下的青年。直接暴力是造成肱骨干骨折的常见原因，如打击伤、机械挤压伤等，骨折多在肱骨中上段，呈横断骨折或粉碎骨折或开放性骨折。

间接暴力如摔倒时手或肘部着地，骨折多发生在肱骨的中下部，多为斜形或螺旋骨折，骨折断端易刺插入肌肉而影响复位。

旋转暴力如投手榴弹、掰手腕等引起者多可引起螺旋骨折，典型损伤多发生在中下 1 / 3 交界处。

(二)骨折分型

肱骨干骨折的分型没有被广泛的认同，1987 年 Muller 提出 AO / ASIF 骨折分类，这种分类既能够了解骨折的严重程度，也为治疗方法的选择、疗效评定提供了一个共同标准。

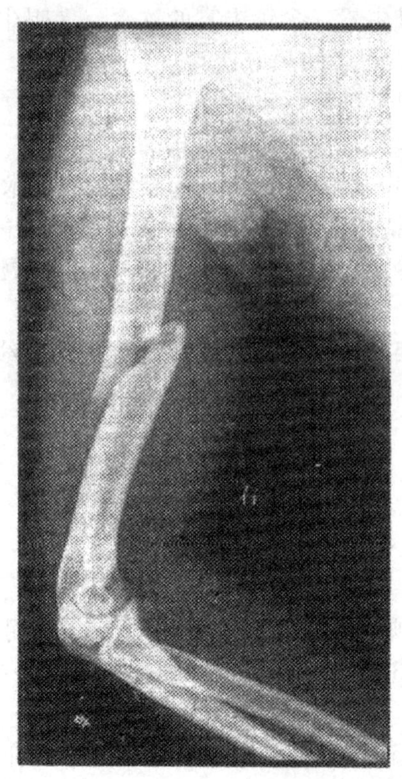

图 8-3　肱骨干骨折

1.A 简单骨折　A_1螺旋形骨折，A_2斜形≥30°骨折，A_3横形≤30°骨折。

2.B 楔形骨折　B_1螺旋楔形骨折，D_2斜楔形骨折，B_3粉碎楔形骨折。

3.C 复杂骨折　C_1螺旋粉碎骨折，C_2多段骨折，C_3不规则粉碎骨折。

(三)临床表现

肱骨干骨折的患者外伤后见局部肿胀、疼痛、成角畸形、异常活动和骨擦音。无移位的肱骨干骨折局部往往无异常活动和明显的疼痛，骨折合并桡神经损伤可出现垂腕，手掌指关节不能伸直，拇指不能伸展和手背、虎口区感觉减退或消失。

(四)诊断

X 线下侧位片可显示骨折的部位和类型。X 线片内应包括肩关节及肘关节，以排除关节内的骨折及脱位。由于肱骨干骨折系高能撞击所致，有时会伴其他部位损伤，因此须检查全身情况，警惕软组织损伤的可能，还应常规检查上肢神经功能及肱动脉有无损伤。病理性骨折的患者，应行 CT 或 MRI 检查，以便进一步了解病变的性质和范围。

(五)治疗

1.非手术治疗，绝大部分肱骨干骨折经过非手术治疗可获得满意的结果，应根据患者的情况、骨折类型、移位的程度选择合适的治疗方法。

(1)手法复位、小夹板固定　适用于肱骨干各种类型的骨折。一般在局麻下或臂丛麻醉下进行，因夹板只固定局部，上下关节均可活动，不但保证了肩肘关节的功能，而且使骨折对位稳定、骨折愈合快。

(2)功能位支具　其主要原理是通过对软组织的压力使骨折复位。这种方法能使肩肘关节有最大限度的活动度。功能位支具主要由提前预制好前壳和后壳组成，并用带缠绕，支具近段接近肩峰外侧，束带缠绕上臂至腋下内侧，远端应避开内外髁，以利于肘关节活动。支架至少维持 8 周。对于严重软组织损伤或有骨缺损的患者不宜使用。

2.手术治疗

适用于开放性肱骨干骨折、肱骨干骨折合并血管损伤、肱骨干多段骨折、断端嵌入软组织难以达到功能复位者、双侧肱骨干骨折、肱骨干骨折合并桡神经损伤、病理性骨折、多发性创伤的肱骨干骨折。方法有切开复位钢板及螺钉内固定、外固定支架固定、髓内针固定等。术后以长臂石膏托固定，麻醉消退后练习手腕关节活动。伤口拆线后改用上臂夹板外固定，逐渐加大肩、肘、腕及手关节活动至骨折愈合。

二、健康教育

1.饮食　多食高蛋白、高维生素、含钙丰富的饮食。

2.体位　对桡神经损伤后行外固定者，应确保应外固定的稳定，以保持神经断端于松弛状态，有利于恢复。悬吊石膏固定的患者 2 周内不能平卧，只能取坐位，睡眠时取半卧位，应向患者讲解这种体位的治疗意义，取得合作。

3.心理　肱骨干骨折伴有桡神经损伤时，患肢伸腕，伸指动作障碍，短期内症状改善不明显，治疗周期长，患者心理压力大，易产生急躁悲观的情绪。可介绍治疗措施，如口服营养神经药物并配合理疗 1～2 月；介绍成功病例，鼓励患者树立战胜疾病的信心，主动配合治疗。

4.继续功能锻炼　骨折 4 周内，严禁做上臂旋转活动，外固定解除后逐步达到生活自理。

5.复查指征及时间　“U”形石膏固定的患者，在肿胀消退后，石膏固定会松动，应及时来医院复诊。悬吊石膏固定 2 周后来医院更换长臂石膏托，维持固定 6 周左右再拆除石膏。术后定期复查 X 线片，了解骨折移位或愈合情况。伴有桡神经损伤者，定期复查肌电图，了解神经功能恢复情况。

第四节　肱骨髁上骨折

一、概述

肱骨髁上骨折系指肱骨远端内外髁上方的骨折，为肘关节外骨折(见图 8-4)。肱骨髁上骨折为儿童常见肘部损伤，多发生于 10 岁以下的儿童。此损伤并发症较多，可原发或继发血管神经损伤、前臂肌肉缺血挛缩。无论保守治疗或手术治疗肘内外翻发生率颇高。

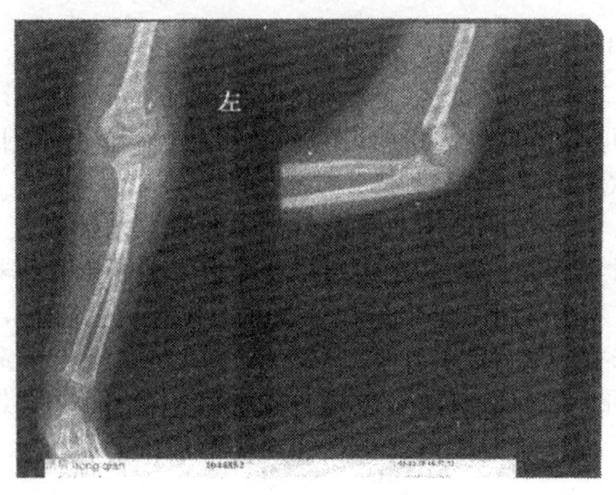

图 8-4　肱骨髁上骨折

(一)病因

1.直接暴力少见。

2.间接暴力　是引起髁上骨折的常见原因。跌倒时，患儿手掌或肘部触地，暴力传递至髁上处引起骨折。手掌着地时暴力向后上方传递，骨折远端向后上方移位；肘部着地时暴力向前上方传递，骨折远端向前上方移位。

(二)骨折分型

根据患者受伤时的体位，暴力作用的方向以及肌肉的牵拉作用可分为 3 型。

1.无移位型　如裂纹或线形骨折，往往不易被发现。

2.伸直型　此型占肱骨髁上骨折的 95%，多见于儿童，很少发生在成人。骨折远端向后上方移位，近端向前下方移位。远端尚可向尺侧或桡侧移位。向前、下方移位的骨折.近端有损伤正中神经、桡神经及肱动脉的可能。

3.屈曲型　此型较少见。主要表现是肱骨内外髁与尺骨鹰嘴的关系保持正常，但肘后三角之平面向前推移而位于肱骨干纵轴之前方。骨折远端向前上方移位，近端向后下方移位，患者肘关节呈屈曲位，当试图伸直时出现抵抗。很少出现血管损伤神经。

(三)临床表现

外伤后肘部明显肿胀变形，有时出现皮下淤血和皮肤水泡，伸直型骨折时，鹰嘴与远侧骨折骨折片向后方突出，出现靴状畸形，骨折近端向前移，外形上似肘关节脱位，但骨折时其肱骨内外上髁与尺骨鹰嘴仍保持肘后三角的关系。向前移位的骨折近端可合并正中神经、桡神经及肱动脉的挫伤和压迫。

(四)诊断

肘部正侧位 X 线可确定骨折部位和类型。

(五)治疗

1.非手术治疗　无移位或移位很小的骨折，可单纯中立位石膏固定 3～4 周，然后开始练习肘关节伸屈活动。

(1)闭合复位　闭合复位最适用儿童肱骨髁上骨折。某些成人也可试行闭合复位。复位应在臂丛神经阻滞麻醉下进行。儿童也可采用全麻。骨折对位满意后，用石膏托肘关节屈曲90°进行固定。石膏托可用三角巾悬吊于胸前。4周后去除石膏托，练习肘关节屈曲活动，但禁止被动强力的活动。

(2)尺骨鹰嘴牵引 下列情况应考虑尺骨鹰嘴牵引治疗：①手法闭合复位不成功者；②骨折复位成功，但外固定难以维持对位；③肘关节周围肿胀，末梢血运欠佳，有发生骨筋膜室综合征的危险；④开放骨折创面污染严重，不能应用外固定者。牵引时间一般掌握在4～6周。

2.手术治疗 对骨折移位严重或旋转移位；局部明显肿胀，影响手法复位或手法复位失败者；某些陈旧性移位骨折可手术治疗。有两种方法；一是闭合复位，经皮穿针内固定；二是切开复位内固定。在成人骨折后者更为常用。

二、健康教育

(一)术前教育

1.肱骨髁上骨折是儿童常见的骨折，，骨折易于愈合，只要骨折复位达到解剖复位或接近解剖复位，一般功能良好。向患者及家属说明这一点，可减轻其焦虑和恐惧的心理。

2.向患者及家属讲明功能锻炼的重要性，指示进行功能锻炼，以主动锻炼为主，被动锻炼应轻柔，以不引起疼痛为宜，以免再度损伤或发生骨化性肌炎，加重肘关节僵硬。

(二)术后教育

1.向患者及家属强调关节固定的重要性和不固定的危害，使其自觉维护、有效固定。

2.向家属讲解观察血运的几个指标：患肢的颜色、温度、肿胀程度，毛细血管充盈时间，如固定期间患肘剧烈疼痛，颜色发红或青紫、发凉、肿胀、皮纹变浅等血液循环障碍，应立即告诉医护人员以便及时处理。

(三)出院指导

1.给予高蛋白、高热量、含钙丰富且易消化的饮食，多食蔬莱和水果。

2.保持活动时与休息时的体位要求。

3.继续功能锻炼 按锻炼计划进行功能锻炼，最大限度地恢复患肢功能。

4.复查的指征及复查的时间 石膏固定后，如果患肢皮肤发冷、发绀、疼痛或感觉异常，麻木应及时就诊。自石膏固定之日算起，定期复查X线片，了解骨折愈合情况，以便及时调整固定，防止畸形愈合。

第五节 尺骨鹰嘴骨折

一、概述

尺骨鹰嘴位于尺骨远端后方的皮下，是构成肘关节结构的主要组成部分，极其容易出现直接的损伤，尺骨鹰嘴骨折多为波及到半月切迹的关节内骨折，为临床常见的肘关节损伤，治疗的好坏直接影响着肘关节的功能活动(见图8-5)。

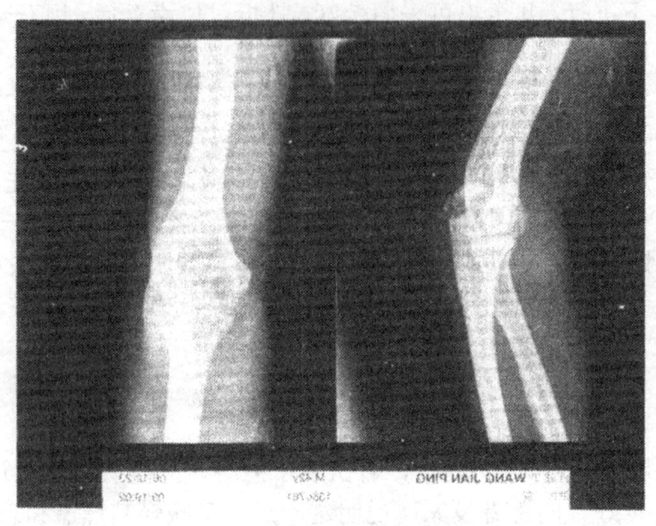

图 8-5　尺骨鹰嘴骨折

(一)病因

鹰嘴骨折为临床常见的肘关节损伤，原因有肘后侧直接暴力如打击伤等而致骨折，多为粉碎骨折。亦可为向接暴力，如摔倒时肘后触地，主要为肱三头肌腱猛烈收缩造成撕脱骨折。骨折线为横形或斜型，有时撕脱骨片甚小极易漏诊。

(二)骨折分型

尺骨鹰嘴骨折分型方法很多，各有其优缺点。改良的 Colton 分类法对治疗有较好的指导意义。

1.I 型：无移位及稳定骨折　从 X 线片判断，骨折端分离应在 2mm 以内。肘关节仍有对抗重力的伸直活动，即伸肘功能尚完好。一般可考虑非手术治疗。

2. II 型：移位骨折　X 线片上骨折端分离在 3mm 以上，且肘关节不能抗重力活动。一般均需手术治疗。常可见以下几种骨折。

(1)小片撕脱骨折　一般在三头肌止点处撕脱，骨折片甚小，极易漏诊。常见于老年患者，多为骨折块较小的横形骨折。

(2)横形或斜形骨折　也可称为大块分离骨折，骨折线可为单小斜线式，或伴有由于块状面骨折造成的粉碎块，有时可伴有关节面的压缩。此类骨折移位较多，多数闭合复位较困难，且难维持位置。

(3)粉碎骨折　多为直接暴力所致，有的骨折同时造成多个粉碎骨折块。次型骨折多合并其他部位骨折及软组织的开放损伤。

(4)骨折脱位型　此型骨折多由于严重创伤所致，骨折线较低，常位于冠状突水平，造成骨折后肱桡关节不稳，骨折原端的尺桡骨一起向前脱位。

(三)临床表现

尺骨鹰嘴骨折为肘关节内骨折，伤后肘关节内出血。患者肘后发生疼痛和肿胀。肘后皮肤及皮下淤血。鹰嘴部压痛明显。扪摸鹰嘴部或被动活动肘关节时，可有骨擦音或骨擦感。肘后三角关系破坏。患者不能主动完成伸直肘关节的活动。若伴有尺神经的损伤，可见前臂尺侧和手部尺神经支配区的麻痹症状。

(四)诊断

肘关节正侧位X线片可以明确诊断、骨折类型和移位程度，另外此类骨折要注意是否合并有尺神经损伤。

(五)治疗

尺骨鹰嘴骨折为肘关节内骨折，由于骨折的类型不同，治疗方法也不一样。但无论采用什么方法治疗，其结果应是伸肘有力而稳定，肘关节有良好的伸屈活动。骨折的关节面对合良好。做到坚强的内固定，可早期活动。

1.非手术治疗　适用于无移位骨折，在伸肘功能完好，屈肘至功能位不会导致骨折端分离的情况下，青壮年及儿童用长臂石膏托屈肘45°～90°位固定，3～4周后去除石膏托，循序渐进的练习肘关节伸曲活动，老年人可适当缩短制动时间。此时忌用被动屈肘的方法来加速肘关节伸屈功能的恢复，否则有引起骨折块分离移位的危险。有移位的骨折，闭合复位并不困难，但复位后的位置较难维持，只有高龄人及局部或全身条件较差，不适宜手术者才考虑应用。

2.手术治疗　适用于移位骨折，开放复位内固定在伤后2周内进行为好，可使关节面对合良好，有利功能恢复。且以张力带固定最常用。术后屈肘90°三角巾悬吊，有坚强内固定可以不用外固定，以利早期功能锻炼，有利肘关节功能恢复。

二、健康教育

1.保持良好心态，生活起居要有规律。

2.被动关节活动练习，强化肌力练习，全面恢复关节活动度及肌肉力量，开始对抗及专项练习，注意循序渐进，避免暴力动作。

3.定期门诊复查X线片，了解骨折端愈合情况，根据骨折愈合情况增加功能锻炼的幅度，尽早恢复工作。

第六节　尺桡骨干双骨折

一、概述

前臂由桡、尺两骨组成，两者借助环状韧带、骨间膜、下尺桡韧带及三角纤维软骨相连，构成上尺桡关节、前臂骨间膜及下尺桡关节，对前臂的旋转及稳定起重要作用。尺桡骨干双骨折为前臂骨折中多见的一种。患者多为幼儿和青少年。

(一)病因

1.直接暴力　如打击、重物砸伤和压轧伤，这些暴力直接作用在前臂上，两骨骨折线多在同一平面发生，可呈横断、粉碎或多节段骨折。枪击伤通常合并严重的神经和软组织损伤。

2.间接暴力　大部分骨折起因于跌落伤，作用力由腕沿桡骨上传，在桡骨中或上1/3处发生横骨折或短斜骨折，可有重叠移位。同时暴力通过骨间膜斜行向远侧传导至尺骨，造成较近位的尺骨骨折（见图8-6）。

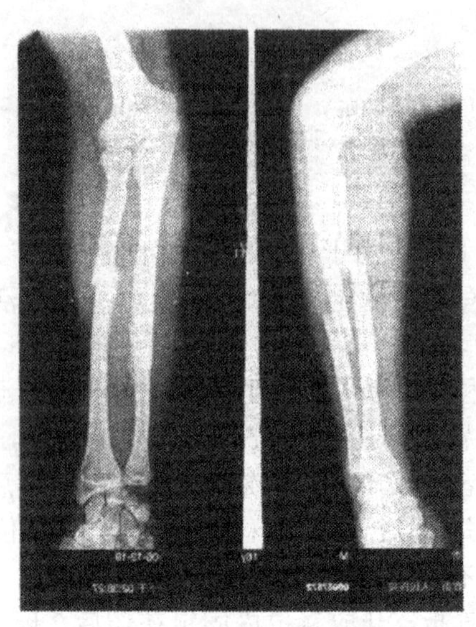

图 8-6　尺桡骨干双骨折

3.机器绞伤　骨折多为多段粉碎，常合并肘、腕及肱骨骨折，并有严重的软组织损伤包括皮肤、肌肉、肌腱及神经血管损伤。

(二)骨折分型

前臂双骨折通常依照骨折水平、方式、移位程度、是否有多段骨缺损，以及是否开放或闭合而被分型。

(三)临床表现

成人无移位的前臂双骨干骨折较少见，患者伤后前臂肿胀、疼痛、畸形，前臂和手的活动受限，可出现短缩和成角畸形。前臂局部有显著压痛，骨折有移位时可触及骨折端并感知骨擦音和异常活动。骨擦音和异常活动不必特意检查，因这种检查会给患者造成痛苦，有可能造成额外的软组织损伤。

(四)诊断

尺桡骨骨折的诊断多可依靠以上的临床检查而确定，但骨折的详细特点应依靠 X 线检查。X 线片应拍摄正、侧两个位置，并包括肘关节和腕关节，既能避免遗漏上下尺桡关节的合并损伤，又能借此判断桡骨骨折近端的旋转位置，以利之后的手法整复。另外应详细检查桡神经、正中神经及尺神经运动感觉功能，在检查肿胀情况之外也应该检查前臂的血管状态，如前臂肿胀且张力较大时，应警惕骨筋膜室综合征可能发生或正在发生。

明确是否有上或下尺桡关节损伤对治疗和预后有重要意义，因为有效的治疗要求骨折和关节损伤是作为一个整体被治疗的。判断下尺桡关节脱位或半脱位的程度最好由 CT 评估。进行下尺桡关节 CT 检查时，应包括上腕对比并指定前臂位置。

(五)治疗

尺桡骨骨折的治疗较为复杂，除治疗骨折外，还应注意骨筋膜室综合征的发生和治疗。

1.非手术治疗　即手法闭合复位，石膏或夹板外固定。

主要适用于间接暴力如跌伤时手掌支撑传达暴力所致的尺桡骨骨折。骨折移位通常有一定的规律：即桡骨骨折线偏高，多处于桡骨结节下方，骨折线为横断或小斜面。尺骨骨折线偏低，通常位于尺骨中段，骨折线多呈斜形。骨折对位满意后，用中立位夹板或屈肘 90° 长臂石膏固定。

对于夹板或石膏固定患者应抬高患肢。注意手的温度、颜色和感觉。密切观察，警惕骨筋膜室综合征的发生。在固定的最初 4 周内每周应用 X 线检查。如果骨折移位，应行手术治疗。

2.手术治疗　对软组织损伤较重的开放骨折、桡尺骨骨干多处骨折，以及难以手法复位或难以外固定的骨折，应行切开复位内固定术。手术最好在损伤开始的 24～48 小时内进行。

二、健康教育

1.休息与体位　行长臂石膏托固定后，卧床时头肩部抬高，患肢垫枕与躯干平行，离床活动时，患肘用三角巾悬吊于胸前。

2.饮食　宜高蛋白、高热量、含钙丰富且易消化的饮食，多饮水、多食蔬菜及水果。

3.强调功能锻炼的意义　前臂具有旋转功能，骨折后会造成患肢手的灵活性和协调性丧失，给生活带来极大的不便，应耐心向患者做好解释工作，强调功能锻炼对恢复的重要影响，克服焦虑和烦躁情绪，调动主观能动性，积极配合治疗和护理。

4.功能锻炼　进行功能锻炼，要有充分思想准备，持之以恒，最大限度恢复患肘功能。固定后 2 周内可进行前臂和上臂肌肉的收缩活动，如握拳、屈伸手指，2 周后局部肿胀消退，可进行肩、肘、腕诸关节活动，频率和范围逐渐增加。3 周内避免前臂的旋前旋后动作，4 周后可进行前臂旋转活动，6～10 周拆除外固定，可做各关节全面的功能锻炼。

5.复查指征及复查的时间　石膏固定期间患肢如出现肢端麻木、疼痛、感觉异常，应及时回院复查。在骨折后重个月、3 个月、6 个月复查 X 线片，了解骨折愈合情况，及时调整固定，防止畸形愈合。

第七节　桡骨远端骨折

一、概述

桡骨远端骨折在上肢骨折中最常见，发病率随年龄增大而增加。根据骨折部位和移位方向不同常见有克雷(Colles)骨折、史密斯(Smith)骨折、巴通(Barton)骨折。

(一)克雷(Colles)骨折

Colles 骨折系指发生于桡骨远端 2～3cm 范围的松质骨骨折，且向背侧移位者，可累及桡腕关节或下尺桡关节(见图 8-7)。此类骨折为人体最常见骨折之一，多发生于中老年女性。青少年因骨骺未闭合易发生骨骺分离骨折。

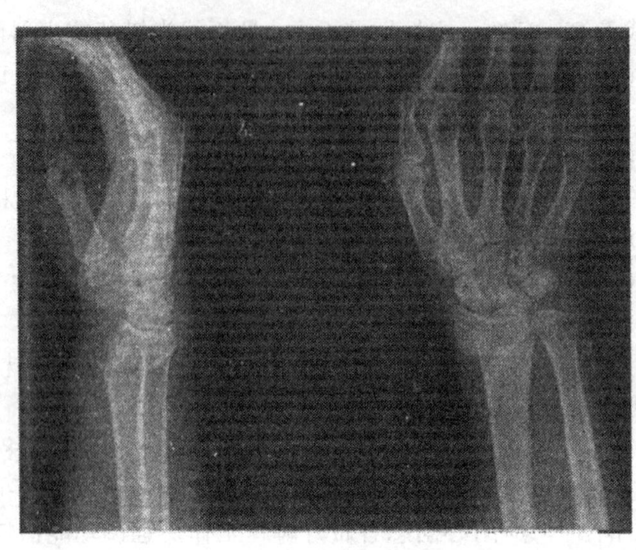

图 8-7　Colles 骨折

1.病因　Colles 骨折多为间接暴力引起，跌倒时肘关节伸展，前臂旋前，腕关节背伸，手掌着地所致。应力作用到桡骨远端，使骨折远端向背侧及桡侧移位。

2.骨折分型　Frykman 等根据骨折的位置及性质将其分为八型(见表 8-1)。

骨折	尺骨茎突骨折	
	有	无
关节外骨折	Ⅰ	Ⅱ
累及桡腕关节的关节内骨折	Ⅲ	Ⅳ
累及桡腕关节和下尺桡关节的关节内骨折	Ⅴ	Ⅵ
累及桡腕关节和下尺桡关节的关节内骨折	Ⅶ	Ⅷ

表 8-1　Colles 骨折的 Frykman 的分型

3.临床表现　伤后腕关节明显肿胀、疼痛、常可波及前臂之下 1／3，腕部可出现餐叉状畸形或枪刺样畸形。桡骨远端有压痛，腕关节及前臂旋转运动和手指活动因疼痛而受限。如系粉碎骨折，可有骨擦音。

4.诊断　X 线片可以确诊及明确移位方向和程度。典型的 X 线片为：桡骨远端骨折块向背侧和桡侧移位，骨折块向掌侧成角，桡骨短缩，桡骨远端骨折块旋后.

5.治疗　无移位的 Colles 骨折不需整复，直接夹板或石膏固定。对移位骨折先整复再石膏或夹板固定。对于骨折累及关节面、骨折粉碎者，肘关节屈曲 90°，前臂中立位石膏托固定 4~6 周。对于闭合复位失败及不稳定骨折绝大多数均采用闭合复位内固定及外固定治疗。

(二)史密斯(Smith)骨折

Smith 骨折好发部位与 Colles 骨折一样，但所致畸形与其骨折相反，是骨折远端向掌侧移位合并下尺桡关节脱位的桡骨远端骨折，故也称之为反 Colles 骨折。

1.病因　Smith 骨折多为跌倒时腕背侧着地，腕关节突然掌屈所致。Thomas、Flan- dream

和 Sweeney 等认为前臂旋后，手掌伸展跌倒更易引起此类骨折。

2.分型　按骨折线形态 Smith 骨折分为三型。

(1) Ⅰ型　关节外骨折，骨折线为横形，自背侧到掌侧，未波及关节面。骨折远端连同腕骨向掌侧移位，向背侧成角。

(2) Ⅱ型　骨折线斜形，自背侧关节面的边缘斜向近侧和掌侧，不累及关节面。骨折远端连同腕骨一并向掌侧及近侧移位。

(3)Ⅲ型　关节内骨折，桡骨远端掌侧边缘骨折，骨折线斜行达关节面，骨折远端连同腕骨向掌侧及近侧移位，腕关节脱位。

3.临床表现　伤后腕关节明显肿胀、疼痛、腕部活动受限，症状与 Colles 骨折相似。腕部畸形与 Colles 骨折相反，骨折远端向掌侧移位腕呈屈曲状。桡骨远端关节面向掌侧倾斜，骨折近端向背侧突出。

4.诊断　拍腕关节正侧位 X 线片，可明确诊断。典型的 X 线片为：桡骨远端骨折连同腕骨向掌侧和近侧移位.

5.治疗　可在臂丛神经阻滞下行闭合复位。此种骨折整复较易，但维持整复位置较困难。整复后用短臂前后石膏托固定腕于轻度背伸位，前臂于旋转中立位 2 周，再改为腕关节中立位固定 2 周。对骨折位置极不稳定，或整复后再次移位的骨折，可考虑行切开复位，用小型“T”字钢板螺丝钉作内固定，或用托状钢板作内固定。

(三)巴通(Barton)骨折

按 Barton 观点将桡骨远端背侧骨折、掌侧缘骨折，合并关节半脱位或脱位者通称为 Barton 骨折。

1.病因　多为间接暴力引起，常见于跌倒时腕背伸而前臂旋前，腕骨冲击桡骨远端关节面掌侧造成骨折。

2.临床表现　腕部肿胀，以桡骨远端背侧为主，畸形似 Colles 骨折，压痛明显，腕关节活动受限，可有骨擦感。

3.诊断　X 线片多可明确诊断。侧位 X 线片上可见骨折位于桡骨远端背侧，包括关节面的 1 / 3，多向背侧及远侧移位，腕关节呈背侧半脱位状态。

4.治疗　手法复位不易保持对位，常需手术复位固定。

二、健康教育

1.饮食　多食高蛋白、高热量、含钙丰富、易消化的饮食，多食蔬菜水果。

2.保持正确体位，维持有效的固定。

3.向患者介绍疾病相关知识，桡骨下端为松质骨，血液供应丰富，但 Colles 骨折靠近腕关节，愈合不好易影响腕关节的功能，应给予重视。

4.做好心理护理，因骨折后固定限制了手的活动，生活不能自理，应体谅患者心情并给予鼓励和安慰，主动耐心、细心、关心体贴患者，以帮助患者完成部分和全部自理活动。

5.向患者介绍功能锻炼的方法及注意点，由于远侧骨折段常向背侧和桡侧移位，因此，2 周内不能做腕背伸和桡偏活动，以防复位后的再移位，2 周后进行腕关节活动，逐渐做前臂旋转活动。

6.复查指征和时间　当患者皮肤发绀或苍白、感觉异常、肿胀麻木，应及时来院就诊，如患者的石膏固定是维持在掌屈尺偏位，则自固定之日算起，2～3 周来复诊，更换石膏托固定于功能位，再过 2～3 周拆除石膏。骨折后 1 个月、3 个月、6 个月来医院复查 X 线片，了解骨折愈合情况，以便早期发现异常，及时调整石膏固定，避免畸形愈合。

（严耀明 万新河）

第八章　下肢骨折

第一节　股骨颈骨折

一、概述

股骨颈骨折是老年人常见的骨折，随着人均寿命的逐年增长，其发病率逐年增加，约占全身所有骨折的5%左右。女性发生率高于男性。

(一)病因

骨质疏松是引起股骨颈骨折的重要因素，由于老年人多有不同程度的骨质疏松，而女性由于生理代谢的原因骨质疏松发生较早，活动相对较男性少，故既便创伤较轻微受伤不重，也会发生骨折。骨质疏松的程度对于骨折的粉碎情况(特别是股骨颈后外侧粉碎)及内固定的牢固与否有直接影响。

年轻人股骨颈骨折多为严重创伤所致，造成股骨颈骨折的暴力多较大，暴力延股骨干直接向上传导，常伴软组织损伤，骨折也常发生粉碎。

(二)骨折分型

1.根据骨折发生机制分型

(1)外展型骨折　股骨颈外展型骨折是在股骨干急骤外展及内收肌的牵引下发生的。股骨头多在外层位。骨折线自内下斜向外上。骨折多比较稳定，是无移位的线状骨折或移位很少的嵌插骨折。关节囊血运破坏较少，愈合率较高，预后较好(见图9-1)。

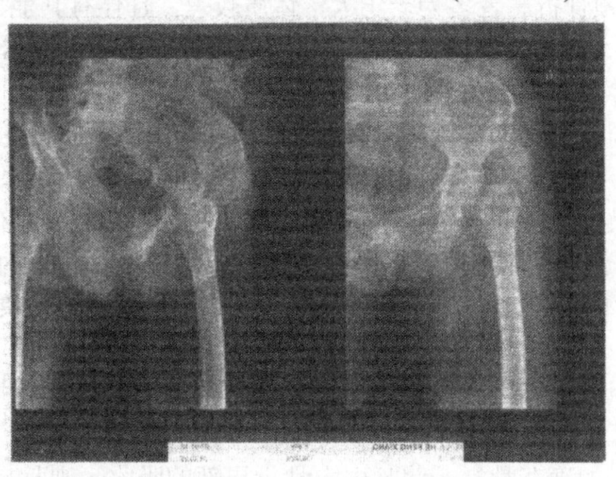

图9-1　股骨颈骨折

(2)内收型骨折　股骨颈内收型骨折是在股骨干急骤内收及外展肌群(臀中肌、臀小肌)牵引下发生的。股骨头呈内收，或先内收以后因远骨折端向上移位时牵拉而外展。骨折线自内上斜向外下。骨折断端极少嵌插。骨折远段因外展肌群收缩牵引多向上移位，又因下肢重量而外旋，故关节囊血运破坏较大。因而愈合率比外展型骨折低，股骨头坏死率较高。

2.按骨折移位程度分型

(1)不完全骨折　股骨颈有部分骨质连续，骨折线没有穿过整个股骨颈，骨折无移位，骨折近端血供好，骨折容易愈合。

(2)无移位完全骨折　股骨颈虽完全断裂，但对位良好，骨折近端血供较好，骨折仍易愈合。

(3)部分移位骨折　骨折近端血供破坏较严重，骨折愈合较困难。

(4)完全移位骨折　骨折近端血供严重破坏，容易发生迟延愈合、不愈合或股骨头缺血性坏死。

(三)临床表现

患者有跌倒病史。伤后患侧髋部疼痛。外展骨折伤后尚可行走，但伴有因疼痛而造成的跛行。内收骨折者的髋痛明显，不能站立，患肢呈典型的短缩、外展、外旋畸形，大转子上移超过 Nelaton 线，Bryant 三角底边缩短。局部有压痛，并有轴向叩痛。

(四)诊断

常规拍患侧髋关节正侧位 X 线片，可了解骨折类型。而磁共振对早期确诊骨折的类型、骨折粉碎的程度及是否存在骨质疏松非常有意义。

(五)治疗

应根据患者年龄、活动情况、骨骼密度、其他疾病、预期寿命和依从性来决定治疗的方案。目前对股骨颈骨折的治疗主要包括三大类；保守治疗、复位加内固定、髋关节置换术。

1.非手术治疗　适用于身体一般情况很差，难以接受手术治疗者。可采用中轴和侧方牵引治疗 3 周后下床活动，接着患肢避免负重数月，或闭合复位石膏制动以改善治疗效果。但是不管是牵引还是闭合复位后期都有不可接受的畸形和不愈合表现。

2.手术治疗，股骨颈骨折患者多为老年人，体质较差，且伴有其他器官慢性疾病，如有手术可能，应尽量早期手术治疗，使患者可以早期起床活动，减少长期卧床并发症的发生。

(1)闭合复位穿针外固定。

(2)切开复位加内固定　如果骨折闭合复位两次后仍不能达到满意的对位，则必须考虑切开复位。

(3)人工髋关节置换术　随着假体技术的日益发展，股骨头置换术和髋关节置换术在股骨颈骨折中的应用日趋广泛。假体置换克服了骨折不愈合、股骨头坏死等问题，允许患者早期下床活动，降低了并发症的发生，缩短了治疗时间，提高了患者的生活质量。

二、健康教育

1.讲解疾病有关知识，对老年人外伤后诉髋部疼痛且活动受限者，均应想到股骨颈骨折的可能性，应拍 X 线片证实。如当时未能显示骨折，而临床仍有怀疑者，应嘱患者卧床休息，2 周后再行 X 线片检查，如确有骨折，此时由于骨折局部的吸收，则骨折线清晰可见。

2.告诉患者皮牵引、骨牵引的目的是使髋关节周围组织松弛，为手术创造条件。牵引时，应注意使躯干、骨盆、患肢处于同一轴线，重量不可随意加减，不要触碰牵引针，冬季牵引肢体应注意保暖，防止湿冷。

3.告诉患者在床上自行躯体移动的方法：两臂屈曲、双肘关节支撑，健侧下肢屈曲，支撑、抬高臀背部，以便于卧床排尿、排便。

4.向患者及家属强调患肢保持外展中立位是治疗骨折的重要措施之一，以取得配合。内固定术后或全髋关节置换术后要特别注意防止患肢内收、外旋，否则，可使钉子脱出或髋关节脱位。穿丁字鞋是为了防止外旋，两腿之间放枕头是防止内收，术后2周内禁止侧卧向患侧翻身。

5.卧床治疗时间较长，应保持愉快心境，积极配合治疗护理，促进康复。

6.出院指导　由于髋关节置换术后需防止脱位、感染、假体松动、下陷等并发症，为确保疗效，延长人工关节使用年限，特作如下指导。

(1)保持患肢外展中立位，防止外旋，以免脱位。

(2)饮食宜清淡易消化，多食含钙丰富的食物，防止骨质疏松，促进骨折愈合。

(3)继续功能锻炼，避免增加关节负荷的运动，如体重增加、长时间的行走和跑步等。

(4)日常生活中洗澡用淋浴而不用浴缸，如厕用坐式而不用蹲式。不要做盘腿的动作，不坐矮椅或沙发，不要弯腰拾物，禁止爬坡。

(5)预防关节感染，局部出现红、肿、痛及不适，应及时复诊；在做其他手术前(包括牙科治疗)均应告诉医生曾接受了关节置换术，以便预防用抗生素。平时注意增强体质，防止感冒。积极治疗咽喉炎、扁桃体炎。

(6)基于人工关节经长时间磨损会松动，必须遵医嘱定期复诊，完全康复后，每年复诊1次。

第二节　股骨转子间骨折

一、概述

股骨转子间骨折为关节外骨折，是骨折线通过大小转子之间的髋部骨折(见图9-2)，主要见于老年患者。随着社会的发展，以及人类平均寿命的增长，股骨转子间骨折的发病率逐渐增高。文献报道，与股骨颈骨折相比，它的发病率是股骨颈骨折的4倍，而且发病年龄比股骨颈骨折高10～14岁。转子间骨折的骨折部位为松质骨，愈合能力强。治疗中的关键问题是防止发生髋内翻。

(一)病因

股骨转子间骨折主要见于老年患者，由于低能量创伤所致，如患者高龄、视力差、反应慢、血压不稳、肌肉骨骼系统退变等原因不慎跌倒，产生股骨转子间骨折。青壮年股骨转子间骨折主要由于高能量创伤所致，如高处坠落伤，车祸意外等。

就致伤暴力而言，可分直接暴力和间接暴力。

1.直接暴力　少见，可由滑跌时大转子部着地引起或直接撞击大转子导致股骨转子间骨折。

2.间接暴力　多见，下肢突然扭转，用力过猛；或滑跌时臀部着地引起股骨转子间骨折

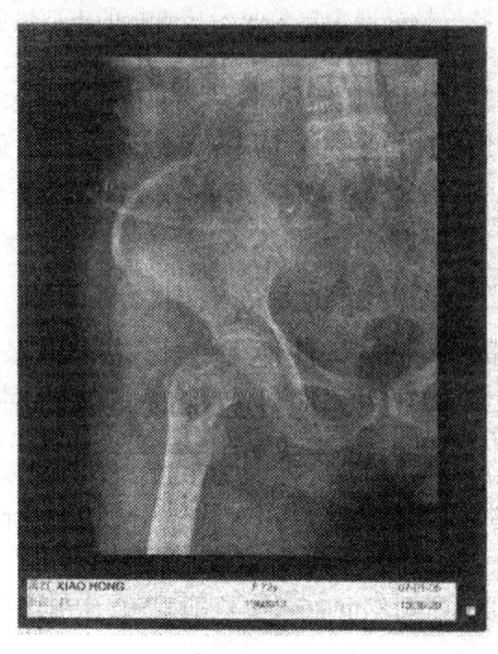

图 9-2 股骨转子间骨折

(二)骨折分型

1.顺转子间型　常见于老年人，骨折线沿大小转子间连线走行，多有小转子碎裂，容易出现髋内翻畸形。

2.反转子间型　骨折线由大转子下方斜向小转子上方，与大小转子间连接成角。远端可向内上方移位。

3.转子下型　见于青壮年患者，骨折线位于小转子下方，骨折移位严重，多有重叠。

(三)临床表现

患者多为老年人，伤后髋部疼痛，不能站立或行走。下肢短缩及外旋畸形明显，这种外旋畸形常常超过囊内股骨颈骨折的外旋畸形角度，接近 90°。无移位的嵌插骨折或移位较少的稳定骨折，上述症状比较轻微。检查时可见患肢大转子升高，局部可见肿胀及淤斑，局部压痛明显。叩击足跟部常引起患处剧烈疼痛。

由高能量创伤所致的青壮年股骨转子间骨折。大多合并有其他部位的损伤，应及时补充血容量防止休克。

(四)诊断

髋关节标准的正侧位 X 线片可以明确诊断骨折情况，识别无移位或嵌插的骨折，并确定骨的质量。对于高能量创伤所致的青壮年股骨转子间骨折还应拍摄骨盆、脊柱 X 线片，防止遗漏其他部位的骨折。必要时，应进行 CT 和磁共振检查，排除隐匿损伤。

(五)治疗

1.非手术治疗　股骨转子间骨折非手术治疗适应证没有明确的统一结论。确定股骨转子间骨折手术与非手术的关键是患者骨折前的活动状态与内科情况。

(1)非手术治疗适应证

1)高龄患者，内科情况不稳定，不能耐受外科手术。

2)合并严重的骨质疏松。

3)存在晚期疾病，预期的存活时间在1年以下。

4)粉碎性骨折，无法通过手术内固定获得骨折稳定者。

(2)非手术治疗的方法

1)骨折后患肢单纯垫枕，丁字鞋固定，保持患肢在中立位，以便减轻患肢疼痛。1～ 2周后鼓励患者坐起，开始无痛活动。

2)牵引治疗　如果骨折稳定，可用皮牵引6～8周；如果骨折不稳定，需要通过股骨髁上骨牵引10～12周恢复骨折的解剖力线以及颈干角。牵引期间每周行床旁X线摄片，以明确是否移位。并警惕长期卧床引起的坠积性肺炎、褥疮、DVT、关节强直、髋内翻等并发症。

2.手术治疗　由于主要发生于老年患者，围手术期病死率相当高，多采取手术治疗。

(1)闭合复位　多数股骨转子间骨折都能采用闭合方法获得复位，然后行内固定术。

(2)开放复位内固定　只要有手术可能，应尽量手术治疗，可以便患者早期离床活动，避免卧床所致并发症，降低髋内翻发生率，获得髋关节功能满意恢复。

二、健康教育

1.向患者及家属强调维持正确体位是预防髋内翻畸形的根本措施，使其在思想上充分重视，积极主动配合。

2.去除外固定后，仍要防止髋内翻畸形的发生，不要侧卧于健侧，平卧时两腿间仍要夹一枕头。

3.骨折愈合未牢固时，患肢应始终保持外展中立位，忌内收，以免发生再骨折；患足不论有无负重，均应全脚掌着地，顺序是足跟——跖外侧——第一趾骨头，不宜足尖着地，预防骨折成角畸形。指导患者继续进行功能锻炼，同时告诉患者股骨颈骨折愈合时间一般是4～6个月，为预防骨不连和股骨头缺血坏死，一定要嘱咐患者不能让患肢过早负重。伤后4个月经X光线复查确定骨折愈合后，才能开始逐步负重。

4.嘱咐患者钙是构成骨质的重要物质，维生素D可促进钙吸收与骨形成。鼓励患者补充钙质，多食用牛奶及奶制品、豆类等含钙较多的食品。多晒太阳以增加骨密度。

5.吸烟和饮酒可使骨量减少，成骨细胞功能下降，是造成骨折的重要危险因素，帮助患者主动戒烟，少饮酒。继续加强功能锻炼，介绍加强体育锻炼方法，增强体质，防止再跌倒发生骨折。

6.2～3个月后复查X线，术后1年根据骨折愈合情况到医院取内固定。

第三节　股骨干骨折

一、概述

股骨干骨折是指股骨转子下2cm，至股骨髁上2cm之间的范围。好发于青少年，10岁以下发病儿童约占总数的一半。股骨干是全身最粗管状骨，强度最高，周围有丰厚的肌肉，以内收肌群力量最大，所以容易形成向外成角畸形。股动、静脉走行于内收肌管，股骨干下1 / 3

骨折时容易遭受损伤。

(一)病因

1.直接暴力　交通事故是主要致伤原因，工农业外伤、生活外伤和运动外伤次之。以粉碎型及横型骨折常见。打击或火器伤所致骨折周围软组织损伤重，出血多，闭合骨折的内出血量即可达到500～1000ml，可并发休克。

2.间接暴力　多为坠落伤所致，斜骨折或螺旋骨折常见，少年儿童可发生嵌插骨折或不全骨折。

(二)骨折分型

按骨折的部位可分3型。

1.股骨干上1／3骨折　因髂腰肌、臀中肌及外旋肌牵拉，近位骨折片屈曲、外展、外旋。因内收肌群、股四头肌群后侧肌群作用，远位骨折内收并向后上方移位。

2.股骨干中1／3骨折　由于同时受部分内收肌群作用，远位骨折片除前屈外旋外无其他方向特殊移位，远位骨折片由于内外及后侧面肌群牵拉而往往有较明显重叠移位，并易向外成角。

3.股骨干中下1／3骨折　远位骨折片受腓肠肌牵拉向后倾斜移位，可损伤腘窝部血管和神经(见图9-3)。

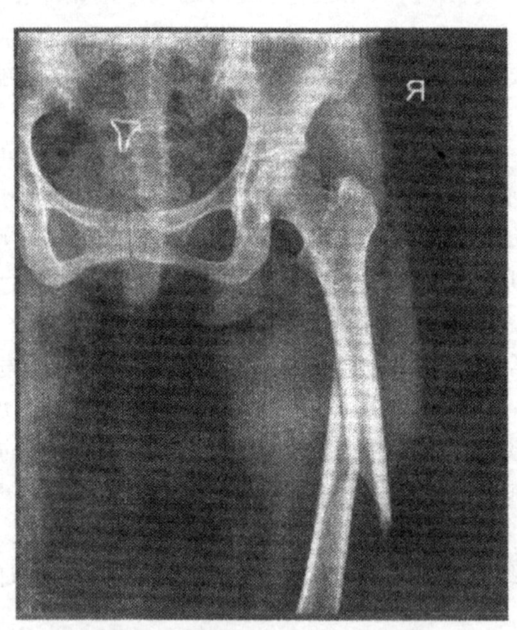

图9-3　股骨干中下1／3骨折

(三)临床表现

股骨干骨折多由严重的暴力引起，骨折后出现大腿剧烈疼痛、肿胀、畸形，及肢体活动受限，不能站立。由于股骨干周围有丰富的肌肉，在其后侧有股深动脉支通过，骨折后会大量出血，容易出现休克。在股骨下1／3骨折，骨折远端由于腓肠肌的牵拉及肢体的作用而向后方移位，可能损伤腘动、静脉和胫神经、腓总神经，所以应常规检查肢体远端的感觉、运动功能和末梢血液循环状况。

(四)诊断

1.X 线片 包括髋、膝关节的股骨全长正、侧位 X 片可明确诊断并排除股骨颈骨折。

2.骨折常由高能暴力引起，应注意身体其他部位是否合并有损伤。

3.股骨干骨折后，局部形成血肿，髓腔开放，周围静脉破裂。在搬运时髓内脂肪很容易进入破裂的静脉。因此，在骨折的早期，要进行血气监测，高度警惕脂肪栓塞综合征的发生。

(五)治疗

为了减轻疼痛，防止软组织进一步损伤。在急诊处理患肢可暂时用夹板固定。治疗应尽可能达到较好的对位和对线，防止旋转和成角。

1.非手术治疗

(1)悬吊皮牵引 一般 3 岁以内的儿童，可采用垂直悬吊牵引。将双下肢用皮牵引向上悬吊，通过滑轮，使臀部悬离床面约 10cm，依靠体重作对抗牵引。牵引持续 4～5 周。

(2)骨牵引 对于 4 岁以上儿童及成人均可采用骨牵引。在牵引时定时进行 X 检查，了解骨折的复位情况，并对牵引的重量及方向进行相应的调整。儿童可牵引 4～6 周，成人则需要 8～12 周。

2.手术治疗

对于不稳定性骨折、非手术治疗失败、伴有多发损伤、伴有股动脉损伤需要修补者、不能耐受长期卧床者、病理性骨折，目前多主张手术治疗。其中股骨干上、中 1／3 横骨折，可用交锁髓内钉固定，优点是可防止短缩或成角畸形；中、下段骨折为防止发生内翻畸形或钢板断裂，可选择加压钢板固定；陈旧性骨折应行骨折端植骨；于严重的开放损伤骨折，感染后骨折不连的患者可采用外固定器治疗。

二、健康教育

1.向患者介绍疾病有关知识，股骨干骨折常采用保守疗法，因为大腿周围的肌肉丰富，不适于石膏固定，因此多采用牵引疗法。对于成年人需要做骨牵引，老人及小儿一般做皮牵引。

2.向家长解释，3 岁以内的小儿股骨干骨折必须行双腿悬吊牵引，一条腿骨折，健腿也要上牵引。

3.强调维持正确牵引体位的重要性及保持有效牵引的方法。牵引时小儿的臀部必须离开床面，才能起到牵引的作用。

4.小儿的活动量很大，在卧床牵引期间仍不断活动身体，有时扭转吊着的双腿，从仰卧位翻转成俯卧位，家长应在旁守护，防止意外。特别是骨折后期，随着疼痛减轻，活动也越来越大，有时要加以约束。

5.因为小儿是仰卧位，吃喝很不方便。家长喂食时，勿将饼干、馒头渣落到小儿身体背后。应保持床铺清洁、干燥，尿、粪浸湿的床单要告之医务人员，以便及时更换。

6.告知维持牵引的时间 小儿骨折愈合较快，一般 4～6 周可解除牵引，在床上活动，患肢不能负重。

7.告诫患者畸形愈合的危害，取得患者的合作。成人骨钉牵引时，要保持患肢外展中立位。自己不可随意减轻牵引重量。

8.由于股骨干骨折后的愈合及重塑时间延长，因此需较长时间扶拐锻炼。扶拐方法的正确与否与发生继发性畸形、再损伤，甚至臂丛神经损伤等有密切关系。因此，应教会患者正确使用双拐。

9.出院指导　1个月后可以拆掉石膏后下地，但患肢不负重，3个月后参阅X线片骨折愈合后患肢可负重。其他事项同“股骨颈骨折”出院指导，2～3个月后行X线片复查。若骨折已骨性愈合，可酌情使用单拐而后弃拐行走。

第四节　髌骨骨折

一、概述

髌骨是全身最大的籽骨，髌骨骨折较常见，多发生于30~50岁男性。髌骨后面的软骨面与股骨髁前的关节面构成髌股关节，在膝关节伸直与下蹲时，髌股关节可以减少股四头肌与股骨间的摩擦，从而保护了膝关节。髌骨连接股四头肌肌腱与髌韧带，它们共同完成股四头肌伸直力的60%，髌骨两侧为股四头肌肌腱扩张部，完成股四头肌伸直力40%。股四头肌肌腱扩张部或髌支持带由股内侧肌、股外侧肌和股直肌的部分肌腱纤维所构成。此扩张部除有辅助伸膝功能外，还有稳定髌骨，限制髌骨侧向运动的作用。

(一)病因

1.直接暴力　系外力直接作用于髌骨，如跌倒时膝部着地，膝前的打击伤、踢伤、撞伤等，直接暴力造成的髌骨骨折常属粉碎性，其股四头肌肌腱和关节囊一般保持完整，或仅有局部撕裂，故骨折移位多不明显，伸膝功能影响较少(见图9-4)。

2.间接暴力　系膝关节处于半屈位，跌倒使股四头肌骤然猛力收缩，引起髌骨骨折。其原理与折断木棒的机理完全一致。骨折多系横形骨折，且多伴有股四头肌肌腱和关节囊的严重损伤。近断骨折片受股四头肌收缩的牵拉，明显向上移位，股四头肌肌腱撕裂越严重，近端骨折块移位越多。

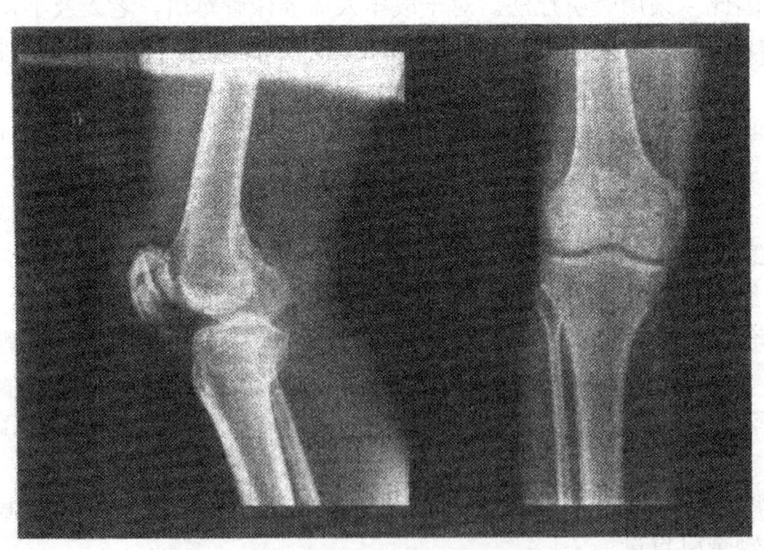

图9-4　髌骨骨折

(二)骨折分型

根据骨折的形态分类：①横断骨折；②星状或粉碎骨折；③垂直或边缘骨折；④上下极骨折；⑤软骨骨折。

(三)临床表现

髌骨骨折可表现为患膝肿胀、疼痛，伸膝受限(无移位或纵形骨折表现可能不明显)。髌前可以扪及骨折分离后的空虚间隙。关节血肿常见于大多数髌骨骨折，血可以渗入到邻近的皮下组织，膝关节内的张力性血肿可加重膝关节的疼痛。

(四)诊断

应常规拍摄正位、侧位及轴位X线片。正位片有助于诊断星状骨折、横断骨折和下极骨折。侧位X线片能够提供髌骨的全貌，以及骨折块移位的关节面出现“台阶’’的程度。行轴位X线检查有利于排除边缘纵形骨折。关节造影、CT扫描或MRI检查有助于诊断边缘骨折或游离的骨软骨骨折。

(五)治疗

髌骨骨折治疗的目的是尽量保证伸膝装置的连续性，保存髌骨的功能，恢复髌骨整齐的关节面，减少髌骨骨折并发症。

1.非手术治疗　适用闭合的、伸膝装置完整的、无移位骨折。早期肿胀严重时应在无菌条件下抽吸血肿，用上下长腿石膏托或石膏管型固定。从腹股沟下方2cm至踝关节，将膝关节固定在伸直位但不要过伸。固定1～2周后开始练习股四头肌收缩，两周后练习直腿抬高。4～6周后去除外固定，开始逐步进行膝关节的屈曲活动并持双拐练习负重。

2.手术治疗　横断骨折移位超过2mm或移位的粉碎骨折应考虑手术治疗。

(1)切开复位内固定　髌骨骨折的内固定方法较多，环行钢丝固定、Magnuson钢丝固定这两种方法相对不牢靠，术后需加石膏外固定4～6周；而张力带钢丝固定、AO张力带钢丝固定、改良A0张力带钢丝固定、环行加“8”字钢丝固定等方法其负荷超过2倍体重，故术后不需外固定。

(2)髌骨部分切除　适用于髌骨上下极粉碎性骨折未波及软骨面，骨折近端大而完整者。术后石膏固定4周左右，逐步练习关节活动。

(3)髌骨全切除　适用于不能复位、不能部分切除的严重髌骨粉碎性骨折，术后石膏固定4周左右，开始练习活动。应预防股四头肌萎缩。

二、健康教育

1.髌骨参与构成伸膝的装置，在伸膝时起杠杆作用，加强伸膝力量，因此，髌骨骨折的功能锻炼对膝关节功能的恢复影响很大。向患者强调这点，使其重视并积极配合功能锻炼。

2.告诉患者，在固定期间以股四头肌锻炼为主，固定解除后以膝关节屈伸活动为主。

3.可选用多种形式和方法进行锻炼　如主动锻炼和被动锻炼结合，床上锻炼和床下锻炼结合，用器械锻炼和不用器械锻炼结合。

4.出院指导　带石膏出院者如发现石膏松动或变软、远端出现肢体感觉麻木、肢体发凉等应及时复诊。向患者讲解运动内容、方法及注意事项，要争取家属及亲属的支持与配合，以便督促患者继续加强各种功能锻炼，如练习膝关节屈伸活动，活动幅度由小到大，不能停止运动或过激运动，指导患者按期进行复查，避免提前弃拐。1个月后复查。根据骨折愈合情况确定取出内固定时间，一般为8个月。

第五节　胫骨平台骨折

一、概述

胫骨平台是与股骨下端相邻的胫骨的上端，有两个凹面，分别为内、外侧平台，与股骨内、外髁相对应。胫骨平台关节面为内、外侧关月板覆盖，可增加膝关节稳定性，吸收震荡。胫骨平台内外侧分别有内外侧副韧带，平台中央有胫骨粗隆，其上有交叉韧带附着。当胫骨平台骨折时，常合并韧带、半月板损伤。

(一)病因

胫骨平台骨折是强大的内翻或外翻应力合并轴向载荷的结果。受伤过程中，股骨髁对下面的股骨平台施加了剪切和压缩应力，可导致劈裂骨折、塌陷骨折，或两者并存。而单纯骨折只发生于骨松质致密的年轻人，只有此关节面才能够只承受压缩力。随着年龄的增加，近端致密的骨松质变得稀疏，不再只承受压缩应力，当存在轴向压缩载荷时发生塌陷或劈裂塌陷骨折。暴力大小不仅决定骨折粉碎程度，亦决定骨折移位的程度。另外，常常合并韧带、软组织的损伤。

(二)骨折分型

1.根据骨折的病理改变

(1)劈裂骨折　骨折线呈纵向，自平台向外或内下，到干骺端皮质骨。骨折块含部分或全部平台关节面，常向外、向下或旋转移位。

(2)塌陷骨折　骨折块含有部分或全部平台关节面，常向下或旋转移位，并与远折端嵌插，部分塌陷骨折发生于平台关节面中部，呈向下移位与骨折远端嵌插，骨折块与平台周转部分完全分离(见图 9-5)。

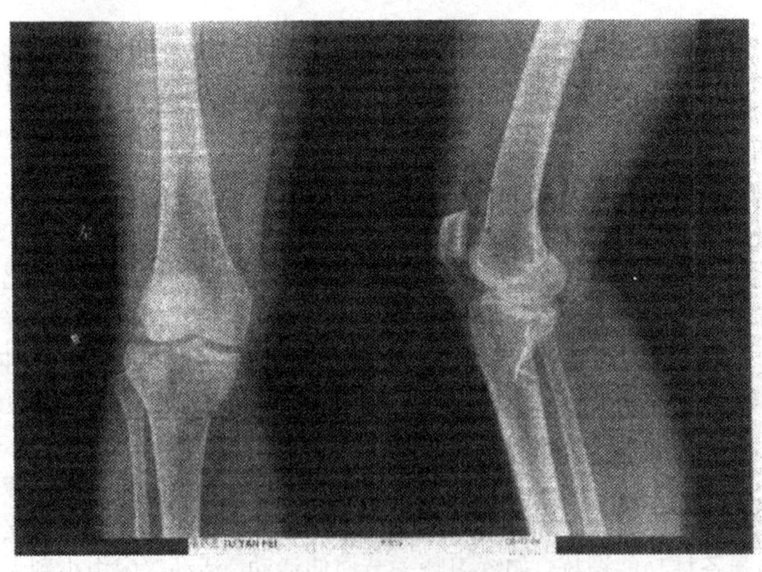

图 9-5　胫骨平台骨折

(3)粉碎骨折

(4)混合性骨折

2.根据骨折发生的部位

(1)外侧平台骨折 较多见。

(2)内侧平台骨折 较少见。

(3)内外两侧平台骨折。

(4)胫骨平台前缘骨折。

(5)胫骨平台后缘骨折。

(6)胫骨平台外缘骨折。

(7)胫骨平台内缘骨折。

(三)临床表现

伤后患者膝关节肿胀疼痛,皮肤紧张发亮或出现水泡,伤肢不能负重可有异常活动和畸形。开放骨折可见骨折片外露，小儿青枝骨折表现为不敢负重和局部疼痛。如伤后小腿疼痛严重，肌肉有压力痛，足背动脉搏动消失，足发凉 苍白或发绀，足趾不能活动，感觉障碍，可能为骨筋膜室综合征。

(四)诊断

通常膝关节前后位和侧位 X 线片可以清楚地显示平台骨折。若怀疑有骨折，但上述 X 线片未能显示，可以拍摄内旋 40° 和(或)外旋 40° X 线片。内旋斜位相可显示外侧平台，而外旋位相可以显示内髁。必须仔细地判定骨折的塌陷和移位，以便正确地理解损伤特点和选择理想的治疗方法。当无法确定关节面粉碎程度或塌陷的范围或考虑采用手术治疗时，可行 CT 或 MRI 检查。

(五)治疗

1.非手术治疗 对于无移位或不全骨折者，首先抽出关节积血，加压包扎后长腿石膏管形外固定，4 周后解除石膏，不负重锻炼膝关节，待骨折愈合后才能负重行走。关节面塌陷 2mm 以内 劈裂骨折移位 5mm 以内者，可试行手法复位后石膏外固定。6 周后解除外固定，不负重锻炼膝关节，待骨性愈合后才能负重行走。

2.手术治疗 对于骨折移位，关节面不平整，塌陷超过 2mm 者；开放性胫骨平台骨折；胫骨平台骨折合并筋膜室综合征或胫骨平台骨折合并血管损伤应切开复位内固定。术中应探查韧带和半月板的损伤情况。

二、健康教育

1.活动 6 个月内进行扶拐下床不负重活动。随着骨折愈合的程度，肢体逐步增加负重，并加做小腿带重物的伸膝抬举操练，以加强股四头肌肌力，增加膝关节的稳定度。

2.复查 非手术治疗者若出现患肢血液循环障碍时，应及时就医。手术治疗者，根据骨折愈合情况，确定取内固定时间，一般为 6 个月～1 年。

第六节 胫腓骨骨折

一、概述

胫腓骨骨折是长骨骨折中最常见的骨折，发病率高，各种年龄均可发病，以 10 岁以下儿童及青状年多见。胫骨干 1 / 3 横断面呈三角形，下 1 / 3 呈四方形，中下 1 / 3 交界处最细，易发生骨折(见图 9-6)。胫骨内侧面无肌肉附着，开放性骨折时易形成骨裸露。胫骨上端后面，有胫前、胫后动脉贴骨表面下行，胫骨上端骨折移位，易发生动脉损伤。腓骨近端有腓总神经走行，腓骨近端骨折移位，或外固定物压迫，可造成腓总神经损伤。

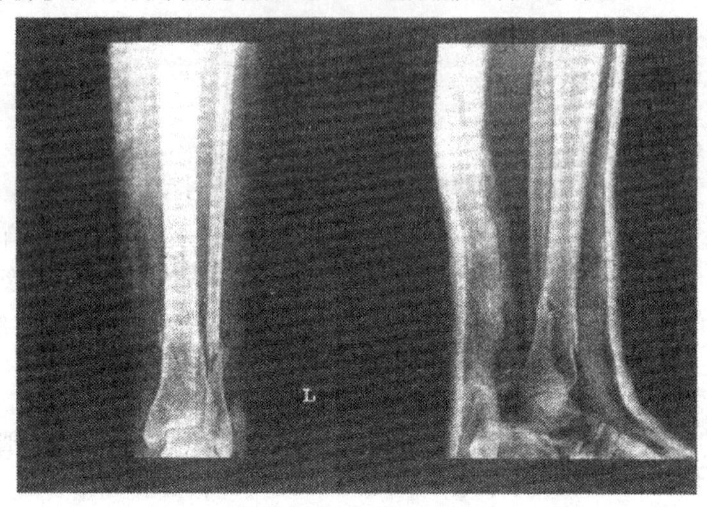

图 9-6　胫腓骨骨折

(一)病因

导致胫骨骨折的损伤形式有 3 种。

1.应力损伤　是由于应力长期持续的加在某一正常骨骼上，长期应力积累，造成受力处的骨骼发生疲劳骨折。

2.低能创伤　常见于扭转暴力，当暴力以旋转形式作用于胫骨时，常形成螺旋型骨折，并由于外力的大小不同，而造成不同的粉碎型骨折，但软组织损伤较轻。

3.高能量损伤　多见于直接暴力和挤压伤，当外力大并且集中作用于较小范围时，例如重物直接砸于小腿上而形成的损伤。这种高能量暴力常导致肢体软组织破坏严重、神经血管损伤、粉碎骨折、骨缺损，功能丧失，严重者可导致截肢。

(二)骨折分型

胫骨骨折的分类很多，其中 Gustilo 等提出了开放骨折分类法。

Ⅰ型：伤口不到 1cm 长，一般为比较干净的穿刺伤，骨尖自皮肤内穿出，软组织损伤轻微，骨折较简单，常为横断骨折或斜形骨折。

Ⅱ型：伤口超过 1cm 长，软组织有轻度或中度的挫伤，伤口有中度污染，中等程度粉碎骨折。

Ⅲ：软组织挫伤较广泛，包括肌肉、皮肤及血管、神经，有严重的污染。

ⅢA 型：多为高能量损伤，有广泛的撕裂伤及组织瓣形成，但骨折处仍有适当的软组织覆盖。

ⅢB 型：有广泛的软组织损伤或缺失，伴有骨膜剥脱和骨暴露，常伴有严重污染。

ⅢC：伴有需要修复的动脉损伤。

(三)临床表现

疼痛、肿胀、畸形和功能障碍是胫腓骨骨折的主要症状。骨折后患者均主诉患肢有剧烈疼痛，尤以活动时加剧。对于儿童的青枝骨折、成人的单纯腓骨骨折，局部的肿胀、压痛程度相对较轻，活动受限不明显，甚至可以行走。如骨折有明显的移位，可表现为小腿的畸形、反常活动，有骨擦音、骨擦感。

(四)诊断

拍摄包括膝、踝关节的胫腓骨全长 X 线片可了解骨折的部位和严重程度，常规检查足背动脉和胫后动脉搏动及足背、足趾的感觉和运动状况，警惕血管、神经损伤，对于软组织损伤严重者，要认真判断其存活的可能性；对于潜行性剥离的皮肤要判断其剥离范围；对于小腿肿胀严重者，应警惕有无骨筋膜室综合征。

(五)治疗

1.非手术治疗

(1)手法复位、夹板或石膏固定 对于低能、移位小，单纯胫骨干骨折稳定性骨折，皮肤条件允许可通过闭合复位以石膏、支具等外固定能有效地治愈骨折。

(2)跟骨牵引 对于累及关节的严重粉碎骨折或合并皮肤挫伤不宜手术时，可行跟骨牵引，辅以手法复法，然后以 4～6kg 维持牵引 4 周，待有纤维骨痂形成而成稳定性骨折后解除牵引，用长腿管形石膏固定。待骨性愈合后才能去拐行走。

2.手术治疗

(1)开放复位内固定 适用于不稳定型和开放的胫骨骨折，最常用的内固定是带锁髓内钉和钢板螺钉。其中开放伤口应彻底反复清创，合理应用抗生素，早期关闭伤口(包括使用肌瓣及游离皮瓣)，必要时植骨治疗。

(2)外固定支架固定 适用于开放性骨折，尤其是皮肤、软组织损伤严重，伤口污染，骨缺损、粉碎性骨折的固定。有利于观察伤口，维持肢体正常的长度，不影响膝、踝关节活动等优点，临床应用较广。

二、健康教育

1.小腿部肌肉丰富，骨折时常合并软组织挫伤、血管损伤，加上骨折后的固定，很容易造成骨筋膜室综合征的发生。向患者及家属介绍本征的发生机制、主要临床表现，特别强调其危害性，使他们提高警惕，以便能够早期发现征象，及时报告医护人员紧急处理，避免严重后果的发生。

2.嘱患者将患肢平放，不能抬高，以免加重组织缺血；不能热敷或按摩，以免温度升高加快组织代谢。

3.提醒患者在石膏固定后要经常活动足趾，检查其背伸和跖屈情况，以判断腓总神经是否受压。让患者了解神经受压只需 1 小时即可造成麻痹，但及时解除压迫即可恢复，压迫 6～12 小时就可造成永久性的神经损害。

4.宜高蛋白、高钙及高维生素饮食，以促进骨折愈合。

5.功能锻炼 扶拐下床活动患侧肢体全足底着地，防止摔倒。加强患肢膝、踝关节屈伸锻炼，如有踝关节功能障碍可行踝部旋转、斜坡练步等；踝关节僵硬者，可行踝关节的下蹲背伸和站立屈膝背伸等。

6.复诊　出院后3个月、6个月、1年复查X线片，以了解骨折愈合情况。

第七节　踝关节骨折

一、概述

踝关节由胫骨远端、腓骨远端和距骨体构成。踝关节的稳定性由骨结构、韧带、关节囊所决定。踝关节骨折是最常见的关节内骨折，多见于青壮年(见图9-7)。胫骨远端内侧突出部分为内踝，后缘呈唇状突起为后踝，腓骨远端突出部分为外踝。内踝、外踝和胫骨下端关节面构成踝穴，包容距骨体。距骨体前宽后窄，踝关节背伸时，距骨体和踝穴适应性较好，踝关节稳定，反之，则踝关节不稳定而容易扭伤引起踝关节骨折。

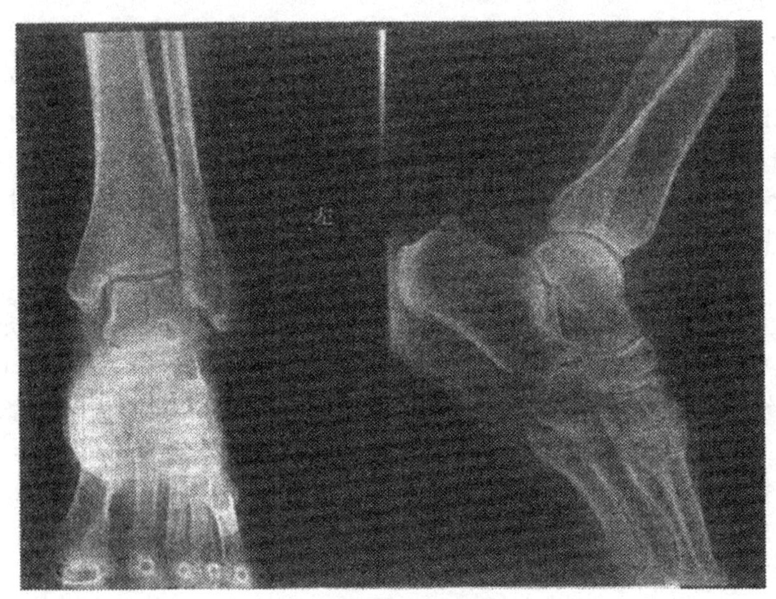

图9-7　踝关节骨折

(一)病因

此种骨折多由间接暴力造成，如足于内翻或外翻位时负重，由高处坠落足在内翻、外翻或跖屈位着地。直接暴力引起的少见。

(二)分型

根据受伤时足的姿态和致伤方向及骨折部位可分为五型。

1.内翻内收型　受伤时踝部极度内翻(即旋后)。首先外侧副韧带牵拉外踝，使腓骨下端撕脱。若暴力持续下去，距骨向内踝撞击，致使内踝发生骨折。

2.外翻外展型　受伤时，踝关节极度外翻(即旋前)，或被重物压于外踝，先是内侧副韧带牵拉内踝致撕脱骨折，暴力持续会使腓骨下端骨折，同时出现胫骨后唇(即后踝)骨折，造成三踝骨折；

3.内翻外旋型　伤力先造成外踝斜骨折，在韧带联合水平位，向上延伸，使胫骨后唇骨折，最后撕脱内踝，形成三踝骨折。

4.外翻外旋型 受伤使内踝撕脱骨折，接着造成下胫腓关节分离，腓骨发生斜骨折或粉碎骨折。

5.垂直压缩型 常由垂直暴力引起，足的位置使负重力的分配不一，包括单纯的前后唇骨折和胫骨远端关节面骨折。

(三)临床表现

踝部疼痛，有肿胀、皮下出血斑和功能障碍。

(四)诊断

详细询问患者受伤病史，仔细检查，以确定损伤的程度和骨折发生机理，踝部正侧位 X 线摄片能显示骨折的有无，及判断造成损伤的原因，为其复位和固定制定合理的方案。 CT 主要用于平片不能确定的骨折及部位，如骨软骨下骨折。磁共振主要用于检查肌腱和韧带的损伤、细微的骨折及骨软骨下骨折和压缩骨折。

(五)治疗

踝关节既支持全身重量，又有较为灵活的运动。因此；踝部骨折的治疗既要保证踝关节的稳定性，又要保证踝关节活动的灵活性。

1.非手术治疗 适用于稳定的无移位的骨折、有移位的骨折手法复位能达到解剖复位并能维持，及全身或皮肤条件不允许手术者。可采用闭合复位后保持踝关节在内翻位，夹板固定、“U”型石膏托或小腿管形石膏固定 4～6 周。内翻骨折复位方法与外翻骨折方法相反。

2.手术治疗 适用手法复位不成功、不稳定骨折、下胫腓完全分离时，尽早行切开复位，采用钢板、螺丝钉或克氏针内固定。陈旧性踝部骨折应切开复位内固定加植骨术；踝部骨折已有创伤性关节炎，影响行走，应考虑关节融合术或关节置换术。

三、健康教育

1.告诉患者踝关节骨折后肿胀出现早且广泛，应及时到医院整复，不能拖延时间，否则，关节肿胀后会影响复位效果。当出现张力性水疱时，则会延误手术时机。

2.伤后早期限制踝关节跖屈，以免影响骨折处稳定。

3.患者能行走时，可将鞋底外侧垫高 0.5cm，以便患足处于轻度外翻位，维持踝关节的稳定。

4.宜高热量、高钙、高维生素饮食，以利骨折修复。

5.预防骨质疏松 对因踝部存在骨质疏松的骨折患者，每日到户外晒太阳 1 小时，或补充鱼肝油滴剂或维生素 D 奶、酸奶等，以促进钙的吸收。

6.继续功能锻炼 骨折愈合去固定后，可行踝关节旋转、斜坡练步、站立屈膝背伸和蹲等自主操练，再逐步练习行走。

第八节 跟骨骨折

一、概述

跟骨骨折是常见的多发骨折，占足部骨折的第三位 (见图 9-8)。跟骨是足部最大骨骼，呈不规则长方形，分前、中、后三部分。前部窄小，后部宽大，向下移行于跟骨结节，内侧突较大。跟骨有4个关节面，3个距下关节面和跟骰关节面。3个距下关节面彼此互成一定角度自后向前排列。

(一)病因

跟骨所受暴力不同，引起的骨折类型亦不同。跟骨的受伤暴力可分为以下几种。

1.撕脱应力　足踝部在跖屈位时受暴力的作用，引起腓肠肌强烈收缩，使跟腱牵拉附着的跟骨结节，可产生撕脱骨折。骨折线常呈横形，骨折片可向上翻转，又称“鸟嘴形骨折”。

2.剪切力　患者由高处坠落时，足跟常呈不同程度的内翻或外翻位，使跟骨受到剪切暴力。足外翻位着地较多见。

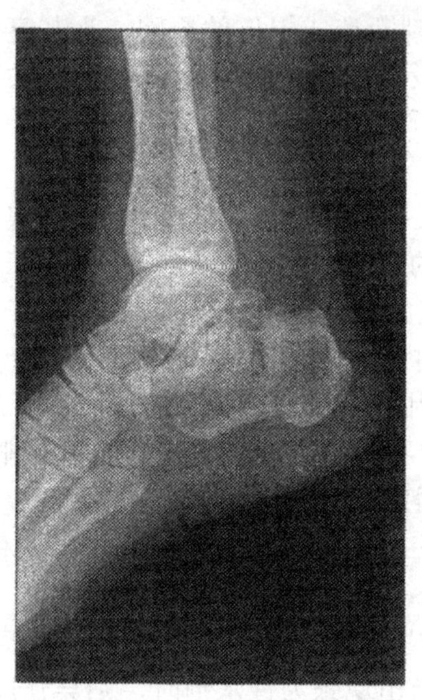

图9-8　跟骨骨折

3.垂直压缩力　当患者由高处坠落，足跟着地时，身体向下的重力与足跟向上的反冲力对足跟形成压缩力，可引起跟骨结节纵形骨折、体部的关节外骨折或关节面的塌陷骨折。

(二)骨折分型

跟骨骨折有多种分类方法，由于未波及距下关节面的骨折其结果常常好于累及到关节者，故Esses-Loprestijian将跟骨骨折分为关节外和关节内骨折。关节外骨折按解剖部位分为前结节骨折、内侧结节骨折、载距突骨折及体部骨折。关节内骨折包括舌形骨折和关节压缩骨折。

(三)临床表现

伤后的足跟部剧烈疼痛、肿胀，不能负重，随后淤血，可有水泡形成，明显的移位会产生足的外观畸形，足内、外翻运动受限。严重者表现为足弓塌陷，足跟横径增宽，高度减低。

(四)诊断

1.X线检查可确定骨折类型，需拍跟骨正位、侧位、轴位片。正常跟骨后上部与距骨关节面构成20°~40°角(跟骨结节关节角)。跟骨骨折时此角可减少或消失。

2.CT扫描可以清楚地显示骨折块的多少、移位的大小、翻转的方向以及跟骨外侧壁增宽及外踝撞击的程度。

(五)治疗

根据骨折的类型及分类的不同，骨折的治疗方法也不同。

1.非手术治疗 适用于无移位或轻度移位骨折。无移位骨折经彻底X线检查后，弹力绷带加压、石膏托固定，抬高患肢，10～14天拄拐下地活动，4～6周后足跟着地，开始负重。轻度移位骨折可试行手法复位或跟骨结节牵引复位，以石膏固定 4～6周。

2.手术治疗 适用于移位明显、手法复位不满意的骨折，可行切开复位内固定术，骨折缺损处植以松质骨或人工骨。术后再加用石膏外固定8周。对于距下关节严重粉碎性骨折，因为内固定物不能对骨块产生明显的抓持作用，也不能增加骨折连接的可能，治疗的方法可有两种：①加压包扎，抬高患肢，早期功能锻炼，8周后承重；②行一期距下关节或三关节融合术。

二、健康教育

1.告诉患者足的主要功能是负重、行走、维持身体平衡和吸收震荡。足部骨骼小，骨关节多，每个关节的活动度小，可产生各个方向的形变，从而适应各种不同地面情况和吸收来自地面的震动。足有三个主要足弓：内侧纵弓、外侧纵弓和前跖骨弓。

2.鼓励患者坚持功能锻炼，骨折愈合后，可负重锻炼。

3.保持心情愉快，增加营养，以促使骨折愈合。

4.定期摄片复查。

（苏琦 孙瑞）

第九章　截肢外科

截肢是指切除四肢的某一部分，其中在关节的切除称为关节离断，截肢术是指经骨或关节将肢体截除的外科手段。截肢的目的是将已失去生存能力、危害健康和没有生理功能的肢体截除，并通过体疗训练和安装假肢使该残肢发挥其应有的作用。而截肢的目标则是切除病变肢体部分及重建具有生理功能的残端。对肢体无法修复的损伤或病变施行截肢手术，实际上是使患者返回正常生活和自食其力的第一步。因此，截肢手术应该像整形和重建手术一样，在计划和实施过程中需要同样的细心和技术。

一、截肢术的适应证

(一)绝对适应证

病肢和伤肢的血运丧失无法修复是截肢的唯一绝对适应证。

(二)一般适应证

1.周围血管疾病　动脉硬化、糖尿病伴动脉硬化及其他类型的血管疾病所致的闭塞性脉管炎等常引起肢体坏死。此类疾患以老年人多见。

2.创伤　急性创伤时肢体的血运受到严重破坏，或组织的伤害程度到了需要多次修复而修复所花费的代价巨大，并且保全肢体的功能并不比现代假肢好时，在考虑了所有因素以后，截肢可能仍是优先选择的方案。创伤包括机械损伤、烧伤、冻伤和电击伤等。创伤患者以青壮年为多。

3.感染　药物或其他手术方法治疗无效的急、慢性感染常需要截肢。如气性坏疽威胁患者生命者、慢性骨髓炎或骨不连接难以根治引起肢体严重畸形功能丧失者、偶有慢性炎症诱发癌变者。

4.肿瘤　肢体原发恶性肿瘤未发现有远处转移者可以截肢为主要外科治疗手段。

恶性肿瘤虽已转移，但若肿瘤破溃感染或病理骨折而引起剧痛时，也可通过截肢以减轻患者的痛苦。良性肿瘤一般不需截肢，但若其巨大或局部切除后肢体将丧失功能者也可考虑截肢。目前，由于医学的发展，越来越多地采用了包括阶段性切除合并骨移植或假体植入在内的保肢手术方法，使需要截肢的肿瘤患者已大大减少。

5.神经损伤　神经损伤后引起肢体感觉障碍，导致手或足的营养性溃疡并合并感染，如果同时有肢体功能完全丧失，可考虑截肢安装假肢来改善功能。但在截瘫和四肢瘫痪者一般不适宜行截肢术，因为肢体可维持身体平衡和增加负重面积，为防止发生褥疮能起一定作用。

6.先天发育异常　对某些先天发育异常确无任何功能的肢体，而且截肢后可安装假肢并获得较好功能的先天性病变才做截肢手术。

二、残肢的手术后处理

为了截肢后获得较为理想的残肢，并且能使假肢发挥最佳代偿功能，从完成截肢手术一直到安装好假肢，对残肢的处理是非常重要的。

(一)合理的截肢体位

手术后合理的截肢体位摆放对避免发生关节挛缩是十分重要的，尤其是下肢截肢后残肢体位的摆放。如膝上截肢，髋关节要保持伸直且不要外展；膝下截肢，膝关节应伸直位。每天应让患者俯卧位 3 次，每次保持 15 分钟以上，患肢在上方的侧卧位，可以减少髋关节外展挛缩畸形的发生；要利用床尾抬高的方法达到使患肢抬高的目的，不要将患肢放在枕头上抬高，因为这可能造成髋和膝关节屈曲，对膝以上截肢患者注意不要在两大腿之间放枕头或让残肢处于外展位，不要将残肢放在拐杖的柄上休息，防止髋和膝关节挛缩。术后应尽早离床，在指导下进行关节活动和肌力训练，尤其是臀大肌、内收肌和股四头肌的训练，这是预防关节挛缩的最有效措施。

(二)硬绷带包扎

硬绷带包扎是截肢手术后在手术台上用石膏绷带做为主要材料缠绕在已用敷料包扎好的残肢上，一般方法是用 U 型石膏固定，硬绷带包扎可以有效地预防血肿和减少肿胀，促进静脉回流，固定肢体，有利于肌肉组织愈合，为尽早安装正式假肢创造条件。小腿截肢的 U 型石膏固定应该在残肢的前后方成 U 型，石膏夹板超过膝关节，将膝关节固定在伸直位，大腿截肢的 U 型石膏应该是在残肢的内外侧成 U 型，外侧石膏夹板应该加厚度并且超过髋关节，保持髋关节伸直、股骨放在 15° 的内收位，避免髋关节发生屈曲外展挛缩畸形。硬绷带包扎应用的时间与截肢手术的方法有关，在没有应用残端肌肉固定和肌肉成型的残端一般应用 2 周到伤口拆线为止；在应用残端肌肉固定和肌肉成型的残端一般应用硬绷带包扎 3 周，为了使肌肉达到愈合；当小腿截肢进行胫腓骨远端骨成型的残肢一般应用硬绷带包扎 5～6 周，以确保骨愈合。硬绷带包扎可以减轻术后疼痛，并且可以使患者较早的离床恢复直立体位，对患者的心理也会有很大的好处。可以提早安装假肢，缩短了住院时间，节省了治疗费用，提高了截肢患者康复的成功率。

(三)术后即刻临时假肢

20 世纪 80 年代开始，随着硬绷带包扎技术、假肢连接部件和假足的应用，对临时的假肢的安装采取了更加积极有效的方法，临时假肢的安装是在手术台上完成的，称为截肢术后即装临时假肢。目前这种方法在发达国家已广泛应用，尤其是小腿截肢的患者。关于穿戴手术后即刻临时假肢离床站立走的时间取决于很多因素，包括年龄、健康状况、患者的灵活性、控制假肢的能力，一般在手术后 1 周可离床下地活动，应该使用双拐，患肢可以负重，要求主要的负重部位应该是髌韧带，而不是截肢的残端，这些活动一定要在医师、物理治疗师的指导和监督下进行，尤其在老年患有周围血管病伴有糖尿病肢体的感觉减退时，对负重更要严格的监督，甚至不适合应用这种技术。

(四)配戴假肢患者弹力绷带的应用

弹力绷带的正确使用可以减少残肢肿胀和避免过多的皮下脂肪沉积，使残肢尽早定型成熟。医师、护理或物理治疗师应该教会患者正确缠绕弹力绷带的技术，弹力绷带的压力是从远端逐渐向近端递减，凡是穿戴假肢的患者，只要是脱掉假肢期间，残肢就要用弹力绷带包扎，除了洗澡以外残肢都要保持用舒适的弹力绷带包扎，在夜间睡眠时仍然应该应用弹力绷带包扎，尤其是当因为疾病或其他原因而一段时间不能离床和应用假肢时，残肢就更应该用弹力绷带包扎，假如一段时间没有用弹力绷带包扎，残肢的体积就可能增加，给假肢穿戴造成困难。

(五)残肢的运动训练

截肢手术后在不影响残肢手术效果的情况下应该尽早地下床进行残肢运动训练，如在小腿截肢患者应该尽早进行股四头肌等长收缩训练，大腿截肢者应该尽早进行臀大肌和内收肌的等长收缩训练，前臂截肢要进行屈伸肘和肩关节周围肌肉的训练；当硬绷带包扎去除后应该尽早的进行恢复和增加肌力及关节活动度的训练，这是预防关节挛缩防止畸形的重要措施，也为尽早穿戴假肢创造有利条件。同时应该对残肢端进行手法按摩，每天按摩的次数和强度逐渐增加，除了按摩以外还可以进行适当的拍打和敲击，从轻轻的敲击柔软物体开始过度到敲击硬的物体，以加速残肢端对外界物体接触时的适应能力；对下肢截肢的残肢还要进行残端承重训练，可以在垫子上进行训练，根据残肢的不同长度也可以利用其他辅助用具，如椅子等，开始从部分负重逐渐过度到完全负重，这些训练对穿戴假肢是非常有利的。

（王永恒　赵宇）

第十章　骨盆骨折

第一节　骨盆骨折

一、概述

骨盆为一完整的闭合骨环，它由两侧髋骨及骶骨组成，前方由耻骨联合相连接，后方由髂骨与骶骨的关节面形成骶髂关节。骨盆结构坚固，损伤多因高能量外力所致。挤压、撞辗或高处坠落等损伤是骨盆骨折的主要原因，亦可因肌肉强烈收缩引起撕脱骨折；枪伤可引起开放性损伤。骨盆骨折常因出血量大而引起休克。以往对骨盆骨折多采取保守治疗，如牵引、骨盆悬吊或石膏固定等方法，致残率较高，约为50%～60%。20世纪80年代以来，对垂直不稳定骨盆骨折国内外广泛开展切开复位内固定治疗，取得了满意的疗效。

(一)病因

1.直接暴力是引起骨盆骨折的主要原因，如交通事故、砸伤及高处坠落等。也可以肌肉强力收缩引起髂前上棘、髂前下棘、坐骨结节等处骨折(见图11-1)。

2.应力暴力作用于骨盆侧方，先使其前环薄弱处耻骨上下肢发生骨折，应力的继续，使髂骨翼向内(或内翻)，在后环骶髂关节或其邻近发生骨折或脱位。侧方的应力使骨盆向对侧挤压并变形。

3.当暴力作用于骨盆后方，使髂骨翼向外翻，先使前环耻、坐骨支骨折或耻骨联合分离，应力继续，髂骨更向外翻，使骶髂关节或其邻近发生损伤，骨盆环的变形是伤侧髂骨翼向处翻或扭转，使与对侧半骨盆分开。

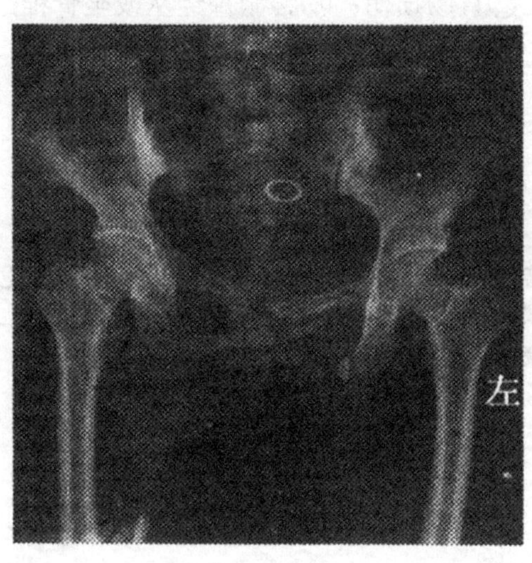

图11-1　骨盆骨折

(二)骨折分型

Tile 根据骨盆骨折后骨盆是否稳定提出以下分类方法。

1.A 型　为稳定骨折，即骨盆后环完整的骨盆前环、骨盆边缘或骶、尾骨骨折。

A1 型：不影响骨盆环完整的撕脱性骨折及耻骨支或坐骨支骨折。

A2 型：稳定的髂骨翼骨折或轻度移位的骨盆环骨折。

A3 型：未累及骨盆环的骶骨或尾骨横断骨折。

2.B 型　为部分稳定性骨折，即骨盆的前后环均损伤，骨盆旋转不稳定、垂直稳定。

B1 型：分离型骨折，外旋不稳开书样骨折。

B2 型：侧方挤压型损伤，半侧骨盆内旋不稳定。

B3 型：双侧 B 型损伤。

3.C 型　为旋转及垂直均不稳定型骨折。

C1：单侧损伤失稳。

C2：双侧损伤失稳。

C3：双侧 C 型损伤。

(三)临床表现

1.局部症状

(1)患者有骨盆部位遭受高能量外伤史。

(2)骨盆部位的皮肤和软组织有挫伤、挤压、开放伤口等受力痕迹。

(3)损伤部位疼痛，肿胀、活动受限及骨擦音。

(4)骨盆分离、挤压试验阳性，骨盆两侧不对称，伤侧髂嵴升高，下肢缩短，“4”字试验阳性，骶髂关节完全脱位时脐棘距不等。

除稳定性骨折外，骨盆骨折除了骨折本身的局部表现的同时，还有由于并发损伤而出现的全身症状，可能较骨折本身更为严重。患者可出现①失血休克；②腹膜后血肿；③腹腔内脏损伤；④膀胱或后尿道损伤；⑤直肠损伤；⑥腰骶神经丛或坐骨神经损伤(见图 11-2)。

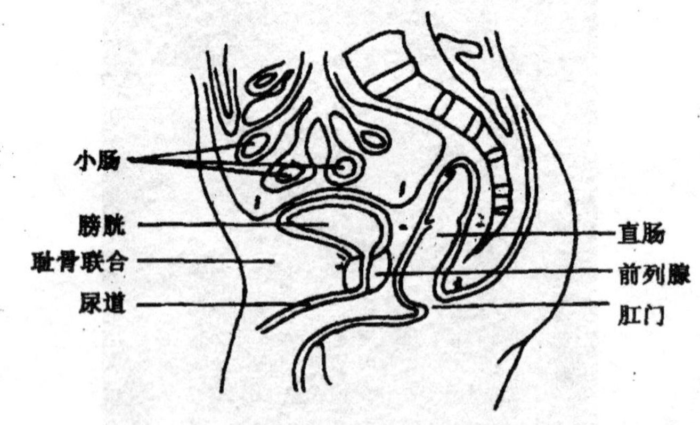

图 11-2　盆腔内脏器

(四)诊断

一般认为根据病史、体格检查和骨盆前后位 X 线所见即可确诊骨盆骨折。对于伴有骨盆骨折的多发伤，应全面体格检查，及时发现合并伤。

1.X 线检查　是诊断骨盆骨折的主要手段，可显示骨折类型及移位情况。

2.CT 扫描 具有以下优点：①能发现 X 线平片不能显示的骨折；②能清楚地立体显示半侧骨盆移位情况；③对髋臼骨折特别适用；④对需行内固定的骨盆骨折，CT 能准确显示复位情况，内固定位置是否恰当及骨折愈合进展情况。

3.B 超检查 以了解腹腔及盆腔内脏器及大血管的情况。

4.核磁共振可发现骨盆部位的肌肉、肌腱、韧带、神经等软组织损伤和隐匿的骨折。

(五)治疗

应根据全身情况，首先处理休克及各种危及生命的并发症。患者常因腹膜后大量出血合并休克。应严密观察进行输血、输液，骨盆骨折的输血可达数千毫升，若经积极抢救大量输血后，血压仍继续下降，未能纠正休克，可考虑结扎一侧或两侧髂内动脉，或经导管行髂内动脉栓塞术。膀胱破裂可进行修补，同时作耻骨上膀胱造瘘术。对尿道断裂，宜先放置导管，防止尿外渗及感染，并留置导尿管直至尿道愈合。若导尿管插入有困难时，可进行耻骨上膀胱造瘘及尿道会师术。直肠损伤，应进行剖腹探查，做结肠造口术，使粪便暂改道，缝合直肠裂口，直肠内放置肛管排气。

骨盆骨折是否手术，其主要依据是骨盆环是否稳定和不稳定的程度。

1.非手术治疗

(1)适应证

1)骨盆环稳定的骨折，如撕脱骨折和无明显移位的骨盆环一处骨折。

2)骨盆环两处损伤而失稳，但影像学上无或轻微移位者。

3)因早期救治需要经卧床、牵引治疗后，影像学证明复位满意者。

4)有手术禁忌或不宜手术治疗的多发伤。

(2)方法

1)对症治疗，卧硬板床休息 3~4 周。肌肉撕脱骨折者应取放松肌肉的体位，髂前上棘骨折患者置于屈髋位；坐骨结节骨折置于伸膝位。

2)骨盆兜带吊牵引固定。悬吊重量以将臀部抬离床面为宜。5～6 周后换用石膏短裤固定。

手法复位，患肢骨牵引。

2.手术治疗

(1)外固定器固定(见图 11-3)适用于：①有明显移位的不稳定骨折，特别是并发循环不稳定者，以求收到固定骨盆和控制出血的效果，并有减轻疼痛和便于搬动伤员的作用；②旋转不稳定型骨折；③开放性不稳定型骨折。

(2)开放复位内固定 适用于经非手术治疗后，骨折移位>1cm，耻骨联合分离>3cm，累及髋臼的移位骨折以及多发伤者。

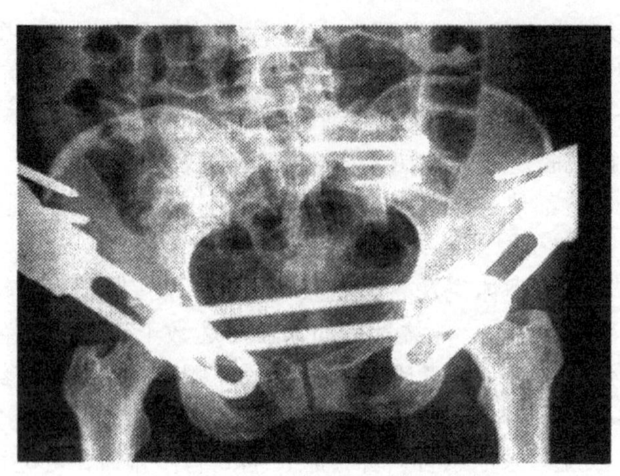

图 11-3 骨盆骨折外固定器固定

二、健康教育

1.加强交通事故预防的宣传，参加户外活动应注意安全。

2.加强对高空作业及井下作业人员的宣教，注意施工的安全性和规范性操作，减少危险的发生。

3.在现场抢救及搬运患者时，应注意对局部的保护，给予妥善固定，以免加重创伤。

4.向患者宣教医疗常识，解释自我护理的意义，消除过分依赖的心理，极大程度的调动患者的主观能动性，恢复自理能力。给予患者详细而具体的自理指导，如吃饭、洗脸、刷牙等。

5.出院指导

(1)遵医嘱继续合理用药；定期复诊，不适随诊。

(2)合理安排饮食，补足营养，提高体质，促进骨折愈合。

(3)按康复计划进行功能锻炼，预防肌肉萎缩和关节僵硬：未影响骨盆环完整的骨折早期可在床上做上肢伸展运动及下肢肌肉收缩活动；1 周后可进行半卧位及，坐立练习，同时做髋关节、膝关节的伸屈运动；4～6 周后下床站立并缓慢行走，逐日加大活动量，然后再练习正常行走及下蹲。影响骨盆环完整的骨折伤后无合并症者卧硬板床，同时进行上肢锻炼；2 周后开始练习半卧位，并进行下肢肌肉收缩的锻炼，以保持肌力，预防关节僵硬；3 周后在床上进行髋关节、膝关节的锻炼，由被动锻炼逐渐过渡到主动锻炼；6～8 周后拆除牵引固定，扶拐行走；12 周后逐渐弃拐行走。

(4)出院后 1 个月、3 个月复查，检查内固定有无移位及骨折愈合等情况。

第二节 髋臼骨折

一、概述

髋臼虽为骨盆的一部分，但髋臼的致伤机制、诊断和治疗等方面又有其特点，故又将髋臼与骨盆损伤分别论述。

髋臼有髂骨、坐骨和耻骨组成，Letournel 和 Judet 提出二柱概念。髋臼分为前柱、后柱和臼顶，前柱(髂耻柱)包括髂嵴前部、髋臼前下 1 / 3(髋臼前壁)及耻骨；后柱(髂坐柱)包括坐骨大切迹前下与髋臼后下 1 / 3(髋臼后壁)和坐骨。臼顶偏前，口向外下，与股骨头构成髋关节。髋臼内侧壁称为四边形区。坐骨神经和臀上血管神经位于髂骨后下部和坐骨大切迹。

(一)病因

髋臼骨折(fracture of the acetabulum)大多是高能量暴力通过股骨颈传导所致，常有明确的外伤史。髋臼骨折是骨盆创伤的重要组成部分。其损伤类型通常取决于股骨头与髋臼接触的位置。大腿屈曲内旋位致伤易产生后柱损伤，外旋伸展位致伤易产生前柱损伤。

(二)骨折分类

1.Letournel 和 Judet 分类　是目前应用最广泛的髋臼骨折分类。

(1)简单骨折　简单骨折为一个壁、柱的孤立骨折或横断骨折。包括后壁骨折、后柱骨折、前壁骨折、前柱骨折、横断骨折。

(2)复杂骨折　复杂骨折为几种简单骨折的结合。包括后柱伴后壁骨折、横断伴后壁骨折、T 型骨折、前柱伴后半横形骨折、双柱骨折。

2.AO 分型

(1)A 型　骨折仅波及髋臼一个柱，另一柱保持完整。

A1：各种类型的后壁骨折。

A2：各种类型的后柱骨折。

A3：前壁和前柱骨折。

(2)B 型　其特点是髋臼横断骨折，髋臼顶仍保持与完整的髂骨成一体。

B1：横断骨折和横断骨折加后壁骨折。

B2：各种类型的 T 型骨折。

B3：前壁或前柱骨折加上后半侧横形骨折。

(3)C 型　骨折波及前、后两柱。特点是所有关节内骨折块均与完整髂骨块不再相连。

C1：前柱骨折线累及髂骨嵴。

C2：前柱骨折线累及髂骨前缘。

C3：骨折线波及骶髂关节。

(三)临床表现

高能暴力所导致的髋臼骨折多见于青壮年，对于老年患者，相对低能量损伤也可导致髋臼骨折。临床上髋臼骨折早期可表现为患侧髋部肿胀疼痛，活动障碍，下肢强迫体位，不能站立或行走。

(四)诊断

1.体格检查　根据受伤情况的患者进行全身系统检查，检查的重点除了髋臼骨折之外，还应注意有无同侧肢体骨折或血管神经损伤。

2.X 线诊断　应包括骨盆前后位骨盆平片、髂骨斜位和闭孔斜位像，以便于显示髋臼的骨折特征，还有助于对骨盆环的完整性做出判断。

3.CT 扫描　能够显示更多的骨折细节，避免遗漏某些细微骨折。

4.CT 三维重建　能提供一个立体、直观的三维骨盆图像，有助于髋臼骨折的分类及手术方案的确定，可清晰显示一些特殊部位的骨折，如臼顶、髋臼内壁等骨折。

(五)治疗

1.非手术治疗　目前认为，对无移位或轻度移位的髋臼骨折，行卧床，患侧股骨髁上牵引，6~8 周后去除牵引，扶双拐下地活动并逐渐负重，直至完全承重去拐行走。

非手术治疗指征

(1)无移位或轻微移位(移位≤3mm 的骨折)。

(2)骨折移位明显，但移位在负重顶区以外如低位横形骨折或低位前柱骨折。

(3)移位双柱骨折继发匹配，通常粉碎的双柱骨折块围绕股骨头形成一个移位的继发匹配的滚臼。

(4)单纯后壁骨折<髋臼 40%，应力试验稳定。

2.手术治疗

如果患者的全身情况可以耐受手术，应尽快采取切开复位内固定。手术治疗的目的是恢复关节面的平整，头臼的匹配，恢复关节的稳定性。

手术适应证

(1)髋臼负重顶骨折，骨折移位>3mm。

(2)髋臼内有小碎骨块，头臼不匹配。

(3)股骨头后脱位伴后壁骨折，髋关节不稳定。

(4)横断骨折伴髋关节后脱位。

(5)后壁骨折伴坐骨神经损伤。

(6)伴同侧股骨颈骨折或股骨干骨折。

二、健康教育

1.正确体位健康教育　牵引、手术后患者均应平卧，患肢外展 30° 中立位(外展位可使患侧臀肌处于松弛状态，有利于切口愈合)，两腿之间垫一软枕，禁忌髋关节内收、内旋，以防髋关节后脱位。腘窝下垫软枕使膝关节屈曲 20° ～30° ，避免膝关节疼痛、僵硬发生。

2.牵引健康教育　髋臼骨折内固定手术后也需下肢持续牵引 2 周，在牵引时告知患者维持正确的牵引位置的重要性，嘱患者及家属不可随意减少或增加牵引重量，如牵引绷带松散、脱落或牵引肢体出现疼痛、麻木等情况，及时告知医护人员处理。

3.引流管注意事项教育　告知患者保持引流管通畅的重要性，嘱其在翻身、功能锻炼时避免引流管折叠、扭曲、脱落，引流袋放置应低于切口 30~50cm，如为负压引流器，指导家属保持引流器负压状态，确保引流效能。有异常应及时向医护人员反映，以便及时处理，避免手术部位感染及异位性骨化的发生。

4.功能锻炼

(1)肌力锻炼　与患者讲解肌力锻炼能促进患肢血循环，减轻肌肉萎缩，预防深静脉血栓形成等。

(2)关节功能锻炼　髋、膝关节的伸屈、踝关节的背伸对行走和负重有重要作用，在一髋臼骨折中特别是伸髋、伸膝对行走最为重要，因此，就应教会患者伸髋、伸膝、屈髋、屈膝运动方式。

(3)坐、站、行走健康教育　教会患者用双手支撑缓慢坐起使髋关节屈曲<90° ，下床前，先移至健侧床边，利用双手力量将患腿自然垂于床边，健腿先离床并使足跟着地，利用助行器

或双手支撑力挺患髋站立，站立 5~10 分钟后扶拐杖平地行走，此时医护人员应首先示范、讲解动作要领：双手撑住拐杖，先迈健肢，重心放在健肢上，身体稍向前，倾，将患肢移至健肢旁，重复该动作。

(4)复诊　1 个月、3 个月后 X 线片复查，检查骨折愈合情况。

（赵宇　郭向珍）

第十一章　手部外伤

一、手部开放性损伤的原因

造成手部开放性损伤的原因很多，许多原因又相互关联。不同时期造成手部外伤的比例亦有所不同，例如20年前交通事故造成手外伤仅1.8%。但近几年统计，此项原因明显增加，占手外伤的8.6%。致伤原因主要有以下几种。

1.设备条件　主要是安全防护设备差造成。机器的功效不断提高，但防护设备没有跟上，例如压面机、注塑机、印刷机、电锯、电刨、铡草机、切纸机等，这些机器的安全防护设备一般都不够理想，有的机器甚至无防护设备。操作者的手与机器转动部位相距很近，稍不小心即造成手外伤。

2.机器事故　例如冲床发生连发，转动的砂轮破裂碎块击伤，钻头折断击伤等。

3.违反操作规程　近年来发生率有所增加。主要原因是近些年来青年工人明显增加，安全意识不强只顾加快操作不顾安全生产，违反操作要求，因而发生事故。

4.注意力不集中　现代机器多是高速运转，稍有疏忽就会发生外伤。多因休息不好，或快下班前，上夜班时，或操作机器时与人谈话，工作时注意力不集中等情况下发生。

5.技术不熟练　此类损伤近年有明显增加。受伤者多为学徒工。因操作技术不熟练或不懂工艺过程，不了解机器性能所造成。

6.互相配合不好　因为双人或多人共同操作机器，彼此不协调，如停车检查时另一人合闸开动，手即被损伤。

7.交通事故　近些年来由于人们生活水平的不断提高，汽车大量增加、人员流动增大、交通拥挤。造成交通事故较前有明显增加。

8.生活损伤　是损伤原因中发生率最高的。损伤多为玻璃割伤或刀割伤。在刀割伤中有自伤和他伤。

二、手部开放性损伤的类型及特点

由于手部损伤有众多原因，所以其损伤的类型也多种多样。

1.切割伤　常见于冲床、切纸机、电锯等，及日常生活中切菜、玻璃割伤。特点是创口整齐，污染较轻，但创口出血较多，亦有深部组织如肌腱、神经、血管的损伤。

2.刺伤　常见被玻璃片、尖刀或竹尖刺伤，其特点是创口小而深，可刺伤深部组织，还可将污物带入深部组织内，造成异物遗留或感染。但创口的创缘比较整齐，组织缺损少。

3.撕脱伤　此类损伤也较多见，如高速离心机、印刷机、压胶机、脱粒机及交通事故等，因肢体卷入机器，而造成大面积皮肤撕脱，手的皮肤脱套伤，肌腱及骨骼结构受到破坏。此类损伤早期处理多需植皮术才能消灭创面、关闭伤口。

4.挤压伤　常见机器、车轮或滚筒挤压，严重的手部挤压伤常引起多发性开放性骨折、脱位或大块软组织压伤。

5.炸伤　常由爆竹、火枪、雷管等造成，导致肢体或多个手指缺损。组织损伤严重，创面常遗留异物，伤情重，术后多遗留功能障碍。

三、手部开放性损伤的处理原则

在手部开放性损伤的治疗中，最重要的是伤口一期愈合。使一个污染的开放性伤口经过外科处理，变为清洁的关闭伤口，使其达到一期愈合。，只有做到这点，才能防止感染，缩短疗程，最大限度地保存手部功能。

手部开放性损伤的处理原则有：早期正确的急救、早期彻底清创、早期闭合伤口、矫正畸形、修复损伤的组织、制动与活动。

直，早期正确的急救处理　现场急救的目的是止血，减少创口污染，防止加重损伤和迅速转运至医院抢救。

2.早期彻底清创　处理手部开放性创口的原则是，清创越早，感染机会就越少，疗效越好。一般应争取在伤后 6～8 小时内进行，超过 12 小时，即使比较清洁的伤口，也可能发生感染。最好能在气囊止血带控制下清创，可使手术野清晰无血，便于解剖组织，缩短手术时间，减少出血。绝大多数开放性创口，最初处理正确，都能达到一期愈合。

3.早期闭合伤口　闭合伤口是预防感染的有效措施，只有闭合了伤口，才有可能防止感染的发生，这是手部开放性损伤处理的重要原则。但必须在彻底清创的基础上才能有效。开放性损伤，常常伴有皮肤缺损，应根据创面的具体情况，采取游离植皮或皮瓣植皮，达到一次及时闭合创口。

4.矫正畸形　矫正畸形是指骨折移位矫正、关节脱位复位矫正。骨关节是手部的支架，只有做到矫正畸形，才能恢复解剖关系，改善血液循环，才有可能进行深部组织的修复。否则，不但组织难以修复，还将带来严重的功能障碍。

5.修复损伤的组织　在技术条件和设备条件允许的情况下，只要损伤的情况有可能，就应积极争取急诊实行骨折复位和内固定、关节脱位修复、断裂肌腱和神经的吻合，，较重要的血管吻合修复，甚至可作一期肌腱移位或移植手术。但以上的修复必须建立在彻底清创的基础上。

6.制动与活动　为了防止修复的组织吻合处断裂或骨折、关节脱位再移位，需要有一定的制动时间。但长时间制动也会造成神经、肌腱的粘连和关节的僵硬，给晚期功能恢复带来一定的障碍。因此，要根据创伤和修复的具体情况来掌握制动的时间和制动的范围。一般来说，肌腱吻合术后应制动 3 周～4 周，神经吻合术后张力不大，应制动 3 周，关节脱位复位应制动 3 周，骨折的制动要根据创伤程度、部位、内固定的情况等进行分析，以确定所需的最短制动时间和最小的制动范围。

在遇到几种组织的制动时间发生矛盾时，不应只顾及一种组织制动，而是要全面考虑，根据需要逐步改变制动，的范围。例如前臂下段骨折并神经肌腱损伤，进行了手术修复，术后石膏托制动，范围由肘下至指端。3～4 周后神经、肌腱基本愈合，应该开始练习活动，但骨折仍需制动，在这种情况下，可以把制动范围改成由肘下至掌指关节，使手指可以早期进行主动和被动练习活动，骨折部位仍继续制动。骨折制动所需的制动时间结束后，再去除全部制动。另外，为了照顾某部位或某种组织的早期活动，过小范围或过短时间的制动，或迁就某种愈合较慢组织，过大范围、过长时间制动都是错误的。

（朱永斌　闫永海）

第十二章　显微骨科

第一节　概　述

显微外科是在手术放大镜或手术显微镜下,应用精细的手术器械和材料进行的各项手术操作，包括组织的分离、切割、切除与缝合。在手术野放大的情况下进行外科手术操作，可以超越人的视力的自然限制,从宏观进入微观,使手术者大大提高对人体细微解剖结构的辨认能力,以及对各种正常组织与病理组织(如创伤组织等)的鉴别能力，从而使手术进行得更加精确细致，减少了组织创伤，有利于组织愈合及提高疗效，使过去难治的病例或根本无法治疗的病例得到了治愈。

显微外科是一种专门的外科技术，现已广泛地应用于手术学科的各个专业，如骨科、手外科、整形科、神经外科、妇科、泌尿外科、耳鼻喉科和眼科，成为多学科的交叉和边缘学科。在手外科和骨科主要是用于皮肤、肌肉、神经、肌腱、骨等重要组织的修复和重建。

1963 年 1 月，上海第六人民医院陈中伟等在肉眼下应用小血管吻合技术使一位工人完全离断的右前臂再植成功，1966 年 1 月上海第六人民医院和第九人民医院合作，第一次在 6 倍手术放大镜下进行断肢再植获得成功。随后杨东岳又在 1966 年应用显微外科技术成功地进行了世界首例第二足趾移植再造拇指。1973 年游离皮瓣移植成功，使显微外科进入重组外科的阶段。目前，显微外科技术已广泛运用于外科许多领域，发挥着日趋重要的作用。我国显微外科技术已达到了国际领先水平。

一、显微外科技术的应用范围

显微外科的发展使其应用范围日前广泛，除眼科、耳鼻喉科和神经外科外，显微外科在再植、移植和修复重建外科方面主要应用如下。

1.断肢(指)再植。

2.吻合血管的组织移植。

3.吻合血管的足趾移植再造拇指或手指。

4.周围神经显微修复。

5.显微淋巴管外科。

6.小管道显微外科。

7.吻合血管的小器官移植。

第二节　断趾(指)再植

一、概述

(一)定义

断趾(指)再植是把完全或不完全断离的趾(指)，在手术显微镜的帮助下，将断离的血管重新吻合，彻底清创，并作骨、神经、肌腱及皮肤的整复，以恢复其一定功能的精细手术。

(二)分类

1.完全性离断　断趾(指)远端部分完全断离，无任何组织相连，或断趾(指)只有少量组织相连，但在清创时必须将这部分切断再移植者。

2.不完全性离断　①伤趾(指)的创面有骨折或脱位，残留面相连的软组织少于该断面总量的 1／4，主要血管断裂或栓塞。②伤趾(指)断面只有损伤肌腱相连，残留的皮肤<1／8 周径。组织及血管均断裂。③伤趾(指)的远端严重缺血或无血供。

(三)断趾(指)再植的适应证

手指离断后，经过再植手术，最大限度地为患者恢复伤手功能。这是进行再植手术的目的。断趾(指)再植的适应征应当与再植目的相统一。断趾(指)再植的适应征是相对的，随着时代与医学技术的发展而不断变化。断指是否适于再植，是受许多因素制约的，包括断指损伤情况、医生的技术能力、医院的条件、患者的经济情况、职业、生活要求、主观意愿及是否合并重要器官的严重损伤等。

1.患者的全身情况　必须能够耐受较长时间的手术，如合并有颅脑、内脏损伤或严重休克者，应以抢救生命为主，断趾(指)再植手术应暂缓或放弃。

2.断趾(指)的条件　离断的手指两端较整齐，指体无明显挤压伤及多发骨折，此类断指基本上可以进行再植；虽有轻度挫伤，若未伤及两侧血管神经束及指背静脉，也可试行再植。一手多指离断，有再植条件者应力求全部再植。末节断指，只要在显微镜下能找到适于吻合的动脉、静脉，且软组织无明显挫伤，应予再植。

3.致伤原因　断离的手指是否具备再植条件与致伤原因有密切关系。

(1)切割伤　一般是由刃器、玻璃等切割造成的手指离断。断面干净整齐，非常适合再植。

(2)电锯伤　由于电锯锯片的厚度、锯齿“开路”及锯片的左右轻度振摆，所以，电锯伤断指断面常造成 0.5～1.0cm 左右缺损，创面参差不齐，骨质可有局部劈裂。但这类损伤对于手指两端的血管神经束及指体本身挫伤不明显。再植成功率仍很高。

(3)冲压伤　经冲压离断的手指多数断面较整齐，但软组织损伤的范围较大。如为空心型冲压模具，冲压速度快，多具备再植条件。冲压模具若为实心，则手指损伤程度重，再植条件较差。

(4)压砸伤　压砸造成的手指离断，对手指的骨骼及软组织的损伤严重，再植的可能较少。

(5)撕脱伤　这类断指伤情较复杂，血管、神经、肌腱多从近端抽出，无法与原位的血管、神经、肌腱作直接缝合。如指体尚完整，可利用相邻手指的血管、神经、肌腱用移位吻合法进行再植。

4.断趾(指)再植的时限　指常温下趾(指)断离至重建血液循环的时间，一般要求不超过 6 小时，肌肉较少的手指缺血时间可延长至 10 小时。再植时限与断离趾(指)体的程度、环境温度及断趾(指)保存方法等因素有关。如指体冷藏等措施妥善，可延长再植时限，已有伤后长达 96 小时再植成活的报道。虽然伤后断指经妥善保存可延长再植时限，’但临床上仍应尽快再植。

5.损伤程度　断指分为完全性和不完全性离断两类。虽然不完全性离断较完全性离断的手指伤情轻，但也不尽然，有时不完全离断者，再植手术反比完全离断者复杂、困难。

6.指别　拇指占整个手功能的40%～50%。缺损后使手的捏握功能明显受累。因此，当拇指外伤离断时，应努力试行再植。当拇指离断伴有其他手指离断时，若拇指已丧失再植条件，可将其他有再植条件的断指移位再植为拇指。

7.年龄因素　手指离断伤绝大多数发生于青壮年，这与他们较多地参加生产活动有关。患者因出于美观及生活和工作的需要，多迫切要求再植。所以，青壮年的断指，应努力再植。老年断指的患者，因多有不同程度的慢性疾病，不能耐受长时间的手术，且长时间的术后固定会影响关节功能，所以，适应征应从严。一般60岁以上的患者，多不考虑再植。

(四)现场急救

1.断趾(指)处理　如断趾(指)仍在机器中，车轮下切勿强行将指体拉出或将机器倒转，以免增加损伤。应立即关机或停车，如为机器应拆除机器零件，小心取出。

2.止血方法　①患者伤指断端加压包扎，一般完全离断的血管回缩后可自行闭塞；②断端有活动性出血者：如有条件，可用止血钳夹住少许血管断端；③止血带止血；

3.断离趾(指)的保存　断离趾(指)应冷藏保存，方法可因地制宜。将断离的趾 (指)用无菌或清洁敷料包扎，放入塑料袋，置于加盖双套盒中，隔层内放入冰块，切忌将断离趾(指)直接浸泡在冰块或冰水中，以防冻伤，也不要用任何液体浸泡。

4.抗休克治疗　趾(指)体离断失血量多，患者应取平卧位、保暖和建立静脉通路，给予低分子右旋糖酐、葡萄糖盐水等，必要时可输血。

5.迅速转送到有条件的医院。

(五)治疗原则

1.预防感染　术后应给予抗生素预防感染。

2.抗凝血治疗　术后10~14天应静脉输入低分子右旋糖酐，500～1000ml / d；或肝素5000U溶于5%葡萄糖溶液，静滴维持；口服阿司匹林等。

3.严密观察可能存在、潜在的血管危象，积极处理并发症，如肿胀、静脉淤血、动脉受阻、感染、皮肤坏死等。

二、健康教育

教育患者再植趾(指)体应保暖，以免受凉引起血管痉挛；不能食用含咖啡.因液体，以免血管收缩；不能吸烟，亦禁止他人在病房吸烟，因为烟中的尼古丁会降低血液中的含氧量，危及再植趾(指)体的血液供应；并向患者强调绝对卧床休息的重要性，卧床时间为10～14天。

告诉患者再植趾(指)感觉的恢复需要一定时间，在感觉功能未恢复前，应注意保护患指，以免发生烫伤或冻伤，一旦发生，则难以愈合。在感觉恢复的过程中，痛觉比触觉先恢复，从轻微的痛觉，到逐渐明显并变为痛觉过敏，最后又逐渐变为正常，需要较长的时间，患者应有充分的思想准备并积极予以配合。

再植趾(指)功能恢复的好坏与术后功能锻炼有着直接关系，要多与患者讲述功能锻炼的重要性，使其树立信心，消除因疼痛或惧怕疼痛而产生的锻炼恐惧感、指导和帮助患者进行正确的功能锻炼，以促进再植趾(指)功能的早日恢复。

三、出院指导

出院后继续进行再植趾(指)的功能锻炼，进行日常生活的各项活动，防止肌肉萎缩和关节僵硬；3个月内避免用力过度，以免影响功能恢复；教会患者对再植趾(指)的观察和护理，患指注意保暖及保护，避免再受损伤；观察再植趾(指)颜色、温度、感觉、活动度等，如有异常情况应及时就诊，定期门诊复查。

第三节　足趾移植再造手指

一、概述

应用显微外科技术，通过血管、神经、肌腱和骨骼的接合，将足趾一次直接移植到缺损部位来再造拇指或其他手指是一个新的整复途径。再造的拇指及手指，不但血供良好，感觉良好，并有良好的关节活动。由于其具有指(趾)甲，故外形更趋满意。

1966 年，杨东岳教授应用显微外科技术成功地进行了世界首例第 2 足趾移植再造拇指手术后，足趾移植再造手指技术已经在临床上广泛应用。

足趾移植再造手指，不仅采用第 2 足趾，亦有采用拇趾或拇趾皮甲瓣加植骨再造拇指，或用第 2 足趾或部分第 2 足趾再造手指或部分手指；还可同时移植第 2、第 3 足趾再造两个手指；更有应用双足同时切取多个足趾及蹲趾皮甲瓣，一期同时再造多个手指者。近年来手术方法不断更新，应用范围越来越广，成功率越来越高。

足趾移植再造手指的优点：足趾移植再造手指手术能一次完成，疗程短，减轻了患者的多次手术痛苦和经济负担；再造的手指长度适中，具有指甲，外形较佳；再造手指具有正常血液循环，血供好，术后 4～6 周即可恢复功能练习，且再造指不畏寒；再造手指可伸、屈、捏、握，恢复了再造指应有的功能；并能恢复原来手指的感觉功能，触觉灵敏，且能出汗；用拇甲皮瓣再造拇指，其外形近似原拇指；再造手指同时可一期完成虎口、指蹼的修复与重建，而切取有限的足趾后对供足功能无明显影响。

二、健康教育

(一)意外的严重创伤，使患者，内心充满恐惧、焦虑，担心截趾影响生活，再造指不能成活反而加重创伤。应耐心向患者解释手术方法及成功率，手术的可行性及术后功能恢复的重要性。介绍同类康复期患者功能锻炼情况和手术效果。使患者稳定情绪，树立信心。针对性地做好健康教育，使患者对自己的伤情、治疗方法及治疗过程中应注意配合的事项，如戒烟酒、卧位、睡姿、肢体放置等有充分了解，并自觉配合。

(二)向患者及家属解释功能锻炼的重要性，功，能锻炼应循序渐进，不能操之过急，每个动作都要做到位，达到应有的目的。功能训练宜在理疗或热水浸浴后进行，并先作数十次用力的握、伸拳运动作为准备活动。

(三)教育患者在再造指感觉功能未恢复之前，应注意保护患指，不能用患指试水温，以防止烫伤；冬天应戴上棉手套，外出时可将患指置于胸前棉衣内，防止冻伤。

第四节　皮瓣移植技术

一、概述

随着显微外科技术的不断发展，在创伤显微外科领域中皮瓣移植技术已得到广泛的应用，它是修复创伤组织缺损的一个重要治疗方法。

(一)皮瓣移植术的定义

传统的定义为：在身体的一部分切取创面所需要的皮肤和皮下组织，并在切取过程中保留部分组织与身体相连，用于覆盖另一部位创面的方法。被切取用来覆盖创面部分称为皮瓣，保留与身体相连的部分称为皮瓣蒂，接受移植物的创面称为受区，提供皮肤或皮下组织来源的部位称为供区。较新的概念为：为了覆盖创面并替代组织缺损，用于恢复外观与功能的组织移植方法。

(二)皮瓣移植的特点

皮瓣移植早期的存活完全依赖于蒂部的血液供给，皮瓣蒂是皮瓣早期存活的生命线。不同的皮瓣，其蒂部的构成不同。传统皮瓣蒂由皮肤和皮下组织构成。轴型皮瓣蒂可以由带有轴心血管在内的皮肤和皮下组织构成，也可以仅由一组血管一血管蒂构成。既可以保留血管蒂作局部的转移，也可以切断血管蒂移至远位受区，并与受区的动、静脉行血管吻合使皮瓣得以存活。后者称为皮瓣的游离移植。

(三)皮瓣移植的适应征

1.有骨、关节、肌腱、大血管、神经干等组织裸露的创面，且无法利用周围皮肤直接缝合覆盖时，应选用皮瓣修复。

2.拇指、手指再造均需以皮瓣为基础，再配合支撑组织的移植。

3.手及手指的先天性或外伤后缺损需功能重建。

4.手部瘢痕挛缩畸形，瘢痕切除矫正畸形后有骨骼、肌腱外露者，或瘢痕切除后进行肌腱、神经、骨骼修复后的创面。

5.手部慢性溃疡伴有骨骼、肌腱外露经病灶清除后的创面。

(四)皮瓣的血液供应

皮瓣动脉的来源可直接起源与深部的动脉干，也可以由深部动脉干的分支发出，按起源的不同，可将皮瓣动脉分为3种。

1.直接皮动脉　起源于深部的动脉干，动脉发出后，没有肌支至肌肉，而直接供应　皮瓣。

2.肌皮动脉　起源于肌皮动脉，进入肌肉后，除发出一些肌支到肌肉外，另有分支穿出肌肉而至皮瓣。这种供应皮瓣的分支称为肌皮动脉皮支。

3.混合动脉　是指由深部动脉干发出的动脉分为两种分支，分别供应肌肉和皮瓣，互不交错。其中到皮瓣的分支，称为混合动脉皮支。

皮瓣动脉的走行随部位不同而有差异。穿过深筋膜进入皮下组织后，主干在皮下组织中按原方向继续前行，并逐渐发出分支，供皮瓣的各层组织。动脉在各层组织中的分支，在口径上有粗细之分，在分布上有疏密之别。皮瓣中除真皮网状层的血管较稀少外，其余各层的动脉较丰富，且动脉间的吻合也很明显，有的是较粗大的动脉干之间的弓状吻合，有的是小分支之间的网状吻合，这为保证皮瓣的血液供应起到了重要的作用。

(五)皮瓣的分类

按皮瓣血液循环的类型分类。

1.随意型皮瓣　随意型皮瓣也称任意皮瓣，是由血供特点决定的，即在皮瓣中不含轴型血管，仅有真皮层血管网、真皮下层血管网，有时也带有皮下层血管网，但没有携带动脉轴心血管。

(1)局部皮瓣(又称邻接皮瓣)　是利用缺损区周围皮肤及软组织的弹性、松动性和可移动性，在一定条件下重新安排局部皮肤的位置，以达到修复组织缺损的目的。可分为：滑行推进皮瓣、旋转皮瓣、交错或易位皮瓣。

(2)邻位皮瓣　与缺损区不相连，供皮瓣区与缺损需修复区之间有正常的皮肤或组织器官。另一种类型是皮下蒂皮瓣通过隧道至邻近的缺损区。

(3)远位皮瓣　当缺损局部与邻位均无合适的正常皮肤组织可利用，或局部组织利用后外形破坏较明显，而修复后功能与外形改善并不明显时，可考虑用身体较远处、较隐蔽的部位作为皮瓣供区，即远位皮瓣。它包含直接皮瓣、直接携带皮瓣。

2.轴型皮瓣

(1)一般轴型皮瓣　轴型皮瓣又称动脉性皮瓣，即皮瓣内含有知名动脉及伴行的静脉系统，并以此血管作为皮瓣的轴心，使之与皮瓣的长轴平行。

(2)岛状皮瓣　仅有轴心血管为蒂，除该血管蒂外，其余的皮肤、皮下组织都被切断，其血供仅靠轴心血管来维持。

(3)肌皮瓣　是一种复合组织瓣，即利用身体某块肌肉(或一部分肌肉)连同其浅层的皮下组织皮肤一并切下，用于较大创面缺损的修复及肌肉功能的重建。

(4)游离皮瓣(吻合血管的游离皮瓣)　为通过小血管吻合技术，将皮瓣内的轴心血管与受区血管吻合，一期原位移植成活的轴心皮瓣。皮瓣的长度和面积的设计，不仅根据轴心血管的灌注压，更重要的是受区小动脉灌注压的影响。由于轴心血管的解剖特点，轴心血管皮瓣又可分为直接皮动脉皮瓣、肌间隙血管皮瓣、肌间隔血管皮瓣以及主干带小分支血管皮瓣。

(5)含血管蒂的皮肤复合组织游离移植　即采取皮瓣时由于受区的需要，同时将供区的肌肉、骨骼等组织和皮瓣一起作为移植组织，其血供靠供给皮瓣的血管来供给。

(六)皮瓣的选择原则

皮瓣移植修复创面是显微骨科临床应用的重要技术，其发展快、种类多、应用广泛。修复创面除了传统应用的各种皮片移植、局部转移皮瓣、皮管修复外，仅带蒂皮瓣、游离皮瓣、肌皮瓣全身就有70余种，皮瓣的选择首先要考虑恢复功能，使患者术后能恢复工作和进行正常生活，因此，皮瓣的选择应遵循以下原则。

1.皮瓣的血液循环要好，外观正常，无炎症，无瘢痕，质地优良，有韧性，弹性好，切取范围够大，并能恢复感觉。

2.能够用邻近皮瓣修复并能收到与远位皮瓣移植修复相同效果时采用邻近皮瓣。

3.能够用不吻合血管的皮瓣并能收到与吻合血管的游离皮瓣相同的效果时，应选用不吻合血管的皮瓣。

4.只能用次要部位的皮瓣移植修复重要部位，不可用重要部位修复次要部位。

5.既要考虑受区形态(包括皮色、质地、厚度、毛发等情况)与功能(感觉等)，又要考虑尽可能地减少供区形态和功能的损害。

6.皮瓣血管的解剖位置恒定，变异少，血管蒂要有足够长度，血管口径较粗以便与受区血管吻合。皮瓣所能切取的范围应足够大，皮瓣的长宽均应比创面大2cm左右，以免缝合张力过大影响皮瓣的血液循环。

7.供区部位隐蔽，切取方便，最好切取后供区能直接闭合。

8.修复足部、手部的皮肤缺损时，供区的皮瓣内最好包含可供吻合的感觉神经，以利于术后皮瓣感觉的恢复。

总之，皮瓣移植必须根据患者的年龄、性别、职业、全身情况、受区条件以及患者愿望等，做到成活率高、形态与功能好、操作简便、患者痛苦少、病程短、花钱少等。

(七)移植组织供区准备

1.供区移植的组织内必须包含有一条知名血管及其伴行的静脉或其邻近的一条知名静脉。

2.供区移植组织内的血管应无病变，血管床良好。如切取足部组织时，必须在术前检查足背动脉搏动是否有力，可用多普勒血流仪及B超进行检查，左右侧对比，以提供更为详细的客观资料。

3.供区选择为四肢时，为保护移植组织的血管，避免在供区进行静脉注射。

(八)移植组织受区准备

1.受区创面的准备　外伤后新鲜创面，必须彻底清创。有骨折者，可做好内固定，以避免骨折端刺伤已缝好的血管；有肌肉、神经、血管断裂、缺损者应先做修复；有慢性溃疡的受区，术前应做创面分泌物的细菌培养及药物敏感试验；全身和局部应用有效抗生素，术中应首先切除溃疡病灶及其周围的瘢痕组织，直达正常组织为止。

2.受区血管的选择　吻合后的受区动脉将是组织的供血动脉，受区的静脉将是移植组织回流静脉。受区的动脉和静脉应平行或相邻，近，一条动脉应有两条或两条以上的静脉相搭配；受区血管的口径应与移植组织血管口径相一致，便于端端吻合，使移植组织获得最大的流速、流量及灌注压；选择血管吻合的部位，以方便术中操作，避免吻合后受压和扭曲；移植皮瓣的动脉与肢体较主要的动脉行端端吻合后，应不影响受肢远端的血液循环；

(九)皮瓣移植的方法

将新鲜创面彻底清创，慢性溃疡创面或瘢痕组织切除后，估计创面的大小，选择适当的供区设计皮瓣，皮瓣的长、宽均应比创面大2cm。按照每个皮瓣的不同解剖特点，切取带血管蒂的皮瓣并移至创面区，皮瓣边缘与创面边缘固定数针，将皮瓣血管蒂的动、静脉分别与受区的动、静脉端端吻合。观察皮瓣的血液循环良好后，再将皮瓣边缘与创面边缘完全缝合，皮瓣下放置引流。术后用松软敷料包扎，石膏托固定。皮瓣处开小窗，以便观察皮瓣血液循环状况。

(十)皮瓣断蒂

皮瓣在转移到受区，经过3周左右就与受区重新建立血液循环，这时将皮瓣蒂部切断，并切除剩余组织或缝回原供区，这一手术操作过程称为皮瓣断蒂术。

除局部皮瓣、部分轴型皮瓣或岛状皮瓣，以及吻合血管的游离皮瓣不必断蒂外，较多的皮瓣在带蒂转移后需行断蒂术。皮瓣转移后，在无继发出血、血肿形成，无感染，无血液循环障碍等并发症情况下，3～4周左右可断蒂；专家建议：皮瓣转移后5～6天起即可开始进行皮瓣蒂部血循环阻断训练。可从5分钟或10分钟开始，训练2～3次／天，时间逐渐延长，直到血循环阻断1小时以上无血循环障碍表现时，即可安全断蒂。

二、健康教育

1.告知患者及家属保持情绪稳定，防止患者激动、愤怒、忧虑，以免血管痉挛。进高蛋白、高营养、易消化食物，多吃新鲜蔬菜、水果。保持大便通畅，不憋尿，教会患者预防便秘的方法，必要时给予开塞露通便。

2.患者不饮用含有咖啡因的液体，如咖啡、茶水、可乐等；同室病友及家属禁止在室内吸烟，吸烟的患者，在术前 1 周就要戒烟，术后避免直接或间接吸烟，以免引起血管收缩。

3.强调术后正确体位的重要性，绝对卧床 2 周，保证皮瓣的血液循环。教会患者及家属观察皮瓣血运的方法，如皮瓣颜色变浅或呈紫红色，都应及时告之医护人员，以便及时处理。特别是夜间和凌晨，是血管危象高发时段。

4.把有关疼痛、疼痛的评估、使用的药物、缓解疼痛的方法及缓解疼痛的重要性告知患者及家属，纠正患者的错误观念。

5.出院指导　告知患者出院后皮瓣的感觉尚未恢复正常，仍需注意保护皮瓣，防止烫伤或冻伤。冬天避免用热水袋等物给皮瓣区取暖，外出时用棉罩或其他保暖物品保护皮瓣。为防止局部瘢痕增生，出院后 6 个月内皮瓣移植处需用弹性绷带加压包扎。对于皮瓣尚未断蒂出院的患者，嘱其注意保持皮瓣附近皮肤的清洁、干燥，每日用酒精棉球擦拭早晚一次，防止溃烂和感染。定期复查，皮瓣断蒂在术后 3～4 周进行。

（万新河　陈洪杰）

第十三章　周围神经血管损伤

第一节　周围血管损伤

一、概述

血管损伤是四肢复合性损伤的伴发损伤，在现代工农业迅速发展，交通运输繁忙的时期四肢血管损伤也较常见。血管损伤，尤其是大的、主要的血管损伤后可立即发生大出血而危及生命和肢体的存活。因此在处理四肢骨、关节、肌肉、神经等损伤时，应高度注意有无血管损伤。

(一)病因

任何直接或间接暴力均可引起开放性或闭合性血管损伤。

1.直接损伤

(1)切割伤、刺伤、子弹和弹片伤。

(2)医源性注射、插管造影、腔内治疗和手术等。

(3)骨折、脱位造成挤压及挫伤等。

(4)绷带、石膏固定不妥造成缩窄伤。

2.间接损伤

(1)动脉痉挛。

(2)过度伸展性撕裂伤。

(3)过力性损伤。

(4)疾驰减速伤(降主动脉)。

(二)分型

1.血管断裂

(1)完全断裂　血管完全性断裂，多有大出血。动脉断裂可引起短时喷射样大出血，常伴有休克，甚至死亡。伤道狭小而曲折时，出血较少但可形成较大的张力性血肿。,

(2)部分断裂　视血管壁撕裂程度及状态不同其临床表现差别甚大。动脉收缩使裂口呈持续开放，常发生大出血。因此，出血比完全断裂更为严重，即使暂时停止，还有再度出血的危险。动脉部分断裂后，少数可形成假性动脉瘤或动静脉瘘。

2.血管痉挛　血管痉挛主要是由于血管壁上交感神经纤维受刺激所引起的防御性反射的结果。因损伤、骨折端或异物的压迫刺激，甚至较长时间的暴露、寒冷刺激均可引起。血管痉挛时远侧动脉搏动减弱或消失，肢体出现麻木、发冷、苍白等缺血症状。血管，痉挛反应可持续数小时或24小时以上，长时间血管痉挛常导致血流中断，血管栓塞，甚至造成肢体坏死。

3.血管壁挫伤　动脉壁挫伤后可发生血管痉挛、血栓形成，还因血管壁较弱可继发外伤性动脉瘤。因无外出血现象，血管挫伤易被忽视。

4.血管受压　动脉严重受压可使血流完全受阻，血管壁也因此受损伤，引起血栓形成，造成远端肢体坏死。

5.假性动脉瘤　动脉部分断裂而投射物人口又较小时，动脉出血为局部张力所限，形成搏动性血肿。4～6 周后因机化而形成包囊，囊内壁为新生血，管内膜所覆盖，成为假性动脉瘤。检查时可发现局部有肿块并有“膨胀性”搏动。

6.动静脉瘘　伴行的动、静脉同时部分受损，其内腔发生直接交通，动脉血大部分不经毛细管床而直接流入静脉，即形成动静脉瘘。患处可摸到和听见连续性细震颤和杂音，收缩期增强，如瘘孔小而远离心脏，全身症状不明显，早期易被忽视。但后期因局部静脉压高，表浅静脉充盈，致远端循环较差。如瘘孔大而近心脏，动脉血经“短路”回心，脏，使心脏负担加重而逐渐扩大，可出现心力衰竭，如果压迫“瘘孔”或瘘的近端动脉，健肢动脉压立即恢复，心率变慢，这叫做“脉搏迟缓试验”。

(三)临床表现

1.出血　肢体主要主管断裂或破裂均有较大量出血。开放性动脉伤出血呈鲜红色，多为喷射性或搏动性出血。如损伤的血管位置较深，可见大量鲜红色血液从创口涌出。闭合性血管损伤时，损伤部位肢体常因内出血而显著肿胀，时间稍长者有广泛皮下淤血，偶尔形成张力性或搏动性大血肿。

2.低血压及休克　出血较多者因血容量减少，可出现低血压并导致失血性休克及创伤性休克。四肢动脉损伤休克发生率为 35%～38%。

3.肢体远端血供障碍

(1)肢体远端动脉(如桡动脉、足背动脉等)搏动消失或甚微弱。检查时应注意勿将检查者自己手指的血管搏动误认为伤员的血管搏动。肢体暴露于寒冷气候或伤员处于休克状态时，远侧动脉搏动亦可变弱或摸不清，应注意两侧对比。在侧支循环丰富的部位，即使肢体主要血管损伤或不通，远端有的仍可摸到脉搏。侧肢循环不丰富部位的主要动脉损伤，若为不完全断裂而伤部血流尚未中断，有时远端仍可触及动脉搏动，但常较对侧为弱。绝不可因远端有脉搏存在而排除主要动脉损伤的可能性。

(2)皮肤苍白　是远端肢体完全缺血或直供严重不足的表现。主要血管虽受损伤而远段肢体仍有一定量血供者，皮肤苍白不明显。

(3)皮肤温度下降　应在同样条件下与健侧对比。如用皮肤温度计测量，皮肤较健侧低 3°以上才有意义。夏季室温高于皮温时，用皮肤温度计测量即无意义。

(4)毛细胞血管充盈时间延长　肢体供血严重不足或完全中断时，远端毛细血管充盈时间显著延长或充盈不明显，但应注意，在发生静脉阻塞后发生动脉阻塞的伤肢，因毛细血管和小静脉床中有淤血留存，肢体虽无血循环，毛细血管充盈时间仍可为正常或接近正常，但这类充盈呈暗红色，与正常充盈颜色不同，应注意鉴别。

(5)疼痛　是神经对缺血的早期反应。远端肢体疼痛严重时，应考虑缺血的可能性。

(6)感觉障碍　随着缺血时间的延长，肢体由疼痛转入感觉减退、麻木，最后感觉可完全丧失。但感觉减退或丧失也可能是神经损伤的结果。其鉴别要点是：缺血引起的感觉障碍多呈套式，而神经损伤引起的感觉障碍则与神经分布相一致。

(7)运动障碍　肌肉对血运很敏感，缺血时间稍长，肌肉运动减退以至完全丧失。下肢神经对缺血极为敏感，下肢神经缺血时脚趾背伸障碍出现最早。运动障碍也可能是运动神经缺血损伤所致。

(8)远端无活动性出血　如经上述观察和检查仍不能确定肢体有无血循环，可在伤肢末端(手指或足趾)消毒后用粗针或小尖刀刺一小伤口，观察有无活动性出血和出血的颜色。无出血或仅有少量出血随即中止者，均为血运丧失的表现。

(9)搏动性血肿　闭合性动脉伤或伤口小而深的开放性血管伤，在伤口被血块或肿胀的软组织堵塞时，可因内出血而形成搏动性血肿。这种情况多出现于较粗而压力高的血管，如，股动脉、腘动脉、锁骨下动脉和腋动脉等，后期可形成假性动脉瘤。

(四)诊断

四肢血管损伤的诊断，主要根据受伤史和临床检查，应做到诊断及时准确，防止漏诊，早期处理。

1.详细询问病史及周密的体格检查　了解创伤的性质、部位、方向和深度。体格检查时必须暴露四肢及胸、腹部，全面检查及对比两侧肢体。

2.多普勒超声检查　不但可以了解患肢是否有血流，还可测量节段性压力，判断患肢缺血程度。

3.动脉造影术　可显示血管狭窄、阻塞、夹层或造影剂逸出等血管损伤的表现。早期血管伤如诊断定位明确，一般均可不作动脉造影。对诊断、定位困难的病例，有条件时可作动脉造影术，藉此有时尚可发现动脉多处伤。对晚期血管伤、假性动脉瘤或动静脉瘘，应作动脉造影，以明确损伤部位、范围和侧支循环情况。

4.手术探查　临床症状显示主要动脉伤可能性较大而不能确诊的病例，应立即作血管造影术或手术探查，虽有阴性探查可能，但如漏诊或延误处理，可造成肢体或生命丧失，在急性肢体缺血情况下，不应采取消极观察与保守治疗。

(五)治疗

血管伤处理的目的，首先在于通过及时止血、纠正休克，挽救伤员生命。其次是做好伤口的清创，完善处理损伤血管，争取尽早恢复肢体循环，以保全肢体，减少残疾。同时应认真处理好骨关节及神经等合并伤，以改善肢体功能。

1.急救止血　有指压法、加压包扎法、止血带法、钳夹止血法、血管结扎法，应根据不同情况进行选择。指压法为止血的短暂应急措施。可用于颈总、肱、股及颞动脉等处，对判断为肢体主要动脉损伤、出血迅猛需立即控制者，可用手指或手掌压迫出血动脉的近侧端。应将血管压向深部骨骼，随即用包扎法或其他方法止血。四肢血管伤大多可用加压包扎止血。包扎后应抬高患肢，注意观察出血情况和肢体远侧循环，迅速送至有条件医院做终极外科处理。对股动脉、腘动脉和肱动脉引起的大出血，不能用加压包扎止血时，应立即使用止血带。但应注意正确使用止血带，掌握好止血带使用的适应证、上止血带的部位、时间和松紧度。若止血带使用不当，可带来严重并发症，以致肢体坏死、肾功能衰竭，甚至死亡。如可能在伤口内用止血钳夹住出血的大血管的断端，连止血钳一起包扎在伤口内，迅速护送。对无修复血管条件而需长途护送者。可先作初步清创，结扎血管断端，缝合皮肤，不上止血带，迅速护送到有修复血管条件的医院处理。这样可减少感染机会，防止出血和长时间使用止血带的不良后果。

2.治疗休克和多发伤　肢体血管损伤大约有33%的病例出现休克。出血多少与动脉大小、完全或不完全断裂及治疗是否及时、适当有关。应先止血，纠正休克，同时迅速处理危及生命的多发伤，然后进行血管伤的处理。在处理血管伤的过程中亦常有出血，应及时输血补液，恢复血容量和血压，纠正脱水和水电解质失调。

3.清创及血管修复术 及时完善的清创术，是预防感染和成功地修复组织的基础。应争取6～8小时内尽快地做好清创术。清创术应在止血带下进行，去除污染、异物、失活及坏死组织，以防感染。如清创不彻底，即使血管修复完善，亦可因伤口感染或组织坏死，使血管外露、感染、出血而导致失败。四肢血管伤约有1/3合并骨折，合并骨折及神经伤的约有1/6，这些合并伤可增加截肢率和处理上的困难。对四肢主要血管损伤都应争取修复血管，恢复肢体循环，而不采用血管结术。动脉结扎术的适应证如下。①肢体组织，损伤广泛而严重，不能修复或修复后也不能保存肢体，应结扎血管和截肢。②病情危重，有多处重要脏器伤，不能耐受血管修复术。③缺乏必要的血管修复技术或输血血源，应做好清创，结扎动脉断端，迅速转送到有条件的医院，争取修复血管。④非主干动脉伤，如尺、桡动脉之一或胫前、胫后动脉之一断裂，另一血管完好，可试行结扎损伤主管，但如结扎后肢体循环受影响仍应修复血管。

4.深筋膜切开术 是处理四肢主要动脉伤的重要辅助治疗措施。因骨折、血管损伤、软组织挫伤和感染等，静脉回流受阻，使肢体筋膜间隙内压力增大，肢体高度肿胀，肌肉、神经缺血，早期切开深筋膜可使血管、神经和肌肉减压及引流。减少肢体和肌肉的坏死率。尤其在血管伤处理较晚及伴有小腿肌肉挫伤，局部肿胀严重的血管伤，易发生肌肉坏死，甚至引起肾功能衰竭，更需及早作深筋膜切开术。

二、健康教育

1.保持良好心态，积极配合各项操作和护理。

2.早期(术后2周内)预防感染，促进软组织愈合，多做深呼吸和健侧肢体活动，绝对卧床休息，禁止主动和被动吸烟。

3.中期(术后4～6周内)，防止关节僵硬，肌肉萎缩和神经肌腱的粘连，主动活动为主。

4.后期(术后6周以后)促进神经功能的恢复，主动和被动活动各关节，局部可用磁疗、超短波理疗等方法。

第二节 周围神经损伤

一、概述

周围神经损伤虽不会危及生命，但可引起严重的肢体功能丧失。离断神经的再连接是神经功能恢复的必要条件。公元200年，Galen首先讨论了神经组织有再生的可能性，1608年Ferrara首先发表了第一篇修复离断神经的文献。显微外科技术在周围神经修复领域中的应用，使得神经功能的恢复有了很大的提高。

(一)病因

1.牵拉伤 如上肢被皮带卷入致伤。

2.对撞伤 如被快速汽车撞击肩部或肩部被、石所击伤。

3.切割伤或枪弹伤、挤压伤。

4.如锁骨骨折或肩锁部被挤压。

5.产伤 分娩时胎位异常或产程中牵拉致伤。

(二)分类与分度

1943 年 Seddon 提出将神经损伤分为 3 种类型。

1.神经断裂　神经完全断裂，临床表现为完全损伤，需手术吻合。

2.神经轴突断裂　神经轴突完全断裂，但鞘膜完整，多因神经受轻度牵拉伤所致，不需手术处理。

3.神经失用　神经轴突和鞘膜完整，电反应正常，神经功能传导障碍，有感觉减退，肌肉瘫痪，但营养正常，多因神经受压或挫伤引起，大多可以恢复。如骨折压迫神经，需复位或手术解除神经压迫。

1968 年初 Sunderland 根据神经损伤的不同程度将其分为 5 度。

一度：仅神经传导功能丧失，无解剖学损伤。

二度：轴索断裂但神经鞘无断裂。

三度：轴索和神经鞘均断裂。

四度：神经束断裂。

五度：神经横断伤。

(三)临床表现

1.运动功能障碍　神经损伤后，损伤平面以远的支配区及相应的肌群运动功能呈现不同程度的丧失。其程度取决于神经损伤的程度和类型。所支配的肌组织呈现弛缓性瘫痪。

2.感觉功能障碍　神经损伤后，在其支配区内出现不同程度的感觉障碍，包括痛觉、触觉、温度觉及两点辨别觉的改变。

3.植物功能障碍　神经损伤后，其支配区内出现无汗、血管麻痹，竖毛反应丧失，皮肤变薄、萎缩、干裂、溃疡，指甲扭曲、干裂，甚至脱落。甚至可出现较为明显的骨质疏松。

4.肢体畸形　在臂丛神经不全损伤时，支配区肌肉松弛无力，在拮抗肌的作用下，可出现特殊的肢体畸形。

5.生理反射消失　当神经损伤时，正常的生理反射消失。但是，要注意只要反射弧的任何部分损伤都可导致反射消失，因此生理反射消失并不能作为神经损伤程度的判断标准。

6.烧灼性神经痛　神经损失后，可以出现支配区域程度不同的异常疼痛，呈烧灼样疼痛的程度与损伤程度不成比例。

7，血管及重要脏器合并损伤　若为锐器或火器伤及臂丛神经时，可合并致命性的大出血或血气胸；继发于锁骨骨折时，也偶可发生类似情形。

(四)诊断

主要依靠详细的病史和仔细的临床体检。肌电图、神经传导速度测定等检查有助于早期明确诊断。

1.肌电图检查　损伤早期(2 周内)此项检查无诊断意义；神经损伤 2～4 周后可出现纤颤电位和正相电位，无运动单位电位出现；神经再生后，纤颤电位和正相电位消失，出现少量运动单位电位，最后出现相似的干扰相；若无再生发生，纤颤电位和正相电位也会消失。

2.神经传导速度测定　神经部分损伤时，传导速度减慢；完全断裂时，传导速度为零。此外，可判断损伤部位和神经再生情况。临床意义大于肌电图。

3.其他检查　淀粉碘实验及出汗实验等均有一定的临床意义。

(五)治疗

影响神经再生和肌肉功能恢复的因素很多，以外伤原因和时间因素的影响最为显著，故强调早期处理。

1.非手术疗法　非手术疗法的目的是为神经和肢体功能恢复创造条件，伤后和术后均可采用。

(1)解除骨折端的压迫　骨折引起的神经损伤，多为压迫性损伤，首先应采用非手术疗法，将骨折手法复位外固定，以解除骨折端对神经压迫，观察 1～3 个月后，如神经未恢复再考虑手术探查。

(2)防止瘫痪肌肉过度伸展　选用适当夹板保持肌肉在松弛位置。如桡神经瘫痪可用悬吊弹簧夹板，足下垂可穿丁字鞋等。

(3)保持关节活动度　预防因肌肉失去平衡而发生的畸形，如足下垂可引起马蹄足，尺神经瘫痪引起爪状指。应进行被动活动，锻炼关节活动度，每日多次。如关节发生僵硬或挛缩，虽神经有所恢复，肢体功能也不会满意。

(4)理疗、按摩及适当电刺激　保持肌肉张力，减轻肌萎缩及纤维化。

(5)锻炼尚存在和恢复中的肌肉，改进肢体功能。

(6)保护伤肢，使其免受冻伤、烫伤、压伤及其他损伤。

2.手术治疗

(1)周围神经的修复有 3 个可供考虑的修复时机。

1)一期缝合或在伤后 1 个月时修复。

2)伤后 2 个月时探查修复。

3)伤后 3 个月时探查修复。但臂丛神经的挫伤和牵拉损伤应观察更长时间，4 个月后如无恢复迹象方考虑探查。

(2)神经修复的方法

1)神经松解术

2)神经吻合术

3)神经移植术

二、健康教育

(一)向患者强调保持石膏拖有效固定的作用和意义，保证修复后神经处于无张力状态，嘱患者不要随意取下或拆除外固定，避免缝合的神经在愈合前发生再断裂。

(二)向患者说明神经恢复需较长时间，应对治疗有信心。

(三)对于手部感觉丧失的患者进行安全教育

1.避免接触热、冷和锐器物品。

2.避免使用小把柄的工具。

3.抓握物品不宜过度用力。

4.使用工具的部分经常更换、预防某一部位的皮肤有过多的压力。

5.经常检查手部皮肤有无受压征象。

(四)出院指导　周围神经损伤的患者很难做到从发病到完全康复都住院治疗，出院后继续康复训练尤为重要。

1.有条件的患者可以每日或隔日来医院理疗，以后可以每周来复查一次，如病情加重、矫形器不适、皮肤破损等立即就诊。

2.指导患者保护无感觉区，经常想到无感觉区，每日检查皮肤有无发红、水疱、烫伤、青肿、抓伤、切伤等，对自主神经功能障碍者，可在温水内浸泡20分钟，涂上油膏，每天一次，可防止皮肤干燥和皲裂。劳动或工作时戴手套，保护患手不受烫伤或冻伤，穿合适的、有垫子的鞋，行走距离不要太长，不要赤脚行走。

3.生活技能训练　鼓励患者参与家务活动，尽量生活自理，尽可能活动，如缝纫、做木工、做工艺品及进行娱乐等。

（武立 孙瑞）

第十四章　脊柱损伤

第一节　颈椎骨折

一、概述

在颈椎骨折中，约 80％好发于第 4～6 颈椎节。急性外伤性椎间盘突出，则好发与第 3～4。第 2 颈椎以上的颈椎部分属上颈椎，不仅解剖关系特殊，临床症状复杂，且损伤后的现场及入院前死亡率高，其中寰枕关节及齿状突骨折各占 40％，而下颈椎仅占 10％左右。第 3 颈椎至第 7 颈椎称为下颈椎，发生骨折脱位较上颈椎多见。

(一)病因

颈椎由于强力过度屈曲、伸展、压缩引起骨折或脱位，常累及颈脊髓而造成高位截瘫。

1.寰枢椎骨折与脱位　在颈椎屈曲型损伤时，寰椎横韧带断裂，环椎向前脱位，也可枢椎齿突基底部发生骨折、寰椎向前脱位。两种情况均可引起脊髓损伤。枢椎齿突基底部骨折时，也可能因当时寰椎移位不明显，而被忽视，骨折未能及时固定而不愈合或延迟愈合，患者开始活动时，可发生寰椎迟发性脱位或截瘫。寰枢椎亦可发生伸展型骨折—脱位，暴力垂直向下击于头部，挤压侧块，寰椎前、后弓较薄弱，可发生骨折。

2.Hangman 骨折　暴力方向多来自下颌部，以致引起颈椎后仰、并于第 2 颈椎椎弓根部形成强大的剪应力，超过局部承载负荷时则发生该部位骨折。目前主要见于高速公路上的交通事故(急刹车时颈部过伸)及跳水意外。

3.颈椎半脱位　比较多见。可因汽车急刹车，乘客头部受惯性作用，猛向前倾引起。这种损伤易被忽视，可引起截瘫。

4.颈椎椎体骨折　多发生于第 5～7 颈椎体，由于强力过度屈曲引起。常合并脱位及椎间盘急性突出，引起脊髓损伤。

5.颈椎脱位　多由屈曲性损伤引起。下一椎体的前缘被压缩后，脱位之椎体向前移位，一侧或两侧椎间小关节可发生交锁，脊髓常被挫伤或压迫。

(二)分类

上颈椎骨折与脱位大体分为枕颈关节损伤，寰椎骨折，寰枢脱位(见图 15-1)，齿

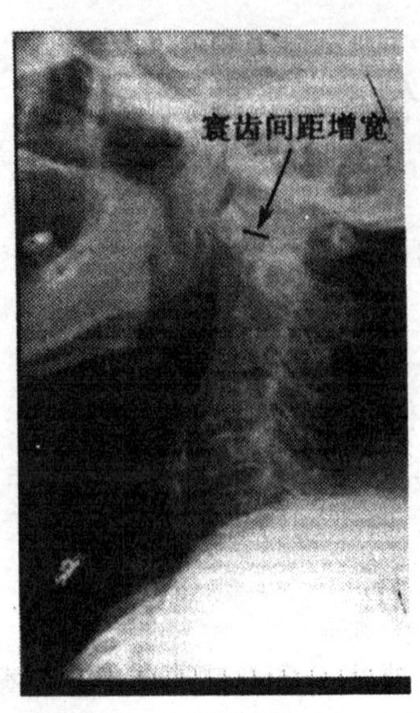

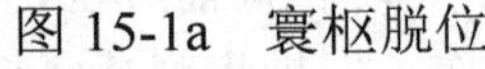

图 15-1a　寰枢脱位

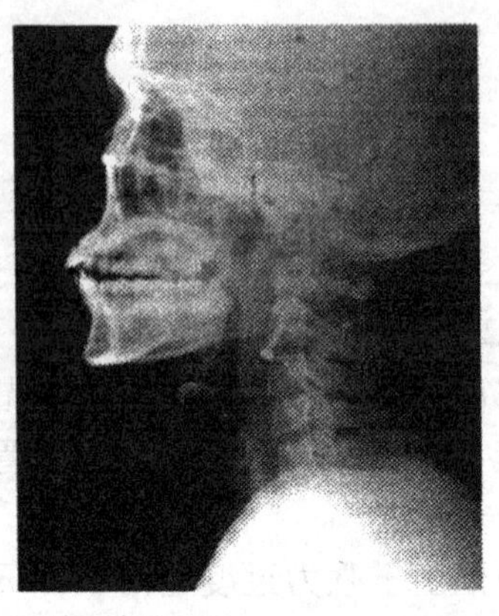

图 15-1b　寰枢脱位手术后

状突骨折(见图 15-2)，Hangman 骨折。下颈椎骨折脱位包括多种损伤：颈椎椎体楔形压缩性骨折、椎体爆裂性骨折、颈椎半脱位、颈椎单侧或双侧小关节脱位、颈椎后脱位及颈椎骨折脱位等。

(三)临床表现

1.死亡率高　如暴力较强，作用迅猛，易因颈髓高位损伤而死于现场或运送途中。

2.颈部不稳感　患者自觉头颈如折断似的不稳，不敢坐起或站立，喜用双手托住头部。

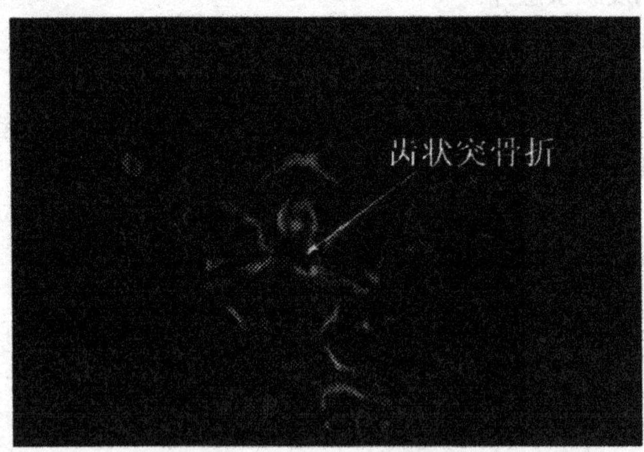

图 15-2　齿状突骨折

3.颈痛及肌肉痉挛。

4.颈部活动受限。

5.被迫体位　如双侧关节均有脱位时，头颈呈前倾斜体位；如一侧关节脱位，头向健侧旋转并向患侧倾斜。这种体位加重了活动受限的程度，包括张口困难。

6.其他　如局部压痛、吞咽困难、发音失常等，脊髓神经受累时，则出现相应的症状及体征。

(四)诊断

1.有严重外伤史，如从高空落下，重物打击头、颈、肩或背部，跳水受伤，塌方事故时被泥土、矿石掩埋等。

2.临床表现和体征 如前所述。

3.影像学检查 X线平片检查包括正侧位片，寰枢椎脱位者应加拍张口位片。CT和MRI检查有助于对骨折脱位类型的诊断，以及对脊髓损伤的判断。

(五)治疗

及早解除对脊髓的压迫是保证脊髓功能恢复的首要问题。治疗目的是复位并获得脊柱的稳定性；预防未受损神经的功能丧失并促进神经功能的恢复；获得早期的功能恢复。

1.急救搬运 要有专人托扶头部，沿纵轴向上略加牵引，使头、颈随躯干一同滚动。或由伤员自己双手托住头部，缓慢搬移。严禁随便强行搬动头部。睡到木板上后，用砂袋或折好的衣物放在颈的两侧加以固定。

2.非手术治疗 若有其他严重复合伤，应积极治疗，抢救伤员生命。颈椎骨折脱位压缩或移位较轻者，无神经压迫的稳定型颈椎损伤，用颌枕吊带在卧位牵引复位。复位后随即用坚固的头颈胸支具固定，固定时间约3个月。

3.手术治疗 无论有无神经损伤，对不稳定的颈椎损伤一般都需手术治疗。手术的目的在于早期获得颈椎的稳定性，并恢复或扩大损伤节段的椎管，防止以后慢性压迫的出现。可通过前路、后路或前后路结合。对陈旧性寰枢椎后脱位且引起脊髓腹侧压迫者，可采用前方经口腔入路手术。

二、健康教育

主要针对有颈髓神经功能受损导致的截瘫患者及家属。

(一)压疮的预防，

向患者及家属介绍压疮发生的机制、好发部位及预防知识，了解预防压疮的重要性，主动配合翻身。指导家属掌握翻身的要求、方法、间隔时间。翻身时保持脊柱平直，头、脊柱、下肢成直线，以防翻身不当造成不应有的损伤。保持床单干净、平整、无渣屑。使用便器时，注意不要擦伤皮肤。无感觉部位禁用冷、热敷，防止冻伤和烫伤。

(二)泌尿系感染的预防

指导患者及家属参与制定导尿管的开放时间。受伤2周内保持导尿管持续开放，以使膀胱内不积存尿液，减少膀胱壁受损。2周后改为间歇性开放。鼓励患者每日饮水2000ml以上。指导家属掌握预防尿路感染的措施，学习用按压法训练反射性排尿功能。

(三)肺部感染的预防

患者因咳嗽无力、排痰困难、呼吸道分泌物潴留而引起肺内感染。要鼓励患者深呼吸，有效咳嗽、咳痰。翻身时，叩击背部，有助痰液排出。教会家属叩击背部的方法和要求。

(四)肌肉萎缩的预防

向患者及家属讲解功能锻炼的重要性，指导患者进行关节主动或被动活动、肌肉按摩，鼓励做力所能及的生活自理工作，以预防关节僵硬和肌肉萎缩。

(五)出院指导

告知患者出院后3个月内起床活动时需佩戴颈托或穿戴支具，避免颈部前屈、左右旋转。平卧睡眠时头颈两侧仍需用2kg沙袋或米袋制动，以防内固定松动。于术后3、6、12个月拍片复查随访，了解内固定效果和植骨融合程度。

第二节　胸椎骨折

一、概述

胸椎骨折与脱位占脊髓损伤首位。由于胸椎椎管矢状径小，一旦发生骨折与脱位，其脊髓受损率达50%以上，尤以椎体爆裂性骨折为甚。胸椎的骨折脱位多为严重的高能损伤所致，可产生完全性神经损伤，同时易并发颅脑或胸部损伤，在病情观察时应注意。

(一)病因

1.椎体单纯压缩骨折　为临床最常见类型，由高处坠落屈曲纵向暴力所致，前柱压缩，中、后柱不变。

2.椎体爆裂骨折　主要是与脊柱平行暴力所致，可同时伴有旋转移位，椎体后部常向后凸，脊髓损伤伴发率最高。

3.剪力型脱位　来自与脊柱纵轴垂直的暴力，使脊柱强烈屈曲，同时使上段椎骨向前移位。椎体前部压缩或崩裂，后方韧带，断裂，关节突骨折或脱位。

(二)分类

由于暴力不同引起的损伤类型较多，且对脊柱三柱的影响不同，脊髓和脊神经根受累程度的差异，使分类意见不一。目前大多数学者倾向于以脊柱三柱理论为依据进行分类。

1.稳定性损伤　指三柱中有前中或中后两柱完整者。包括胸椎椎体单纯性、楔形压缩性骨折，横突骨折，棘突骨折。

2.不稳定损伤　即三柱中有二柱破坏者。包括椎体爆裂性骨折，椎体严重楔形变伴小关节半脱位，伸展型骨折，Chance骨折，剪力型脱位，椎弓根峡部骨折。

(三)临床表现

1.局部疼痛，压痛、叩击痛。

2.椎旁肌紧张，腰背活动受限，不能翻身起立。

3.受损部位棘突后凸或出现成角畸形。

4.腹胀、腹痛　主要因胸腰椎骨折所致的后腹膜血肿刺激腹腔神经丛引起腹肌反射性紧张或痉挛。

5.急性尿潴留　因脊髓损伤或后腹膜血肿刺激引起膀胱括约肌反射性痉挛所致。

6.脊髓损伤表现　包括完全性和不完全性脊髓损伤。表现为损伤平面以下的感觉、运动、反射、内脏功能部分丧失。其Frankel功能分级根据运动和感觉的情况可分为五级：A无运动和感觉；B有感觉但无运动；C保存无功能的运动；D保存有功能的运动；E完全正常。

(四)诊断

1.外伤史及临床表现。

2.神经系统检查　除脊柱本身损伤外，须全面检查脊髓神经功能，确定脊髓损伤平面。包括感觉与运动检查、反射检查、肛门检查。

3.影像学检查　X 线检查可确定骨折部位及类型。CT 检查判定移位骨折块侵犯椎管程度和发现突入椎管的骨块或椎间盘。磁共振检查对判定脊髓损伤状况极有价值。

4.体感诱发电位　是测定躯体感觉系统(以脊髓后索为主)的传导功能的检测法。

(五)治疗

若有其他严重复合伤，应积极治疗，抢救伤员生命。然后根据脊柱的稳定程度可采用保守治疗和手术治疗。

1.保守治疗　适用于单纯压缩骨折，高度>50%，单纯棘突或横突骨折，稳定性骨折无神经损伤者。

2.手术治疗　目的是解除脊髓神经压迫，纠正畸形并恢复脊柱稳定性。适用于对不稳定型脊柱骨折，椎体压缩超过 1 / 2 以上、畸形角大于 20°。方法有后路椎弓根内固定技术、前路经胸手术、脊髓神经减压手术、胸腔镜下微创手术等。

3.合并脊髓损伤的药物治疗

(1)皮质激素　损伤 8 小时内应用可明显改善完全性和不完全性脊髓神经损伤的功能。临床上常大剂量应用甲基强的松龙，首次剂量可达 30mg/kg，15 分钟内静脉滴入，隔 45 分钟后采用 5.4mg / kg 静脉点滴，维持 24 小时。

(2)渗透性利尿　可排除脊髓损伤后细胞外水肿。常用 20%甘露醇或 50%葡萄糖。

(3)神经节甘脂　在脊髓损伤 48～72 小时给予 100mg/d，持续 3～4 周。

二、健康教育

1.向患者与家属宣教早期功能锻炼的重要性　术后 24 小时开始进行四肢各关节的主动运动，截瘫患者行双下肢被动运动。并进行肌肉按摩，由远端到近端，促进血液循环，预防关节僵硬、肌肉萎缩、深静脉血栓形成，并能通过消耗体能来促进食欲。3～4 次 / 天，每次 20~30 分钟 / 次，循序渐进，以能耐受为度。

2.预防呼吸道感染　每天做深呼吸有效咳嗽、勤翻身、叩背、有痰要咳出，防止着凉，戒烟、清洁口腔、注意空气流通、减少探视。如痰液黏稠时可予雾化收入。

3.排便训练　截瘫患者长期卧床可出现腹胀、顽固性便秘。指导患者进食高纤维素食物，多饮水，适当使用缓泻剂，促进肠蠕动预防便秘。因腹胀可影响呼吸，避免患者超过 3 天无大便导致腹胀，应及时予肛管排气或灌肠。当患者有便意时指导患者用腹压引发排便动作，每天固定时间训练。

4.腰背肌锻炼　可增强腰背肌肉力量和脊柱稳定性，对提高手术效果和改善术后生活质量有积极意义。术后 3 天指导进行腰背功能锻炼，方法有挺胸、仰卧五点支撑法和俯卧、燕式锻炼。

5.出院指导　嘱患者出院后功能锻炼应持之以恒，但应注意循序渐进，避免劳累。加强饮食营养增强体质。为保证内固定的稳定性，3 个月内起床下地活动时必须穿戴支具，站立行走时间不宜过长。定期门诊复查，如有腰背部不适及时就诊。

第三节　腰椎骨折

一、概述

由于胸腰段位于相对固定的胸椎与活动度更大的腰椎之间，从功能上作为运动应力支点而更易于损伤。临床上占所有脊柱骨折、脱位的 90% 以上，其中 70% 以上发生于胸、腰段(以第 12 胸椎、第 1 腰椎为最多)。除了骨结构损伤外，胸腰椎骨折经常伴有脊髓，圆锥，马尾的损伤，引起截瘫甚至死亡，并可严重影响内脏的解剖和生理变化。

(一)病因

压缩性骨折，主要是来自头、足方向的传达暴力使脊柱骤然过度屈曲所形成，由于脊柱的屈曲位受伤，外力集中到一个椎体前部，同时又受到上、下椎体的挤压，故该椎体被压缩而呈楔形，并向后移位，损伤脊髓或马尾神经。若影响到皮质脊髓侧束或前束时，则出现痉挛性截瘫；影响到脊髓前角细胞或马尾神经时，则产生弛缓性截瘫。下肢感觉均消失。

(二)分类

1.Denis 的脊柱三柱分类系统.特别强调中柱的重要性，将骨折分为四个类型，适用于脊柱骨与软组织结构的损伤。

(1)压缩骨折　造成前柱的损伤而中柱保持完整，对于严重的压缩骨折，认为可造成后柱的张力性损害。

(2)爆裂骨折　可伴有神经损伤。是由于轴向负载力造成的前柱、中柱的损伤。又分为 A、B、C、D、E 共 5 种亚型。

(3)安全带型骨折　因旋转轴位于脊柱前方的屈曲外力所造成后柱与中柱的张力性损害，偶伴有前柱的部分压缩。

(4)骨折脱位　是在压力、张力，旋转或剪力的作用下产生的三柱损害。

2.McAfee 等分类　将骨折分为 6 种类型。

(1)楔形压缩骨折　仅前柱受损。

(2)稳定性爆裂骨折　仅有前柱和中柱受损。

(3)不稳定爆裂骨折　除上述外还有后柱损伤。

(4)Chance 骨折　以前纵韧带前方为轴的屈曲力作用的结果，造成了水平方向的撕脱伤。

(5)屈曲牵张型骨折　屈曲轴位于前纵韧带后方且伴有前柱、中柱的压缩，而后柱则在张力作用下发生损伤。

(6)平移骨折　脊柱三柱在剪力作用下损伤。

(三)临床表现

1.局部疼痛，压痛、叩击痛。

2.椎旁肌紧张，腰椎活动受限，不能翻身起立。

3.受损部位棘突后凸或出现成角畸形。

4.腹胀、腹痛　主要因骨折所致的后腹膜血肿刺激腹腔神经丛引起腹肌反射性紧张或痉挛。

5.急性尿潴留　因脊髓损伤或后腹膜血肿刺激引起膀胱括约肌反射性痉挛所致。

6.腰髓损伤表现　受累平面以下出现感觉、运动及肛门、膀胱括约肌功能障碍。腰骶椎的损伤可造成马尾神经的受压、挫伤或断裂，表现为下肢的弛缓性瘫痪、感觉丧失及会阴区括约肌功能障碍。

(四)诊断

1.依据外伤史和临床表现。

2.神经系统检查　除脊柱本身损伤外，须全面检查脊髓神经功能，确定脊髓损伤平面。包括感觉与运动检查、反射检查、肛门检查。

3.影像学检查　X线检查可确定骨折部位及类型。CT检查判定移位骨折块侵犯椎管程度和发现突入椎管的骨块或椎间盘。磁共振检查对判定脊髓损伤状况极有价值。

(五)治疗

若有其他严重复合伤，应积极治疗，抢救伤员生命。然后根据脊柱的稳定程度可采用保守治疗和手术治疗。

1.保守治疗　适用于单纯压缩骨折，高度>50%，单纯棘突或横突骨折，稳定性骨折无神经损伤者。

2.手术治疗　目的是解除脊髓神经压迫，纠正畸形并恢复脊柱稳定性。适用于对不稳定型脊柱骨折，椎体压缩超过1／2以上、畸形角大于20°。方法有后路椎弓根内固定技术、前路经腹手术、脊髓神经减压手术。近年也有学者采用经皮微创手术。

二、健康教育

1.功能锻炼　对保守治疗患者要详细讲解卧硬板床和早期腰背肌锻炼的必要性和重要性，以取得合作。可在骨折部垫厚枕，使脊柱过伸，并通过腰背肌锻炼达到治疗目的。手术治疗患者在拔除切口引流管后可进行下肢双侧股四头肌的舒缩锻炼，逐渐开始腰背肌力量锻炼。应按患者年龄、伤势、体质及精神状态而行。争取在伤后3～6周内，完全达到功能锻炼要求。

2.自我心理调节　病程在2～3个月后，截瘫患者某些功能改善的速度缓慢，此时容易产生不能康复，就此致残的绝望心理。此时患者的自我心理调节能力及家属的关心与鼓励尤为重要。护士应告知患者此类疾病的功能恢复需要一个漫长的过程，在取得患者与家属配合的情况下，给患者制定一个行之有效的康复计划、训练方法、讲解预期目标，增强患者的信心，建议有条件者转入社区康复治疗。

3.预防肺部感染　截瘫患者因长期卧床体位改变少、呼吸不深，可发生坠积性肺炎。要经常变换体位，使肺得以自体运动；鼓励患者做全身的锻炼，如扩胸运动、深呼吸、做有效的咳嗽动作，定期翻身拍背，促进肺内分泌物和积痰排出。

4.预防关节僵硬和肌肉挛缩　适时正确的功能锻炼对保持关节灵活性、促进全身神经肌肉系统的功能恢复有重要作用。故术后第2天就要进行双上肢的伸屈、内收、外展锻炼，5～6次／天，即使对完全瘫痪的肢体也要树立信心，3～4次／天给患者做双下肢按摩、做被动运动，防止术后畸形，减轻肌肉萎缩。

5.预防褥疮　胸腰椎压缩性骨折后，由于骨折疼痛，患者不敢翻身，腰骶部、足跟、双侧肩胛部长期受压，局部缺血而产生压疮。为防止压疮的形成，护理上要做好宣教工作，教会患者及家属掌握翻身技巧，定时按摩肩部、背部、骶尾部等骨突部位，促进血液循环，增强皮肤的抵抗力。使用便盆时，不要硬塞，应将患者臀部抬起，指导患者腰腾空，再将便盆放入。

6.预防泌尿系感染　患者卧床后，膀胱长期处于固定位置不动，尿内碱性残渣沉积膀胱底部，不易随尿液排出，久之可引起泌尿系感染。要鼓励患者多饮水，每日 2000ml 以上保持排尿通畅。保持尿道口和会阴部的清洁卫生，女性患者会阴清洁 2 次 / 天。

7.出院指导　嘱患者出院后功能锻炼持之以恒，但应避免劳累，防止外伤；加强营养增强体质，详细讲解下地活动时间的重要性。为保证内固定的稳定性，3 个月内起床下地活动时必须穿戴支具，站立行走时间不宜过长。3 个月后开始练习弯腰前屈，坚持卧硬板床。定期门诊复查，如有腰背部不适或下肢麻木感及时就诊。

第四节　创伤性高位截瘫

一、概述

由于脊髓是支配人体感觉、运动等的低级中枢，脊髓损伤后患者大多合并有不同程度的四肢或双下肢、马尾的功能障碍，临床上称为“截瘫”。颈椎骨折、脱位合并颈髓第 1～4 节段损伤，脊髓断裂造成损伤平面以下一切感觉、运动及自主神经功能消失，称高位截瘫。

(一)病因

脊髓损伤是脊柱骨折或者脱位直接导致的后果，脊髓损伤的程度取决于椎体受伤移位压迫的情况。当椎体骨折脱位或附件骨折时，移位的椎体、碎骨片、椎间盘等组织突入椎管，可直接压迫脊髓引起局部水肿和缺血变性等改变。根据不同程度的损伤，可造成不完全性瘫痪和完全性瘫痪。重度损伤，可发生硬脊膜外血肿，随着血肿的被吸收，大部分功能可恢复，仅留有少部分后遗症。极严重的损伤，可发生脊髓完全横断，神经细胞被损坏，神经纤维断裂，造成不可恢复的终身瘫痪。

(二)分类

脊髓断裂分为不全性损伤和完全性损伤。

1.不全性断裂　根据损伤程度的不同，在脊髓休克期过后，患者可出现脊髓半切损伤综合征、前脊髓综合征、后脊髓综合征、中央脊髓综合征。

2.完全性断裂　破坏了脊髓的传导和低级中枢的功能，表现为损伤平面以下的感觉、运动功能完全丧失，而且脊髓再生能力差，预后差。

(三)临床表现

严重外伤后，脊髓损伤平面以下的感觉、运动、反射、括约肌和自主神经功能均出现障碍。而脊髓损伤的部位与所造成的残障程度有着密切的关系。如第 3 颈椎和第 4 颈椎损伤后表现为四肢瘫痪，会影响到呼吸功能而导致死亡；第 5 颈椎平面以下损伤，由于膈神经未受累，所以仍可维持呼吸，而上肢活动功能丧失；第 6 颈椎平面损伤，肩部能活动，能屈肘，但不能伸肘、伸腕，手指不能活动。第 7 颈椎平面损伤，则第 8 颈椎和第 1 胸椎处神经受累，该神经支配的小鱼际肌肉瘫痪，能伸肘、伸腕，不能屈无名指、小指和对掌。

(四)诊断

脊髓损伤严重程度的诊断是确定治疗方案和判断预后的重要依据，对评价各种治疗方法的实际价值也有重要意义。

1.神经学检查　包括截瘫指数法，Frankel 分级法，国际脊髓损伤神经分类标准等。

2.影像学检查　在所有影像学检查中，MRI 能准确评价损伤范围，对脊髓损伤提供最直接的有价值的资料。脊髓损伤后 MRI 信号变化可分为出血型、水肿型、混合型。

3.诱发电位检查　包括体感诱发电位，运动诱发电位，皮层体感诱发电位等检查。

(五)治疗

1.全身治疗　对减少早期病死率非常重要。在全身治疗中保持呼吸道通畅、保证供氧、预防并发症、维持血液循环和水电解质平衡是早期应重视和处理。

2.药物治疗

(1)皮质激素　损伤 8 小时内应用可明显改善完全性和不完全性脊髓神经损伤的功能。临床上常大剂量应用甲基强的松龙，首次剂量可达 30mg / kg，15 分钟内静脉滴入，隔 45 分钟后采用 5.4mg / kg 静脉点滴，维持 24 小时。

(2)渗透性利尿　可排除脊髓损伤后细胞外水肿。常用 20%甘露醇或 50%葡萄糖。

(3)神经节甘脂　在颈脊髓损伤 48～72 小时给予 100mg/d，持续 3～4 周。

(4)其他　如神经营养因子、氧化剂和自由基清除剂、钙离子阻滞剂等。

3.高压氧治疗　在损伤早期 4～6 小时为治疗黄金期。可提高组织含氧量，促进脊髓中胶原形成。

4.手术治疗　有颈椎前路减压植骨融合术、脊椎后路手术、胸腰段骨折前路手术、胸腰段骨折后路手术等。

二、康复教育

1.功能锻炼和重建　近年来人们也用功能重组来解释脊髓损伤后肢体运动功能的恢复问题。即认为在正常情况下脊髓内已经存在的神经网络，在脊髓损伤后通过一定的功能锻炼可以发生功能重组，但应强调，这种功能重组具有“功能依赖性”也就是依赖于功能锻炼，否则就不能出现肢体运动功能的恢复。要做好患者及家属的思想工作，充分调动患者积极性持之以恒，使患者的功能损害减少到最低限度，早日回归社会。

2.泌尿系统的康复　脊髓损伤后膀胱括约肌失去神经支配后发生尿潴留、尿路感染，严重者可导致患者死亡。脊髓损伤患者神经性膀胱治疗的最终目的是尽早建立自主排尿节律，不施行或少施行导尿，尽可能提高患者生活质量。目前常采用手法训练，在拔除导尿管后，要定时按摩下腹部膀胱区，由轻到重从下腹部慢慢向下推按，直到膀胱内尿液全部排出为止。在发达国家普遍采用间歇性导尿，已成为急慢性脊髓损伤患者最常见的方法。间歇性导尿可使患者相对处于不带导尿管状态，以便膀胱周期性扩张刺激膀胱功能的恢复。

3.呼吸系统的康复　脊髓损伤患者长期卧床或呼吸肌运动障碍，呼吸道分泌物排出不畅，可引起肺部感染。应每天勤做深呼吸和有效咳嗽。

4.胃肠功能的康复　可提供足够的热量、蛋白质以恢复细胞免疫功能，增强肌体免疫力，减少伤后感染的发生。如患者无明显腹胀，应尽可能在伤后 1～2 天开始进食，并辅以静脉营养，以维持肠黏膜的完整性和免疫功能。患者因脊髓神经损伤和长期卧床，肠蠕动减慢而易发生便秘，鼓励患者保持每日饮水量在 1500ml 以上、多食富含粗纤维的蔬菜、水果，教会家属以脐为中心顺时针方向环形按摩腹部 3～4 次 / 天，15～30 分钟 / 次，也可给予热敷，养成定时排便的习惯，保证每 2～3 天解大便 1 次，必要时可应用润滑剂或缓泻剂。

5.心理康复　几乎所有的脊髓损伤患者在伤后均有严重的心理障碍，包括极度抑郁、烦躁、甚至发生精神分裂症。因此必须与家属协同向患者进行细致耐心的沟通，多给予鼓励性语言，帮助患者建立信心。同时加强安全防护，应特别对家属强调，截瘫患者因皮肤感觉丧失，加上行动不便，在家中不仅要防止烫伤、冻伤、跌伤、碰伤等意外伤害，而且要预防自伤、自杀等情况。不可长时间无人陪伴，若暂无人陪伴，各种用具应方便患者拿取，物品放置应牢靠。对脊髓损伤导致瘫痪的患者，社会上应给予关心和帮助，使其能够接受残障，有独立生存下去的勇气。

（万新河　苏琦）

第十五章　脊柱退变性疾病

第一节　颈椎病

一、概述

颈椎病是指颈椎间盘退变本身及其继发性椎间关节退变刺激或压迫临近组织，所致脊髓、神经、血管损害而出现各种症状和体征。颈椎位于头颅和活动度较小的胸椎之间，活动度大，以第5～6和6～7颈椎间的椎间盘活动度最大，容易受到慢性损伤，产生退行性变。颈椎病是一种常见病，好发于中老年人，男性多于女性。

(一)病因

1.颈椎的退行性变　这是颈椎病发病的主要原因。

(1)椎间盘变性　是颈椎病发生与发展的主要因素，椎间盘变性后由于其形态的改变而失去正常的功能，影响或破坏颈椎骨性结构的内在平衡，并直接涉及椎骨本身的力学结构。

(2)韧带—椎间盘间隙的出现与血肿形成　变性的椎间盘突向韧带下方引起韧带和骨膜与椎体周边骨皮质间分离，形成了韧带一椎间盘间隙，因同时伴有局部微血管的撕裂与出血而形成韧带—椎间盘间隙血肿，此血肿可直接刺激后纵韧带上窦椎神经而引起症状。

(3)椎体边缘骨刺形成　血肿的机化和钙盐沉积，形成突向椎管或椎体前缘的骨刺。

(4)颈椎其他部位的退变　小关节变性，黄韧带增生肥厚，前纵韧带和后纵韧带增生和骨化。

(5)椎管矢状径及容积减小　由于髓核后突、韧带内陷和小关节增生松动引起。

2.发育性颈椎椎管狭窄　发育性颈椎椎管狭窄是颈椎病的发病基础。

3.慢性劳损　慢性劳损是颈椎骨关节退变的最主要因素，主要原因如下。

(1)不良的睡眠体位。

(2)不良的工作姿势。

(3)不适当的体育锻炼。

4.头颈部外伤　颈椎病约有半数的病例的发病与外伤有关。外伤的种类有：

(1)交通意外；

(2)运动性损伤；

(3)生活与工作中的意外；

(4)医源性意外；

(5)灾害意外。

5.咽喉部炎症　诱发颈椎病的症状出现或加重病情。

6.颈椎的先天性畸形。

(1)先天性椎体融合。

(2)第1颈椎发育不全或伴有颅底凹陷症。

(3)颈椎韧带钙化。

(4)棘突畸形。

(二)分型

颈椎病的分类随着该学科学术水平的发展而逐渐深化，也正处于不断认识中。目前的分型标准是根据患者的症状或症候群特点来确定，即首先归纳患者的主诉及临床表现特点，再根据颈椎病累及的组织进行分型，分为以下六型。

1.颈型　本型实际上是各型颈椎病的早期阶段，处于颈椎椎节退变的初期。大多表现为局部疼痛、颈部不适感及活动受限。

2.神经根型　本型较多见，因单侧或双侧脊神经根受刺激或受压所引起，主要表现为和颈神经根相一致的感觉、运动及反射改变。

3.脊髓型　本型较前两型少见，但症状严重。因为其主要压迫或刺激脊髓及伴行血管而出现脊髓神经的感觉、运动、反射及排便功能障碍。

4.椎动脉型　本型较脊髓型颈椎病略为多见。是因为各种机械性与动力性因素致椎动脉受到刺激和压迫，导致血管狭窄、折曲而造成以椎基动脉供血不全为主要症状的症候，群。

5.食管压迫型　本型又称吞咽困难型颈椎病，临床上较少见。主要由于椎间盘退变继发前纵韧带及骨膜下撕裂、出血、机化、钙化及骨刺形成所致。主要表现为吞咽障碍。

6.混合型　临床上较多见，前述 5 种颈椎病类型中有 2 型以上存在于同一个患者身上时。

(三)临床表现

1.颈型　以颈部酸、痛、胀及不适感为主，颈部活动受限，颈部生理曲度减弱或消失。

2.神经根型　颈椎棘突或棘突间压痛或扣痛阳性，受累椎节的脊神经根分布区的根性痛及麻木和根性肌力障碍，压颈试验和上肢牵拉试验阳性。

3.脊髓型　表现手足无力及麻木，下肢发紧行走不稳易跌到，足踏棉花感，手部不能做精细动作，持物易跌落，下肢、胸部及腹部有束带感，重者大小便不能排空，尿潴留或尿失禁，甚至瘫痪。曲颈试验阳性，生理反射异常，如膝放射及跟腱放射亢进，出现病理反射，如 Hoffmann 征及 Babinski 征阳性。

4.椎动脉型　椎基动脉供血不全症状，表现为偏头痛，耳鸣、听力减退及耳聋，眩晕，记忆力减退，视力减退模糊及复视，发音不清及嘶哑，自主神经症状，精神症状。

5.食管压迫型　早期吞服硬质食物有困难感及食后胸骨的烧灼刺痛感，逐渐影响吞服软食和流质。X 线片显示椎体前缘有骨刺形成。

6.混合型　表现为以上五型的症状和体症。

(四)诊断

1.病史　详细了解与患病有关的情况，如外伤史，慢性劳损，询问疾病发生的时间及发展过程，了解以往该病的治疗过程及效果。

2.体格检查　颈部压痛，活动受限，生理曲度减弱或消失，压颈试验和上肢牵拉试验阳性，曲颈试验阳性，膝放射及跟腱放射亢进，Hoffmann 征及 Babinski 征阳性。

3.辅助检查　摄颈椎正侧位及斜位片，可显示椎间隙狭窄，椎间孔变窄，曲度变直或不稳，椎体后缘增生，椎间盘间隙变窄，钩椎关节及小关节增生。CT 及 MRI 椎体后缘骨质增生，椎间盘的变性突出，黄韧带肥厚，椎管矢状径狭窄，硬膜囊脊髓受压。

(五)治疗

1.非手术治疗

(1)非手术治疗的适应证 神经根型颈椎病，颈型颈椎病，早期脊髓型颈椎病，手术治疗后的恢复期治疗，实验性治疗。

(2)非手术治疗的方法 颈椎牵引；颈椎制动，包括石膏围领及颈围；轻手法按摩；避免有害的工作体位，如长时间低头者；保持良好的睡眠休息体位，睡眠中保持正确的睡姿和睡枕的合适高度；理疗、封闭疗法、针灸及药物外敷。

2.手术治疗适应证 颈椎髓核突出及脱出者，以椎体后缘骨质增生为主的颈椎病，颈椎不稳症，吞咽困难型颈椎病，后纵韧带骨化症。

二、健康教育

1.功能锻炼 肢体能活动的患者均要求作主动运动，以增强肢体肌肉力量，对肢体不能活动者，应协助并指导其家属做好各关节的被动活动，以防肌肉萎缩和关节僵硬。功能锻炼根据脊髓受损的程度、运动感觉功能情况，以及患者的年龄、体质，进行功能康复评估，确定功能锻炼目标。术后第 1 天，开始进行患者的肩、肘、腕、手指、下肢的髋膝踝和足趾的主被动功能锻炼，目的是促进神经和肌肉的恢复，增加血液循环，防止静脉血栓形成。术后 3～5 天可带颈围下地活动，进行四肢肌力训练、坐位和站立位平稳训练、步行功能训练、膀胱功能和大便功能训练以及日常生活活动能力等训练。活动顺序是：平卧时先带好颈围、床上坐起、床边站立、有人协助离床、自己行走。要循序渐进练习，保持头颈部中立位，避免突然转动头部。术后 8～12 周时，行颈、肩部轻手法按摩和颈部肌肉的等长收缩训练，逐步加强颈部的肌力。脊髓型颈椎病脊髓受压损害后，可造成脊髓病手指间肌麻痹，致手指并拢及握拳障碍。因此，主要应锻炼手的捏与握的功能。方法有拇指对指练习，手握拳然后用力伸指，手指练习外展内收，用手指夹纸，揉转石球或核桃，捏橡皮球或拧毛巾。

2.日常生活指导 改善长期低头工作条件，枕头的高度以头部压下后与自己的拳头高度相等或略低，重视颈部外伤的治疗，即使是颈椎一般的损伤、挫伤、落枕也不能忍痛任之，应给予及时治疗，防止发展成颈椎病。保持颈椎自然状态，女性在家务劳动中，勿长时间弯腰、屈背、低头操作，休息时如看电视。也应避免头颈过伸、过屈或倾斜。勿用颈部扛、抬重物，直接压力最易发生颈椎骨质增生。乘车时抓好扶手，系好安全带，以防紧急刹车扭伤颈部。积极预防和治疗咽喉炎或上呼吸道感染，因为上述疾病也是颈椎病发病的诱因之一。

3.出院指导 患者出院后颈围固定 3~6 个月，松紧适宜，颈围解除也需要一段时间的适应，如先在夜间睡眠时或锻炼时取下，然后间断使用颈围，直到解除。遵医嘱服用神经营养药。坚持四肢功能锻炼。饮食应富含钙质、高营养。定期复查，复查时间为术后 1 个月、3 个月、6 个月、12 个月。

第二节 颈椎间盘突出症

一、概述

颈椎间盘突出症是指由于颈部突然的过度活动或持续不良体位以及椎间盘发生退行性变，

致使椎间盘纤维环破裂，髓核后突引起颈髓和神经根受压而引起的一系列临床表现。本病多为急性发病，少数病例为缓慢发病。以前由于检查手段的限制，难以确诊，随着 CT、MBI 等现代检查手段的广泛应用，对本病的认识和确诊率也不断提高。

(一)病因

1.颈部损伤　颈椎过伸性损伤可引起进侧椎体向后移位，屈曲性损伤可使双侧小关节脱位或半脱位，使椎间盘后方张力增加，引起纤维环破裂，髓核突出压迫颈髓或神经根。是本病的主要原因。

2.椎间盘退行性变　随着年龄的增长，椎间盘逐步脱水及弹性降低，当遭受外力时椎间盘内压力增高，髓核突出直接压迫颈髓或神经根。

(二)分类

1.按突出物的部位及症状可分为两种类型

(1)中央型　指髓核从椎节后方中央突向椎管内，表现为以颈髓受压引起四肢肌力减弱和感觉障碍。

(2)侧方型　指髓核向侧方突出，表现以根性痛为主。

2.按发病情况可分为3型

(1)急性颈椎间盘突出症　本型最多见，急性发病，并有脊髓或神经根受压的临床表现。

(2)外伤性颈椎间盘突出症　首先有明显的外伤史，伤前无任何症状的健康人，外伤后立即出现脊髓或神经根受压的临床表现。

(3)慢性颈椎间盘突出症　缓慢或亚急性起病，大多数由于连续劳累后，尤以多日埋头书写者多见。除出现颈椎椎节局部症状外，主要表现为颈髓或颈神经根受压体征。

(三)临床表现

1.颈髓受压的表现，颈椎间盘中央突出后，可出现四肢不完全性或完全性瘫痪，大小便异常，四肢腱反射亢进，病理反射阳性，突出平面以下感觉减退或消失。

2.颈神经根性疼痛的表现，重要症状为颈部疼痛，活动受限，疼痛放射至颈肩部，一侧上肢疼痛或麻木，肌力无明显改变。

3.体格检查可发现头颈部处于僵直位，颈部活动受限，下颈椎棘突和肩胛部有压痛，并可表现椎间孔挤压试验阳性及根性牵拉实验阳性。

(四)诊断

1.病史　详细了解患者发病情况，如颈部急性外伤史，多日伏案书写等。

2.体格检查　颈部僵直，活动受限，下颈椎棘突和肩胛部压痛，四肢腱反射亢进，病理反射阳性。

3.辅助检查　如疑有颈椎间盘突出，应摄颈椎正位、侧位及动力位 X 线片，CT 检查对本病的诊断有帮助，但 MRI 检查对颈椎间盘突出症具有更重要的价值。

(五)治疗原则

1.非手术治疗　非手术治疗是治疗本病的基本方法，适用于轻型病例，也适用手术治疗的术前准备和术后康复。

(1)颈椎牵引　取坐位或卧位，用四头带牵引。主要适用于侧方型颈椎间盘突出症，.对中央型也可选用，但在牵引过程中，如果锥体束症状加重，应及早进行手术。在牵引过程中使颈椎微屈曲位，切忌颈椎过伸。

(2)颈围保护 用颈围保护限制颈部过度活动，增加颈部的支撑作用和减轻椎间隙的压力。

(3)理疗和按摩 对轻型病例可以选用，但按摩推拿时手法要正确，否则会加重病情，甚至引起瘫痪。

(4)药物治疗 可应用抗炎镇痛药，如西乐葆及扶他林等。

2.手术治疗 适用于反复发作，非手术治疗无效；出现脊髓压迫症状者。

二、健康教育

1.术后功能恢复及重建与功能锻炼密切相关，应对功能锻炼引起足够的重视。注意观察患者肢体感觉恢复情况，根据患者的具体恢复情况，指导其进行四肢功能训练。瘫痪的肌肉和关节进行被动运动，未瘫痪部分肌肉和关节作主动运动。练习应循序渐进，避免操之过急，要量力而行。

2.肢体功能锻炼 对未瘫痪患者一般术后第 2 天就可协助患者练习四肢伸屈活动；但练习时切勿使颈部扭曲或震动，第 3 天可让患者自主活动四肢，并在颈托保护下在床上取半卧位，并逐渐下床活动，注意刚下床活动时应有专人陪同，以防患者跌倒。对伴有四肢不完全性或完全性瘫痪患者，为防止肌肉挛缩和关节僵硬，在做被动锻炼的同时进行四肢肌肉按摩，术后早期给上、下肢肌肉按摩和行关节的被动活动，肌肉应按摩 5~6 次 / 天，20~30 分钟 / 次，关节的被动运动只需少量即可，但每一次被动活动必须达到最大的幅度。上肢主要锻炼手的握与捏功能，恢复肌肉力量。下肢主要加强屈髋、屈膝及踝关节的肌肉锻炼，以保证下肢负重与行走的功能。锻炼的原则：主动活动为主，被动活动为辅。

3.出院指导 出院时嘱患者颈围佩带时间 3 个月，术后 3 个月门诊复查。讲明出院后继续康复训练的重要性，注意颈部勿作剧烈运动，防止再损伤。3 个月复查 X 线摄片如颈椎融合良好，去颈围固定，但一定时间内仍不可长时间低头或仰头，卧位时，取头略后仰为宜。

第三节 腰椎间盘突出症

一、概述

腰椎间盘突出症是指因腰椎间盘变性、破裂后髓核突向后方或突至椎板内，致使相邻组织遭受刺激或压迫而出现的一系列临床症状。腰椎间盘突出症为临床上最为常见的疾患之一，占下腰痛患者的 10%～15%，男性与女性之比是 7：1~12：1，多见于青壮年，虽然腰椎各节段均可发生，但以第 4~5 腰椎为最多见。

(一)病因

腰椎间盘在脊柱的负荷与运动中承受强大的压力，大约在 20 岁以后，椎间盘开始退变，并构成腰椎间盘突出症的基本病因。此外，腰椎间盘突出症与下列因素有关。

1.外伤 外伤是腰椎间盘突出的重要因素，特别是儿童与青少年的发病，与之关系密切。

2.职业 职业与腰椎间盘突出的关系十分密切，例如，驾驶员长期处于坐位和颠簸状态，从事重体力劳动者和举重运动员过度负荷，椎间盘内压力增大。

3.遗传因素 腰椎间盘突出有家族性发病的报道，而有些人种的发病率较低。

4.腰骶先天异常　腰骶椎畸形可使发病增高，包括腰椎骶化、骶椎腰化、半椎体畸形等。

(二)分型

根据髓核突出的部位和方向不同，可将其分为两大型：椎体型和椎管型。

1.椎体型腰椎间盘突出包括：①前缘型；②正中型。

2.椎管型腰椎间盘突出包括：①中央型；②中央旁型；③侧型；④外侧型；⑤最外侧型。

(三)临床表现

1.腰痛　绝大部分患者有此症状，主要是由于变性的髓核进入椎体内或后纵韧带处，引起化学性和机械性神经根炎，以持续性腰背部钝痛为多见，有些也表现为腰背部痉挛性剧痛。

2.下肢放射痛　主要是因为突出的椎间盘对脊神经根造成化学性和机械性刺激，表现为腰部至大腿及小腿后侧的放射性疼痛或麻木感。肢体麻木多与下肢放射痛伴发。

3.肢体冷感　少数患者自觉肢体发冷、发凉。

4.间歇性跛行　主要是因为髓核突出的情况下可继发椎管狭窄。

5.肌肉麻痹　多因根性受损使所支配的肌肉出现程度不同的麻痹症。

6.马尾神经症状　主要表现为会阴部麻木和刺痛感，排便和排尿困难。

7.体格检查　可发现腰椎生理曲度改变，腰背部压痛和叩痛，直腿抬高试验阳性。

(四)诊断

1.病史　详细了解与患病有关的情况，例如有无外伤，从事何种职业，治疗经过等。

2.体格检查　观察患者步态，是否跛行，腰椎生理曲线，脊柱是否出现侧突，直腿抬高试验等。

3.辅助检查　摄腰椎正侧位、斜位片，CT、MRI 检查，对有马尾神经损伤者行肌电图检查。

(五)治疗

1.非手术治疗　首次发病者、较轻者、诊断不清者以及全身及局部情况不宜手术者。方法包括卧床休息，卧床休息加牵引，支具固定，推拿、理疗、按摩，封闭、髓核溶解术。

2.手术治疗

(1)诊断明确，经正规非手术治疗无效并影响工作和生活者。

(2)马尾神经损伤严重。

(3)症状虽不严重，但久治无效，影响步行和剧烈活动者。

(4)伴有椎管狭窄者。

二、健康教育

(一)向患者说明术后功能锻炼对恢复腰背肌的功能及防止神经根粘连的重要性。因为虽然手术摘除了突出的髓核，解除了对神经根的压迫和粘连，但受压后(尤其是病程较长者)所出现的神经根症状以及腰腿部功能恢复，仍需一个较长的过程，而手术又不可避免的引起不同程度的神经根粘连，进行功能锻炼对防止神经根粘连，增加疗效起着重要作用，科学合理的功能锻炼，可促进损伤组织的修复，使肌肉恢复平衡状态，改善肌肉萎缩，肌力下降等病理现象，有利于纠正不良姿势。功能锻炼的原则：先少量活动，以后逐渐增加运动量，以锻炼后身体无明显不适为度、持之以恒。

(二)直腿抬高锻炼　术后 2～3 天，指导患者做双下肢直腿抬高锻炼，每次抬高应超过

40°，持续 30 秒～1 分钟，2～3 次 / 天，15～30 分钟 / 次，高度逐渐增加，以能耐受为限。

(三)腰背肌功能锻炼　术后应尽早锻炼以恢复腰背肌的功能，缩短康复过程。腰背肌功能锻炼时应严格掌握锻炼时间及强度，遵循循序渐进，持之以恒的原则，一般开窗减压，半椎板切除术患者术后 1 周，全椎板切除术 3 周～4 周，植骨融合术后 6 周～8 周开始，具体锻炼方法为：五点支撑法，患者先仰卧位，屈肘伸肩，然后屈膝伸髋，同时收缩背伸肌，以双脚双肘及头部为支点，使腰部离开床面，每日坚持锻炼数十次。1～2 周后改为三点支撑法，患者双肘屈曲贴胸，以双脚及头枕为三支点，使整个身体离开床面，每日坚持数十次，最少持续 4 周～6 周。飞燕法：先俯卧位，颈部向后伸，稍用力抬起胸部离开床面，两上肢向背后伸，两膝伸直，再从床上抬起双腿，以腹部为支撑点，身体上下两头翘起，3~4 次 / 天，20～30 分钟 / 次。功能锻炼应坚持锻炼半年以上。

(四)出院指导

1.日常指导　保持心情愉快，注意饮食起居，劳逸结合。要注意保证的正常食饮，防止因饮食不当引起便秘，少吃或忌吃辛辣，多吃蔬菜、水果。注意腰部及下肢的保暖、防寒、防潮。避免因咳嗽、打喷嚏等而增加腹压。

2.休息指导患者出院后继续卧硬板床休息，3 个月内尽可能多卧床。

3.正确的姿势　说明正确的身体力学原理及规则，保持正确姿势的坐、走、站及举物的正确姿势运动的重要性。包括日常生活中指导患者站立时挺胸、脊背挺直，收缩小腹；坐位时两脚平踏地面，背部平靠椅背，臀部坐满整个椅背面；仰卧时，双膝下置一软枕；捡东西时尽量保持腰背部平直，以下蹲弯曲膝部代替弯腰，物体尽量靠近身体；取高处物品时，用矮凳垫高，勿掂脚取物；起床时，先将身体沿轴线翻向一侧，用对侧上肢支撑床铺，使上半身保持平直起床；另外，半年内禁止脊柱弯曲、扭转、提重物等活动或劳动。

4.功能锻炼　继续进行腰背肌功能锻炼指导，指导患者根据自己的体力在原有锻炼基础上，增加锻炼的强度做到循序渐进，持之以恒。

第四节　胸椎管狭窄症

一、概述

因发育异常或椎间盘退变、椎体及关节突关节的增生内聚、后纵韧带骨化、黄韧带肥厚或骨化外伤等因素造成胸椎管狭窄及神经根管狭窄而引起的脊髓或脊神经受压的综合征，称胸椎管狭窄症。胸椎管狭窄症少于颈椎管狭窄症，更少于腰椎管狭窄症。胸椎管狭窄症多见于中年男性，好发部位为下胸椎，主要位于第 7～11 胸椎节段，但在上胸椎，甚至第 1、2 胸椎段亦可遇到。本病发展缓慢，起初多表现为下肢麻木、无力、发凉、僵硬及不灵活，双侧下肢可同时发病，约半数患者有间歇性跛行，较重者站立及行走不稳，严重者截瘫。

(一)病因

1.胸椎的退行性改变　胸椎板增厚；关节突增生、肥大、内聚；黄韧带肥厚、骨化；硬膜增厚，硬膜外间隙消失；椎体前缘、侧缘及后缘骨赘形成；胸椎间盘突出等。总之构成胸椎管后壁及侧后壁的骨和纤维结构可以有不同程度的增厚，向椎管内占位，压迫脊髓。

2.后纵韧带骨化　可以伴有或不伴有胸椎关节的退变。

3.先天性因素　原发的先天性胸椎管狭窄病例较少见。

4.发育性因素　因骨骼发育异常而导致胸椎管狭窄。

5.继发性因素　继发于某些疾病，如强直性脊柱炎后期，脊柱的氟骨症，脊柱骨折的畸形愈合。

(二)分类

1.按病因分类

(1)先天性胸椎管狭窄症　先天性胸椎管狭窄症较为少见。

(2)获得性胸椎管狭窄症。

2.按受累节段分类

(1)单椎关节型　椎管狭窄病理改变限于一个椎间及关节突关节，本型约占胸椎管狭窄症病例的三分之一。

(2)多椎关节型　胸椎管狭窄病理改变累及连续的多个椎节，其中以5～7个椎节居多。

(3)跳跃型　椎管狭窄的病理改变虽然累及多个胸椎节段，但是病损节段并不连续，在两处狭窄之间至少有一个正常的节段相隔开。

(4)后纵韧带骨化型　胸椎后纵韧带骨化可以是单一节段，也可以是多个节段，以后纵韧带骨化压迫为主，约占胸椎管狭窄症的四分之一。

(5)伴椎间盘突出型　患者可能有外伤史，除了致狭窄因素以外，还有突出的胸椎间盘压迫脊髓。

(三)临床表现

1.发病早期临床症状不典型，表现多样性，初期表现为单一肢体或双下肢麻木，僵硬，不灵活，行走不稳，休息后症状减轻，劳累后症状加重。

2.约半数患者有间歇性跛行，较重者站立及行走不稳，需持双拐或扶墙行走；严重者截瘫。

3.患者胸腹部有束紧感或束带感，胸闷、腹胀，如病变平面高且严重者有呼吸困难。半数患者有腰背痛，四分之一的患者伴腿痛。

4.大小便功能障碍出现较晚，主要为解大小便无力；尿失禁少见。

5.体格检查可发现多数患者呈痉挛步态，行走缓慢；脊柱多无畸形，偶有轻度驼背、侧弯；病损节段以下皮肤感觉减退或消失；下肢肌张力增高，肌力减弱；浅反射消失，深反射亢进，髌阵挛、踝阵挛阳性，有病理反射；部分患者胸椎压痛明显，有棘突叩击痛并有放射痛。

(四)诊断

1.病史　详细了解与患病有关的情况，如有无先天性脊柱发育不良，胸椎有否外伤史，有否伴发脊柱疾病等。

2.体格检查　患者行走缓慢呈痉挛步态，胸部病损节段以下感觉减退、肌力下降、肌张力增高、浅反射消失、深反射亢进而且有病理反射。胸椎压痛明显，有棘突叩击痛并有放射痛。

3.辅助检查　如疑有胸椎管狭窄症应予摄脊柱X线片、CT及MRI检查来确诊。X线片显示胸椎退变、增生，侧位片上关节突增生、肥大、突入椎管，侧位断层片上有胸椎黄韧带骨化和胸椎后纵韧带骨化。CT检查可见关节突关节肥大向椎管内突出，椎弓根短，胸椎黄韧带骨化和胸椎后纵韧带骨化致椎管狭窄。MRI检查显示椎管狭窄、脊髓受压征。脊髓造影呈不完全梗阻或完全梗阻。

(五)治疗

1.非手术治疗

胸椎管狭窄至今尚无有效的非手术治疗方法。

2.手术治疗

(1)对症状明显、已影响生活和工作者，手术减压是解除压迫恢复脊髓功能的惟一有效方法。

(2)诊断一经确立，应尽早手术治疗，特别是对脊髓损害发展较快者更需及早手术；一旦脊髓出现变性，则后果不佳，且易造成完全瘫痪。

二、健康教育

1.术后功能恢复及重建与功能锻炼密切相关，应向患者及家属解释功能锻炼的重要性，使其对功能锻炼引起足够的重视，从而获得患者和家属的积极配合。功能锻炼根据脊髓受损的程度、运动感觉功能情况，以及患者的年龄、体质，进行功能康复评估，确定功能锻炼目标，根据患者的具体情况，指导其进行四肢功能训练。瘫痪的肌肉和关节进行被动运动，未瘫痪部分肌肉和关节作主动运动，即肢体能活动的患者均要求作主动运动，以增强肢体肌肉力量，对肢体不能活动者，做好各关节的被动活动和肌肉按摩，以防肌肉萎缩和关节僵硬，锻炼应循序渐进，避免操之过急，要量力而行。

2.日常生活指导 注意生活规律及饮食卫生，饮食宜多样化，保持营养均衡，宜食高蛋白、高纤维素、富含钙和铁易消化的食物，以增强体质。应用人体力学的原理来指导患者的坐、立、行、卧及持重的姿势，指导其生活和工作中保持正确的姿式和习惯，避免胸腰段的剧烈活动。

3.出院指导 告诉穿戴支具保护的患者继续使用支具保护，至少3个月。所有患者出院后3个月时均应来院复查一次，3个月复查时如摄片植骨融合良好可去除支具，半年至一年内避免重体力活动。讲明出院后继续康复训练的重要性，行走不稳及痉挛步态患者在活动时要注意安全，有不适时来院复查。

第五节 腰椎管狭窄症

一、概述

腰椎管狭窄症是指由各种原因引起的骨质增生或纤维组织增生肥厚，导致椎管或神经根管的矢状径较正常者狭窄，刺激或压迫由此通过的脊神经根或马尾神经而引起的一系列临床症状。它是导致腰痛或腰腿痛的最常见原因之一。腰椎管狭窄包括3个部分，即主椎管、神经根管及椎间孔狭窄。发育性腰椎管狭窄症发病大多在中年以后，而退变所致者多见于老年。本病男性多于女性。

(一)病因

1.先天性 椎管骨性结构发育不良、软骨发育不良及骶裂。

2.获得性 椎间盘膨出，椎间隙狭窄，椎体后缘增生，黄韧带肥厚，小关节增生肥大，腰椎骨与关节外伤，腰骶部的各种手术。

(二)分类

在临床上，一般将腰椎管狭窄症分为两大类，即先天发育性腰椎管狭窄(原发性腰椎管狭窄症)和后天获得性腰椎管狭窄症。

1.先天发育性腰椎管狭窄症

(1)特发性腰椎管狭窄症　本型有地区性与家族性特点。

(2)软骨发育不全性腰椎管狭窄症　临床上较少见。

2.后天获得性腰椎管狭窄症

(1)退变性腰椎管狭窄症　为最常见的一种类型，约占腰椎管狭窄症的60%，本型又可分为三种类型：①中心型；②周围型；③退变性脊椎滑脱。

(2)伤性腰椎管狭窄症

(3)医源性腰椎管狭窄症

(4)混合性腰椎管狭窄症

(三)临床表现

1.腰骶痛伴单侧或双侧臀部、大腿外侧胀痛，感觉异常或下肢无力。

2.腰部后伸受限及疼痛。

3.间歇性跛行　表现为患者行走后(通常为数百米，严重时可为数十米)，出现一侧或双侧腰酸、腰痛、下肢麻木无力，以至跛行；但若蹲下或坐下休息片刻，症状即可缓解或消失，患者继续行走，上述症状又会出现。

4.主诉多而体征少　患者均有许多主诉，但体格检查时多无阳性所见，直腿抬高试验常为阴性。

(四)诊断

1.病史　详细了解与患病有关的情况，如有无先天性脊柱发育不良，腰椎有否外伤及手术史等。

2.体格检查　本病阳性体征少，有时表现为膝反射、跟腱反射减弱。

3.辅助检查　X线片表现椎管矢状径小，小关节增生，椎板间隙狭窄；CT扫描检查能清晰显示腰椎各横截面的骨性和软组织结构，MRI用以判断腰椎病变，如椎间盘退变或突出，硬膜囊和神经根之间的关系，椎管矢状径大小及其形态变化等。

(五)治疗

充分有效减压；维持腰椎稳定。

1.非手术治疗　本病轻型及早期应以非手术治疗为主。

(1)卧床休息。

(2)腹肌锻炼，是为了增加脊柱的稳定性。

(3)腰部保护，用腰围保护，同时避免外伤，不剧烈运动。

(4)对症处理，有理疗外敷药物等。

2.手术治疗

(1)经较正规的非手术治疗无效。

(2)自觉症状明显并持续加重，影响正常生活和工作。

(3)明显的神经根痛和明确的神经功能损害，尤其是严重的马尾神经损害。

(4)进行性加重的滑脱、侧凸伴相应的临床症状和体征。

二、健康教育

(一)向患者说明术后功能锻炼对防止神经根粘连及恢复腰背肌的功能的重要性，以争取患者的积极配合。术后第一天练习股四头肌收缩及直腿抬高训练，以防脊神经根粘连。方法是膝关节伸直，踝关节为功能位，下肢抬起坚持5～10秒钟，两腿重复此动作，锻炼次数以患者能耐受为宜。术后1周进行腰背肌功能训练，提高腰背肌肌力，增加脊柱的稳定性。指导患者仰卧做腰背肌功能锻炼，根据病情及患者体质，循序渐进，由腰背半弓直至全弓，由五点支撑到三点、四点支撑，还可采用、燕点水法：患者取俯卧位，颈部后伸，稍用力后抬起胸部离开床面，两上肢向背后伸，形似、燕点水。术后12~14天在支具保护下床活动。

(二)出院指导　指导患者出院后卧硬板床休息1个月，尽量少做弯腰及扭腰动作、注意腰部保暖，避免受凉。应用人体力学的原理来指导患者的坐、立、行、卧及持重的姿势。指出患者不正确的姿势和活动方法，指导其生活和工作中保持正确的姿式和习惯，身体不能过早和过度负重，并应避免腰部长时间保持同一种姿式和直体弯腰动作，同时积极参加适当体育锻炼，尤其是注意腰背肌功能锻炼，以增加脊柱的稳定性，同时加强营养，以减缓机体组织和器官的退行性变。

第六节　腰椎滑脱症

一、概述

指腰椎椎体间因各种原因造成骨性连接异常而发生的上位椎体与下位椎体部分或全部的滑移称为腰椎滑脱。腰椎滑脱的发生率在国内外的报道中成人约占5%。本症多发于中年以上女性，男女比为1：5，以第4、5腰椎滑脱最多见，其中第5腰椎发生率最高，其他腰椎少见(见图16-1)。

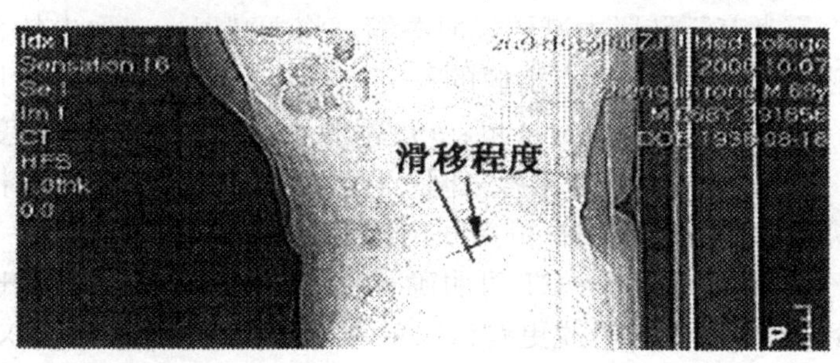

图16-1　第5腰椎体滑移

(一)病因

1.先天性　如骶骨上缘或腰5椎的椎弓先天性发育异常；椎体的椎弓峡部有裂隙不连续；椎弓峡部延长变细等原因导致椎体滑脱；

2.获得性　又分为退行性、创伤性、手术性和病理性4种。

(1)退行性改变　由于椎间盘脱水、变性、使其体积缩小，相应的椎间隙变窄，以致于前后纵韧带松弛。在前屈和后伸时，无法制约椎体的正常运动，导致上节椎体过度的前移或后移，造成椎体滑脱。

(2)创伤性　交通事故、高处跌落等外伤可导致椎体滑脱，常合并椎体的骨折。

(3)手术性　腰椎手术切除椎板后，脊柱的稳定性遭到进一步的破坏，引起椎体滑脱。

(4)病理性　椎体及其附件原有某些病变，如椎体的原发性和转移性肿瘤、感染等也可导致椎体的滑脱。

(二)分类

1.先天发育不良性腰椎滑脱。

2.峡部病变性腰椎滑脱。

3.退行性腰椎滑脱。

4.创伤性腰椎滑脱。

5.病理性腰椎滑脱。

6.医源性腰椎滑脱。

(三)临床表现

1.疼痛　轻症患者可以没有任何症状，仅仅在是拍片时发现。程度严重者多有腰痛，疼痛点多在腰部、臀部，疼痛特点有酸痛、牵拉痛、胀痛，患者感觉其腰部似“折断”一样，尤以长久站立、行走、腰部变动体位、过度运动或负重时加重，稍休息后症状减轻或消失。

2.下肢放射痛及麻木无力、麻痹，可双侧或单侧出现，严重时可出现大小便异常。

3.腰椎前凸增加，臀部后凸，滑脱较重的患者可能会出现腰部凹陷、腹部前凸，甚至躯干缩短、走路时出现摇摆。

4.腰椎活动受限，伴有椎间盘突出时，直腿抬高试验阳性。

5.触诊时滑脱上一个棘突前移，腰后部有台阶感，棘突压痛。

(四)诊断

1.根据上述症状体征长期反复下腰痛，站立或弯腰时疼痛加重，卧床减轻，部分患者出现坐骨神经痛，少数严重者有下肢肌力减弱，肌萎缩，痛觉减退，二便失禁等。

2.X 线平片　侧位片可了解是否有滑脱的程度，有 80%在上下关节突间可见到由后向前下的裂线，椎体前移。依滑脱程度不同分 4 度：I 度滑脱不超过 1／4 者；II 度，滑脱在 1／4～2／4 者之间；III度，滑脱在 2／4～3／4 者之间；IV度，滑脱大于 3／4。斜位片清晰显示峡部病变。动力性拍片即腰部过伸屈位拍片可判断出腰椎不稳定的程度。

3.CT 对峡部病变的诊断率较高，CT 可明确有无椎管狭窄，椎间盘突出症并发症。

4.MRI　对有合并纤维破裂及滑脱更有诊断意义。本病的诊断最终由 X 线片决定。

(五)治疗

1.保守治疗　II 度以下的腰椎滑脱，可以采取保守治疗。保守治疗包括卧床休息，禁止增加腰部负重的活动，如提重物、弯腰等；结合物理治疗如红外、热疗；口服消炎止痛药如西乐葆、芬必得等。但要防止药物对胃的副作用。但避免使用麻醉药。此外，还可以配带腰围、支具，由专业的矫形师为你测量定做，配带后能减轻腰部的负担，缓解症状。

2.手术适应证

(1) II 度以下的腰椎滑脱，顽固性腰背部疼痛，或原有的下腰痛症状加重，通过正规的保守治疗无效，严重影响生活和工作，就应该考虑手术治疗。

(2)伴发腰椎间盘突出或腰椎管狭窄，出现下肢根性放射痛及间歇性颇行，或出现马尾神经受压的症状。

(3)病程长，有逐渐加重趋势。

(4)III度以上的严重腰椎滑脱。

二、健康教育

(一)功能锻炼

1.直腿抬高锻炼　在手术过程中对神经根的剥离、暴露造成的创伤，以及出血、血肿机化术后易发生神经根粘连。术后进行直腿抬高运动，可使神经根牵拉、松弛，上下移动，促进神经根本身的血液循环，有利于神经根的炎症反应早期消退，同时避免其在组织修复过程中的粘连，同时能增强腰背肌的力量，有利于对腰背肌起保护作用。方法：患者取仰卧位，两腿伸直平放床上，伸直膝关节，并使踝关节跖屈绷紧股四头肌及小腿肌肉，缓慢主动抬起一侧下肢，当抬高到适当高度时，患者常诉伤口疼痛、窝部肌肉牵拉、酸胀，此时不能马上放下，应坚持悬空保留几秒后慢慢放下，然后以同样方法抬高另一下肢。这样反复练习，以引起肌肉轻度疲劳，在短时间休息后消除为宜。

2.腰背肌功能锻炼　锻炼应遵循“尽早锻炼，循序渐进，持之以恒”的原则。强劲的腰背肌肉可增加腰椎的稳定性，拮抗腰椎向前滑脱的趋势。腰背肌肉的锻炼可用下列两种方法。其一是、燕式：俯卧位，两上肢呈外展状、抬头、抬胸、上肢离开床面，同时双下肢亦伸直向后抬起。其二是四点法或五点法：仰卧位，两膝屈曲，双足踩于床面，依靠双足跟两点、双肘两点或后枕部一点共同作用，吸气时挺胸挺腰，使臀部离开床面，呼气复原。一般在负压引流管拔除后即可进行。

(二)养成良好的生活习惯

减少腰部过度旋转，蹲起等活动，避免腰部过度负重。减轻体重，尤其是减少腹部脂肪堆积。这样可减少腰椎小关节的过度劳损、退变，在一定程度上避免退行性腰椎滑脱的发生。体重过重增加了腰椎的负担及劳损，特别是腹部脂肪堆积，增加了腰椎在骶骨上向前滑脱的趋势。所以要养成良好的生活习惯，进行体育锻炼。

(三)出院指导

出院后继续卧硬板床休息。一般出院后卧床休息 2.5 个月，骨质疏松或年老者卧床 3 个月。要待复位后的椎间盘上下骨性愈合，才可起床活动。起床后避免过早体力劳动，一般半年后可以从事骑车、洗衣等轻体力活动，避免弯腰、挑担、扛物等重体力活动。若配带支具，年轻者可在卧床休息 2 周(切口拆线)左右下地适当活动，年老体弱者要适当延长卧床时间(一般 1 个月)下地训练行走。继续坚持腰背肌功能锻炼，根据自己的体力在原有锻炼的基础上，增加锻炼的强度，做到持之以恒。术后 3 个月、6 个月、12 个月各复查 1 次，以检查植骨融合、复位及内固定物情况。

（闫永海　苏琦）

第十六章　脊柱炎症性疾病

第一节　脊柱结核

一、概述

结核菌侵入骨或关节内并在其中繁殖，出现一系列的病理改变，临床上称之为骨或关节结核。脊柱结核于1779年为英国外科医师Percivall Pott首次记述，故又称为Pott病，其发生率较高，约占整个骨、关节结核的50%，多见于青少年。脊柱结核中的绝大多数为椎体结核，占99%以上，附件结核仅占1%以下。在整个脊柱中以腰段的患病率最高，胸段其次，胸腰段占第三位，颈椎和骶尾椎最少。性别方面无显著差异。

(一)病因

1.全身因素　结核杆菌绝大多数来源于肺部病灶，随血行到骨与关节组织后长期潜伏，伺机发作。身体强壮、营养良好和精神愉快则抵抗力强。反之，过于劳累、营养不良、患有其他慢性疾病时，抵抗力弱。已感染过结核病或已接种过卡介苗的人，抵抗结核的能力较强。遗传、某些激素可降低免疫力而易患结核。

2.局部因素　慢性劳损和轻微外伤，可降低局部抵抗力而诱发结核。如椎体结核高发的原因可能与椎体解剖生理有关。

(1)椎体负重大易损伤。

(2)椎体内以松质骨为主。

(3)椎体上很少有肌肉附着。

(4)椎体滋养动脉多为终末动脉。

(二)分类

脊柱椎体结核分两型：中心型和边缘型。儿童以中心型多见，椎体常呈楔行而椎间隙正常。边缘型以成人多见，常累及邻近椎体，使椎间隙变窄或消失。椎旁脓肿多见于胸椎，骶椎次之，颈椎及腰椎少见，截瘫是脊柱结核的严重并发症。

(三)临床表现

起病缓慢，不易被人发现，病程长，故发现较晚。少数患者在查体时偶然被发现。只有少数患者起病急剧，全身和局部症状明显。

1.全身症状　一般结核症状其病不易被发现，早期可有全身不适、脉快、食欲下降、消瘦、贫血、午后低热、盗汗乏力等全身中毒症状。

2.局部症状

(1)疼痛　腰背部钝痛，休息时则轻，劳累后加重。咳嗽、打喷嚏或持物时加重。

(2)压痛及叩击痛　因椎体离棘突较远，局部压痛不明显，叩击痛较明显。

(3)强迫姿势　如腰椎结核患者从地上拾物时出现拾物试验阳性，即拾物时尽量屈膝屈髋，避免弯腰。颈椎结核患者头前倾、颈缩短，呈斜颈畸形等。

(4)脊柱活动受限　胸椎因活动幅度小，受限影响较小。颈椎和腰椎如有病变，活动受限明显。

(5)脊柱后凸畸形　胸椎及胸腰椎患者后凸畸形明显，颈椎和腰椎后凸畸形不明显。

(6)寒性脓肿和窦道　腰椎患者可有椎旁脓肿、腰大肌脓肿。颈椎患者可出现咽后壁脓肿等。

(7)截瘫　脊髓受压患者出现肢体感觉活动减弱或消失。

3.X 线表现

(1)生理弧度改变　颈、腰椎生理前凸减少、消失。胸椎后凸在病灶部位增加，少数侧弯。

(2)椎体形状改变　椎体变窄，边缘不齐，密度不匀，可见死骨形成(见图 17-1)。

(3)椎间隙改变　椎间隙变窄或消失。

(4)椎体周围软组织改变　颈椎可见椎前软组织阴影增大，气管被推向前方或一侧。胸椎可见不同类型的椎旁脓肿阴影(见图 17-2)。腰大肌影隆起说明有腰大肌脓肿。

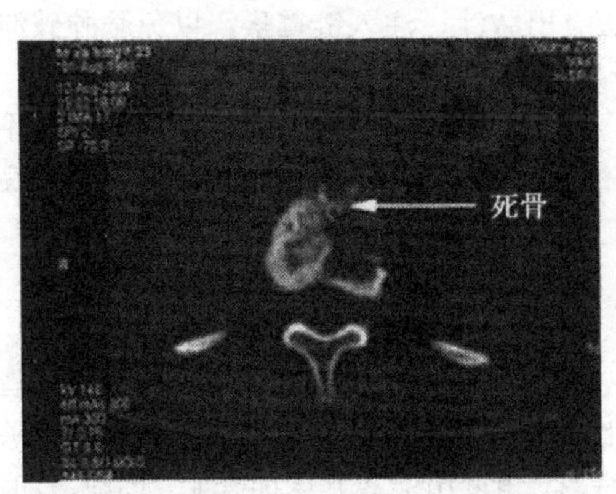

图 17-1　椎体形态改变

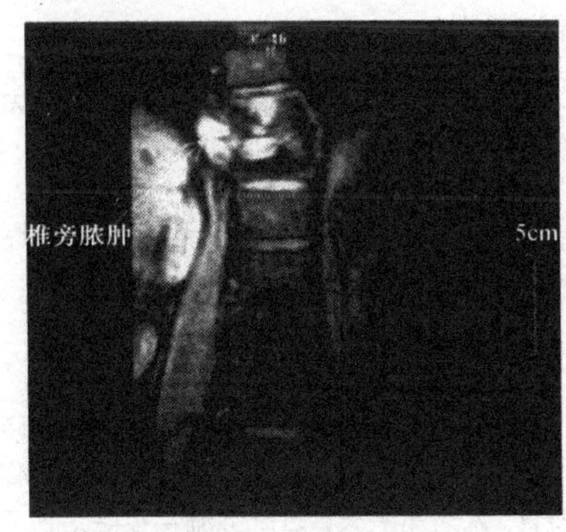

图 17-2　椎旁脓肿 MRI 片

(四)诊断

1.必须做到早诊断、早治疗。

2.根据病史　是必不可少的第一步。应询问个人和家庭有无结核病史及接触史。

3.根据症状和体征　病变多为轻微钝痛；姿势改变；脊柱后凸畸形；脊柱活动受限；局部压痛和棘突叩击痛；寒性脓肿及脊柱受压表现等。

4.实验室检查

(1)ESR　结核活动期对诊断有帮助，但不具特异性。

(2)结核菌素试验　5 岁以上大部分为阳性，对诊断帮助不大，出现强阳性应重视。 5 岁以下有帮助，因为阴性转为阳性表明感染时间不长。

(3)结核菌培养　阳性率 50％～60％，确诊率不高。

5.病理检查可确诊　方法：①粗针头吸取；②小切口活检；③手术取标本。

6.影像检查　X 线能确定病变部位和程度；CT 更具优越性，能确切定位、定性；MRI 对于椎旁脓肿的显示比前二者为好。

(五)治疗

1.非手术疗法

(1)一般治疗　休息、加强营养。

(2)抗结核药物　早期、联用、适量、规律、全程原则。临床上常用且疗效较好的药物是：异烟肼、利福平、乙胺丁醇、链霉素、卡那霉素等。一般联合应用3～4种药物，可减少耐药菌株。现在临床上将吡嗪酰胺与其他抗结核药物联合使用，因为吡嗪酰胺对细胞内结核杆菌有效，而且每天不超过0.6g～1.0g，对肝脏副作用小。

2.手术疗法

非手术治疗不能控制病情发展，死骨明显形成，脓肿较大，经久不愈的窦道，或合并截瘫等，应在积极的术前准备下行手术治疗。手术的目的是清除病灶内不可逆病变，改善血运，提高局部药物浓度和组织修复力；解除脊髓压力；重建脊柱稳定性，预防畸形进展；缩短疗效。常见的手术方式有：单纯病灶清除术；病灶清除并植骨融合术；病灶清除、植骨融合并内固定术。

3.合并症的治疗

(1)寒性脓肿的治疗　如脓肿过大，宜先用穿刺法吸出脓汁，注入链霉素，以免脓肿破溃和发生继发性感染以及窦道形成。在适当时机应尽早进行病灶清除术和脓肿切除或刮除。

(2)截瘫的治疗　脊椎结椎合并截瘫的约有10%，应预防为主，主要措施是结核活动期不要负重，加强卧床休息和抗痨药物治疗等。如已发生截瘫，应早期积极治疗，大多可以取得良好的恢复。如失去时机，后果是严重的。

二、健康教育

(一)功能锻炼方法

术后当天切口疼痛、麻醉作用，患者感疲乏无力，鼓励其静养休息。术后第二天指导患者做主动做膝关节伸屈运动，股四头肌等长收缩运动及踝关节趾屈背伸动作，预防肌肉萎缩和关节僵直。术后第三天，切口引流管拔除后做直腿抬高练习，角度由能离开床面开始，逐渐增加，注意抬腿后维持高度数秒再放下，两腿交替进行，逐渐增加次数。1周后做对抗性直腿抬高运动，外加阻抗力，增加运动强度及难度，以不疲劳和疼痛为度。1个月后加强腰背肌煅练，做双下肢直腿抬高或五点支撑法。每天上、下午各一次。

(二)术后复查时间

在出院时告知患者分别于3个月，6个月，12个月到治疗医院或本地医院复查，以了解疾病的转归。

(三)休息与饮食

出院后适当休息，防止过度劳累，好转期患者可从事轻体力工作，做到劳逸结合。注意饮食营养，进食高蛋白、高热量、高维生素、粗纤维、丰富果胶成分的饮食，以增强抵抗力。预防感冒或各种感染，因感冒或感染时机体抵抗力下降，疾病容易复发。

(四)坚持药物治疗

因为脊柱结核病灶进展较慢、血液供应较差，影响药物的渗入，因而用药时间较长，一般抗结核治疗12～18个月。观察药物毒副作用，定期到医院检查血象、血沉、肝功能、听力等，并向医师汇报主观症状。

(五)了解痊愈标准

避免过早中断治疗，治愈标准为：①全身情况良好，体温正常，食欲好，血沉正常；②局部无明显症状，无脓肿或窦道；③X 线片示脓肿消失或钙化，无死骨或已被吸收、替代，骨质疏松好转，病灶边缘骨轮廓清晰或关节已融合。符合上述 3 项者表示病变已停止。起床活动 1 年或工作半年后仍能保持上述 3 项指标者，表示已基本治愈。若术后经过一段时间的活动后，一般情况变差，症状复发，血沉增快，表示疾病未治愈，或静止后又趋于活动，仍应继续全身治疗。

第二节　化脓性脊柱炎

一、概述

化脓性脊柱炎虽然较少见，占骨感染的 2%～4%。但是一旦发生，容易出现败血症、脓毒血症而危及生命。本病发生于青壮年，男多于女，儿童与老人也可发病但甚少。发病部位以腰椎为最多占 48%，其次为胸椎占 35%，颈椎 6.5%，胸腰段和腰骶段各占 5%。病原菌以金黄色葡萄球菌为主，其他如链球菌、白色葡萄球菌、绿脓杆菌等也可致病。

(一)病因

1.血源性途径　主要为血源性感染，因为位于硬膜及脊椎周围的脊椎静脉系统是无瓣膜的静脉丛，它又与上、下腔静脉有许多交通枝直接联系。脊椎静脉系统内血流缓慢，可以停滞，甚至逆流。中耳炎、疖肿、毛囊炎也是脊柱感染的最常见的原因。

2.局部扩散　泌尿生殖系统感染可合并脊椎感染，盆腔炎、椎体旁的化脓性感染均可造成脊柱化脓性感染。

3.外伤　如子弹贯通伤所造成的继发感染。

4.医源性所致　如腰穿、脊椎手术等继发的感染。

(二)临床表现

化脓性脊柱炎的临床表现视年龄、全身状况、感染途径、细菌种类及毒力等因素不同而不同。

1.全身症状　急性期多见于儿童，起病急，有全身中毒症状。主要表现为寒战高热、谵妄、昏迷、恶心、呕吐、颈项强直，有酸中毒、失水、电解质平衡失调。有全身炎症表现灶，血培养阳性，白细胞数增高，继之贫血，血沉快。

2.局部症状　有腰背痛、肾区叩击痛、骶棘肌痉挛、脊椎僵硬、活动受限、不能起床。神经根受压时有放射性疼痛至两侧腹腹股沟和下肢等。

3.影像学检查　X 线片在急性期 1 个月内无明显变化，同位素扫描可见局部浓聚现象，有助于早期诊断。CT 能够显示骨质破坏的情况，MRI 能清楚显示软组织及脓肿范围。

(三)诊断

1.全身症状　全身中毒症状严重，伴有不明原因的高热、腰背部剧烈疼痛、局部压痛、肌紧张、脊柱僵硬呈板状、活动受限。

2.X 线片显示　2～3 周方有阳性发现。CT、MRI 检查能够清楚地显示病灶情况。

3.实验室检查 白细胞数增高，血沉快，血培养阳性。局部穿刺有脓液或分泌物。

(四)治疗

1.保守治疗

(1)全身支持疗法。

(2)制动、绝对卧床休息。

(3)大剂量广谱抗生素。

(4)局部热敷、理疗，颈椎可四头带牵引。

2.手术治疗适应证

(1)保守治疗不佳的顽固性感染。

(2)形成窦道者应手术切除。

(3)脓肿形成者应行脓肿切开引流。

(4)合并截瘫或其他神经刺激症状者，在全身中毒症状控制的情况下作减压手术或病灶清除术。

二、健康教育

(一)功能锻炼

保守治疗的患者早期应卧床休息，在床上每 2 小时协助轴向翻身。在控制疼痛的前提下，指导做各关节的活动和肌肉的静力收缩锻炼。一般情况较好的患者指导做直腿抬高锻炼。告知锻炼强度根据个人的体力量力而行。血沉指标恢复正常后可佩带支具下床活动，支具固定一般需 3～4 个月。手术治疗的患者早期做直腿抬高锻炼，术后 1 个月可行五点法、四点法腰背肌锻炼。在支具的保护下术后 2 周可下床活动，以不疲劳为度。

(二)出院指导

1.服药 出院后继续口服抗生素至 6～8 周，一般要待血沉恢复正常后才可以停药。

2.营养 化脓性疾病消耗较大，绝大多数患者都伴有贫血，加上手术患者手术的创伤，营养的供给往往不足，充分的营养有利于炎症的控制，机体的康复。所以，饮食以高热量，高蛋白，高维生素的食物为主，以满足机体的需要。

3.复查时间 出院后 1 个月复查，复查血常规，尤其是血沉的指标；拍脊柱 X 线片，必要时做 CT 或 MRI。以后 2 个月、3 个月、6 个月、12 个月各复查一次，观察疗效，预防复发。

（赵宇 张健）

第十七章　脊柱其他病变

第一节　脊柱侧凸

一、概述

脊柱侧凸俗称脊柱侧弯，是指脊柱的一个或数个节段向侧方弯曲伴有椎体旋转的三维脊柱畸形。国际脊柱侧凸研究学会(Sc oliosis Research Society，SRS)将脊柱侧凸定义为：应用Cobb法测量站立正位X光像的脊柱侧方弯曲，如角度大于10°，为脊柱侧凸。

(一)病因

先天性脊柱侧凸、非结构性脊柱侧凸和神经肌肉性脊柱侧凸等病因较明确。特发性脊柱侧弯至今病因尚未明了，但根据临床病例其发病原因可能与以下几种因素相关。

1.遗传　有脊柱畸形家族史的人有更大的可能发展成为脊柱侧凸。

2.脊柱结构变化　发现侧凸的大部分畸形是外力引起骨及软骨的适应性改变。

3.椎旁肌的作用　椎旁肌肌力的不平衡是脊柱侧凸病理改变较为重要的因素。

4.神经系统改变　许多临床和基础研究均显示中枢神经系统异常与脊柱侧凸发病有关。

5.褪黑素作用　认为松果体分泌的褪黑素很可能通过中枢神经系统作用于椎旁肌引起脊柱侧凸。

6.其他　先天性高肩胛症、营养及代谢因素、不良坐姿和不恰当运动也是引起脊柱侧凸的重要原因。

(二)分类

脊柱侧凸有很多分类方法，临床上一般习惯按病因分为：结构性和非结构性脊柱侧凸。

1.结构性脊柱侧凸

(1)特发性脊柱侧凸　这类侧凸最多见，占全部脊柱侧凸的80%左右。往往发生在青春期发育至成年的阶段。

(2)先天性脊柱侧凸。

(3)神经肌肉性脊柱侧凸。

(4)间质病变性脊柱侧凸。

(5)神经纤维瘤病性脊柱侧凸。

(6)类风湿性疾病性脊柱侧凸。

其他：如创伤、骨软骨营养不良、代谢障碍等合并脊柱侧凸。

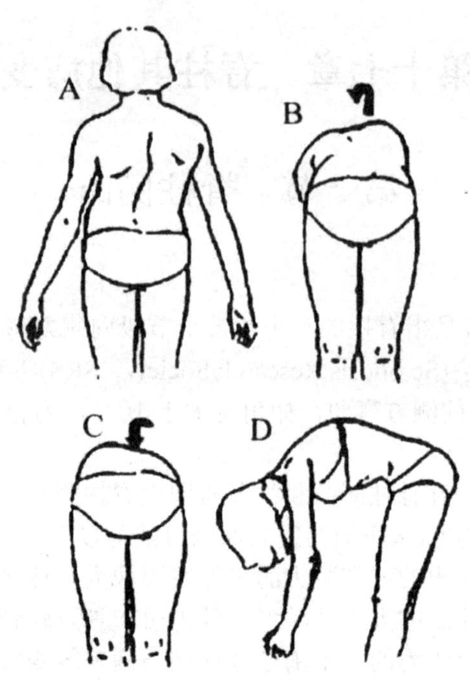

(1)A 脊柱弯曲 (2)B、C、D 为剃刀背

图 18-1 剃刀背畸形

2.非结构性脊柱侧凸

包括姿势不正、癔病性、神经根刺激等，如髓核突出或肿瘤刺激神经根引起的侧凸。还有双下肢不等长、髋关节挛缩以及某些炎症引起的侧凸。病因治疗后，脊柱侧凸即能消除。

(三)临床表现

1.剃刀背畸形(见图 18-1)。

2.两肩及两侧髂前上棘不等高，胸廓不对称。

3.头部在骨盆上方没有居中。

4.骨盆倾斜(见图 18-2)。

5.内脏压迫症状 最主要的是循环系统的压迫，心脏移位，心功能受限，心跳加速。其次是肺活量减少，呼吸加速；再次是消化系统受压而致消化不良、食欲不振；神经系统方面可产生神经根性疼痛及脊髓麻痹症。

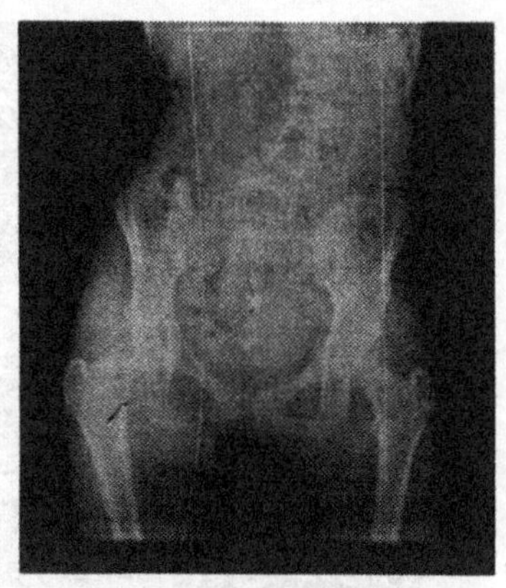

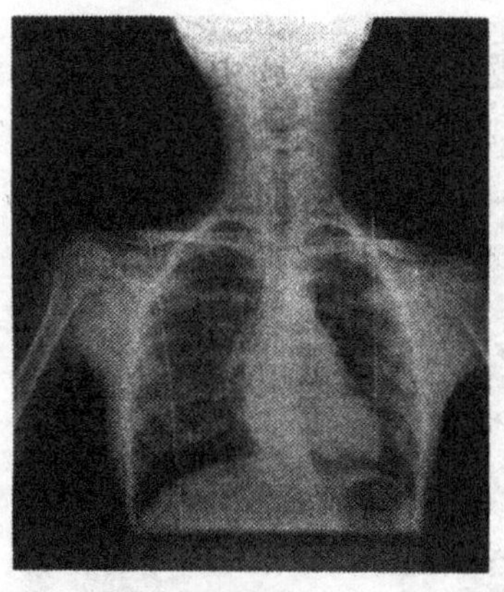

图 18-2　脊柱侧凸 X 线表现

6.体格检查可发现脊柱侧凸，呈“S”型、背部的一侧局限性隆起。脊柱外的皮肤外观出现凹陷、小撮毛或颜色改变。

(四)诊断

1.病史　详细了解与患病有关的情况，如以往健康史、年龄及生长发育情况等。向其母亲了解怀孕有无用药及并发症发生和家族史。

2.体格检查　充分暴露脊柱，观察皮肤有无异常，如有咖啡斑、毛发或凹陷；检查乳房、胸廓是否对称等。检查应从前方、后方到两侧。

3.辅助检查　如有可疑脊柱侧凸，应予脊柱拍 X 线片、CT 或 MRI 来确诊是否患有脊柱侧凸，用 Cobb 角法来测量弯曲的度数(见图 18-3)。或拍云雾技术片，正常云雾射像，两侧等高云雾线基本对称；异常情况下云雾线不对称 (见图 18-4)。总的来说，如果弯曲在 25°～30°的范围就被视为明显。弯曲在 45°～50°的范围就被视为严重，通常需要手术治疗。

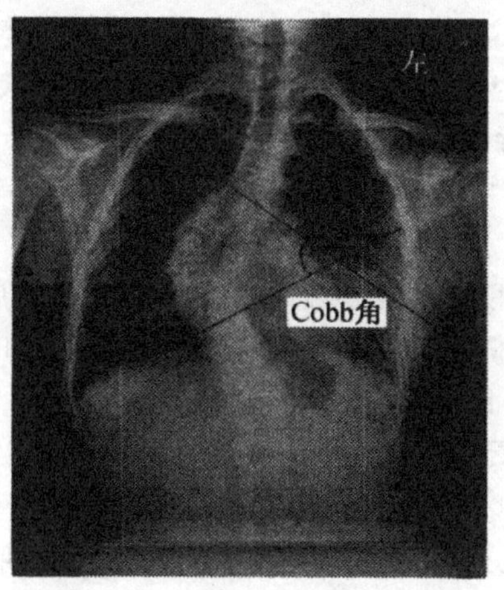

图 18-3　Cobb 角测量方法

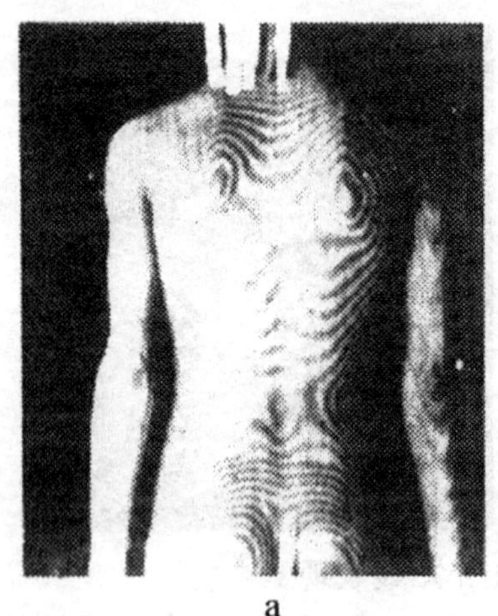

a

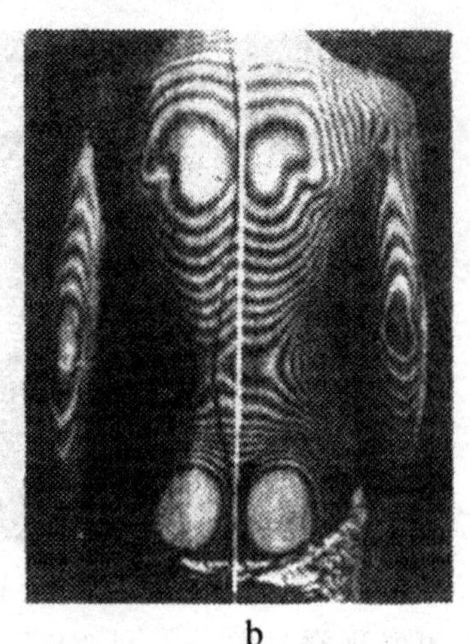

b

图 18-4　b 云雾线不对称

(五)治疗

矫正畸形；获得稳定；维持平衡；尽可能减少融合范围。

1.非手术治疗

(1)轻度　20° 以下特发性侧凸者。主要是体操、游泳等锻炼，和端正姿势，加强凸背肌的力量。

(2)20° 以上的特发性侧凸。除进行体操锻炼外，需使用外固定支架来矫正和维持，目前普遍采用的是 Milwaukee 支架和 Boston 支架。

2.手术适应证

(1)支具治疗不能控制畸形发展，脊柱侧凸的度数继续增加。

(2)肺功能障碍以及青少年型脊柱侧凸中的躯干不对称，畸形严重者。

(3)保守治疗不能控制的较年长患者的疼痛或伴有神经症状者。

(4)脊柱侧凸 45° 以上的青少年型。

(5)Cobb 角虽然 40° ，但伴有严重胸前凸或明显肋骨隆起者。

二、健康教育

1.向患者及家长解释功能锻炼的重要性，功能锻炼应先慢后快，循序渐进，持之以恒。可多做四肢活动，早期禁忌脊柱侧弯，扭转及提取重物的活动和劳动。以下每个项目交替进行，每次锻炼 30 分钟，2 次 / 天，以不感到疲劳、能耐受为原则。

2.呼吸训练　患者穿戴支具后，采取坐位或仰卧位，作深吸气时有意识地扩张凹侧的胸廓，呼气时有意识地将凸侧的胸廓躲避支具的压迫。吸气时间为呼气的两倍。

3.腰背、腹部肌肉锻炼　长期支具应用后，可能出现背部肌肉僵硬，肌肉萎缩，体育锻炼可改善全身肌肉的紧张性。故在支具治疗期间，应指导患者进行体育锻炼。加强腹、腰背肌的锻炼。腰背肌的锻炼方法有五点式(即头、双肘及双足支撑)和三点式(即头、双足支撑)锻练，背部离开床面抬起，维持 10~15 秒后放松。反复进行。腹肌锻炼常采用腹部收缩运动：紧缩下腹及臀部肌肉，从一数到五，然后放松恢复原来姿势。平背运动时，紧缩下腹及臀部肌肉，抬高臀部，数一到五，然后，放松恢复原来姿势。单侧抱膝运动时，平躺屈膝紧缩下腹及臀部肌肉，双手合抱膝部，从 1 数到 5，然后恢复原来姿势。

4.保持正确姿势　翻身时应轴向翻身，不要螺旋扭肩，防止内植物脱落，让植骨块尽早愈合增加稳定性，避免神经脊髓的损伤站立时抬头挺胸，脊背平直。坐位时：两脚平踏地面，背部平靠椅背，臀部坐满整个椅面，躺时睡硬板床。站立时：抬头挺胸，背部平直，收缩小腹保持双肩等高水平，避免剧烈体育运动，不做上身前屈动作，减少脊柱活动，尤其是脊柱扭动的动作。卧位时：睡硬板床，侧睡时双膝弯曲，两腿间夹一枕。仰卧时膝下垫整个枕头，勿俯卧。另外，指导家属督促患者重塑自我形象，在卫生间放一面大镜子，让患者每天面对镜子纠正由于长期畸形而导致的不正姿势，特别是双肩的水平。

5.日常生活指导　保持腰背部平直，渐进式增加活动量，避免剧烈运动。6 个月内，减少身体负重。早期禁忌脊柱弯曲、扭转及提重物等活动或劳动。抬物品、捡东西时尽量保持腰背部平直，以蹲下弯曲膝部代替弯腰，物品尽量靠近身体。高处取物品时用矮凳垫高取物，勿垫脚尖取拿。应用长柄扫帚、拖把做清洁工作，勿弯腰。刷牙洗脸时应双膝微弯，勿弯腰。沐浴时最好淋浴。穿鞋时坐着或翘脚穿，或请别人帮忙穿。手术后 4～6 周可做办公室工作，3～4 个月后才可做出力的工作。性生活手术后四周可恢复。一年内避免背部过度劳累。

6.出院指导　告知患者出院后 3 个月内在日常活动及睡眠时均应佩带支具，3～6 个月时可在睡眠时摘除，但在日常生活时还需佩带支具。以减少脊柱活动度，增加内固定的稳定性，保持脊柱平衡，逐渐恢复正常生活。6 个月后可摘除支具。

第二节　强直性脊柱炎

一、概述

强直性脊柱炎(ankylosing spondylitis，AS)是一种原因不明的全身性慢性疾病，主要侵犯脊柱并累及骶髂关节和周围关节，引起强直和纤维化，并有不同程度的心血管、肺、肾等多个器官的病变。本病的发病率一般人群中为 0.05%，我国为 0.3%。常见于男性青年，男女发病之比为 10：1～14：1。发病多在 15 岁以后，16~30 岁最多见。病变可以停留在任何阶段，又可以复发。病程可长达数十年。病因尚未明了。

(一)病因

AS 的病因目前尚未完全阐明，研究发现其发病率与 HLA-B27 密切相关，HLA-B27 在 AS 患者中的阳性率高达 90%以上。其发病原因与以下几种因素有关。

1.遗传　遗传因素在 AS 发病中有重要作用，AS 患者一级亲属的患病率比正常人群高出 120 倍。

2.感染　研究发现 AS 患者在活动期中，肠道肺炎克雷伯杆菌的携带率与病情活动呈正相关。

3.其他　AS 患者补体水平高，补体 C4 和 IgA 水平显著增高。创伤、内分泌、代谢障碍和变态反应也可能是发病因素。

(二)临床表现

1.低热、乏力、食欲不振等全身症状。

2.下腰背部和骶髂部疼痛。

3.骶髂关节僵硬，胸椎、胸肋关节、颈椎相继出现僵硬，扩胸运动可受限。

4.腰部不能伸曲，活动受限，最后整个脊柱发生强直。

5.贫血，血沉加快，HLA-B27 呈阳性。

体格检查可发现脊柱驼背畸形，胸部扩张度降低，脊柱关节活动对称受限。

(三)诊断

1.病史　详细了解有无家族史，询问疾病发生的时间及发展过程，了解以往该病的治疗过程及效果。

2.体格检查　观察脊柱有无异常弯曲，脊柱、胸廓运动是否受限。

3.辅助检查，对怀疑有 AS 者，应摄骨盆正位片，如有腰痛加双侧骶髂关节炎者，可诊断本病。其他可化验血常规、血沉、HLA-B27。

(四)治疗原则

控制炎症，减轻症状，防止畸形，恢复功能。

1.非手术治疗

(1)教育患者　让患者了解疾病的性质、病程、采取的措施以及预后。指导其日常生活中维持正确的姿势，如垫薄枕、睡硬板床，坚持力所能及的劳动和体育锻炼。了解药物的作用和副作用。

(2)体育疗法　①扩胸运动，收腹挺胸行深呼吸、扩胸训练。②颈椎活动：缓慢做左右侧屈、前屈、后伸、旋转活动。③腰椎活动：站立位弯腰、左右旋转、后伸、卧位三点式、五点式挺腰和、燕式锻炼。④下蹲活动：屈髋、屈膝下蹲，站起锻炼。⑤肢体运动：游泳。

(3)物理治疗　热疗，矿泉浴等。

(4)药物治疗　控制病情的药物，如柳氮黄胺吡啶，消炎止痛、减轻僵硬和肌肉痉挛的药物，如芬比得、西乐葆、妙纳。

2.手术治疗

(1)病变晚期，脊柱、髋、膝等关节发生畸形强直，严重影响功能者。

(2)AS 患者发生颈椎及胸腰椎骨折。

二、健康教育

1.功能锻炼　向患者解释功能锻炼的重要性，以争取患者的配合。手术后第 2 天拔除负压引流球后，指导患者进行下肢直腿抬高锻炼，并主动进行上下肢肌肉收缩及关节活动。因患者仍存在脊柱强直和一定程度的后突畸形，不适宜进行腰背肌功能锻炼。术后 5～7 天疼痛减轻后，应在外固定支具保护下尽早下床活动。术后及早下床活动能使患者得到各方面的功能锻炼，并减少并发症发生。

2.日常生活指导　有条件者不要轻易放弃工作，以体现自身价值，增强生活自信心。工作中应注意避免久处潮冷多风环境，避免搬运重物等。注意生活规律及饮食卫生，饮食宜多样化，保持营养均衡，宜食高蛋白、高纤维素、富含钙和铁易消化的食物，忌食辛辣、戒烟酒，少食生冷硬食物，提高抗病能力，预防上呼吸道、胃肠道、泌尿系等感染，以免加重病情。

3.保持正确的姿势　不论坐、站、行、卧都应保持躯体挺直，不宜长时间保持同一姿势，休息期间应使用硬背椅，严格避免使用软的躺椅或斜面后仰椅，睡眠中应使用硬板床，并取低枕仰卧位，除坚持功能锻炼外，进行耐力性运动，如游泳、慢跑、太极拳等，有助增强肌力，促进心肺功能，配合理疗和水浴有助防止肌肉拉伤、缓解疼痛、清除疲劳。

4.出院指导 告知患者出院后应定期复查，术后继续支具固定3个月，每隔3个月来院拍片复查，证实植骨融合情况，有异常及时复查。

第三节 骨质疏松

一、概述

骨质疏松是Pornmer在1885年提出来的，随着历史的发展和技术的进步人们对骨质疏松的认识逐渐深化的。早年一般认为全身骨质减少即为骨质疏松，美国则认为老年骨折为骨质疏松。直到1990年在丹麦举行的第三届国际骨质疏松研讨会，以及1993年在香港举行的第四届国际骨质疏松研讨会上，骨质疏松才有一个明确的定义，目前认为，骨质疏松是以骨量减少、骨的显微结构受损、骨骼脆性增加，从而导致骨骼发生骨折的危险性升高为特征的一种全身性骨骼疾病。当具备上述现象，患者又伴发有因骨质疏松引起的某些临床症状，如腰背疼痛时称为骨质疏松。

(一)病因

随着年龄的增长，中老年人骨丢失中骨重建处于负平衡，其机制一方面是由于破骨细胞的吸收增加;另一方面是由于成骨细胞功能的衰减导致骨量减少，这就是骨质疏松的细胞学基础，引起中老年人骨质丢失的因素是十分复杂的，近年来研究认为与下列因素密切相关。

1.内分泌因素中、老年人性激素分泌减少是导致骨质疏松的重要原因之一。降钙素 (CT)缺乏可增加骨吸收，其可能为绝经后骨质疏松发生的原因。甲状腺功能亢进可引起并加重骨质疏松，绝经后妇女如合并甲亢，其骨质疏松：出现较早且较重。糖皮质激素包括内源性分泌过多如库欣综合征及药物治疗持续超过1年以上，终将产生骨量减少。糖皮质激素可以抑制维生素D，引起了矿物质吸收不良，并可抑制肾小管对矿物盐的再吸收，引起尿钙、尿磷、尿镁增多，造成血清钙、镁及无机磷水平降低，寻致负氮、负钙平衡，抑制骨形成，增加骨质吸收。

2.营养因素 骨量的维持很大程度上依靠营养及矿物盐的补充，蛋白质及钙尤为重要。老年人由于牙齿脱落及消化功能降低，骨纳差，进良少，多有营养缺乏，致使蛋白质、钙、磷、维生素及微量元素摄入不足。

3.废用因素 骨量的大小与机械负荷密切相关。随着年龄的增长，户外运动减少也是老年人易患骨质疏松症的重要原因。

4.遗传、免疫因素，成骨不全症系一常染色体显性遗传。高半胱氨酸尿症常染色体隐性遗传病，临床上表现为脊柱及下肢畸形，骨细胞减少，栓塞性病变。类风湿性关节炎常伴随结缔组织萎缩，包括骨骼胶原组织在内，如果再有失用或应用糖皮质激素治疗更易引起骨质疏松。

5.近年来分子生物学的研究表明骨疏松症与维生素D受体(VDR)基因变异有密切关系。

(二)分类

骨质疏松症分为三大类。

1.原发性骨质疏松症 它是随着年龄的增长必然发生的一种生理性退行性病变。可分为两型，即Ⅰ型(绝经后骨质疏松症)和Ⅱ型(老年性骨质疏松症)。

2.继发性骨质疏松症　是由其他疾病或药物等一些因素所诱发的骨质疏松症。如甲亢性骨质疏松症、糖尿病性骨质疏松症等。

3.特发性骨质疏松症　常见于8~14岁的青少年或成人。多半有遗传家庭史，女性多于男性。妇女妊娠及哺乳期所发生的骨质疏松也可列入特发性骨质疏松。

(三)临床表现

男女性骨量在35～40岁以后开始下降，女性在绝经期后骨量丢失远远高于男性，故女性的发病率大大高于男性。

1.疼痛　原发性骨质疏松症最常见的症状，以腰背痛多见，占疼痛患者中的70%～80%。一般骨量丢失12%以上时即可出现骨痛。

2.身长缩短、驼背　多在疼痛后出现。老年人骨质疏松时椎体压缩，每椎体缩短2mm左右，身长平均缩短3～6cm。

3.骨折　这是退行性骨质疏松症最常见和最严重的并发症。一般骨量丢失20%以上时即发生骨折。脊椎压缩性骨折约有20%～50%的患者无明显症状。

4.呼吸功能下降

(四)诊断

1.依据临床表现

2.骨密度测定　包括单光子吸收测定法(SPA)、双能X线吸收测定法(DEXA)、定量CT(QCT)、超声波(USA)。骨密度的减低可以用于骨质疏松的诊断及观察骨质疏松的进展程度及治疗效果。

3.X线检查　常用X线检查部位包括：吸气时胸椎侧位像(排除肺纹理)、腰椎侧位像、骨盆及股骨近端正侧位像及双手像。早期表现为骨小梁减少、变细和骨皮质变薄，以后椎体骨小梁结构呈稀疏格子状。

4.生化检查　血清钙、磷一般在正常范围。尿镁略低于正常范围。尿羟脯氨酸可增高。碱性磷酸酶一般在正常高限，若伴发骨折则可升高。

(五)治疗

抑制骨吸收才能从根本上治疗骨质疏松。骨质疏松的治疗包括两部分：一是病因治疗；二是对症治疗。

1.药物预防和治疗骨质疏松

(1)抗骨吸收药，例如雌激素、降钙素、三磷酸盐等。促进骨形成药物，如氟化物、促进合成代谢的类固醇等。矿化作用药物，如钙制剂、维生素D等。药物治疗可以减轻骨质疏松的疼痛、增加骨量、预防骨折。

2.经皮椎体成形术(PVP)和后凸成形术(PKP)现已逐渐视为治疗由于骨质疏松而引起的脊椎压缩性骨折的首选方法。这一手术具有操作简单、创伤小、见效快以及并发症发生率低等优点。

二、健康教育

1.坚持功能锻炼，以利骨折愈合，伤后3～5天，开始在医生指导下做功能锻炼，包括四肢运动、呼吸练习、背肌练习，全过程注意保持脊柱固定，避免前屈和旋转；伤后3～4周，可增加翻身练习，并逐渐增加腰背肌过伸运动；伤后2～3个月，可起床活动，注意避免脊柱前屈的姿势和动作；恢复期可坐位做脊柱后伸，侧屈，旋转等主动运动。适当参加体育锻炼，循序渐进增加运动量，常做载重式的运动，如慢跑、骑自行车等。3～4次/周，30分钟/次。

2.防跌倒、防意外伤害　如果骨质疏松较严重，即使轻微的外力也会导致骨折，即使是自身的重力、肌肉的牵引力，也会导致椎体压缩性骨折。所以应加强劳动安全卫生教育。做重活时注意腰肌及背柱的保护，防止脊柱压缩性骨折。如发生腰椎压缩性骨折，应立即去医院诊治外，绝对卧硬板床，防止重复受伤，身体不能做扭曲，旋转运动，防止外伤性截瘫。

3.日常生活指导　多到户外活动，经常晒太阳有利于钙的吸收和利用，注意保暖。每天坚持喝两杯牛奶，多吃奶制品、虾皮、黄豆、青豆、豆腐、芝麻酱等含钙丰富的食物。选择健康的生活方式，戒烟、戒酒、戒饮浓茶、少喝咖啡和可乐，不要吸烟，这些都会造成骨量丢失。已绝经的妇女要在医生指导下服用少量雌激素，遵照医嘱服维生素D和钙剂，老年人一定要慎用利尿剂、异烟肼、强的松等药物。

4.早期发现并发症　骨折是骨质疏松常见的并发症，多发于脊柱椎体、股骨近端、桡骨远端等部位。骨质疏松往往来得无声无息，很多患者因腰酸腿疼、全身骨头疼、身高变矮等症状就医时，基本上已经发生骨折，发展到严重阶段了。老年人弯腰驼背，往往被当作正常现象不予理会。但很有可能就是骨质疏松的信号。因此发现有下列症状，一定要引起警觉，及时到医院检查诊治：①身体移动时，腰部感到疼痛；②初期背部或腰部感觉无力、疼痛，渐渐地成为慢性痛楚，偶尔会突发剧痛；③驼背，背部渐渐弯曲，身高变矮等。

（郭向珍　王永恒）

第十八章 骨与关节化脓性感染

第一节 急性化脓性骨髓炎

一、概述

化脓性骨髓炎是骨质、骨膜和骨髓遭受化脓性细菌感染所引起的炎症。好发年龄为3～15岁的儿童、青少年，男女比例为4：1。好发部位为股骨、胫腓骨、肱骨及桡骨多见，约占80%。致病菌多数是金黄色葡萄球菌，溶血性链球菌次之，大肠杆菌、肺炎链球菌等也可引起。如果治疗不及时、不彻底，则会转变为慢性疾病，影响肢体功能，将严重影响健康甚至危及生命。

骨髓炎感染途径有三种。①血源性感染：身体其他部位化脓病灶中的细菌，经血液循环播散至骨内，即血源性骨髓炎。②创伤性感染：细菌从伤口直接侵入骨组织，如开放性骨折感染发生的骨髓炎，即创伤性骨髓炎。③蔓延性感染：由邻近软组织感染直接蔓延所致的外来性骨髓炎。其中，以血源性骨髓炎最常见、最严重，临床上分为急性和慢性两种。

(一)病因

1.由于过度疲劳、营养不良等组织抵抗力下降所致，常见于发热、感冒初愈的儿童，发病男孩多于女孩。

2.常有如扁桃腺炎、疖、痈等病灶。

3.骨髓炎常起于长骨干骺端，下肢发病率高，以胫骨两端、股骨下端常见；桡骨、肱骨、脊柱、髂骨也可能发生。

(二)病理

病理特点是骨质破坏、坏死和反应性骨质增生同时存在。早期以骨质吸收、破坏为主，晚期以新生骨形成为主。细菌进入血流后容易在长管骨的干骺端沉积，形成感染灶，如身体抵抗力弱，细菌毒力强，治疗不及时，此时病灶.内的脓液首先在骨髓腔内蔓延，再经骨小管达骨膜下，形成骨膜下脓肿，致骨皮质表层失去血液供给而坏死。脓液进入骨髓腔和骨小管后，使其内经过的滋养血管发生炎症，形成血栓，阻断骨内的供血，从而整个骨干或其一部分因缺血而坏死。与此同时，病灶周围的骨膜因炎性刺激而产生新生骨，包围于原骨干之外-，形成“包壳”。骨膜下脓肿继续增大可穿破骨膜，进入软组织，形成蜂窝织炎或软组织脓肿，然后穿破皮肤，流出体外，形成窦道。

(三)临床表现

1.全身症状　起病急骤，有明显中毒症状，寒战、高热、体温持续达39～40℃、脉搏细速、食欲减退、出汗、烦躁不安或嗜睡，重者可发生感染性休克。

2.局部症状　患肢持续剧痛，肌肉有保护性痉挛，肢体不敢活动。局部皮温增高，肢体搏动性疼痛加剧，活动受限，呈环状红肿。

(四)诊断

诊断依据上述典型症状、体征、实验室检查(血沉增快，血清C反应蛋白增高，白细胞升高)、局部分层穿刺和 CT、X 线等辅助检查结合，可基本明确诊断，但早期应与蜂窝组织炎等软组织炎症鉴别。

(五)治疗

治疗原则是早期诊断、及时治疗，积极控制并防止炎症扩散，局部制动、全身辅助支持治疗包括足量而有效的使用抗生素、补液、纠正酸中毒等非手术治疗；以及局部钻孔引流或开窗减压等手术治疗。

二、健康教育

(一)功能锻炼

1.踝关节跖屈运动训练　逐渐屈伸足踝部，术后患者在麻醉清醒后即可练习，5~6 次 / 天，10～20 分钟 / 次。拔管后即可指导踝关节主动屈伸活动及股四头肌等长收缩锻炼，3 次 / 天，15～20 分钟 / 次。

2.踝旋转运动训练　活动踝部先向顺时针旋转，5～6 次 / 天，10～20 分钟 / 次。拔管 7 天后，做膝关节屈伸活动，3 次 / 天，10～15 分钟 / 次，根据情况逐渐增加活动次数及时间。

3.下肢肌肉运动训练

(1)收缩臀部　双下肢伸直分开，用力收紧臀部肌肉，开始维持 1 秒，以后增加到 5 秒，然后放松，可反复进行。

(2)外展动作　把下肢滑向外侧，越远越好，再收回。

(3)收缩大腿前方肌肉　双下肢伸直，收缩大腿肌肉，每次 5～10 秒，3～5 次 / 天，10～15 分钟 / 次。

4.直腿抬高运动训练　绷紧大腿肌肉，直到下肢在床上完全伸直，然后从床上将下肢抬高 5~10cm，维持 5~10 秒，3～6 次 / 天，10～20 分钟 / 次。

(二)出院指导

1.注意休息、适量劳动，注意劳逸结合。加强营养，增强机体抵抗力。向患者及家属讲解多饮水和饮食营养的重要性，给予高蛋白质和高热量饮食，增加抵抗力和应激力。注意食物的色、香、味，鼓励少食多餐，鼓励患者多饮水，每甘水的摄入量达 2500，<3000ml 为宜，以补充高热消耗的大量水分，也可促进毒物和代谢产物的排出。

2.保持皮肤清洁，勤擦洗、勤换衣，保持床铺的清洁干燥。向患者及家属强调卧床休息和皮肤护理的重要性，有窦道者，保持窦道口周围皮肤清洁。

3.遵照医嘱；继续按时服药。化脓性骨髓炎早期治疗需要应用大量抗生素，向患者及家属讲解其重要意义，以免因担心费用而拒绝使用有效药物。

4.出院后继续功能锻炼，直至关节恢复正常功能。带石膏托固定者，维持功能位置、观察末端血运，做到动静结合，保持石膏清洁干燥。有伤口者，应开窗换药，保持固定部位皮肤清洁，防止化脓性皮炎。

5.定期来医院门诊复查，如有局部红、肿等感染现象应立即就诊。

第二节　慢性骨髓炎

一、概述

慢性骨髓炎大多数是由于急性骨髓炎治疗不当或不及时。不彻底的而使病情反复发作，最终遗留下死骨、死腔及窦道的结果；如急性骨髓炎的致病菌毒力较低，或患者抵抗力较强，也可起病开始即为亚急性或慢性，并无明显急性期症状。在加世纪60~70年代由急性血源性骨髓炎演变成慢性者，约占慢性骨髓炎的1／3。近年来急性血源性骨髓炎在早期多能得到及时有效的治疗，使慢性骨髓炎的发病率明显降低。另一方面，骨的贯通性火器伤和开放性骨折后发生的骨髓炎，金属物植入骨内如人工关节置换术等引起的骨内感染，则较多见。其他诱因有糖尿病、长期服用激素、免疫缺陷及营养不良等。

(一)病因

急性骨髓炎若病情持续发展，即转为慢性期。由于死骨形成，而且不能吸收，成为异物及带菌的病灶，引起周围炎性反应及新骨的增生，形成包壳，使骨质增厚粗糙，形成窦道，经久不愈。如果引流不畅，将会引起全身症状。慢性骨髓炎的致病菌常为多种细菌的混合感染，但金黄色葡萄球菌仍是主要的病原体。此外，革兰阴性杆菌也占很大比例。

(二)分类

特殊类型的慢性骨髓炎有3型。

1.慢性硬化性骨髓炎　是慢性骨髓炎一种表现形式，表现为骨质增生增厚，骨质硬化。导致硬化性骨髓炎的致病菌仍不清楚，普通细菌培养一般为阴性，但一般认为与低毒性感染有关，现认为病原体为厌氧的丙酸杆菌属。本病多见于儿童和青少年，平均发病年龄为16岁，多发生在长骨干，以胫骨、腓骨和尺骨为好发部位，也有报道下颌骨发病者，是一种缓慢进行性病变，病程可达数年。症状较为隐匿，病变部位有酸胀痛及触痛，是由于骨质增生，骨内张力增加所致。X线显示骨质硬化，骨皮质增厚，髓腔变窄或消失，骨密度增加，可伴有小的破坏区。

2.慢性局限性骨脓肿　多见于儿童和青少年，胫骨上端和下端、股骨、肱骨和桡骨下端为好发部位，偶见于椎体等扁平骨。病变可能由低毒力的病原菌所致，或因身体对病菌抵抗力强而使化脓性骨髓炎局限于骨髓的一部分。脓液病菌常为阴性。脓腔内脓液逐渐被肉芽组织代替，肉芽组织周围因胶原化而形成纤维囊壁。X线示长骨干骺端或骨干皮质呈圆形或椭圆形低密度骨质破坏区，边缘较整齐，周围密度增高为骨质硬化反应，硬化带与正常骨质间无明确分界。

3.创伤后骨髓炎　是一种开放性骨折术后或骨折切复内固定或其他骨关节术后出现的骨组织感染。病变在骨折端附近，急性期感染以骨髓腔内感染最严重，表现为高热、寒战等毒血症症状，与急性血源性骨髓炎相似。另一种是骨折附近的皮肤肌肉坏死感染，使失去血供的骨折端暴露，病程转为慢性，常伴有感染性骨不连或骨缺损，病程迁延不愈，治疗较为棘手。

(三)临床表现

慢性骨髓炎者通常在静止期症状较轻，有反复发作病史；患肢增粗、变形，儿童发病者，是由于骨骺破坏而影响骨骼生长发育，使患肢出现缩短或内、外翻畸形，并有不同程度的肌肉萎缩和功能障碍；患部皮肤薄且色泽暗，易破损引起经久不愈的溃疡或窦道，窦道口流出臭味脓液；如果急性发作时，局部出现红、肿、热、痛现象，同时全身出现消瘦、贫血等慢性中毒症状。

(四)诊断

根据既往有急性骨髓炎或开放性骨折病史，局部病灶检查及 X 线片检查提示有脓腔或小型死骨等，可以诊断。需与结核性骨髓炎、骨样骨瘤、成骨细胞瘤和 Paget 病相鉴别。

(五)治疗

治疗原则是彻底清除病灶，摘除死骨，刮除增生的疤痕和肉芽组织，达到消灭死腔的目的，改善局部血液循环，为愈合创造条件。以手术治疗为主，辅以药物及全身支持疗法。

1.病灶清除术　彻底去除窦道、瘢痕组织、死骨、异物。刮除死腔中的肉芽组织，切除不健康的骨质及空腔边缘，使之呈蝶形，即 Orr 手术。目前已较少使用。

2.清除病灶、滴注引流　彻底清除病灶，死腔蝶形化后，置入冲洗引流管。由于伤口的充分冲洗引流，感染容易控制，创面多能一期愈合，随着骨腔凝血机化、骨化而修复骨缺损。

3.消灭死腔的手术　股骨、胫骨慢性化脓性骨髓炎，在病灶清除术后如死腔很大，可用自体骨、带蒂大网膜或.肌瓣充填死腔。肌瓣不宜太大，避免蒂部扭转及受压。

4.病骨切除　对功能影响不大的如肋骨、腓骨中上段、髂骨和股骨大粗隆，可手术切除病骨。

5.截肢　对肢体因慢性窦道口炎症刺激癌变者可行截肢术。

6.庆大霉素链珠填充　病灶清除后以其填充于骨缺损的局部，通过局部高浓度抗生素的逐步释放治疗骨髓炎；疗效满意，5～7 天后逐步抽出，对缺损较大者可于感染控制后二期植骨时取出。

二、健康教育

(一)功能锻炼

1.术后 1～2 天，为了防止骨髓腔出血，以向心性肌肉按摩为主。

2.术后 3～7 天，可练习肌肉等长收缩，向心性肌肉按摩。

3.每日抬高患肢，继续加强肌肉舒缩训练，训练次数由少到多，强度有小到大，每次训练以感到轻度疲劳为宜，循序渐进，不可用力过猛，防止移植骨的骨折，直至功能完全恢复。

(二)出院指导

1.向患者宣传疾病相关知识，勇于面对现实，保持心情舒畅。慢性骨髓炎较顽固，可反复急性发作，迁延不愈，治疗时间较长。患者及家属对此应有充分的思想准备，以便.坚持系统而完整的治疗，消除悲观、绝望的情绪，树立战胜疾病信心，积极配合治疗。

2.出院带药者，应患者交待服药方法，按时服药。观察药物反应，避免双重感染。应注意过敏及毒性反应，内服中药汤剂宜早晚空腹温服。

3.休息和活动　嘱患者不能过早进行剧烈运动，避免意外损伤，防止病理性骨折。卧床时做引体向上、深呼吸等运动，改善血液循环，改善心、肺功能，减少并发症。继续功能锻炼，指导好各时期不同锻炼方法，遵守循序渐进的锻炼原则。

4.加强营养的补充，进食优质蛋白，如鸡蛋、牛奶、瘦肉及动物血、肝、肾等，增加机体抵抗力。同时要求患者每日多饮水，多食新鲜蔬菜、水果，防止便秘。

5.保持患肢皮肤清洁，防止感染。定期复查，如有不适及时随诊。

第三节　化脓性关节炎

一、概述

化脓性关节炎是指人体受到细菌侵入后，由于血源性传播、直接蔓延等原因引起的关节化脓性感染。多见于5岁以下儿童，好发于髋、膝关节，其次为肘、肩、踝关节，以单侧多见，临床上以血源性化脓性关节炎多见。

(一)病因

常见的致病菌为金黄色葡萄球菌，约占85%以上，溶血性链球菌、肺炎双球菌、大肠杆菌和铜绿假单胞菌(绿脓杆菌)等次之。血行感染多见，也可为开放性损伤、关节手术或关节穿刺继发感染或从周围软组织感染蔓延而来。

化脓性关节炎的病理变化因细菌毒性、患者年龄和抵抗力、感染部位以及治疗是否及时而改变。大致分三个阶段：即浆液性渗出期、浆液纤维蛋白性渗出期、脓性渗出期。这三个阶段是逐步演变的过程，并无明显的界限，有时可独立存在。当细菌侵入关节后，关节滑膜充血、水肿，致关节腔内有浆液性渗液，若及时治疗，渗出液可完全吸收。如病情得不到控制，积液有浆液性转为浆液纤维蛋白性，最后为脓性，导致病变逐渐侵入受累关节的软骨和骨质，发生关节僵硬和畸形。

(二)临床表现

1.全身症状　起病急骤，有全身不适、乏力、食欲不振、寒战、高热，体温高达39℃以上等全身菌血症表现，甚至出现谵妄与昏迷。

2.局部症状　病变关节剧烈疼痛，局部红、肿、热、压痛明显。由于肌肉痉挛，患肢轻微活动会有剧痛感，关节多处于屈曲畸形，可引起关节畸形和功能丧失，病理性半脱位、脱位。

3.实验室检查　白细胞计数及中性粒细胞增多，血沉增快。关节穿刺，关节液可为浆液性、血性、混浊或脓性，内含白细胞、脓细胞和革兰阳性球菌。

(三)诊断

早期根据病史和体征进行诊断，X线检查对早期病变诊断意义不大，见关节肿胀、积液，关节间隙增宽，以后出现间隙狭窄。晚期由于病变愈合，X线检查可见关节有骨性融合，间隙消失及关节畸形等，并有新骨增生。关节穿刺和关节液检查是确诊和选择治疗方法的重要依据。对疑有血源性化脓性关节炎者，应做血液及关节液细菌培养及药物敏感试验。应与急性化脓性骨髓炎、风湿性关节炎、类风湿关节炎、结核性关节炎相鉴别。

(四)治疗

治疗原则是早期诊断，及时正确处理，控制感染，积极保全生命和肢体，尽最大限度保留关节的功能。全身治疗包括全身营养支持治疗和选用对致病菌敏感的抗生素。局部治疗包括患肢固定制动、关节穿刺冲洗及关节切开引流术。现在也有很多人主张关节镜治疗膝、肘、肩或踝关节的感染，关节镜引流是手术引流的一个良好的替代选择。关节镜引流术有明显的优点：创伤小，术中可镜下直视膝关节内病灶的情况；术后关节粘连少关节功能恢复快；镜下行膝关节滑膜切除广泛彻底，不留盲区和病灶，而传统切开手术难完全切除关节各腔室的滑膜；关节镜下手术失败可行多次手术。

二、健康教育

(一)功能锻炼

1.一旦急性炎症消退后，关节未明显破坏者，体温平稳后 2 周，即可逐渐进行关节伸屈功能锻炼。关节腔冲洗管拔除后，可主动进行关节功能活动，肌肉静力性收缩如股四头肌等长收缩、直腿抬高、旋转摇膝、摆腿等运动。

2.在拆除牵引和石膏固定后，鼓励患者逐渐加强关节功能锻炼。配合使用下肢关节康复器(CPM)被动活动髋、膝关节，2～3 天后让患者主动活动髋、膝关节，活动幅度逐渐增加，以促进患肢关节功能恢复，防止关节内粘连和强直。

3.教会患者离床活动的方法，并有人在旁保护，防止跌伤。

4.疾病许可下进行蹬车活动，患肢的负重随时间逐渐增加，最好使用单手杖，以减少关节磨损，尤其是外出旅游或长距离行走时。

(二)出院指导

1.适当进行户外活动　避免重体力劳动及奔跑、足球等剧烈运动，以减少关节脱位、骨折等情况的发生。建议进行散步、骑固定自行车、上下台阶或楼梯等。

2.继续加强饮食和心理调节，保持合适体重，适当补充钙剂和维生素 D，预防骨质疏松发生。

3.牵引或石膏固定未撤除的患者，嘱注意体位正确，保持功能位置。患肢避免受压，石膏保持清洁、干燥。

4.积极预防和控制感染。告诉患者和其家属拔牙、扁桃体摘除等都有可能造成关节的再次感染，应尽量避免。

5.定期复查，不适随诊。

（赵庆　孙瑞）

第十九章　非化脓性关节炎

第一节　类风湿性关节炎

一、概述

类风湿性关节炎(rheumatoid arthristis，RA)是一种慢性、全身性、自身免疫性综合征，特征是外周关节的非特异性、对称性炎症，关节滑膜的慢性炎症、增生，形成血管翳，侵犯关节软骨、软骨下骨、韧带和肌腱，造成骨、关节软骨和关节囊破坏，最终导致关节畸形和功能丧失的疾病。多为隐性发病，病期从 3 个月 50 年不等，以 20~45 岁的女性患者多见。

(一)病因

类风湿性关节炎病因不明。目前认为除环境因素外也有一定的遗传倾向，相关基因位于II类组织相容性复合体的 HLA-DRβ1 位点的 5 肽上。在包括关节液细胞和血管炎中免疫复合物的发病机制中，免疫学异常起了重要的作用。浆细胞可产生抗体，从而促进免疫复合物的形成。浸润滑膜组织的淋巴细胞主要是 T 辅助细胞，能产生致炎症的细胞因子。巨噬细胞和相关细胞因子(如肿瘤坏死因子，粒细胞-巨噬细胞集落刺激因子)在受累的滑膜中也很丰富。粘附分子的增加促使炎症细胞在滑膜组织中迁移和滞留。在疾病早期，有巨噬细胞衍生的内衬细胞的增加，同时还伴随一些淋巴细胞和血管改变。

(二)病理

RA 病变所侵害的范围广泛，出现关节病变及关节外表现。在构成关节病变的各种组织中，如滑膜、软骨、韧带、肌腱等均会发生病变，以滑膜多见，表现为滑膜充血、水肿，周围软组织肿胀，关节内有渗液，与软骨紧密粘连，使软骨的正常营养受障碍，从而产生变性和溶解，同时，由于肉芽组织侵入而产生破坏。在滑膜炎症消退后，出现广泛的肉芽组织增生，软骨破坏处有坚强的纤维组织侵入，与两端骨质相粘连，导致纤维组织钙化，产生纤维性关节强直，使关节骨性强直。关节外表现包括类风湿性皮下结节和肌腱及腱鞘、滑囊炎。

(三)临床表现

RA 通常呈隐匿发病，进行性关节受累，但也可急性发病，同时涉及多个关节。炎症关节最敏感的体征是关节肿胀与压痛，大多数活动性炎症关节最终出现滑膜增厚。典型病例手小关节(尤其是近端指间关节和掌指关节)、腕、足、肘及踝关节呈对称性受累，但首发症状可出现在任何关节。关节畸形可发展迅速，最终出现严重的屈曲挛缩，功能完全丧失。

主要的症状和体征包括：关节疼痛和肿胀；晨僵现象，在早晨睡醒后，出现关节僵硬或全身发紧感，起床活动一段时间后症状即缓解或消失，多超过半小时；多关节受累；关节活动受限或畸形；关节外表现，患者常常出现乏力、消瘦、发热、贫血、淋巴结肿大等全身表现；急性发作期时，白细胞计数增加、血细胞沉降率加快，多数患者可查到类风湿因子，但并无特异性；晚期致部分关节畸形及功能丧失。

(四)诊断

1.受累关节出现晨僵，至少持续1小时(病程超过6周)，适当活动后会逐渐消失。

2.至少累及3个或3个以上关节部位，同时出现肿胀或积液(不是单纯的隆起)(病程超过6周)。

3.手部的病变　掌指、指间关节至少1个关节肿胀(病程超过6周)。

4.RA多数呈对称性，但指间、掌指、跖趾关节也可以是不完全对称性(病程超过6周)。

5.类风湿结节　在骨隆突部位，伸肌表面或关节周围有皮下结节。

6.类风湿因子阳性　任何检测方法证明血清类风湿因子含量异常，而该方法在正常人群中的阳性率<5%。

7.放射学改变　X线片显示受累关节呈骨侵蚀或骨质疏松。

上述有1～4项持续6周以上或有4项以上即可诊断为RA。但应与骨关节炎、晶体性关节炎、银屑病关节炎、强直性脊柱炎、化脓性关节炎和关节结核相鉴别。

(五)治疗

治疗包括保守治疗和手术治疗。保守治疗有缓解疼痛，抑制炎性反应，促进关节肿胀消散，减少和延缓骨的破坏。在RA尚不能被根治的情况下，防止发生畸形，保持关节功能，最大限度的提高患者的生活质量，是内科治疗的最高目标。早期积极、合理治疗是减少致残的关键。药物的选择要符合安全、有效、经济、简便原则。手术治疗的目的是防止或延缓病情发展，矫正畸形和恢复关节功能，早期可做滑膜切除术，后期可做关节成形术或全关节置换术。本章节着重讲非手术治疗的护理。

二、健康教育

(一)功能锻炼

1.肌肉和关节的锻炼　按摩病变关节及其周围组织，每个关节1～3分钟。以手腕关节为例，方法是：①用拇指或示指、中指、环指的指腹按摩，要紧贴体表的病变部位，不要移动，力度应由轻到重，由浅到深，不可猛然施用暴力按压；②用手掌的大小鱼际肌或手指的腹面附着患部，由轻到重做环旋按摩；③手握、伸运动，即以最大力量握拳，然后尽最大可能伸展5分钟，使手掌贴于桌面，分开手指，之后并拢，每个手指都能屈曲和背伸即可；④腕关节活动训练，腕关节做顺时针和逆时针方向缓慢旋转，20～30分钟／次，2～3次／天。

2.矫正畸形练习　若掌指关节向尺侧偏斜，应做手指抗阻力运动，即向桡侧外展，20～30分钟／次，2～4次／天。

3.日常生活训练　在病情允许范围内，每次可进行梳头、刷牙等生活自理活动。对于下肢类风湿关节炎患者指导其行主动活动，可进行身体移动练习。将椅子放置于床边，患者一手扶椅，一手扶床栏，缓慢移动，3～5次／天，逐渐发展到上下台阶、楼梯，也可使用拐杖、助行器等加以辅助。

4.急性期功能训练　此期护理原则是关节制动，使关节休息，避免负重和过度活动，并注意休息时的体位，尽量避免关节受压，必要时炎症关节可短期夹板固定2～3周。制动期间肌肉应做等长收缩，去除夹板进行主动和被动关节活动度训练，1～2次／天，枕头不宜过高，床垫不宜过软，膝下不宜垫枕头，以免臀部下沉，引起双髋关节屈曲畸形。为避免双足下垂，卧床时在足部放置支架，并将被服架空，仰卧、侧卧交替，仰卧时前臂保持旋后位，髋关节、膝关节尽量保持伸展位。不适当的体位和不良姿势常常引起肢体挛缩等并发症的发生，因此患者要注意保持良好的姿势。

5.亚急性期功能训练　此期护理原则是运动关节，目的是维持关节活动度。主要包括关节活动度的训练，增强肌力的训练，保持伸屈肌力的平衡，在适当卧床休息的同时，应结合全面而主动的运动锻炼，维持和改进关节、肌肉的功能。

(1)做关节体操　每次关节活动应尽量达到最大限度，运动量要适宜，以不影响全身症状的改善为标准，1 次 / 天，逐步过渡到达 2 次 / 天，1～2 小时 / 次。

(2)局部按摩　病变关节及周围软组织应采用一定手法进行按摩，按摩时可将一手平放于受累关节处轻轻按摩，然后逐渐增加力量，待局部肌肉松弛后，用手慢慢轻拉肢体，使之伸屈至正常位置，每个关节按摩 10 分钟左右，也可晨起或入睡前将手、足浸泡于温水中进行活动及按摩。

6.慢性期的功能训练　此期护理原则是预防和纠正畸形，在不使患者感到疲劳的前.提下，多进行运动锻炼，恢复体力。休息时要让关节保持良好的姿势，避免跪坐、盘腿坐。坐位高矮要适宜，使两脚能平置于地面，坐时尽量紧靠椅背，行走时上肢肌肉要放松。工作时应采用省力姿势并采用省力动作，经常更换姿势或动作，以免关节劳损或损伤。工作与休息合理安排，用力应以不引起关节明显疼痛为度，以强助弱，多让大关节、强关节为小关节、弱关节代劳，以健全的关节辅助器具协助完成日常生活活动，弥补关节功能缺陷，减轻关节负担，并在物理康复科医生指导下进行治疗，进行步行及日常生活活动锻炼以及职业技术训练等。

7.训练中应注意到的问题

(1)即使病情处于急性期，病变关节也要进行允许范围内的关节活动，1～2 次 / 天，防止关节粘连。

(2)运动后，如在 34 小时内疼痛加重，关节肿胀，僵硬感增加，即应减量或改进方法。

(3)即使是慢性期也不要连续进行 1 小时以上的锻炼，中间需有短时间休息。

(4)锻炼期如有肌肉痉挛，应停止活动。

(5)各种运动应循序渐进，不可操之过急，各种锻炼后应有对等的休息时间。

(6)要注意日常生活活动的训练。如从床上起身、坐位、立位、穿脱衣服、进食、整理仪容、排便、洗浴等，要给患者充分的时间并创造练习机会。训练中各种动作能完成是首位的，缩短时间则是进一步的要求。

(二)出院指导

1.注意休息　活动时不应加重或诱发疼痛，在疼痛时也不宜过多活动。

2.维持良好的姿势，避免关节长期负荷。

3.继续循序渐进地进行功能锻炼，促进关节功能恢复。

4.使用辅助装置或简化日常生活操作，减少关节负荷。

5.改善潮湿阴冷的工作和生活环境，鼓励患者多进行户外活动，避免过度劳动，常.晒太阳，以促进骨质愈合，防止和减缓骨质疏松。

6.饮食指导　多进富含蛋白质的饮食，以增加抵抗力；若有贫血及骨质疏松的情况，可适当补充铁剂、钙剂等；宜进温性饮食，忌生冷食物。

7.定期复查　出院后 2 周、1 个月、3 个月到医院复查，如有不适应及时来院就诊。

第二节　骨性关节炎

一、概述

骨性关节炎又称增生性关节炎，是一种慢性退行性关节疾病，是最常见的关节炎，其特点是关节软骨变性，并在软骨下及关节周围有新骨形成。该病也有称之为肥大性关节炎、老年性关节炎、退行性关节炎、骨关节病等。病变常累及手的小关节和负重关节，多发于中年以后。其发病率和受累关节的种类、程度与年龄、生活方式、职业和遗传等因素有关。

(一)病因

原发性骨性关节炎发病时，关节软骨为什么受到损害，至今仍不清楚。发病机制有几种理论：软骨代谢异常、酶对软骨基质的降解作用、生物化学的改变、营养的改变和损伤有关。骨性关节炎的发生是一种长期的、逐渐发生的病变过程，其机制涉及到全身及局部许多因素。因此，认为发病可能是一种综合的机制。继发性为关节发生外伤、骨折、脱臼及患其他疾病后，骨与软骨出现骨质增生，使关节的生理功能发生改变。

(二)分类

按病因可分为原发性和继发性骨性关节炎两种。按发病的部位分为髋、膝关节骨性关节炎和手、足骨性关节炎，脊柱的第 3、4 腰椎体为骨性关节炎的多发部位。

(三)临床表现

原发性和继发性骨性关节炎在症状与体征上无差别。受累关节不同部位关节炎其临床表现不同，主要表现如下。

1.疼痛　最初感到关节轻度不灵便，运动过量出现疼痛，休息后缓解。晚期时疼痛及肌肉痉挛加重，为持续性，休息后不能迅速缓解。此期夜间痛常见，软骨无神经支配，对疼痛不敏感，疼痛系来自关节内和关节周围结构。

2.磨擦音　早期关节活动时可触到轻度磨擦感，晚期则可触及明显的沙粒样磨擦感，且伴有明显的疼痛。

3.关节积液　继发性滑膜炎，可发生关节中度积液。

4.活动受限　早期活动无明显受限。晚期随疼痛加剧而使关节不同程度受限。

5.关节畸形　可发生膝关节屈曲或内、外翻畸形，尤以内翻畸形为多。

6.关节内游离体　关节活动时发生交锁现象，尤以膝关节为甚。

7.X 线表现　骨关节的早期 X 线照片无改变或仅有轻度的关节边缘骨赘，晚期常表现为关节间隙变窄，关节面不规则、不光滑并有断裂现象。有时可发现关节内游离体(见图 20-1、20-2)。

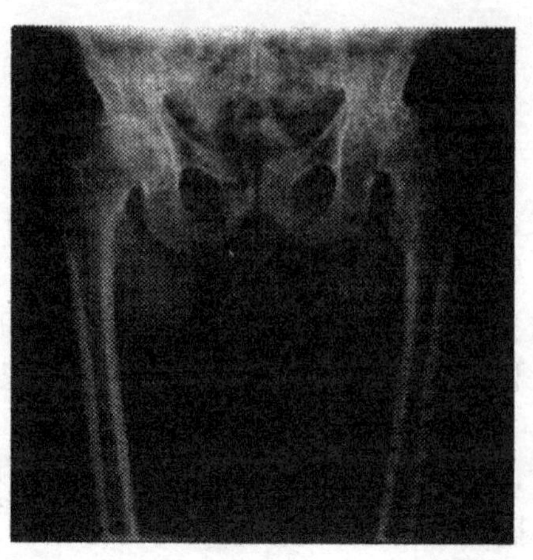

图 20-1 髋骨性关节炎 X 线表现

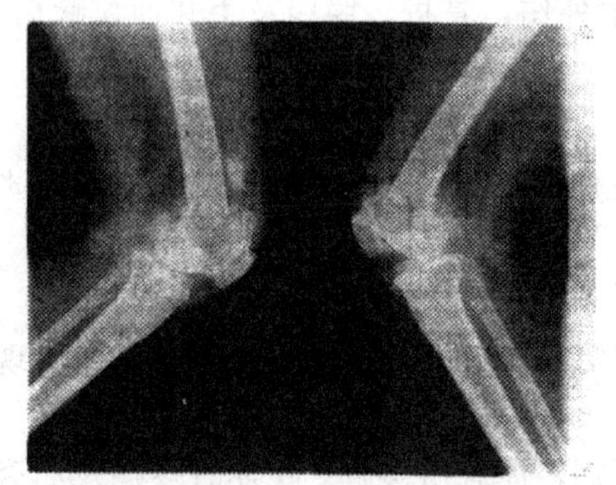

图 20-2a 膝骨性关节炎 X 线表现

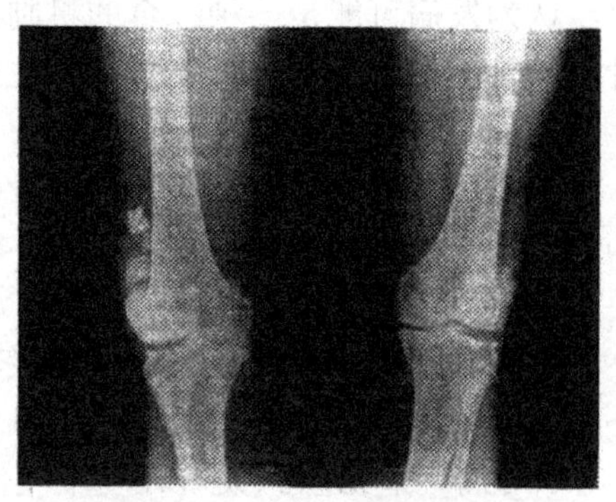

图 20-2b 膝骨性关节炎，X 线表现

(四)诊断

根据临床表现和辅助检查结果综合分析判断。

(五)治疗

治疗原则是减少关节负重、局部固定制动、理疗及对症用药等一般治疗。治疗目的是：有效地控制症状(如疼痛和僵硬)，改善或维持患者的自理能力，提高自理及活动能力，减轻心理压力。手术治疗有关节清理术、截骨术、关节融合术及关节置换术等。本章着重讲非手术治疗护理。

二、健康教育

(一)功能锻炼

制定功能锻炼计划，指导患者进行功能训练，包括关节活动、肌力、步态的训练及拐杖或助行器的使用方法。同时要使患者认识锻炼的重要性。体重超重患者通常感到在身体承重部位疼痛更加剧烈，特别是膝关节和腰背部。因此通过尽可能多的运动以减轻体重，并可使用柔软的鞋垫和特殊的训练器会减轻膝关节的压力。

1.对急性病变关节及其周围肌肉可做被动训练，症状得以控制后，可指导患者做关节和肌肉的主动练习。

2.肌肉应激训练　若下肢的一侧出现骨性关节炎，可利用双上肢、另一健下肢及牵引床上的器械做小范围的活动，如双手握紧床上支架手把，或双手支撑床边，用力使上身离床，连续10～20次，5～6次/天；或将健侧下肢抬高，伸屈50次，5～6次/天；指导患肢股四头肌等长收缩50次，3～4次/天。

3.住院期间的宣教

(1)饮食指导　肥胖患者应减轻体重；多食富有钙和胶质的食品；理疗、关节肌肉锻炼，对维持和恢复关节功能有一定帮助；应采取饮食和锻炼相结合的方法控制体重的增加。

(2)指导患者合理利用手杖、护膝、鞋垫等辅助设施，减轻病变关节的负重，保持关节稳定性。保护受累关节，使其充分休息，不要使用过度，对保护膝关节、髋关节十分有益。

(3)功能锻炼　健侧肢体和不被限制活动的部位都要加强活动，以主动锻炼为主，被动活动为辅。锻炼以循序渐进为原则，即活动量由小到大，活动范围逐渐加大，时间由短而长，注意以患者不感疲劳、患处无疼痛为宜。

(二)出院指导

1.养成良好的工作和学习习惯，保持正确的姿势。

(1)手部骨性关节炎的患者，晚间可戴弹力强的手套，以缓解晨僵和关节疼痛；足部骨性关节炎者，可通过垫鞋垫等方法，预防足趾背伸。

(2)颈椎骨性关节炎的患者，应避免长时间伏案工作或学习，不可过度转颈或仰头，可使用颈围，睡眠时枕头的高度要适当；腰椎骨性关节炎者，在睡硬板床的同时，还应使用腰围。

(3)膝部骨性关节炎者，可用弹力护膝套固定关节，保持其稳定性。睡眠时，不要在膝下垫枕头，以免造成屈曲畸形；髋部骨性关节炎者，睡眠时，一般取仰卧位，坐时宜坐高椅，勿坐低凳和沙发等。还应加强髋关节外旋、外展、内旋等锻炼，以防关节囊挛缩而致活动受限。

2.加强维生素D的摄入，坚持适当户外活动，增加日光照射。加强科学饮食调节，注意钙的补充。防止过度疲劳，尽量戒烟、戒酒，注意休息，消除影响钙吸收的因素。

3。日常注意加强保护，减少疼痛发作，如应用护套保护膝关节，注意天气变化，避免潮湿受冷。

4.患者应注意心理调节，减轻心理负担，积极配合治疗和护理，保持愉快心情。

5.定期复查，不适随诊。

第三节　股骨头缺血性坏死

一、概述

股骨头缺血性坏死(osteonecrosis of femoral head，ONFN)是由不同病因引起的股骨头血液供应破坏或骨细胞变性导致骨的有活力成分(骨细胞、骨髓造血细胞和脂肪细胞)死亡引起的病理过程。ONFN是骨科常见病、多发病，由于发病原因复杂，病变导致关节软骨破坏，股骨头坏死性改变，使关节功能丧失，致残率很高。本病是一种慢性进行性致残性疾病，早期治疗对防止致残和改善预后至关重要。

(一)分类

1.根据股骨头缺血性坏死的病因分为创伤性和非创伤性两大类。因ONFN不同类型及坏死范围和部位对治疗方法的选择起着重要的作用，因此我们结合 X 片、ECT 及手术所见把股骨头坏死分为以下四型、三级。

四型：①缺血型；②瘀血型；③混合型；④增生硬化型。

三级：①一级(局部缺血坏死)；②二级(大部缺血坏死)；③三级(全头缺血坏死)。

2.另外可根据坏死发生部位作如下划分。

(1)内侧部坏死　坏死发生有股骨头的内侧非负重区。

(2)外侧部坏死　坏死发生有股骨头的外侧部，致股骨头塌陷的主要原因。

(3)中央部坏死　坏死发生在股骨头的中央部。

(4)顶中部坏死　坏死发生在股骨头的顶部中央。

(二)病因

目前虽然已经清楚骨坏死不同阶段的病理改变，但对发病的原始机制知之甚少。

1.创伤性股骨头缺血坏死　创伤引起股骨头坏死发生率为 23%。股骨头最主要的供血是旋股内侧动脉发出的上支持带动脉，主干上升为骺外侧动脉，在软骨与骨骺之间进入股骨头中央，供应股骨头至少 2／3 的血液，其紧贴骨面，血管张力较高，移动度小，股骨颈骨折时，极易伤及此血管。而到达及分布于股骨头的血管都是多次分支后的细小血管，之间虽有吻合，但仍保持各相对独立的血供区域。所以股骨头的血供比较贫乏，当供血动脉在外伤或治疗时被损伤而突然阻断将造成缺血时，必然会引起股骨头组织细胞的一系列变化，最终导致骨坏死。

2.非创伤性股骨头缺血坏死　非创伤性股骨头缺血坏死原因非常复杂，相关因素如下。①使用激素、大量饮酒等引起细小静脉内皮损伤，管壁胶原暴露，血小板在局部聚集，释放 TXA2；另一方面，由于血管内皮细胞损伤，PGA2 释放减少，导致局部血管挛缩、血栓形成等反应。使用激素、饮酒等因素还可引起脂肪代谢紊乱，静脉中游离脂肪滴增加，在局部形成脂肪栓塞。上述改变使静脉回流障碍，局部淤血，组织液渗出，髂周围形成水肿，造成局部缺血，骨营养代谢障碍，骨细胞萎缩死亡。②肥胖。③血液系统疾病。④潜水病。⑤高雪病。⑥类脂质增生。⑦血管疾患。⑧结缔组织病。⑨肾移植。⑩急性胰腺炎等发病原因。还有少数病例未发现上述危险因素，称为特发性股骨头缺血坏死。其中使用皮质激素和酗酒是两个最主要的危险因素。国外研究表明 90%的患者与之有关。

(三)临床表现

股骨头坏死临床主要表现为疼痛、跛行。体征：腹股沟中点稍下方或内收肌止点压痛、患髋周围肌肉及股肌萎缩，可出现托马征阳性；当坏死股骨头严重塌陷、双下肢不等长时，可出现 Allis 征阳性，当髋关节半脱位、臀中肌无力，可出现脱仑德兰堡试验阳性。早期患者可有外展、内旋活动轻度受限。随着病情的发展，髋关节各向活动范围逐渐缩小，直至严重受限。外展、外旋或内旋活动受限，患肢可缩短，肌肉萎缩，甚至有半脱位体征。有时轴冲痛阳性。

(四)诊断

根据临床表现，结合辅助检查结果和分期标准，综合分析确诊。

(五)治疗

在股骨头缺血性坏死的治疗中，首先应明确诊断、分期、病因等因素，同时也要考虑患者的年龄、身体状况、单髋或是双髋受损，以便选择最佳的治疗方案。常用的治疗方法有非手术治疗和手术治疗。非手术疗法主要适用于青少年患者，因其有较好的潜在的自身修复能力，随着青少年生长发育股骨头常可得到改善，获得满意结果。对成年人病变属工期、II 期范围较小者也可采用非手术治疗，主要是减少或避免负重以防股骨头塌陷，治疗目标是重建股骨头血运，促进坏死骨的修复，防止股骨头塌陷，但其效果欠佳。非手术方法大多能改善患者症状及功能，延缓病程进展，甚至治愈一定数量患者，对于早期的患者不失为一种较好的方法。保守治疗包括以下几方面。

1.药物治疗

(1)低分子肝素(速避林)　抗凝、促纤溶、降低血液粘度。体重 60kg 以下者 0.4ml / d，大于 60kg 者 0.6ml / d，皮下注射，给药 12 周。

(2)华法林　抑制部分凝血因子合成、抗凝，2.5mg / d，给药 8～12 周，用药期间注意监测凝血酶原时间并调整剂量。

(3)前列地尔脂微球(凯时)　扩张血管、抑制血小板聚集、促红细胞变形、抑制活性氧防止再灌注损伤。10g，静脉注射，第 1 周每日 2 次，第 2～4 周每日 1 次。

(4)阿仑磷酸钠(福善美)　抑制破骨细胞活性，防止由于对坏死骨修复时破骨细胞活力增加对骨组织的破坏，保持骨组织的完整性。70mg，每周 1 次，给药时间 1 年。

(5)川芎嗪　抑制组织缺血时血小板聚集与激活、抑制血小板释放，减轻血管炎。80mg，静脉注射，1 次 / 天，给药 12 周。

2.休息制动　包括卧床和下肢牵引等各种减少或避免负重的措施，通过降低股骨头的负重以利于股骨头自身修复。由于即使不负重，股骨头仍遭受相当大的肌肉拉力，可致股骨头塌陷，有人认为负重、不负重和部分负重之间无区别。国外有学者统计了 21 家医院 182 个病例的随访结果，显示减少负重后临床体征改善率仅为 I 期 35%，II 期 31%，III期 13%。下肢持续牵引可以减轻股骨头表面所受的压力，效果明显优于单纯的卧床。

3.脉冲电磁场疗法　许多学者开始使用脉冲电磁场疗法治疗 ONFN，Aaron 等比较电磁场与髓心减压分别治疗II期和III期的 100 例患者，并随访 24～36 个月，证实两种方法均有效，但前者效果明显大于后者。

4.高压氧治疗　高压氧(HBO)疗法是一种无创的物理治疗手段，已广泛应用于临床。众多研究表明，HBO 结合其他非手术治疗或手术治疗是治疗早期股骨头坏死最佳选择之一。

5.体外冲击波治疗　体外冲击波在临床上已经广泛用于治疗骨不连、骨愈合延迟及一些软组织肌腱炎症。尽管其治疗股骨头坏死的机制尚不明确，但是不少学者已经将其运用于临床治疗。Ludwig 等用冲击波治疗 22 例，治疗 1 年后随访显示，患者痛觉评分从治疗前的 8.5 分下降至 1.2 分，Harris 髋评分从 43.3 分增加到 92 分。4 年后又对 21 例患者进行随访，其中的 Harris 髋平均评分达到 88 分，痛觉评分为 2.2 分。23% 患者可以延缓全髋关节置换的手术时间。

6.介入治疗　介入治疗是在电视 X 线机监视下，将溶栓、解痉及扩血管等药物直接注入供给股骨头血运的血管如旋股内、外动脉等，以达到治疗目的。局部应用以上药物可以改善股骨头的血供，降低骨内压，促进坏死骨吸收及新骨形成，创造利于骨坏死区修复的环境。大多数报道介入法治疗疗效确切，几乎所有患者治疗后均有效，优良率 70%～ 80% 以上。这些研究大多从症状及血管造影等方面去判定疗效，对于患者症状及远期疗效随访较少。左立新对介入治疗前后髓腔血气分析值的变化研究发现：介入治疗可暂时增加股骨头的血液循环，但无法长久地改善股骨头血液循环。刘沧君回顾分析了 80 例患者的影像学表现，通过 12～36 个月的随访观察，疼痛缓解Ⅰ、Ⅱ期为94%，Ⅲ、Ⅳ期为12%。介入治疗尚处于探索阶段，还有许多问题需进一步的探索和研究，包括治疗机理和治疗过程的病理变化等。

手术治疗主要采用髓芯减压术，对部分坏死的Ⅱ期及Ⅲ期轻度塌陷者，采用截骨术或带血管蒂的骨移植术等。对晚期患者普遍认为唯有采用全髋关节置换术，详见第三十二章第一节人工髋关节置换术。

二、健康教育

(一)功能锻炼

主要以肌力、关节活动度和步态训练为主，分三个阶段进行。对采用非手术治疗的患者严格避免负重，可扶拐、戴坐，骨支架、用助行器行走；双髋受累者，应卧床或坐轮椅；理疗能缓解症状，一般需6～24个月或更长时间。治疗中应定期拍片检查，到病变完全愈合后才能负重行走。

1.第一阶段　伤后1～7天，主要以患肢肌肉的静力收缩运动和.远端关节的活动为主。目的是促进血液循环，防止下肢深静脉血栓的形成。如踝关节主动背伸、跖屈运动、股四头肌等长收缩。

2.第二阶段　伤后7～14天，主要以患肢肌肉力量和髋、膝关节活动度的训练。目的是增强股四头肌和胭绳肌的肌力，改善关节活动范围。

3.第三阶段　在锻炼髋关节活动度和加强股四头肌力量训练的同时做好下床和步态的训练。目的是增加患者身体的平衡性和肢体的协调性，防止意外的发生。如从卧位到坐位的训练、坐位到站位训练、站位到行走训练、平衡能力训练，上、下楼梯拐杖行走法等训练方法。

4.介入治疗后1个月内为骨股头塌陷危险期，这与破骨过程直接相关。所以治疗后2周内建议患者尽量制动并卧床休息，不能患侧向下侧卧，3个月内必须拄双拐行走，治疗期间绝对禁忌负重，避免增加股骨头的压力，造成新的塌陷。另外，注意患肢功能锻炼，术后前3个月以床上锻炼为主，主要为髋关节的屈、伸运动及患肢抬高(30°～40°)训练，以增加骨股头的血液循环，训练时采用分阶段、逐步增加活动量的方式，防止剧烈活动、避免患肢过度旋外及旋内，防止再生血管断裂。

(二)出院指导

1.嘱患者半年内要多卧床，少走路，不要剧烈运动，下地行走必须扶拐杖，避免负重劳累。出院后患者需拄拐3个月，其间加强髋关节功能锻炼。同时还要加强肢体的功能锻炼，治疗期间可适当活动，限制患肢负重，指导患者扶拐或助行器行走，维持关节周围肌群的肌力；康复期可学练太极拳，动静结合，以改善血，液循环，增加局部血液供应，使损伤组织尽快恢复。功能康复锻炼必须持之以恒，不要操之过急，避免长时间行走(不超过1小时)、跑步、剧烈运动及重体力劳动。避免滥用激素类药物，并向其说明其原因。

2.生活指导　保持愉快情绪，避免情绪激动。勿食辛辣、刺激性食物，忌烟、酒、咖啡，饮食以清淡为宜，低脂高钙食物为主，如海产品、新鲜蔬菜水果等。术后常规口服阿司匹林、钙片3个月以上。注意合理休息，切勿过劳。

3.复诊　出院如有不适随时就诊，向患者讲明术后复诊的重要性，并指导患者定期来院复查。术后1个月、3个月、6个月、12个月各摄X线片1次，观察股骨头修复状况。

第四节　痛风性关节炎

一、概述

痛风性关节炎是由于嘌呤代谢紊乱和(或)血尿酸升高引起的一组综合征，临床表现为关节的急慢性炎症，痛风石、泌尿系结石及痛风性肾病。一直以来，人们认为痛风是一种西方病，在中国的患病率很低。但是近年的研究提示，随着人民生活水平的提高，痛风在中国的患病率正逐渐上升。

(一)病因

尿酸盐沉积在关节囊、滑囊、软骨骨质、肾、皮下结缔组织而引起病变和炎症反应的疾病。

(二)分类

痛风性关节炎根据病因可分为原发性痛风和继发性痛风两种；根据临床表现可分为急性和慢性痛风。原发性痛风中10%～60%有家族遗传特点，在发病中95%为中老年男性患者，初次发作的平均年龄在40岁以上，女性只占5%左，右，且多为绝经期妇女及多关节炎患者。继发性痛风常继发于血液病、肾病、恶性肿瘤、肥胖、糖原贮积病、类肉瘤、银屑病、药物等。其临床特点是高尿酸血症，急性关节炎反复发作，痛风区形成，慢性关节炎和关节畸形以及在病程后期出现肾实质病变。

(三)临床表现

1.无症状期　除血尿酸升高外无其他症状。

2.急性发作期　突然发生关节剧痛。第一跖趾关节红肿热痛，疼痛剧烈，不能耐受触摸，劳累后夜间发作上述症状，3～7天可自行缓解，约5～6个月发作1次，间歇期无不适。3年后逐渐累及左第一跖趾关节、左足跟、右膝、双肘和腕关节，发作时多以单个关节肿痛为主，严重时每月发作1次。A族链球菌感染所致，主要表现为界限明显的局限性斑块，边缘发硬、隆起，表面皮肤潮红、水肿、发热而具浸润性，向周围蔓延。常合并有足癣，首次发作可能与痛风难以鉴别，但此后反复发作的关节肿痛、夜间加重、疼痛剧烈、炎症反应在1天内达高峰等临床特点高度提示痛风的诊断。

3.间歇期　两次发作之间可有数月至1年以上的间隔，可无症状，发作次数愈多间隔愈短，受累关节数目增多并处于慢性炎症状态。

4.慢性关节炎期　约有半数病例在急性发作后数年或数十年转入慢性关节炎期，受累关节活动受限，多已僵硬、畸形，有痛风石的形成。尿酸盐反复沉积使局部组织发生慢性异物样反应，沉积物周围被单核细胞、上皮细胞、巨噬细胞包绕，纤维组织增生形成结节，称为痛风石。痛风石的典型部位在耳廓，也可见于关节内、关节周围、皮下组织及内脏器官等。痛风石是病程进入慢性的标志，多数患者在起病10年后才出现。当痛风石发生于关节内，可造成关节软骨及骨质侵蚀破坏、增生、关节周围组织纤维化，出现持续关节肿痛、强直、畸形，甚至骨折，称为痛风石性慢性关节炎。

大约1/3患者在痛风病程中出现肾脏症状。早期临床表现为肾小管浓缩功能下降、、-夜尿增多、低比重尿，累及肾小球出现血尿、蛋白尿、腰痛、水肿、高血压等。目前认为单纯高尿酸血症很少导致慢性肾功能不全，当高尿酸血症合并高血压、动脉硬化、糖尿病、高血脂和慢性肾脏疾病时，可出。现进行性氮质血症、肾衰竭。尿酸性尿路结石，原发性痛风患者尿酸结石发生率与血尿酸呈正相关，血尿酸 130mg / L 以上者发生率达 50%。尿酸结石可出现于痛风性关节炎发病之前。较小者呈沙砾状随尿排出，可无症状。较大者梗阻尿路，引起肾绞痛、血尿、肾盂肾炎、肾盂积水等。急性尿酸性肾病多见于继发性高尿酸血症，主要见于肿瘤放化疗后。

(四)诊断

急性痛风性关节炎的诊断多采用 1977 年美国风湿病学会(ACR)的分类标准或 1985 年 Holmes 标准进行诊断。关节液中有特异性尿酸盐结晶，或用化学方法或偏振光显微镜证实痛风石中含尿酸盐结晶，或具备以下 12 项(临床、实验室、X 线表现)中的 6 项。

1.诊断要点　①急性关节炎发作大于 1 次；②炎症反应在 1 天内达高峰；③单关节炎发作；④可见关节发红；⑤第十跖趾关节疼痛或肿胀；⑥单侧第一跖趾关节受累；⑦单侧跗骨关节受累；⑧可疑痛风石；⑨高尿酸血症；⑩不对称关节内肿胀(影像学检查证实)；⑩不伴骨侵蚀的骨皮质下囊肿(影像学检查证实)；⑩关节炎发作时关节液微生物培养阴性。

1985 年 Holmes 标准：①滑液中的白细胞有吞噬尿酸：盐结晶的现象；②关节腔积液穿刺或结节活检有大量尿酸盐结晶；③有反复发作的急性单关节炎和无症状间歇期高尿酸血症及对秋水仙碱治疗有特效。具备其中 1 项者可诊断。

2.鉴别诊断

急性期应与急性化脓性关节炎、风湿热等鉴别；慢性期应与类风湿关节炎、银屑病关节炎鉴别；痛风石应与 Heberder 结节、皮下结节等鉴别。

(五)治疗

痛风的治疗是综合性的二主要包括一般治疗、急性痛风性关节炎发作期的治疗、间歇期的治疗、慢性关节炎期的治疗、痛风结石以及痛风并发症的治疗等方面。

1.药物治疗　控制高尿酸血症，有效预防和控制急性发作，避免肾损害。

2.手术治疗.刮除影响创口愈合的痛风石、对关节面严重破坏的关节，行关节成形术或人工关节置换术等，重建被破坏关节的功能。关节镜下手术仅是治疗急性痛风性关节炎的一种局部治疗方法，它可以减轻关节内的损害，但不能代替排酸、抑酸药物以及饮食控制等治疗，要保证关节镜术后持续的治疗效果，仍需坚持配合系统的内科治疗。

二、健康教育

(一)功能锻炼

1.急性期患者，应严格卧床休息，抬高患肢，将患肢固定于功能位，直至关节疼痛缓解 72 小时后开始恢复活动。

2.疾病的间歇期应进行轻度适当活动，以增加肌肉的比例，减少脂肪，减轻体重，增强抵抗力。但应避免肌腱、关节的损伤，、切忌用力过度、过累。合并高血压、肾功能损害、心脑疾患者应注意休息，甚至卧床。关节活动障碍可进行体疗或理疗。

3.慢性关节炎期患者，因疼痛频繁发作，受累关节增多，且肢体活动受限，最终有关节畸形、僵硬现象。对这些患者应加强体疗和理疗。体疗主要以关节的伸展与屈曲锻炼为主，如腕关节稍微内收，背伸约 30°，掌指关节屈曲约 90°，近端指间关节屈曲约 45°，远端指间关节稍微屈曲，拇指处于外展、对掌位。此外，还可做关节全范围的主动或被动活动，同时可配合超声波等治疗消肿、松解粘连。

4.在身体条件允许下适当运动，可预防痛风发作，减少内脏脂肪，减轻胰岛素抵抗。适合中等量运动，强度以无不适为宜，运动种类以散步、骑车、健身运动等有氧运动为好。避免剧烈运动，以免诱发痛风急性发作。

(二)出院指导

1.休息 养成休息和适当功能锻炼的习惯，做到劳逸结合。适量的活动和锻炼，可减轻体重，避免肥胖诱发痛风，达到预防和治疗关节畸形的目的。保证睡眠，生活有规律，以消除各种心理压力。

2.饮食注意 加强“三高”饮食和“三低”饮食，即高蛋白、高维生素、高纤维素及低脂、低糖、低盐食物。限制嘌呤食物的摄入，并注意食物烹调方法。饮食以低热量、清淡为主，多食蔬菜、水果以增加维生素，提高血液的pH。

3.出院后，应严格按医嘱使用药物，并注意药物的不良反应，避免使用抑制尿酸排泄药物，如阿司匹林、维生素 B_1 及维生素 B_{12} 等。

4.复查 定期复查，出院后半个月、1个月、3个月各复查一次，如有不适，及时就诊。定期检测血液尿酸值，每1～3个月检测1次，以便随时调整用药，同时密切观察心脏、肾脏功能的变化，定期检查，防止心、肾尿酸结石的发生。

（万新河 赵庆）

第二十章　骨与关节结核

第一节　髋关节结核

一、概述

髋关节结核在临床上较为常见，发病率占骨关节结核的20%～30%，仅次于脊柱及膝关节结核，患者多为儿童和青壮年，单侧发病为主，男性多于女性。

(一)病因

结核杆菌由原发病灶经血行播散至髋关节。

(二)病理分类

根据病变部位和发展情况可分为单纯滑膜结核、单纯骨结核和全关节结核三种类型，以单纯滑膜结核为多。

1.单纯滑膜结核　病变仅限于滑膜，表现为充血、水肿、渗出.以及纤维组织增生等。

2.单纯骨结核　病变限于骨内，可发生在股骨头骨骺内，也可发生在股骨近段干骺端之边缘。

3.全关节结核　由单纯性结核发展而来，其特征是关节软骨遭到破坏，若只有部分软骨游离坏死，即为早期全关节结核；如全部关节软骨坏死脱落，则为晚期全关节结核，此时多有严重骨质破坏、病理性脱位等。

(三)临床表现

1.全身症状　有食欲减退、低热盗汗、消瘦、乏力、情绪急躁、血沉加快等全身结核中毒表现。

2.局部症状

(1)疼痛　早期髋部疼痛较轻，活动加重，休息后可缓解。随着病变的发展，疼痛加重，可沿闭孔神经向膝部放射，患儿常诉膝关节内侧疼痛，易被误诊为膝关节疾病。患儿可出现“夜啼”，这是由于局部保护性肌肉痉挛消失，翻身或关节活动时出现疼痛而致。

(2)跛行及功能受限　长期肌肉痉挛，髋关节活动受限，引起关节强直及废用性肌肉萎缩。

(3)畸形　由于股骨头、髋臼进行性破坏和屈曲内收痉挛，可引起髋关节病理性脱位或肢体短缩。

(4)肿胀及脓肿　晚期可出现髋部肿胀，常在大粗隆或股内侧形成窦道，常合并混合感染。

(5)体征　早期髋关节过伸试验阳性，晚期髋关节屈曲挛缩试验(Thomas 征)阳性 (见图21-1，21-2)。

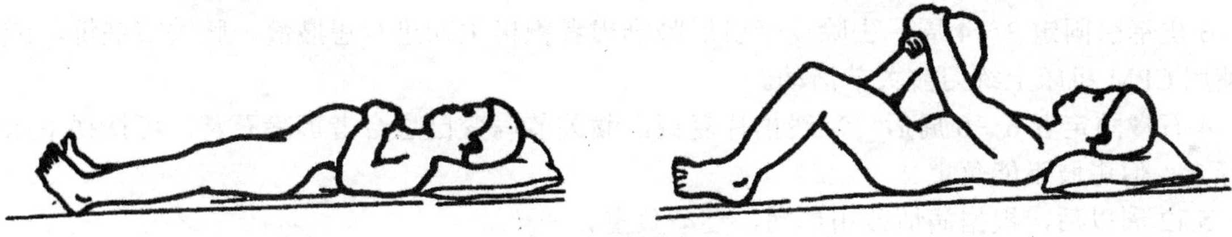

图 21-1　髋关节屈曲挛缩试验

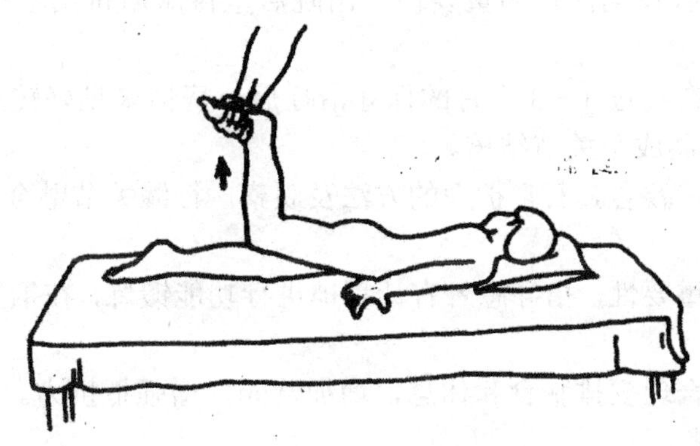

图 21-2　髋关节过伸试验

3.X 线检查　随病变不同而不同，早期滑膜结核表现为关节肿胀、间隙增宽、骨密度减低；单纯骨结核表现为局限性骨质破坏，可有细小死骨形成；全关节结核则有明显骨质破坏、病理性脱位，或者关节间隙变窄甚至骨性强直。

(四)诊断

根据患者有无结核接触史、患病史，临床症状和体征，X 线摄片、实验室检查明确诊断。

(五)治疗

1.非手术治疗

(1)全身治疗　主要为全身支持疗法及药物疗法。支持疗法包括休息、增加营养以改善全身情况，增强机体抵抗力等。药物治疗主要为适当联合使用抗结核药物，以增加药效，并可减少细菌的耐药性。

(2)局部治疗　可采用抗结核药关节穿刺关节腔内注射。单纯滑膜结核应用持续皮牵引，减轻疼痛及预防与矫正患肢畸形，保持关节在功能位。

2.手术治疗　单纯滑膜结核可行滑膜切除术；单纯骨结核、全关节结核早期，病灶局限于股骨头及颈部，行病灶清除术，尽量保留关节功能；全关节结核晚期在清除病灶基础上施行关节融合术或关节成形术.

二、健康教育

(一)功能锻炼

1.手术当天，麻醉消失后，即可进行适当踝关节及腓肠肌、股四头肌主动运动，促进下肢静脉回流，减少深静脉血栓发生的机会。

2.术后 2～3 天，加强踝关节主动伸屈练习，股四头肌等长收缩运动，保持肌肉张力，但注意避免主动屈髋练习。

3.皮牵引固定3～4周，去除皮牵引后鼓励患者积极主动进行患肢髋、膝关节锻炼，或辅助使用CPM机床上练习髋关节活动。

4.石膏固定者6～8周后，X线拍片复查，髋关节病变已愈合者拆除石膏，可扶拐下床练习行走，但患肢不能负重。

5.12周以后，根据病情改用单拐，逐渐负重。

(二)出院指导

1.向患者及家属讲解长期治疗的重要性，出院后坚持服用抗结核药并观察药物的不良反应。

2.告诉患者及家属在经过1～3个月的保守治疗后，病情未见好转，或反而加重，应尽早选择手术治疗，以免发展成全关节结核。

3.石膏固定的患者，教会其石膏护理的方法及观察。行髋关节融合术髋“人”字石膏固定12周。

4.讲解功能锻炼的重要性，指导患者有计划地进行功能锻炼，在锻炼过程中避免疲劳及早期负重。

5.指导患者及家属合理安排膳食和休息，增加营养，增强抵抗力。

6，保持良好的情绪。

7.定期复查，不适随诊，及时发现疾病复发的征象。

第二节　膝关节结核

一、概述

膝关节结核在临床上发病率较高，约占13%，仅次于脊柱结核，占全身骨关节结核的第二位，多见于儿童及青壮年。

(一)病因

结核杆菌由原发病灶经血行播散至膝关节。

(二)病理分类

膝关节滑膜组织丰富，故滑膜结核发病率较高。骨型结核常发生在股骨下端和胫骨上端的骨骺部和干骺端，分为中心型和边缘型两种。中心性病变多有死骨形成，死骨吸收后形成空洞。结核的脓液可向关节内穿破，引起全关节结核。边缘型病变好发于干骺端，较少有死骨形成，好发于关节附近的更易侵入关节腔而形成全关节结核。

(三)临床表现

1.全身症状　全身症状较轻微，活动期可能有全身的结核中毒症状。

2.局部表现

(1)疼痛和跛行　单纯滑膜结核和单纯骨结核疼痛多不明显，具有活动后加重、休息后减轻的特点，局部压痛；发展为全关节结核时，疼痛加重。单纯滑膜结核和单纯骨结核跛行不明显，全关节结核或局部严重畸形时，跛行才日趋严重。

(2)关节功能障碍　功能受限程度和关节破坏程度一致。而关节结核常表现为患膝不能完全伸直。

(3)肿胀与脓肿　单纯骨结核肿胀多局限病变一侧；单纯滑膜结核肿胀范围普遍；脓肿形成后在关节周围呈局限性隆起。

(4)局部畸形　常见关节屈曲畸形，一侧骨质破坏较多的可产生内、外翻畸形。

(5)肌肉萎缩　股四头肌萎缩最明显。

3.X线表现　单纯滑膜结核可见软组织肿胀和骨质疏松，关节间隙增宽；单纯骨结核，可局限于骨骺或干骺端，可见骨破坏、空洞、死骨等。早期全关节结核如由单纯滑膜结核转变而来，可见软骨面边缘骨质有局部腐蚀性破坏；如由单纯骨结核转变而来，除病灶穿破关节处的软骨下骨板模糊消失外，关节面也可有接触性破坏。

(四)诊断

根据患者有无结核接触史、患病史，临床症状和体征，X线摄片、实验室检查明确诊断。

(五)治疗

1.非手术治疗

(1)全身支持疗法和抗结核药物治疗。

(2)局部制动　局部肿胀、疼痛明显的患者可用长腿石膏托间断固定1～2个月。关节屈曲畸形者可作持续皮肤牵引。

(3)局部治疗　单纯滑膜型结核可在无菌操作下行关节穿刺抽液，然后注入抗结核药，1～2次/周，3个月为一个疗程。

2.手术治疗

(1)单纯滑膜结核行滑膜切除术。

(2)单纯骨结核行病灶清除松质骨充填术，术后石膏托固定2～3周，1个月后拄双拐练习走路。

(3)早期全关节结核行病灶清除术，来源于滑膜结核的必须同时作次全滑膜切除术。晚期全关节结核15岁以下患者只做病灶清除术。15岁以上患者行病灶清除术后，同时行膝关节加压融合术，术后保持100生理内翻角，膝关节5°～15°屈曲。

二、健康教育

(一)功能锻炼

讲解功能锻炼的重要性，指导患者有计划地进行锻炼，防止摔倒。

1.手术当天麻醉消失后即可进行健侧肢体及患肢踝关节背伸、跖屈锻炼，消除局部肿胀，防止下肢深静脉血栓形成。

2.滑膜切除术术后皮肤牵引1～2周，术后一天开始锻炼股四头肌，1～2周后去除牵引在床上练习膝关节伸、屈活动，或辅助使用CPM机进行关节功能锻炼，术后1个月可拄双拐下地活动。

3.行病灶清除松质骨充填术，术后石膏托固定2～3周，早期进行股四头肌的锻炼，防止肌肉萎缩，1个月后拄双拐练习走路。

4.对全关节结核髌骨切除的患者应将股四头肌收缩锻炼推迟至术后6周以后，以防止肌腱吻合处裂开。

5.行膝关节加压融合术，4 周去除石膏和关节夹，并拔出骨圆针，在床上练习肢体抬高，3～5 天后可扶双拐下地活动。愈合不坚固的可用不带脚石膏管型继续固定 3 个月，患者可带石膏管型走路，使骨端间保持压力，以促进骨性愈合。

(二)出院指导

1.向患者及家属讲解长期治疗的重要性，出院后坚持服用抗结核药物 6～8 个月，教会患者及家属观察药物的副作用，发现异常情况随时就诊。

2.合理安排膳食和注意休息，加强营养，多食高蛋白、高热量、高维生素食物，以增强抵抗力，预防结核复发。

3.继续加强患肢的功能锻炼，嘱其在锻炼过程中避免过度疲劳和早期负重。

4.保持石膏清洁干燥，防止断裂。

5.出院后每 3 个月到医院随访复查。

（陈洪杰 武立）

第二十一章　关节韧带和肌腱损伤

膝关节是全身最大和最复杂的关节，它由股骨下端、胫骨上端和髌骨构成。三者被韧带、关节囊和关节外部的肌肉、肌腱紧密连接，构成坚强有力的关节。而膝关节韧带是维持关节稳定的重要组成部分，这些韧带遭受损伤时，膝关节的稳定即被破坏。膝关节韧带有关节囊外的膝内侧副韧带和外侧副韧带以及关节囊内的前交叉韧带和后交叉韧带。

第一节　膝关节侧副韧带损伤

一、概述

膝关节侧副韧带位于膝关节内外两侧。内侧副韧带呈扇形，上下两端附着于股骨及胫骨的内髁，其中段与内侧半月板相连，且为关节囊组成部分，其作用是限制膝外翻。外侧副韧带呈圆索状，上下两端分别附着于股骨外侧髁及腓骨小头，与半月板不相连，有防止小腿内收及旋转活动的功能。

(一)病因

1.内侧副韧带损伤多发生于膝关节屈曲(130°～150°)，小腿突然外展外旋，或足及小腿固定，大腿突然内收内旋。

2.外侧副韧带损伤多因暴力作用致伤。当膝关节弯曲，小腿突然内收内旋，或大腿突然外展外旋，可发生外侧副韧带损伤。

(二)分类

1.单纯膝内、外侧副韧带断裂。

2.合并交叉韧带、半月板损伤。

3.合并撕脱性骨折。

(三)临床表现

1.内侧副韧带损伤主要为膝关节疼痛，肿胀，股骨内上髁或胫骨内髁的下缘处压痛明显，膝关节不能完全伸直，膝外翻应力试验阳性。

2.外侧副韧带损伤多发生在止点处，多数伴有腓骨小头撕脱骨折，故临床主要症状为膝关节外侧局限性疼痛，腓骨小头附近肿胀，皮下淤血，局部压痛，关节活动障碍，有时合并开腓总神经损伤。膝内翻应力试验阳性。

(四)诊断

1.根据小腿受伤史及临床表现。

2.应力X线检查　在局麻下，伸直膝关节，强力使膝内收或外展，拍正位X线片，如侧副韧带完全断裂，则患侧关节间隙增宽。

3.侧压试验(分离试验)膝关节伸直，检查者一手握住患肢踝部，另一手掌的大鱼际顶住膝上部的内侧或外侧，强力内收或外展小腿，如内侧副韧带部分损伤，外展时因牵扯损伤的韧带引起疼痛；如完全断裂，则有异常外展活动度。反之，如外侧副韧带部分损伤，内收时因牵扯损伤的韧带引起疼痛；如完全断裂，则有异常的内收活动度。

4.MRI 检查。

(五)治疗

1.非手术治疗　X 线检查示关节间隙增大 0.4cm，可用弹性绷带加压包扎；关节间隙增大 0.5～1.2cm，给予抽尽膝关节内积血加压包扎，将膝置于 30° 屈曲位，用前后石膏托固定，练习股四头肌，约 1 周后即可带石膏下地行走，或允许使用全范围保护活动的膝支具 4～6 周，之后练习膝关节伸屈活动，其功能可逐渐恢复。

2.手术治疗　完全断裂应及早行修复重建术，如合并有交叉韧带损伤，应先修复交叉韧带，然后修复侧副韧带；如合并半月板损伤，应先切除损伤的半月板，然后修复损伤的韧带。术后使用长腿前后石膏托固定膝关节于屈曲 30° 位 6～8 周。

二、健康教育

(一)功能锻炼

1.麻醉消退后，即开始活动足趾、踝关节背伸、跖屈活动。

2.手术第二天起，即可在石膏固定下行股四头肌训练，防止关节僵直和肌肉萎缩。方法是：患者平躺，将石膏内患肢膝部用力往下压，同时收紧大腿。开始的时候可以保持这个姿势 2 秒，当习惯以后可以增加到 5 秒。每次都持续 5 秒，并且尽量每小时做 5 次。疼痛减轻后，可以做辅助患肢直腿抬高运动，练习下肢肌力。

3.术后 2 周，继续石膏固定，指导患者持拐下地单足行走，注意保护，防止摔倒。

4.6～8 周后拆除石膏，开始练习膝关节活动。从屈膝 300 开始，先采取床上被动屈膝，之后主动屈膝，配合床上荡腿等方式，逐渐增大膝关节伸屈幅度。

(二)出院指导

1.生活规律，心情舒畅，保证睡眠。

2.出院后根据情况每天进行患肢的功能锻炼，活动量循序渐进二以不感到疲劳为宜。

3.加强营养，增强机体抵抗力。

4.保持石膏清洁干燥防止断裂，1 个月后复查。

第二节　膝关节交叉韧带损伤

一、概述

膝关节交叉韧带损伤是较为常见而又严重的运动性损伤，治疗不当将会导致膝关节功能性不稳，并可引起一系列病变而严重影响膝关节运动功能。

前交叉韧带起于胫骨髁间隆突前外凹陷及外侧半月板前角，斜行止于股骨外侧髁之内侧面。作用是限止胫骨前移，膝关节过伸。

后交叉韧带起于胫骨髁间隆突的后方，斜向上止于股骨内侧髁的外侧面。其作用是限制胫骨后移、旋转和侧方活动。

(一)病因

多为交通伤或体育运动伤使膝关节遭受扭转暴力或直接暴力所致。

(二)分类

1.单纯前、后交叉韧带断裂。

2.合并半月板及内外侧副韧带损伤。

3.合并胫骨髁间撕脱性骨折。

(三)临床表现

膝关节交叉韧带损伤后，患者有明显的撕裂感，常可闻及撕裂音，关节明显疼痛、肿胀，患膝不稳且不能负重，膝关节活动受限。抽屉试验阳性，即屈膝 90°，向前或向后推拉胫骨上段有松动感。

(四)诊断

1.有外伤史和明显的膝部体征。

2.抽屉试验　前移增加表示前交叉韧带断裂，后移增加表示后交叉韧带断裂，应与对侧做比较。

3.MRI　急性期检查确诊率可达 95%以上(见图 22-1)。

4.关节镜检查　对诊断交叉韧带损伤十分重要。

(五)治疗

1.非手术治疗　单纯交叉韧带断裂或不全断裂，可先用长腿石膏固定患膝于屈曲 30°位，注意在石膏成型前将患侧胫骨上端向后或向前推至与正常膝部形态一致，固定 4～6 周。

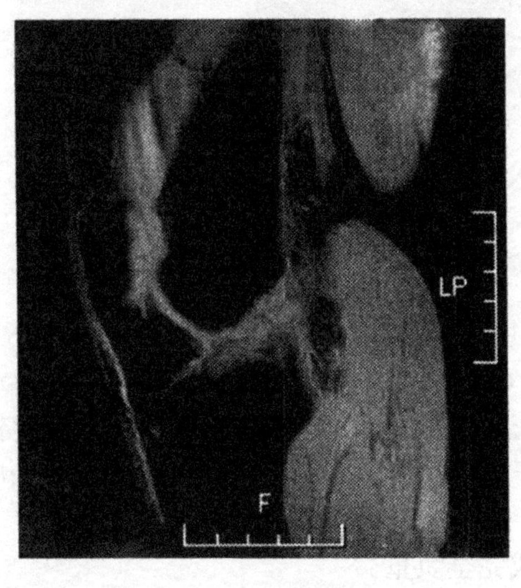

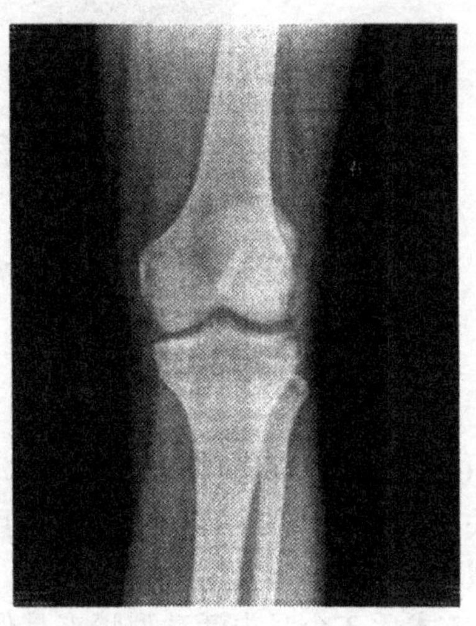

图 22-1　前交叉韧带损伤 MRI 表现　　图 22-2　前交叉韧带断裂重建术后 X 线表现

2.手术治疗　不满 2 周的交叉韧带断裂应争取手术缝合。目前主张在关节镜下做韧带缝合术或关节镜下重建术(见图 22-2)。

(六)重建材料的选择

1.自体移植物　最常用。有骨-髌腱(中 1／3)-骨复合体、腘绳肌腱。

2.同种异体移植物　有跟腱、髌腱、半腱肌腱、股薄肌腱等。

3.人工韧带。

二、健康教育

(一)功能锻炼

1.手术当天麻醉平面消失后，开始活动足趾及踝关节，并进行股四头肌等长收缩锻炼。

2.术后第 1 天

(1)踝泵运动锻炼　用力、缓慢交替进行，全范围地伸屈踝关节，在能承受的范围之内尽可能多做，以促进血液循环，消除肿胀，防止下肢深静脉血栓的形成。

(2)股四头肌等长收缩锻炼　主动抬起和下压膝关节的练习，每次持续 5～10 秒，如此反复进行，以防止术后肌萎缩的发生，200 次 / 天。

3.术后第 2 天拔除引流管，继续用大棉垫加压包扎固定。继续以上练习，加强抬腿练习，包括静力性抬腿，即嘱患者主动抬腿离床面 30° ～40° 后维持不动并计时，尽可能延长时间，10～20 次 / 天；直腿抬高训练，嘱患者在床面上伸直膝关节并收缩股四头肌后抬高患肢，不要求过高，但要有 5 秒的空中滞留时间，3 次 / 天，20 分钟 / 次(见图 22-3)。

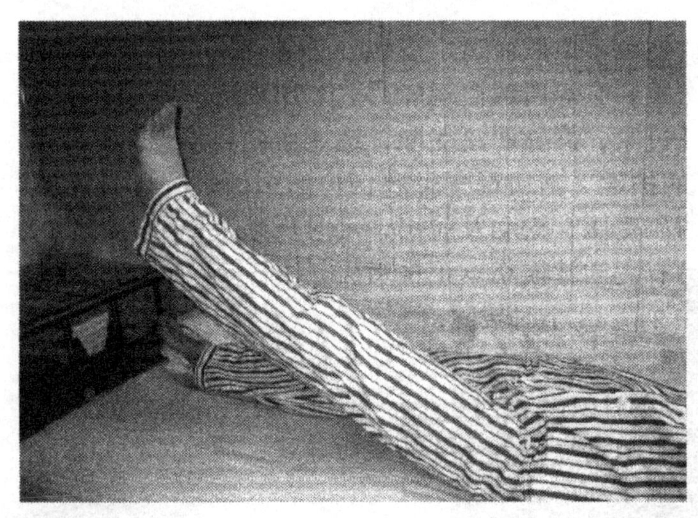

图 22-3　直腿抬高训练

4.术后第 3 天，去除加压包扎，行下肢功能锻炼器(CPN)锻炼，从 30° 开始逐渐增加 10° ，达 100° ～110° 为止，60 分钟 / 次，2 次 / 天，有利于患肢消肿、防止关节粘连，从而改善膝关节活动度。被动运动后局部可用冰袋外敷，有利于毛细血管收缩，消除局部肿胀。锻炼后配戴支具保护。

5.术后 3 个月内活动型膝支具保护下行走，部分或完全负重。

6.4～6 个月后可以慢跑、游泳、骑自行车、爬楼梯等以增强肌力及耐力。

7.术后 7 个月～12 个月，全面恢复各项运动。

(二)出院指导

1.生活规律，心情舒畅，保证睡眠，保持良好的情绪。

2.向患者讲明必须按照医生的指导进行功能锻炼，不可随意创造动作。出院后根据情况每天进行患肢的功能锻炼，活动量循序渐进，以不感到疲劳为宜。

3.加强营养，增强机体抵抗力。

4.定期来院复查，如有不适，及时就诊。

第三节 膝关节半月板损伤

一、概述

半月板损伤是最常见的膝关节损伤性疾病，多发生于青壮年男性。半月板为位于股骨髁与胫骨平台之间、由纤维软骨组成，附着于胫骨内外髁的边缘，其边缘较厚而中央部较薄。半月板可分为内侧半月板和外侧半月板两部分，内侧较大，似“C”形，前后长，左右窄，其后半部与内侧副韧带相连，故后半部固定；外侧半月板稍小，似“O”形，前后角距离较近，不与外侧副韧带相连，故外侧半月板的活动度比内侧大。

半月板只有外缘约 10%～30%有血液供应，因此除了近边缘部的损伤，其他很难愈合。其营养主要采自滑液。

半月板的功能有传导载荷、维持关节稳定、协助润滑作用、减轻震荡作用。

(一)病因

膝关节半月板损伤多见于搬运工人和运动员，主要是间接暴力引起。膝关节运动时，在膝关节伸屈过程中，半月板被挤于股骨髁与胫骨平台之间，向前、后方向移动。如果半月板移动过程中，膝关节突然出现旋转，或者内、外翻运动，挤于股骨髁与胫骨平台之间，承受垂直压力的半月板骤然受到侧方拉力和研磨压力造成半月板的损伤。根据膝关节受力时的体位，异常外力的方向和大小，可以造成半月板体部、前、后角、滑膜缘等不同部位与不同类型的损伤。

(二)分类

1.纵形撕裂　是最常见的半月板损伤。撕裂可延伸至半月板的全层或部分，通常呈垂直方向。当完全撕裂时，碎片经常移位至髁间窝，称之为桶柄样撕裂。

2.水平撕裂　撕裂常发生在内侧半月板的后半部、外侧半月板的中部或盘状半月板。

3.斜形撕裂　是从半月板的游离缘到半月板体部的全层撕裂。

4.放射性撕裂　撕裂方向从半月板游离缘延伸到滑膜缘，呈完全撕裂或不完全撕裂。

5.瓣状撕裂　类似斜形撕裂，但水平劈裂的成分通常大于单纯垂直方向的撕裂。

6.复合撕裂　多见于慢性半月板病损或老年退行性半月板。

7.退行性撕裂　多见于老年患者，半月板呈松弛状态，游离缘呈裙边状改变，表面欠平整，较多纤维素渗出，边缘有不同程度、不规则的撕裂。

(三)临床表现

半月板破裂的病例多有典型的外伤病史。受伤时患膝内有撕裂感，随即关节疼痛、活动受限，走路跛行，其主要表现如下。

1.关节肿胀　半月板边缘破裂，血管损伤而产生关节积血和积液。

2.关节交锁　破裂移位的半月板嵌顿于关节间隙中，妨碍了关节活动称之交锁，多见于桶柄式或纵行撕裂，股骨髁嵌顿于半月板的破裂孔中，常有典型的病史，行走中突然膝关节处发生嵌顿，既不能伸亦不能屈，膝关节常交锁于半屈位即 130°～150°位，需稍经抖动，或改变体位后需解除交锁才能伸屈或跨步行走。

3.肌肉萎缩　关节病变常反映在股四头肌萎缩，其程度常与病程成正比，如不解除病因，萎缩的肌肉甚难恢复而出现关节无力或不稳。

4.关节滑落感　走路时感觉关节不平，有滑落感，尤其是高低不平的道路，上下台阶或楼梯是最明显。

5.关节间隙压痛　伤侧半月板所在关节间隙压痛明显，系因半月板被股骨髁及胫骨平台挤压，向前推移而触痛，常可依此来辅助确定损伤半月板系内或外侧。

6.麦氏征(McMurry 征)　被动膝伸屈旋转动作引起半月板伤侧痛为阳性。

7.过伸或过屈痛。

(四)诊断

1.X 线检查　膝关节正侧位 X 线片对鉴别诊断有参考价值。

2.关节造影　对半月板损伤的显示效果较好，但因其是创伤性检查，已渐渐被淘汰。

3.MRI 检查　随着 MRI 的广泛应用，对半月板损伤的诊断价值逐渐增高(见图 22-4)。

4.关节镜检查　随着关节镜技术的提高，对膝关节疾患的诊断以及手术治疗，都带来了很大的好处。关节镜能清楚地显示半月板形态、有无撕裂和撕裂的类型，是直接的形态学检查(见图 22-5)。

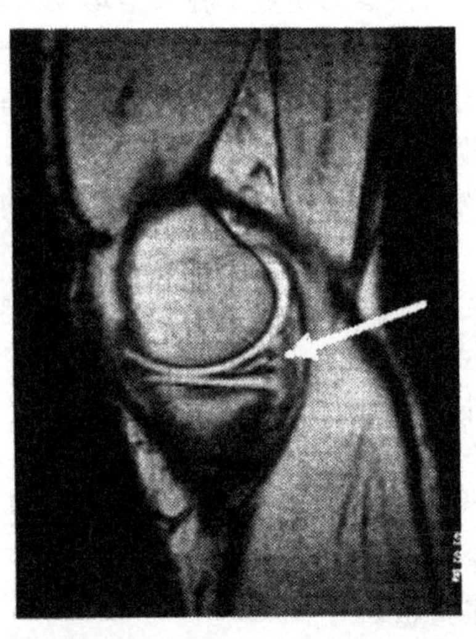

图 22-4　半月板损伤 MPI 表现

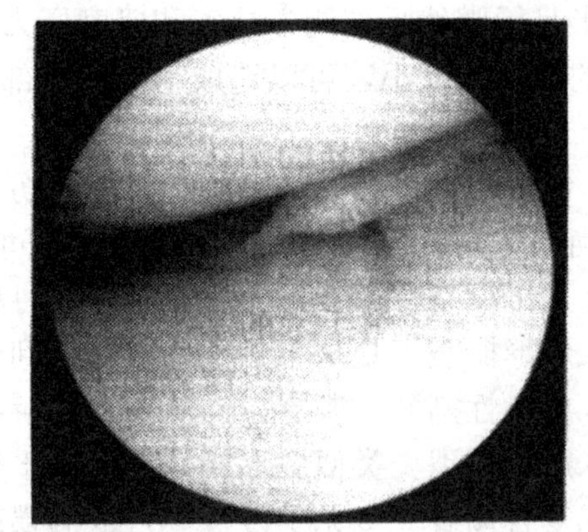

图 22-5　半月板损伤

(五)治疗

1.手法治疗　嘱患者仰卧，放松患肢，术者左手拇指按摩痛点，右手捏踝部，徐徐屈曲膝关节并内外旋转小腿，然后伸直患膝，初期可在膝关节周围和大腿前部施以揉等手法以促进血液循环，加速血肿消散。

对膝关节交锁的患者亦可采用屈伸手法解除交锁，患者仰卧，屈膝屈髋 90°，一助手握持股骨下段，术者握持踝部，二人相对牵引，术者可以外旋转小腿几次。然后使小腿尽量屈曲，再伸直下肢，即可解除交锁。

2.固定方法　急性损伤期可用夹板或石膏托固定于膝关节于 170° 休息位 3～4 周，并鼓励患者同时进行下肢肌肉的主动收缩锻炼，防止肌肉萎缩。去除固定后，可指导进行膝关节的伸屈活动和步行锻炼。

3.手术治疗　经保守治疗无效的半月板损伤应尽量早期手术切除。为减少生物力学的改变，避免骨关节炎的发生，应在膝关节镜下手术。

(1)半月板部分切除术　仅切除松弛的、不稳定的碎裂半月板组织，如桶柄样撕裂移位的内缘片、瓣状撕裂的瓣状组织、斜形撕裂的鸟嘴状组织。

(2)次全半月板切除　切除半月板较大部分，常用于内、外侧半月板后角的复合或退行性撕裂。

(3)半月板全切除术　当半月板周缘或连接处撕裂，同时合并有半月板内部组织损伤无法修复时，需要将整个半月板切除。

(4)半月板修复术　适用于半月板周围附着部5cm内撕裂，前、后角完好者，最理想的是合并前交叉韧带断裂的急性边缘性半月板撕裂者。

二、健康教育

(一)功能锻炼

1.手术当天，待麻醉消失后开始全范围活动足趾、屈伸踝关节。

2.术后1天疼痛耐受下进行股四头肌运动练习，坚持10～15秒／次，10次／组，3～5组／天；踝泵运动练习，3～5秒／次，10次／组，3～5组／天；直腿抬高运动，坚持3～5秒／次，20～30次／组，3～5组／天。三项运动交替进行，反复练习，逐渐增加运动量至5～6组／天，并持续进行至康复，以减轻水肿，增强肌力。

3.术后第2天去掉弹力绷带包扎，开始进行膝关节屈曲运动，即患者坐在床边，双腿自然下垂，将健侧腿置患侧小腿前方，轻轻用力向后压，逐渐增加屈曲角度，以能忍受为度，一般屈曲>100°即可，维持1分钟或更长时间，以避免关节僵直。

4.术后第3天下地行走练习。先迈健肢，再迈患肢，用股四头肌的力量带动大腿行走，屈膝时则尽量屈膝。在疼痛可耐受时拄双拐站立并下床近距离行走，但行走时间开始应不超过5分钟，以后逐渐增加至10分钟，循序渐进，以促进局部血液循环。

5.术后第4天，继续以上练习，无痛情况下不限次站立、行走，并放弃拐杖。可根据患者具体情况增加行走距离。并可开始逐渐加2kg沙袋进行负重练习。但术后1周内每天总行走时间不宜超过20分钟，以免关节腔内创面出血。

6.第8天至2个月继续进行术后肢体功能训练，并逐渐增加患肢的活动量及负重能力。鼓励患者尽可能地进行原地行脚踏车、散步、游泳等锻炼，但在膝关节功能完全恢复前，不能进行跑、跳活动。6～8周后可以进行各项适量体育活动。

(二)出院指导

1.合理安排作息时间，注意劳逸结合，避免过度劳累引起关节腔内积液。

2.多食高蛋白(如奶制品、豆制品、肉类等)、高钙(海产品、奶制品等)、高纤维素(芹菜、韭菜等)饮食；多食水果，多饮水，增强机体抵抗力。

3.出院2周来门诊复查，以后定期门诊复查至术后2个月。

第四节　踝关节损伤

一、概述

踝关节损伤，一般是指外伤致踝关节韧带损伤或断裂的一种损伤。踝关节由胫、腓骨下的关节面与距骨上部的关节面(距骨滑车)构成，其周围由3组主要韧带紧密地连接在一起。由于其解剖特点的特殊性，距骨体前宽后窄，当跖屈时，距骨后面窄的部分进入踝穴前面宽的部分，踝关节相对不稳定，故在日常生活与运动中很容易造成韧带扭伤。

(一)病因

在过度的强力内翻或外翻活动时，如行走在不平路面，高处跌下或跑跳时落地不稳，均可引起外侧或内侧韧带损伤，部分撕裂或完全断裂或撕脱骨折。如早期治疗不当，韧带过度松弛，可造成踝关节不稳，易引起反复扭伤，甚至关节软骨损伤，发生创伤性关节炎，严重影响行走功能。

(二)分类

1.韧带扭伤。

2.韧带部分断裂。

3.韧带完全断裂。

(三)临床表现

1.有踝部扭伤病史。

2.外侧韧带损伤　由足部强力内翻引起。因外踝较内踝长和外侧韧带薄弱，使足内翻活动度较大，临床上外侧韧带损伤较为常见。

(1)外侧韧带部分撕裂　较多见，其临床表现是踝外侧疼痛、肿胀、走路跛行；有时可见皮下瘀血；外侧韧带部位有压痛；使足内翻时，引起外侧韧带部位疼痛加剧。

(2)外侧韧带完全断裂　较少见，局部症状更明显。由于失去外侧韧带的控制，可出现异常内翻活动度。有时外踝有小片骨质连同韧带撕脱，叫撕脱骨折。内翻位摄片时，胫距关节面的倾斜度远远超过5°～10°的正常范围，伤侧关节间隙增宽。

3.内侧韧带损伤　由足部强力外翻引起，发生较少。其临床表现与外侧韧带损伤相似，但位置和方向相反。表现为内侧韧带部位疼痛、肿胀、压痛。足外翻时，引起内侧韧带部位疼痛，也可有撕脱骨折。

4.有韧带断裂或合并骨折脱位者，应作与受伤姿势相同的内翻位或外翻位X线照片检查。一侧韧带完全撕裂，往往显示患侧关节间隙增宽；下胫腓韧带断裂，可显示内外踝间距增宽。

(四)治疗

急性创伤发生后应立即停止损伤动作，进行紧急处理，即RICE原则，包括休息(rest)、损伤部位冰敷(ice)、踝关节加压包扎(compression)和抬高患肢(elevation)。

1.韧带扭伤　早期抬高患肢、冷敷，以缓解疼痛和减少出血、肿胀。2～3天后可用理疗、封闭、外敷消肿止痛化瘀药物，适当休息，并注意保护踝部。若关节积血较多者，应在无菌技术下及时抽出，以免后遗关节粘连。

2.部分断裂　外侧损伤用胶布将足外翻位固定1～2周，去除固定后可用弹力绷带或护踝增加踝关节的稳定性 2 周；内侧损伤可将足固定于内翻位 4～6 周。

3.完全断裂　外侧断裂应将踝关节置于 90° 位，足外翻以“U”形石膏或短腿石膏托固定 4～6 周，亦可行手术缝合修复断裂的韧带，术后以石膏固定 6 周，解除固定后应加强足外翻肌之功能锻炼，行走时可将鞋后跟外侧垫高 0.5cm 左右以保持踝关节处于轻度外翻位，防止再次损伤。内侧断裂可用 U 形石膏或短腿石膏托内翻位固定 4～6 周。

4.韧带断裂或撕脱骨折而影响关节稳定者，需行手术复位修补，以免引起反复扭伤致关节软骨损伤和创伤性关节炎。

二、健康教育

(一)功能锻炼

1.术后当天患者用“U”型石膏固定，“U”形石膏将踝关节固定在 90° 功能位并轻度外翻位，以保护上提拉紧的外踝韧带。患肢足趾要不时地做背伸和跖屈活动。切记仅活动脚趾，不要进行手术踝关节的背伸和跖屈动作。

2.术后第 2 天，开始下地活动，仍要鼓励患者做足趾的背伸和跖屈运动，并进行股四头肌的收缩及放松练习和直腿抬高练习。

3.4～6 周后除去石膏，进行恢复踝关节活动范围的练习同时加强腓骨长短肌、胫前后肌及小腿三头肌的力量练习如站位蹲起、提踵及前足高站提踵以加强踝关节的稳定性防止在损伤。应注意活动时必须佩戴护踝。一般 2～3 个月可参加正规体育训练。

(二)出院指导

1.生活规律，心情舒畅，保证睡眠。

2.出院后根据情况每天进行患肢的功能锻炼，活动量循序渐进，以不感到疲劳为宜。

3.加强营养，增强机体抵抗力。

4.1 个月后复查。

第五节　跟腱断裂

一、概述

跟腱是人体最大最粗的肌腱，位于小腿后方的三头肌肌腱，向下附着于跟骨结节，协助跳跃、奔跑和负重等运动。跟腱断裂多见于喜好体育运动的人，以年轻人居多，多在踝关节腔里被屈突然发力时发生，也见于跟腱慢性炎症或退化的患者。

(一)病因

直接和间接暴力均能损伤跟腱，其中暴力作用是跟腱损伤的主要原因。直接暴力作用，如受重物或钝器打击跟腱，可造成跟腱的挫裂伤、部分或完全断裂；间接暴力如球类运动、田径比赛、空翻表演和搬运重物等动作，因小腿三头肌突然强烈收缩或小腿负重用力过猛，使跟腱被过度牵拉而撕裂损伤。

(二)分类

1.横断型　系割伤或砍断伤所致的开放伤，跟腱横行断裂部位多在止点上 3cm 左右，断面整齐。

2.撕脱型　系跟腱部直接遭受砸、碰伤所致，开放或闭合，跟腱的止点撕脱或在止点上1.5cm处完全断裂，断面呈斜行，尚整齐。

3.撕裂型　多为演员和体育运动者，跟腱止点上3～4cm处完全断裂，断端呈马尾状，粗细不等。

(三)临床表现

1.有明显的外伤史，突然感到小腿后下方似受到棍击，有时还可听到响声。

2.伤后跟腱部疼痛、淤血和肿胀，局部明显压痛，小腿后部肌肉痉挛性疼痛。

3.患者踝关节背伸度增加，跖屈力明显减弱，不能行走，即使强行走路，足跟也不能提起。

4.部分跟腱断裂仍有跖屈活动，完全断裂无跖屈活动。

5.断裂处可摸到一凹陷横沟，并有压痛。

(四)诊断

1.踝背伸位起跳或起跑伤史。

2.踝后棒击感，局部肿痛，提踵受限。

3.伤侧跟腱不连续、可及凹陷、跟骨结节下移、Tnompson征阳性。X线侧位片可见裂隙。

4.部分断裂局部可有凹陷，但Thompson征阴性，局部有压痛、抗阻痛。

(五)治疗

1.保守治疗　部分断裂和挫裂，用石膏外固定踝关节于功能位4周。

2.手术治疗　跟腱完全断裂应尽早手术治疗。手术方式有：断端直接缝合、近端翻转加强缝合、倒V-Y缝合、跖肌腱包绕断端缝合。

二、健康教育

(一)功能锻炼

1.术后麻醉消退后，即指导患者活动足趾、跖趾关节，以利血液和淋巴回流。

2.术后第1天，开始每天在床上练习双上肢和健下肢的功能练习，进行患肢股四头肌、小腿三头肌的静态收缩和放松锻炼，3次／天，30分钟／次，注意不要进行踝关和和膝关节的动态锻炼。

3.术后3天可扶拐患肢不负重下床活动。

4.术后2周伤口拆线，更换长腿管型石膏，固定患肢于屈膝45°、踝跖屈位30°，同时继续石膏固定允许范围内的功能锻炼。

5.术后第3～4周更换石膏，石膏固定至腓骨小头下3cm处，注意避免压迫腓总神经，踝关节固定于跖屈20°，开始膝关节屈伸活动，可扶拐下地。

6.满6周时去除石膏，鞋内垫后跟与健侧高度相同，持拐着地行走，可部分承重。后跟高度在2.5~3cm。最佳材料是用踩实的硬纸板10余层，随着踝关节背屈范围的改善，逐渐减低高度，每2～3天去一层，直至完全去除。术后8周开始提踵练习。逐步脱离拐杖。

7.3个月后可以开始由慢走过度至快走练习，但是不能做大跳运动，如玩保龄球等，防止意外摔倒发生再断裂。

8.康复中要循序渐进，根据自身情况，逐渐地快走→慢跑→快跑→跳。

9.快跑练习的同时可以进行提踵练习以增强肌力，由双脚提踵逐渐过渡到单脚提踵。6个月后可以逐渐恢复专业训练。

(二)出院指导

1.出院前向患者及家属说明注意预防感染、跟腱再次断裂等并发症的发生。告知患者术后6个月内禁止剧烈运动。

2.向患者讲述石膏绷带固定的目的，使其增加对固定治疗的重视。遵医嘱继续长腿管型石膏固定于踝跖屈30°，屈膝45° 3周。保持石膏清洁干燥，防止断裂。

3.向患者讲述功能锻炼的重要性，使其能遵嘱进行。

4.保持乐观愉快的心境，注意休息，增加营养，如有不适随时就诊，并定期复查。

第六节　肩袖损伤

一、概述

肩袖是附着于肱骨大结节的冈上肌、冈下肌、小圆肌和附着在肱骨小结节上的肩胛下肌构成的袖口状组织，包裹于肱骨上，其上方为肩峰、肩锁关节、喙肩韧带构成的喙肩弓，两者之间为肩峰下滑囊。肩袖在肩关节运动中起支持、稳定肩肱关节的作用，维持肱骨头与关节盂的正常支点关系。在肩关节病变中肩袖损伤约占肩关节病变的17%～41%。

(一)病因

间接暴力牵拉是肩袖损伤的主要原因，多见于跌倒时手外展着地或手持重物，肩关节突然外展上举或扭伤而致。在体操、投掷、排球、乒乓球、游泳及举重运动中，损伤也非常多见。主要是肩关节反复旋转或超常范围的运动，引起肩袖肌腱和肩峰下滑囊受到反复牵扯并与肩峰和喙肩韧带摩擦及挤压所致。随年龄增长肩袖肌腱的退变或因累积性损伤所致的肌腱变性使其变脆、失去弹性和伸展性，以至在轻微的外力作用下即可造成肩袖挫伤乃至完全性肌腱断裂。

(二)分类

1.肩袖挫伤　是一种可复性损伤，挫伤使肌腱充血、水肿乃至纤维变性。

2.不完全断裂　可发生于冈上肌腱的关节面侧或滑囊面侧，以及肌腱内部。如处理不当或未能修复常发展为完全性断裂。

3.完全断裂　是肌腱全层断裂，使盂肱关节与肩峰下滑囊发生贯通性的损伤。

(三)临床表现

1.外伤史　由急性损伤史或重复的损伤史或累积性劳损史。

2.疼痛或压痛　常见部位是肩前方痛，位于三角肌前方及外侧。急性期疼痛剧烈，持续性，慢性期为自发性钝痛。疼痛在肩部活动或增加负荷后加重。屈肘90°使患臂被动外旋及内收动作，肩前痛加重。夜间症状加重是常见的临床表现之一。压痛位于肱骨大结节近侧或肩峰下间隙。

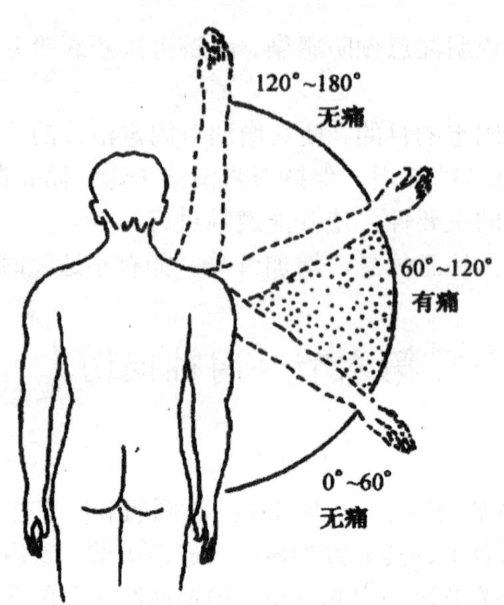

图 22-6　肩袖破裂的活动疼痛活动范围

3.功能障碍　肩袖大型断裂者，上举及外展功能均受限。外展及前举范围均小于 45°。

4.肌肉萎缩　病史超过 3 周，肩周肌肉出现不同程度的萎缩，以冈上肌、冈下肌及三角肌最常见。

5.关节继发性挛缩　病程超过 3 个月以上，肩关节活动范围有程度不同的受限。以外展、外旋、上举受限程度较明显。

6.肩坠落试验　被动抬高患臂至上举 90～120° 范围内，撤除支持，患臂不能自主支撑而发生臂坠落及疼痛即为阳性。

7.撞击试验　向下压迫肩峰，同时被动上举患臂，如在肩峰下间隙出现疼痛或伴有上举不能时为阳性。

8.盂肱关节内摩擦音　盂肱关节在被动或主动运动中出现摩擦声或轧砾音，常由肩袖断端瘢痕引起。少数病例在运动时可触及肩袖断端。

9.疼痛弧征　患臂上举 60°~120° 范围出现疼痛为阳性，但仅对肩袖挫伤及部分撕裂的患者有一定诊断意义(见图 22-6)。

(四)诊断

1.X 线检查　常规摄取肩关节前后位平片，对本病诊断虽无特异性意义，但有助于排除和鉴别肩关节的骨折、脱位及其他骨关节疾患。

2.肩关节造影　可见关节腔与肩峰下滑囊相通，提示肩袖撕裂。肩关节造影对确定肩袖完全性破裂是一种可靠、安全的方法。

3.超声诊断　属于非侵入性诊断方法，简便、可靠，能重复检查，对肩袖损伤可作出清晰分辨。肩袖挫伤可见肩袖水肿，增厚。部分断裂则显示肩袖缺损或萎缩变薄。完全性断裂能显示断裂及裂隙以及缺损的范围。

(五)治疗

1.保守治疗　适用于肩袖挫伤或造影未能发现完全性肩袖破裂的患者，包括休息、三角巾悬吊制动 2～3 周，同时进行局部物理治疗。个别疼痛较剧烈的患者可加用肩峰下间隙 1%利多卡因或利多卡因加皮质激素注射，疼痛减轻或消退后开始作被动运动。开始时练习前方被动上举，随后练习侧方外展上举。无痛达到最大上举范围后开始作增强肌力训练 3 月内应避免提举重物及攀爬等动作。

2.Zero 位牵引治疗　指仰卧位，患臂外展及上举各 155° 作皮牵引。一般持续牵引 3 周；3 周后开始关节功能练习。Zero 位牵引有利于损伤的肌腱在低张力下修复和愈合。固定期间早期开始局部物理治疗和肌肉收缩锻炼。解除固定后又能充分利用肢体自身重力由外展上举位下降到体侧，容易完成关节功能的康复。

3.手术治疗　适用于大型撕裂患者，或造影证实的完全性撕裂经非手术治疗观察 8～12 周无改善的病例。手术方式有开放性手术修补、微切口修补、关节镜辅助下微切口修补和全关节镜下修补等多种。术式的选择除满足微创化的趋势以外，还应根据医生的技术优势和具体的损伤情况来决定。

二、健康教育

(一)功能锻炼

1.手术当天，麻醉清醒后进行掌指关节、腕关节的主动活动，可起到减轻肿胀、缓解疼痛的作用。

2.术后直天，先行肘关节的被动屈伸运动，护士协助患者最大限度屈肘关节，5 次 / 天，5 分钟 / 次。

3.术后 2 天，患者坐起，下地行走。增加手部主动活动，进行肘的主动活动，患肢主动屈伸肘关节，5 次 / 天，5 分钟 / 次。

4.术后 3 天，由医生决定除肩袖修补术外，开始指导患者被动肩关节活动，健手辅助或护士协助的肩关节前后摆动，患者弯腰，患侧手臂笔直下垂，象钟摆一样来回摆动，注意摆动幅度在 15° ，5 次 / 天，5 分钟 / 次。

5.继续以上练习，并逐渐增加活动度，同时进行被动肩关节外展、内收、内外旋运动，自 10° 开始，每天增加 3° ～5° ，5 次 / 天，10 分钟 / 次。肩关节的锻炼幅度循序渐进，否则会损伤局部组织。

6.术后 6～8 周后进行肩关节主动锻炼。

(1)爬墙练习　面朝墙，双足离墙站立，手指从墙底处向高处爬行，在疼痛允许的范围内尽量往上。5～10 分钟 / 次，5 次 / 天。

(2)滑轮练习　做肩关节上举、外展、内旋动作，双手在胸前握住滑轮把柄，用健侧拉把柄锻炼肩关节内旋运动(见图 22-7)。

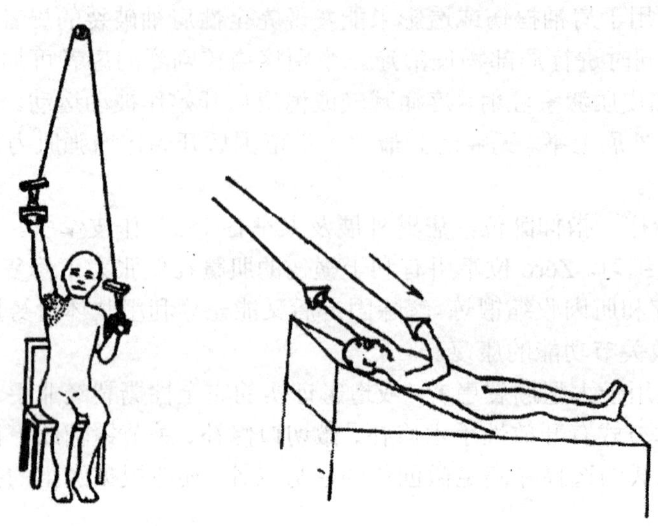

图 22-7 滑轮练习法

(3)用木棍或体操棒做肩关节上举、外展、前屈、后伸运动。

(4)联合运动　双臂做划船或游泳动作。

(二)出院指导

1.出院前向患者示范肩关节主动锻炼的方法，将主要方法印成宣传册发给患者。与家属做好沟通，希望他们多鼓励、参与患者的康复锻炼，以增加他们的信心和兴趣。

2.注意休息，保持乐观向上的情绪，加强营养，增强机体抵抗力。

3.定期门诊复查，如有不适，及时随诊。

（朱永斌 严耀明）

第二十二章　关节脱位

第一节　肩关节脱位

一、概述

肩关节脱位最常见，占全身关节脱位的45%，这与肩关节的解剖和生理特点有关。肩关节由肩胛骨的关节盂和肱骨头构成，属球窝关节，关节盂小而浅，肱骨头大呈球形，其面积为关节盂的4倍，关节囊薄而松弛，所以肩关节是人体运动范围最大而又最灵活的关节，可做屈、伸、收、展、旋转及环转运动。肩关节周围有很多肌肉通过，这些肌肉维护了肩关节的稳定性，但肩关节的前下方肌肉较少，关节囊最松弛，是关节稳定性最差的薄弱点。

(一)分类

肩关节脱位分前脱位和后脱位，以前者多见。因脱位后肱骨头所在的位置不同又可分以下三种类型(见图23-1)。

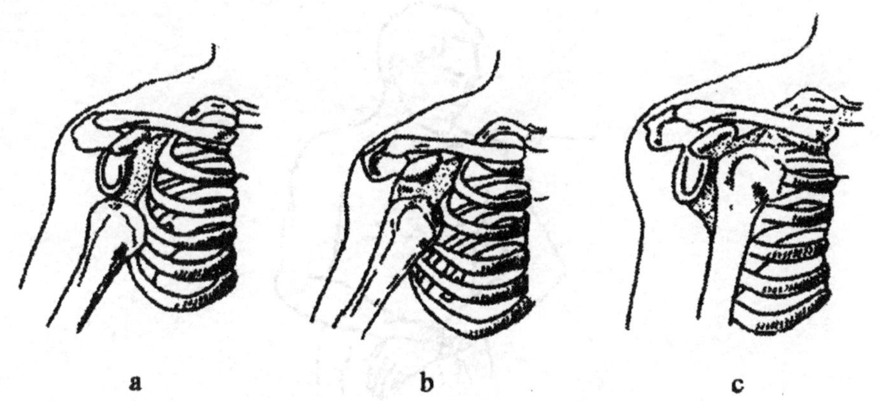

图23-1　肩关节脱位的三种类型

a.肩胛盂下脱位；b.喙突下脱位；c.锁骨下脱位

1.喙突下脱位　是肩关节脱位的最常见类型，因外力作用，肱骨头突破关节囊前壁，移位到喙突下方。

2.肩胛盂下脱位　肱骨头移位在关节盂下方。

3.锁骨下脱位　肱骨头移位到锁骨下方。

(1)肩胛盂下脱位。

(2)喙突下脱位。

(3)锁骨下脱位。

后二种类型较少见，多为严重的创伤引起，一般会伴有肱骨大结节骨折和肩袖的撕裂。如果肩关节前脱位3周以上未复位称为陈旧性脱位。如果首次肩关节前脱位没有得到有效的治疗，撕破的关节囊或盂唇没有得到良好的修复，肩胛盂前缘或肱骨头后外侧有缺损的病理改变，以后遭到轻微的暴力或日常生活中某些动作，如上肢外展、外旋及后伸的动作，穿衣、举臂等，即可反复发生肩关节前脱位称为习惯性肩关节脱位。

(二)病因

肩关节的损伤原因可分为直接暴力和间接暴力。尽管直接暴力可以引起肩关节脱位，但间接暴力也是引起肩关节扭伤、半脱位和脱位的常见原因。例如：侧方跌倒，手掌着地，躯干倾斜，肱骨干高度外展、外旋时，由手掌传递到肱骨头的外力可以冲破关节囊的前壁，造成肩关节的前脱位；当肩关节的前方受到外力作用时，肱骨头可以向后冲破关节囊，造成肩关节的后脱位，后脱位在临床上很少见。

(三)临床表现

肩关节脱位多见于青壮年，男性多于女性。一般都有明显的外伤史。

1.患者伤肩肿胀，疼痛，主动和被动活动受限。

2.患肢呈弹性固定于轻度外展内旋位，肘关节屈曲，常以健侧手托住患侧前臂，头和躯干向患侧倾斜。

3.呈方肩畸形，肩峰明显突出，肩峰下空虚，在腋窝，喙突下或锁骨下可触及移位的肱骨头(见图 23-2)。

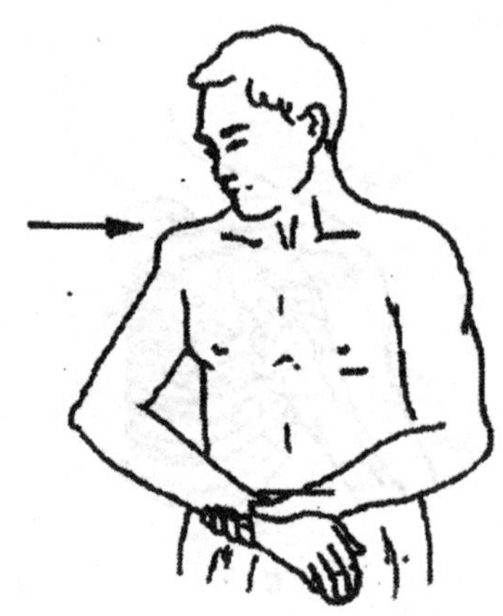

图 23-2　肩关节脱位患者的姿势及方肩畸形

4.搭肩试验(Dugas)阳性，患肢轻度外展，不能贴紧胸壁，如肘部贴于胸前时，手掌不能同时搭在对侧肩部。

(四)诊断

有肩部或上肢外伤史；根据。临床症状和体征；X 线摄片可明确脱位的方向、有无骨折及骨折端的移位情况、有无阻碍复位的因素。

(五)治疗

肩关节前脱位的治疗有非手术治疗和手术治疗。

(1)非手术治疗　脱位后要尽快复位，选择臂丛神经阻滞麻醉或全身麻醉，使肌肉松弛使复位在无痛下进行；老年人或肌肉薄弱者也可在止痛剂(如度冷丁 75～100mg 肌内注射)使用后进行；习惯性脱位可以不用麻醉剂。复位时手法要轻柔，忌用暴力以免发生骨折或神经损伤。常用的方法如下。

1)手牵足蹬复位法(Hippocrates 法)　患者仰卧，术者位于患侧，双手握住患肢腕部，足跟置于患侧腋窝，双手用稳定持续的力量牵引，牵引时足跟向外推挤肱骨头，同时旋转，内收上臂即可复位，复位时可听到响声。

2)牵引回旋复位法(Koeher 法)　这种方法在肌肉松弛下容易成功，用力不要过猛，防止肱骨颈受到过大的扭转力而发生骨折。步骤：一手握腕部，屈肘 90°，使肱二头肌松弛，另一手握肘部，持续牵引，轻度外展，逐渐将上臂外旋，然后内收使肘部沿胸壁近中线，再内旋上臂即可复位听到响声。

3)牵引推拿复位法　患者仰卧，第一助手用布单套住胸廓向健侧牵拉，第二助手用布单通过腋下套住患肢向外上方牵拉，第三助手握住患肢手腕向下牵引并外旋内收，三方同时慢慢牵引；术者用手在腋下将肱骨头向外推送还纳复位。

复位后处理：肩关节前脱位复位后应将患肢保持在内收内旋位置，屈肘 90°，腋窝处置一大棉垫，再用三角巾、绷带或石膏固定于胸前，前臂悬吊 3 周。3 周后解除外固定后开始逐渐主动活动肩关节，但要防止过度外展、外旋，造成再脱位。复位固定后即可行患肢功能锻炼，包括手指和腕关节的活动，并作上臂、前臂肩关节肌群的收缩运动，在健侧肢体的帮助下行患肢内收与外展运动。解除固定后行弯腰垂臂、甩肩锻炼，逐渐增加肩关节活动度，如行爬墙、摸头、摸对侧肩等活动。

(2)手术治疗　手术切开复位术适应于肩关节新鲜脱位合并肱骨颈、肱骨干骨折，或肩盂骨折块嵌入关节内，或肱二头肌长头嵌于关节间，或合并血管、神经损伤的患者；习惯性肩关节脱位；儿童及青年人的陈旧性脱位亦应采取切开复位；对中年以上的陈旧性脱位，如已有关节软骨变性，应根据职业和年龄在切开复位的同时，选择关节融合术或人工关节置换术；相反中年以上的陈旧性脱位，如无症状，又有一定的活动度，可不作任何手术。本节主要讲述肩关节切开复位的护理。

二、健康教育

1.功能锻炼　锻炼目的是促进患肢血液循环，消除肿胀，减少疼痛，防止肩袖粘连、术后发生顽固性疼痛、肌肉萎缩和关节僵硬。麻醉清醒后就开始活动患肢未固定的关节及患肢的肌肉收缩运动，以后逐渐增加关节活动的范围和力量，功能锻炼要贯穿整个治疗过程，循序渐进。

(1)手部锻炼　术后 0～1 天，用力握拳，持续几秒，然后用力伸手指，再持续几秒，5～6 次 / 组，3～4 组 / 天。

(2)腕关节锻炼　术后 2 天起，用双手对掌练习背伸活动，以不感到疲劳为宜。

(3)肘关节锻炼　术后 3～5 天起，患肢在外展支架固定制动肩关节的情况下，做伸肘、屈肘活动。

(4)肩关节锻炼　3～4 周后肩关节去除外展支架固定，开始在健肢的帮助下行患肢内收、外展、上举运动等训练。第 6～8 周开始行弯腰垂臂、甩肩锻炼，逐渐增加肩关节活动度，如行爬墙、摸头、摸对侧肩等活动。鼓励患者在日常生活中使用患肢，如用患肢端碗、夹菜、刷牙、系裤带等，发挥患肢的功能，逐步达到生活自理。

2.出院指导

(1)休息　术后 3～4 周内患肢以外展支架固定制动为主，避免前臂下垂，3 个月内避免参加剧烈运动和患肢提重物。

(2)饮食　指导患者加强营养，多进含蛋白质、维生素、钙、铁丰富的食物，增加自身抵抗力，促进切口的愈合。

(3)复查　术后3个月内，每月复诊一次；3个月后，每3个月复诊一次，至1年。按时来院复查，有下列情况应及时就诊：患肩出现肿胀、疼痛、畸形、主动和被动活动受限；局部切口出现红肿、热、痛。

第二节　外伤性髋关节脱位

一、概述

髋关节是全身最大的杵臼关节，结构最稳定，一般不容易发生脱位，只有在受到强大暴力时才会发生脱位。髋关节脱位多见于男性青壮年。

(一)分类

根据暴力的方向及髋关节所处的位置不同，可分为3类。

1.髋关节后脱位　最常见，约占85%。

2.髋关节前脱位　较少见，在外伤性髋关节脱位中占10%～15%。

3.髋关节中心脱位　很少见。

(二)病因

1.髋关节后脱位是髋关节于屈曲、内收位时，股骨头顶在髋臼后上缘，如这是暴力由前向后冲击膝部，并经股骨干纵轴传递到股骨头，使股骨头冲破关节囊后上部分而发生的脱位。如撞车、高处坠落或弯腰姿势时重物打击于腰背部时。

2.髋关节前脱位是髋关节处于过度外展外旋位时，遭到外展暴力使大转子顶端与髋臼上缘相撞击，使股骨头冲破前方关节囊而脱出到闭孔或耻骨处，也称闭孔部脱位或耻骨部脱位。

3.髋关节中心脱位多为传达暴力所致。当暴力作用于大转子外侧时，使股骨头冲击髋臼底部，引起髋臼底部骨折，如果外力继续作用，股骨头连同髋臼骨折片一齐向盆腔内移位时，就为中心脱位。

(三)临床表现

均有典型的外伤史。

1.髋关节后脱位时患肢疼痛、活动受限，髋部明显肿胀；患髋呈屈曲、内收、内旋或缩短畸形；患侧臀部及股骨大转子较健侧为高，臀皱襞比健侧高(见图23-3)。.

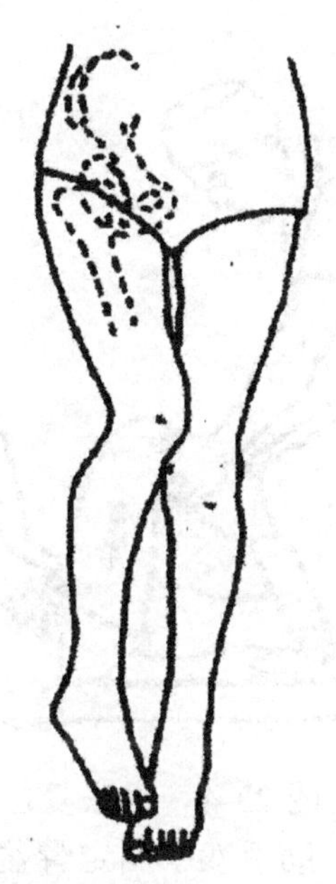

图 23-3　髋关节后脱位典型畸形

2.髋关节前脱位时患肢呈轻度屈髋、过度外展、外旋畸形；耻骨部脱位时患肢极度外旋 90°畸形，髋外侧较平，患肢屈髋 15°～20°外展畸形，腹股沟区可触及股骨头；会阴部脱位时在会阴部可触及股骨头。

3.髋关节中心脱位时如股骨头移位不多者只有局部疼痛、肿胀及活动障碍，无特殊体位畸形；股骨头移位严重者患肢有轻度缩短畸形，大转子因内移而不易摸到。

(四)诊断

根据髋部外伤史，临床症状和体征、X 线摄片可明确脱位类型及有无骨折。

(五)治疗

新鲜髋关节脱位一旦明确诊断，应立即进行手法复位。单纯脱位在伤后 24～48 小时手法复位成功率很高，48～72 小时后再行复位十分困难，而且并发症也增多。

1.髋关节后脱位复位时，应在全身麻醉或腰麻下进行，因髋关节周围肌肉丰厚，患者应仰卧。

(1)Biselon 手法复位法　患者仰卧，助手用双手分别压住髂嵴固定骨盆，术者用伤肢同侧的手握住踝关节上部，另侧肘窝部套住伤肢腘窝部，使患髋、膝屈曲 90°位，顺股骨干纵轴持续牵引，将大腿内收、内旋，再度屈髋、屈膝，接着使患髋外展、外旋并伸直(见图 23-4)。

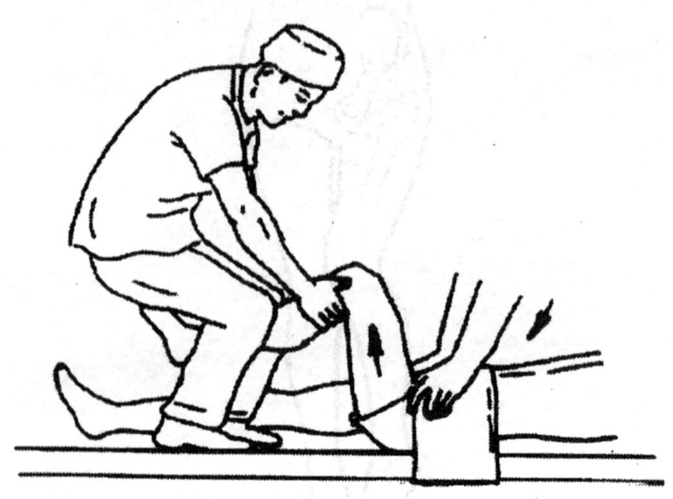

图 23-4 手法复位

(2)Alliss 手法复位法 患者仰卧，助手双手固定骨盆，术者用伤肢同侧的手握住伤肢小腿，使患髋屈曲 90°，术者将另一侧肘部提托伤肢腘窝部，顺股骨干纵轴向上方拔伸，并轻轻将股骨干旋转摇晃，随后将大腿伸直，股骨头滑入髋臼时可听到响声。

(3)Stimson 的重力复位法 患者俯卧位，将患髋悬于手术台边缘，患髋、膝关节屈曲 90°位，助手固定骨盆，术者握住小腿向下持续牵引，使股骨头牵至髋臼水平，同时轻柔左右摆动及旋转患肢，助手用手推动股骨大转子，使股骨头回纳到髋臼内。

复位后常规拍摄髋关节正位片，患肢保持于轻度外展中立位皮肤牵引 3～4 周后，即可下地扶双拐开始不负重功能锻炼，但 2～3 个月内患肢不能负重，以免缺血的股骨头因受压而塌陷，大约 1 年左右无股骨头坏死方可离拐，逐步恢复正常活动。

2.髋关节前脱位复位时，一般比后脱位容易复位。

整复手法：患者仰卧位，麻醉方法同后脱位，一助手固定骨盆，另一助手握住小腿，屈膝 90°，慢慢增加髋部外展、外旋及屈曲，并向外方牵引，使股骨头与闭孔或耻骨上支分离；术者站在对侧，一手把住大腿上部向外下按压，一手用力将股骨头向髋臼内推进，同时在牵引下内收患肢，当股骨头纳入髋臼的弹响时即已复位。

复位成功后处理与后脱位相同，但牵引固定时，患肢应保持内收、内旋、伸直位。

3.髋关节中心脱位治疗最重要是恢复股骨头负重区与髋臼顶部的正常关系。宜做股骨髁上骨钉牵引，重量 6～12kg，另外在大腿根部用帆布带向大腿外侧方向牵引，重量 2～4kg，一般 36～48 小时即可达到复位，复位后 2～3 周去除侧方牵引，纵向牵引应持续 10～12 周。

对手法复位失败的髋关节后脱位，或髋臼后上缘有大块骨片复位不良或不稳的患者，应选择早期手术切开复位内固定术；对有股骨头嵌入髂腰肌或髂股韧带中的髋关节前脱位，也应考虑做切开复位。

二、健康教育

(一)功能锻炼

术后功能锻炼分早期、关节活动适应期和步态训练期。

1.术后早期(术后1周内)麻醉清醒后开始指导患肢进行股四头肌等长收缩锻炼和踝关节的背伸、跖屈活动，3～4次／天，10～15分钟／次，以不感到疲劳为宜，以促进患肢血液循环，有利于消肿，预防下肢深静脉血栓形成，及防止肌肉萎缩和关节僵硬；同时指导患者利用双上肢和健腿的力量在床上进行抬臀练习，增进全身活动量，避免压疮的发生。

2.关节活动适应期　术后第二周开始，指导患者在牵引过程中进行髋关节主被动活动，以利于髋臼的塑形。如在床上行髋、膝关节屈伸活动锻炼，幅度由小到大，活动量由少到多，以不感到疼痛为度。等6～8周去除牵引后逐渐加大屈髋锻炼和髋外侧肌群的锻炼。

3.步态训练期　8～10周，复查X线骨折线已模糊，准备下床，进行步态训练，指导患者扶双拐下地，应遵循循序渐进的原则，从不负重→部分负重→完全负重。3个内患肢不能负重，3个月后患肢渐负重，大约1年左右无股骨头坏死方可离拐，逐步恢复正常活动。

(二)出院指导

1.休息　3个月内以卧床休息为主，避免患肢过度内收、外旋，防止髋关节再脱位；一年内避免参加剧烈运动。

2.饮食　指导患者加强营养，多进含蛋白质、维生素、钙、铁丰富的食物，增加自身抵抗力，防止骨质疏松，但要注意控制体重的增加，以减少对髋关节的负重。

3.复查　术后3个月内，每月复诊一次；1年内，每2个月复诊一次；以后每6个月复诊一次，至少观察5年以上，预防创伤性股骨头坏死。按时来院复查，有下列情况应及时就诊：局部切口出现红、肿、热、痛；患肢出现胀痛，肢体位置异常或感觉髋关节脱臼。

第三节　复发性髌骨脱位

一、概述

复发性髌骨脱位，指由一次或多次创伤性脱位后关节支持组织愈合不良而引起的髌骨脱位，通常发生于由一种或多种使髌骨易于脱位或半脱位的潜在解剖结构异常的膝关节。表现为患肢运动能力下降，逐渐发生膝关节周围肌肉萎缩。病程越长，脱位引起的损害就越严重，随着病程的进展可引起一系列并发症，如滑膜肥厚、髌骨软骨变性、骨性关节炎、骨软骨游离体等。

髌骨的功能是维持膝关节的稳定和保证伸膝的力量，在膝关节半屈曲位时，能防止胫骨与股骨间的前后错动与过度的内外翻。

(一)分类

髌骨脱位分为完全性脱位和半脱位。髌骨半脱位实际上只是髌骨与股骨滑车面的关系不正常，并不是髌骨完全脱出到股骨滑车外面，也有一部分是完全性脱位复位后遗留下来的。

(二)病因

导致复发性髌骨脱位的因素一般可以分为以下几类。

1.直接外力如跪地、髌骨被撞等。

2.间接外力如膝扭转，膝内、外翻等。

3.与解剖异常有关的髌骨脱位，如软组织或骨结构异常导致的髌骨对线不良、高位髌骨、关节松弛、膝关节外翻、膝关节过伸、股骨外髁发育不良和股四头肌松弛无力等。

4.任何增加膝关节Q角的因素。

(三)临床表现

1.患者既往曾有一次或一次以上的外侧方向的髌骨脱出或错动史。

2.完全脱位时患者有膝关节的弥漫性疼痛，上下楼梯时加重，疼痛位于膝关节前部，呈持续性钝痛。患肢自觉有发软或踏空感，膝关节有不稳感，有髌骨摩擦音及局部肿胀。

3.髌骨半脱位患者的临床表现以髌骨关节病为主，少数患者会有膝关节经常轻微扭伤的感觉。

(四)诊断

根据临床表现、临床检查和X线、CT扫描和磁共振成像等。

1.推髌试验阳性　当屈膝50°时侧方推挤髌骨，髌骨一半以上超出外侧股骨髁缘。

2.髌骨研磨试验阳性　通过压迫髌骨，并用手使其在滑车沟内向内、外、上、下移动，当髌股关节有病变时膝关节前部疼痛。

3.恐惧试验阳性　当准备侧方推挤髌骨时，患者反应过敏，拒绝侧推。

4.Q角增大　Q角是髂前上棘到髌骨中心连线与胫骨结节到髌骨中心连线的交角，正常值男性8°～10°，女性10°～20°，如果大于此范围就有脱位的倾向。

5.X线摄片　膝关节轴位片，正常情况下髌骨对称地位于股骨的滑车内，双侧的髌骨关节面与临近的股骨面等距离，其异常表现为髌骨倾斜，半脱位是骑跨于股骨外髁，全脱位超过股骨外髁。

尽管影像技术在髌股关节的评价中极为重要，但对髌骨脱位和半脱位的诊断是取决于临床检查而不是X线片。

(五)治疗

复发性髌骨脱位的治疗包括保守治疗和手术治疗。

对引起髌骨半脱位和脱位的第一次急性损伤以及髌股对线不良和复发性髌骨半脱位的情况，可以通过手法整复，关节腔穿刺抽出关节内积血，并加压包扎和患膝关节石膏支具固定制动3周，及功能康复等保守治疗来获得满意的效果。大多数髌骨关节炎是可以通过患者减轻体重、股四头肌肌力训练、非甾体类抗炎药治疗和改变生活习惯等方法治疗的。

如果复发性和习惯性的髌骨脱位和半脱位，患者有严重影响功能的疼痛持续存在，应考虑手术治疗。复发性髌骨脱位手术治疗的目的是矫正脱位和防止脱位复发，防止髌骨软骨的进一步损伤。目前治疗复发性髌骨脱位的治疗方法有100多种，但没有一种手术能普遍成功地用于矫正复发性髌骨脱位，所以选择手术要考虑到患者的个体差异，根据患者的年龄、畸形对线的程度、活动能力和关节的情况。但总的手术设计原理可以分为5大类。

1.松解紧张的髌骨外侧支持带，如膝关节外侧筋膜支持带松解术。

2.伸膝装置的近端重排，包括股内侧肌止点移位术、缝匠肌移位术和伸膝装置延长术等。

3.伸膝装置的远端重排，有半腱肌移位术、髌韧带止点移位术等。

4.伸膝装置的近、远端重排，即伸膝装置的远近端联合手术。

5.髌骨切除和股四头肌成形修补手术。

一般近端重排手术效果最好，对于髌股角的改善、复发率、关节疼痛、肿胀、髌骨关节弹响等优于远端重排手术，与远、近端联合手术效果相近。

二、健康教育

(一)功能锻炼

1.术后 0～7 天　通过肌肉收缩锻炼促进血液循环，有利于消肿和缓解疼痛，防止下肢深静脉血栓的形成和肌肉萎缩。此期患肢有外固定固定于伸直位，患肢麻醉消退感觉恢复后，开始指导行踝关节和足趾的背伸、跖屈活动尽最大限度的背伸 10 秒，跖屈 10 秒，10 次 / 组，2～3 组 / 天；待疼痛缓解后开始指导股四头肌、腘绳肌的等长收缩训练，用力收缩 10 秒，放松 10 秒，10 次 / 组，2～3 组 / 天。

2.术后 8～28 天　通过膝关节的主、被动小幅度活动，防止膝关节腔的粘连和关节僵硬。此期外固定已拆除，患者可扶拐患肢部分负重下地活动，开始指导后抬腿训练。患者俯卧位，后抬腿至足尖离开床面约 5cm，30 次 / 组，3～4 组 / 天，术后 4 周内绝对禁止行直腿抬高锻炼，以免影响手术效果；膝关节屈曲练习，必须在医生指导下进行，由被动到主动，从小角度开始，一般不超过 60°，以不引起疼痛和疲劳为度，屈曲锻炼后出现膝关节内发热、发胀，应用冰袋冷敷 20 分钟。

3.手术 4 周后　通过膝关节的活动度锻炼和患肢肌力锻炼，以加强肌肉力量、关节的灵活性和稳定性。指导患肢行直腿抬高锻炼，患肢抬高时要尽量保持在空中的停留时间，次数由少到多，以不引起疲劳为宜；循序渐进增加膝关节活动度，到膝关节被动屈曲到 120° 时，开始练习 45° 半蹲屈伸膝关节，5 分钟 / 次，2～4 次 / 天，慢慢过度到全蹲。待股四头肌肌力基本恢复和膝关节功能稳定后，患肢可以开始负重慢速步行。

4.出院后功能锻炼的目的是增加患肢的膝关节活动度和稳定性，改善日常生活的自理能力。

(1)继续做好股四头肌、腘绳肌的肌力训练，如坐位、仰卧位、俯卧位时的伸腿、直腿抬高和屈膝训练；同时加强膝关节屈伸活动的主动或抗阻力训练，如下蹲、踏车、上下台阶等训练。

(2)加强患肢的负重训练，负重力量逐渐递增，直到可以完全负重。

(二)出院指导

1.休息　患者 1 月内禁止直腿抬高活动，2 个月内避免患肢完全负重，3 个月内避免参加剧烈运动。

2.饮食　指导患者合理膳食，适当增加蛋白质、维生素以及钙、铁丰富的食物，以增加自身抗病力，控制或减轻体重，以增加对膝关节的负重。

3.复查　6 个月内，每月复诊一次；按时来院复查，如有下列情况应及时就诊：患肢出现胀痛，局部切口出现红肿、热、痛。

第四节　发育性髋关节脱位

一、概述

发育性髋关节脱位(developmental dislocation of the hip，DDH)是 1992 年北美小儿矫形外科

学会将先天性髋关节脱位改名而成，又称发育性髋关节发育不良。包括骨骼和软组织两个方面的变化，病变累及髋臼、股骨头、关节囊和髋关节周围的韧带和肌肉，其改变随着年龄的增加而日益加重。

(一)分类

发育性髋关节脱位可分为两大类。一类是单纯型，比较常见，该型又可分为髋臼发育不良、髋关节半脱位和髋关节脱位3型，最常见是髋关节脱位，是本节要介绍的内容；另一类是畸形型髋关节脱位。

(二)病因

发育性髋关节脱位的病因迄今不明，现已证实下列因素与发育性髋关节脱位的发病有关。

1.髋臼发育不良及关节囊、韧带松弛是发育性髋关节脱位的主要发病因素。

2.遗传基因在本病的发病中也起着一定的作用。

3.机械因素，髋关节正常发育的前提是髋臼、股骨上端的正常发育，髋臼与股骨头保持良好的正常解剖关系。胎儿在子宫内由于胎位异常或承受不了正常机械性压力，可能改变甚至破坏了髋关节正常解剖关系，继而发生髋关节脱位，如臀位产就易发生髋关节脱位。

4.从流行病学看，出生后的生活习惯、环境对发病也有直接影响。

(三)临床表现

发育性髋关节脱位最常见的是双下肢畸形，在我国80%～90%为女性，男女之比为1∶4.75。

1.新生儿临床表现与检查方法

(1)外观与皮纹　髋关节脱位时大腿、小腿与对侧不对称；臀部宽，腹股沟皱纹不对称，患侧短或消失；臀部皱纹亦不相同，患侧升高或多一条；整个下肢短缩，并有轻度外旋位(见图23-5)。

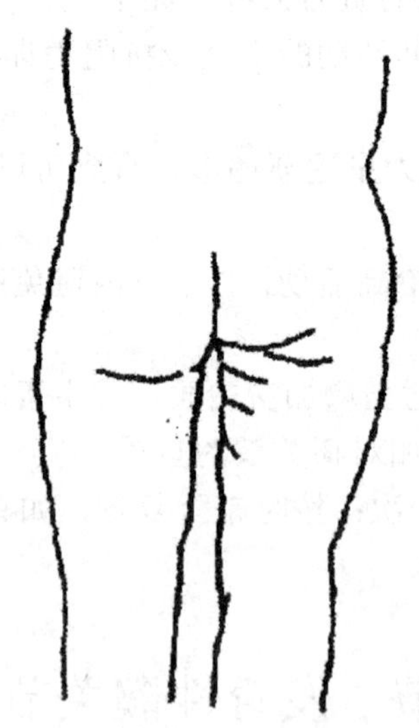

图 23-5 右髋关节脱位，大腿内侧皮肤皱褶增多，臀纹上移

(2)股动脉搏动减弱　腹股沟韧带与股动脉交叉点以下一横指可以扪及股动脉，股骨头衬托股动脉，搏动强而有力。股骨头脱位后股动脉衬托消失，搏动减弱，检查时需作两侧对比。

(3)AUis 征或 Galeazzi 征　新生儿平卧，屈膝 85°～90°，双足平放床上，双踝靠拢可见双膝高低不等，这是股骨上移所致(见图 23-6，23-7)。

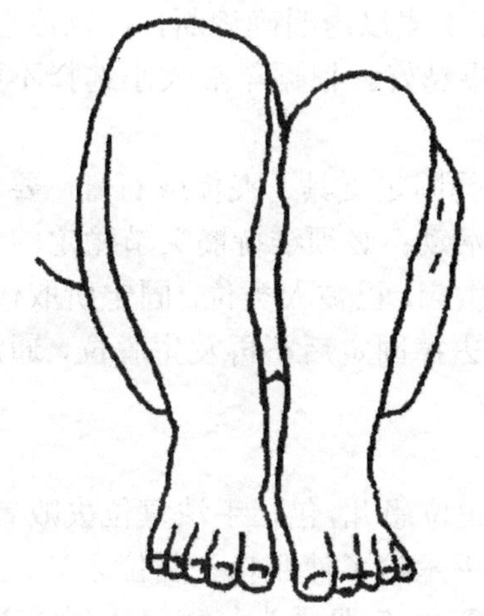

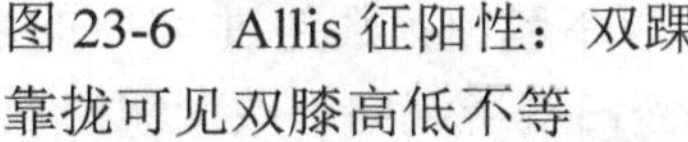

图 23-6　Allis 征阳性：双踝靠拢可见双膝高低不等

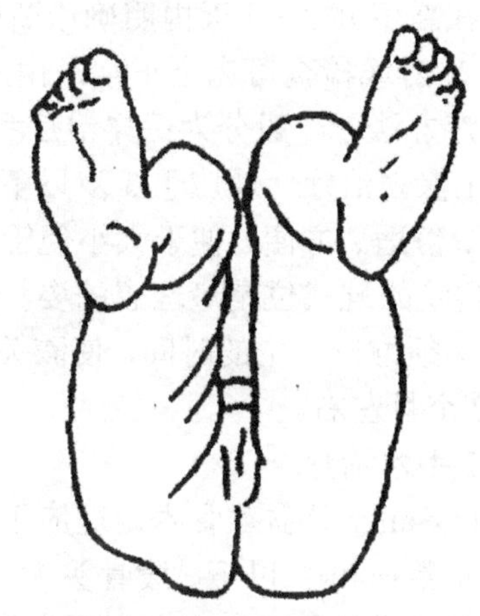

图 23-7 Caleazzi 征阳性：双膝平面不一样高，患侧低，健侧高

(4)Barlow 试验(弹出试验)是诊断髋关节发育不良、髋关节不稳定的可靠方法。患儿仰卧位，检查者面对小儿臀部，将其双髋、双膝均屈曲 90°，拇指放在患儿大腿内侧小转子处加压，向外上方推压股骨头，感到股骨头从髋臼内滑出髋臼外的弹跳，当去拇指的压力，股骨头则又自然弹回到髋臼内，称 Barlow 试验阳性。

(5)Ortolani 征或外展试验　是新生儿普查的重要可靠方法。患儿平卧，屈膝、屈髋各 90°，检查者面对婴儿臀部，双手握住双膝同时外展、外旋，正常膝外侧面可触及床面，当外展一定程度受限，而膝外侧不能触及床面，称外展试验阳性。当外展到一定程度突然弹出，则外展可达 90°，称 Ortolani 征阳性，是髋关节脱位最可靠的体征。

2.较大儿童临床表现与检查方法　除上述 Allis 征和外展试验外还有以下内容。

(1)跛行步态　跛行往往是小儿就诊的惟一主诉。患儿一侧脱位时跛行，双侧脱位时表现为“鸭步”，臀部明显后突。

(2)套叠试验　小儿平卧，屈膝、屈、髋各 90°，一手握住膝关节，一手抵住骨盆两侧髂前上棘，将膝关节向下压可以感到股骨头向后脱出，膝关节向上提可以感到股骨头进入髋臼，称套叠试验。

(3)内拉通线　髂前上棘与坐骨结节连线正常通过大转子顶点称内拉通线，脱位时大转子在此线之上。

(4)Trendelenburg 试验　嘱患儿单腿站立，另一腿尽量屈髋、屈膝，使足离地。正常站立时对侧骨盆上升；脱位后股骨头不能托住髋臼，臀中肌无力，使对侧骨盆下降，从背后观察特别清楚，称 Trendelenburg 试验阳性。这是髋关节不稳定的体征。

(四)诊断

根据新生儿临床表现和 Ortolani 征阳性，即可确诊，并常规拍摄双髋关节正位 X 线片，髋臼指数(髋臼指数也称髋臼角，正常应小于 30°)大于 30° 即应怀疑发育性髋关节脱位，也可配合 B 超检查，诊断并不困难；较大儿童的诊断根据步态就更加容易。

(五)治疗

在新生儿 3～7 天内明确诊断而进行治疗，其疗效最理想；1 岁以内明确诊断，可以治愈，日后 X 射线检查可完全正常；由此可以看出年龄越小治疗效果越好。根据年龄大小选择不同的治疗方法，一般分为保守治疗和手术治疗。

1.保守治疗　适应于 3 岁以下的小儿；根据不同的年龄选择固定支具、夹板或石膏，要求稳定、舒适、方便、便于大小便管理，最好使髋关节保持适当活动；必须维持髋关节稳定的姿势，传统的蛙式位是最理想的姿势，但它不利于股骨头的血液供应，已被人类位。固定所取代；复位必须维持一定的时间，使髋关节关节囊回缩到接近正常，去掉固定后不再发生脱位，通常需 12 个月左右。

2.手术治疗

(1)Salter 骨盆截骨术　适应于年龄在 11/2～6 岁的髋关节脱位患儿，包括手法复位失败者，髋臼指数在 40° 以下、股骨头大小与髋臼适应的患儿。Salter 手术除了使股骨头复位之外，主要是使异常的髋臼方向变为正常的生理方向，相对增加了髋臼深度，使股骨头与髋臼达到同心。

(2)Pemberton 髋臼成形术　适应于年龄超过 7 岁，或 6 岁以下髋臼指数超过 45° 的患儿。手术是通过髋臼上缘 1～1.5cm 平行髋臼顶斜坡进行截骨，将髋臼端撬起向下改变髋臼顶的倾斜度，使髋臼充分包容股骨头，使髋臼形成正常形态。

二、健康教育

(一)功能锻炼

发育性髋关节脱位术后患儿的功能锻炼分石膏固定期、石膏拆除期和患肢负重期。

1.石膏固定期　术后 6～8 周，麻醉清醒后开始指导患儿患肢足趾活动，50 次为 1 组，2～3 组 / 天，以促进血液循环，有利于消肿；术后 3 天，体力渐恢复，指导患儿除石膏固定以外的全身活动，如挺胸、抬臀等，逐渐增加活动量，以不引起疲劳为宜。

2.石膏拆除期　术后 8～12 周，患儿拆除石膏后，摄片检查生长良好，开始锻炼患肢各关节，从踝关节的背伸、跖屈，到膝关节的屈伸，再到髋关节的屈伸、外展、内收，角度由小到大，从被动活动到主动活动，循序渐进，以不引起患儿疼痛为宜，切忌暴力。如可让患儿在床上坐起，做弯腰、屈髋活动，以锻炼臀部肌肉和髋关节活动度，防止臀部肌肉萎缩和髋关节粘连，10～15 分钟 / 次，2～3 次 / 天。

3.患肢负重期　3 个月后髋部摄片显示，股骨头包容好，截骨处已愈合，且股骨头无缺血坏死的迹象，开始锻炼患肢负重，可先扶患儿在床上站起，借助家长的手臂力量，患肢由部分负重到完全负重，逐渐独立行走，恢复正常活动。

(二)出院指导

1.休息　患儿外固定期间以卧床或怀抱为主，避免下地。3 个月后，经摄片检查，股骨头包容好，截骨处已愈合，开始扶患儿站起，逐渐行走。

2.饮食　指导家长患儿石膏固定期间应少量多餐，避免过饱，防止石膏综合征；饮食应品种繁多，避免挑食，适当增加维生素、蛋白质、钙、铁等食物，如鱼、肉、排骨汤、新鲜蔬菜、水果等，以促进截骨处愈合和满足生长发育的需要。

3.复查　家长要定时带患儿到医院复查，保守治疗的患儿每3个月到医院更换石膏一次，用外固定器固定的患儿，要告诉家长外固定器的正确使用方法；手术治疗的患儿每个月到医院复查一次，至少观察5年以上。有下列情况应及时就诊：患儿石膏发生断裂，肢端血液循环障碍，石膏内有疼痛、异味、发臭、出现石膏综合征等。

（郭向珍　孙瑞）

第二十三章　良性肿瘤

第一节　骨软骨瘤

骨软骨瘤又名外生骨疣，也属软骨肿瘤，在.良性骨肿瘤中发病率位居第一。骨软骨瘤是发生在骨表面的一骨性突起，其顶端有一软骨帽覆盖，有单发性和多发性两种。单发性约占90%，无遗传性；多发性与遗传有关，又称遗传性多发性外生骨疣，属先天性骨骼发育异常，常引起骨骼发育障碍，造成四肢长骨短缩或弯曲畸形，身材矮小。约有1%的单发性骨软骨瘤可恶变，但多发性骨软骨瘤发生恶变者为10%～20%。如肿瘤在短时间内生长迅速，尤其成人后生长迅速者，应怀疑恶变之可能。恶变之骨软骨瘤称软骨肉瘤。

(一)分类

1.单发性骨软骨瘤又称孤立性骨软骨瘤，是最常见的良性肿瘤之一，仅发生于软骨内化骨的骨骼，多见于长管状骨的近骺区。在末节指、趾骨出现的骨软骨瘤，又称为甲下骨疣。

2.多发性骨软骨瘤　又称多发性外生骨疣，也称为遗传性畸形性软骨发育不良，或骨干性续连症。它是一种骨骼发育异常，在骨骼上可形成大小不等的骨隆起。是常染色体显性遗传性疾病，大多数病员有家族遗传史。

(二)病因

关于单发性骨软骨瘤的发生原因，有几种不同的说法：①D'Ambrosia等认为它是因干骺端骨膜在发展过程中有小的缺口，因而使新生骨向骨膜外突出性生长；②Virchow认为是发育期小块骺软骨剥离90°扭转后，向骨外横向生长所形成；③起源于肌腱附着处的前软骨纤维组织；④Marphy认为放射可形成软骨瘤。多发性骨软骨瘤的发病原因尚不完全明了，通常有以下几种说法：①由双亲携带的单常染色体显性基因，50%后裔表现本病特征；②由于骨膜生长不完全，不能约束骺软骨的增生，引起软骨的畸形，形成骨赘；③由于在骨骼生长过程中干骺失去其塑形的能力，使干骺增宽并连续增殖而形成骨赘；④近年有人认为，本症与酸性黏多糖的代谢紊乱有关。

(三)临床表现

1.症状、体征　随骨骼生长发育而渐渐长大，生长非常缓慢，局部有肿块突出、畸形等症状，早期无明显疼痛及压痛，当肿瘤压迫神经会产生相应的麻木和放射性疼痛，其顶部与肌腱摩擦可形成滑囊炎或因瘤体骨折而使疼痛加剧。多发性骨软骨瘤病在儿童早期就可发现，到青少年时，前臂可发生弓形畸形，手向尺侧偏斜，有时可有骨盆和胸廓变形。骨软骨瘤多发于儿童至40岁者，男性居多，约有70%～80%患者发生在20岁以下。多发生在长管状骨，也可发生在肩胛骨、脊椎、髂骨、趾骨及坐骨等。多发性骨软骨瘤常对称性发生，有显著的家族遗传病史。

2.影像学表现

(1)X线表现　骨软骨软骨瘤的X线特点为骨骺或干骺端向外突出的骨性突起，从骨骺端向同骨的骨干方向生长，形状不一：杵状、棒状、蘑菇状、菜花状、广基底的平台状。在肿瘤的顶端有软骨覆盖，称为软骨帽盖，帽盖小且有规则点状钙化，分界清楚的为良性生长；帽盖大且厚，边界不清楚，有不规则不完全的钙化，应考虑恶性变。多发性骨软骨瘤常因骨的塑性缺陷而干骺端增宽(见图 24-1)。

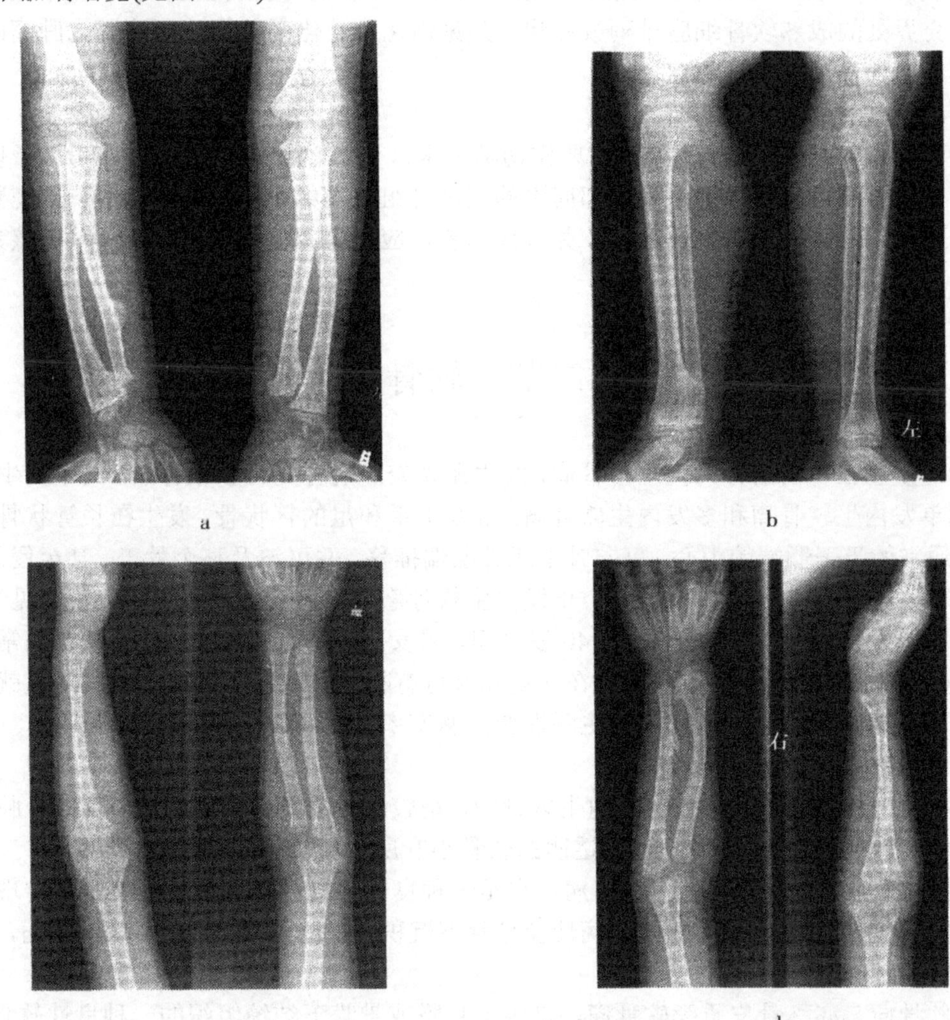

图 24-1　多发性骨软骨瘤 X 线照片

(2)CT 表现　瘤顶部有圆形或菜花状不规则的高密度影，为软骨帽内的钙化所致，无钙化的软骨帽表现为低密度透亮带。

(3)MRI 表现　可显示肿瘤周边的滑囊改变。软骨帽在 T1 加权像上呈低信号，在脂肪抑制 T2 加权像上为明显的高信号，信号特点与关节透明软骨相似。

3.病理表现

骨软骨瘤是一个带蒂的或无柄的骨性隆起，肿瘤大小不等，直径一般为 3~4cm，大者可达 10cm 以上。肿瘤可分为宽基型与带蒂型两种，从骨表面向外隆起，表面呈半球状，菜花状或息肉状。骨软骨瘤结构较特殊，一般可分为三层。①表层为一薄层纤维组织组成，即纤维包膜，和相邻骨膜相连。②中层为软骨帽盖由灰白略带蓝色的透明软骨组成，其厚度随患者的年龄而异，年龄越小，软骨帽越厚；在成年人，软骨帽很薄，或几乎消失，其厚度多在1~5mm之间，成年人软骨帽厚度超过1cm应考虑恶变的可能，这在多发性者比单发性者多见(多发20%，单发1%)。镜下与正常软骨骺板相似，表层软骨细胞及基质组织较不成熟，愈近底层愈成熟，交界处的成熟软骨细胞排列成柱状，并见钙化及骨化现象。(3)基底部为肿瘤的主体，含有黄髓的骨松质，与患骨相连。

(四)治疗

对没有症状的骨软骨瘤，不一定需要作切除手术，,-对有明显症状者，则应考虑予以切除。在切除骨软骨瘤时，应包括肿瘤基底部周围的正常骨组织及纤维包膜、软骨帽一并完整切除，否则容易复发。若骨软骨瘤迅速增大，并有疼痛者，应考虑有恶性变倾向，及时做核素扫描、CT检查，并应尽早做彻底切除。

第二节　软骨瘤

软骨瘤发生在骨内的称为内生软骨瘤，发生在骨表面的称为骨膜软骨瘤，其中内生软骨瘤又可分为单发内生软骨瘤和多发内生软骨瘤。好发于手和足的管状骨。发生在长管状骨的内生软骨瘤，通常始于干骺端的中心，可向骨干或骨骺端推移，并可波及整个骨干，甚至侵入骨骺。在手足部则位于短管状骨骨干的中心。单发内生软骨瘤可发生于任何年龄，但较少见于14岁以下和50岁以上的患者，多发于30～40岁之间，男女比例相同。多发内生软骨瘤通常发病年龄为10岁以内患儿，男性多于女性，在儿童期就可有临床表现，甚至在2岁的儿童就可能表现出来。成人多发内生软骨瘤病可发生恶性变，恶变率约为5%～25%。

(一)分类

1.单发内生软骨瘤　又称孤立性内生软骨瘤，是较常见的肿瘤，发病率为良性骨肿瘤的第二位，占15%，是髓腔内的肿瘤，由透明的软骨小叶所组成。

2.多发内生软骨瘤　又称为Oilier病。它是一种良性肿瘤，发病率不高，无遗传现象。常为多数的不对称的分布在骨内的软骨病灶及骨膜下沉积。在长、短管状骨中均可发病，可发生在肢体的单侧或双侧。

3.下软骨瘤　亦称骨皮质旁软骨瘤，是源于骨膜或骨膜下结缔组织的一种良性软骨瘤。

(二)临床表现

1.症状、体征　症状以无痛性肿胀居多，通常无特殊症状，并不感到有肿瘤存在。患者往往在摄片时偶尔发现或出现病理性骨折到医院就诊拍摄X线片时才发现肿瘤。

2.X线表现　指骨单发内生软骨瘤的X线表现是在骨干内常为一个局限的、边缘整齐的、呈分叶外形的椭圆形透明阴影，表现比较典型。指骨单发内生软骨瘤病损常为中心位，周围有一薄层的增生硬化征象。在阴影内可见到散在的沙粒样致密点。骨皮质变薄但膨胀不明显。发生在掌骨或跖骨的单发内生软骨瘤，其X线特征与指骨基本相似，但肿瘤阴影较大，常偏向于骨端，骨皮质变薄且膨胀亦较显著。发生在长骨干中的单发内生软骨瘤，常表现为位于中心或偏心的髓腔内病变，骨皮质边缘常呈分叶状侵蚀，有大小不同的溶骨性病变，并伴有钙化阴影。多发内生软骨瘤有骨骼畸形或短缩，其干骺端可以增宽。骨膜软骨瘤在一侧皮质形成凹形缺损，并可有钙化影。单发内生软骨瘤有时合并病理骨折，也是其 X 线特点之一(见图 24-2)。

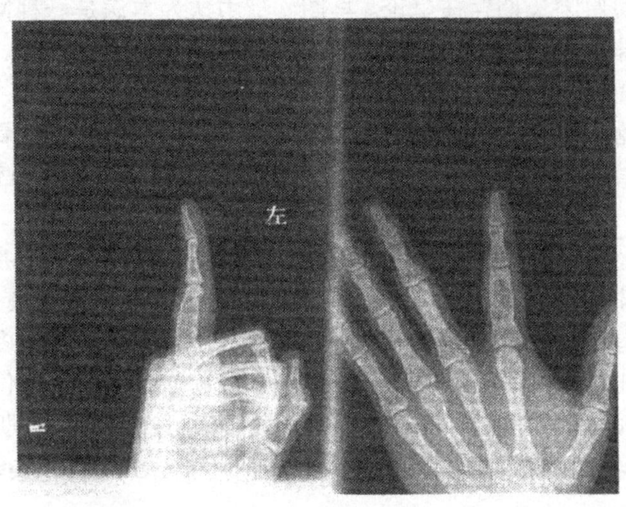

图 24-2 指骨内生软骨瘤 X 线表现

3.病理表现 肿瘤组织呈浅蓝色的透明软骨，质地坚实，但亦可因黏液样变性而变柔软，其中含有暗淡的白色软骨和黄色砂粒性组织，这些砂粒性组织为高度钙化或骨化的软骨。骨皮质膨出的内生软骨瘤，则骨皮质碎片薄如蛋壳，这多见于指骨、掌骨和跖骨。骨皮质没有膨出的内生软骨瘤，则骨皮质碎片的髓腔面均有侵蚀性的嵴突和沟纹，如长管状骨。骨外膜一般较光滑，表面无新骨沉积，皮质的内膜面由于受肿瘤侵蚀使其边缘呈分叶状。多发内生软骨瘤病发生于长骨，如股骨，可引起长骨短缩和弓形，其干骺端增宽。典型的骨膜软骨瘤切面可见肿瘤呈分叶状，为浅蓝色或灰白色透明软骨，其中有黄白色的钙化点或者条纹。

(三)治疗

以手术治疗为主。采用病灶刮除术及自体骨植骨术，手术疗效较好。多发内生软骨瘤难以全部治疗，对无症状者可以不予治疗，可定期复查观察病情变化。如有恶性变发生，则应采取较彻底手术方法予以切除，甚至截肢，并应按恶性肿瘤治疗。骨膜下软骨瘤应采取较彻底手术方法予以治疗，预后良好。

第三节 骨样骨瘤

骨样骨瘤为一来源于骨性结缔组织的良性骨肿瘤，由成骨细胞及其所产生的骨样组织构成。本病特点一，病变有一骨样组织的核心——瘤巢，周围有一硬化骨带。特点二，肿瘤虽小，但有持续性的疼痛。骨样骨瘤的发病率不高，但也并非罕见。文献报告差异较大，按 WTO 统计，占原发性骨肿瘤的 5.1%，占良性骨肿瘤的 11.23%。其好发年龄为 7～25 岁，男性与女性之比为 3：1。几乎全身各骨均可发病，但以骨干皮质为好发部位，特别是下肢。也可见于脊柱及其他松质骨；胫骨和股骨发病例为 50%～60%；手和足部发病为 20%；脊柱骨样骨瘤常发生在脊柱后部结构，按发病率依次为腰椎、颈椎、胸椎。骶椎罕有发病。

(一)病因

病因不明。其发病原因长期存在争论。早期文献中认为本病是一种慢性炎症病变，称之为骨皮质脓肿、硬化性非化脓性骨髓炎、纤维性骨髓炎或骨样组织骨炎等。也有学者认为是先天性胚胎组织残留。1935 年，Jaffa 认为此病既不是炎症也不是炎症病变，也非先天性胚胎组织残余，更不是骨巨细胞瘤愈合的后果，而是一种特殊类型的独立的良性骨肿瘤。近年有学者通过血管造影，发现骨样骨瘤的核心有血管发育异常，故认为其发生与血管异常有关。

(二)临床表现

1.症状、体征　骨样骨瘤发病较缓慢，病程较长。局部疼痛为主要症状。初期疼痛较轻，为间歇性，休息后疼痛减轻，活动后加剧。随着病情的进展，疼痛逐渐变为持续性，且较剧烈，常影响睡眠，也可伴有局部软组织肿胀或压痛，服用水杨酸类药物疼痛多可获得暂时缓解。肿瘤部位无红肿，肤色正常，表浅部位者局部骨性膨胀隆起。深在部位者仅可有深在触压痛。位于脊椎时，可出现斜颈，脊椎僵硬，脊柱侧凸。下肢发病可产生废用性肌肉萎缩。近关节的病变，疼痛可使关节活动受限。肿瘤出现在骨未成熟时，可以出现肌肉萎缩，骨骼畸形。

2.影像学表现

(1)X 线表现　为一个直径小于 1cm 的椭圆或圆形的中心 X 线透明区，周围被一均匀的硬化带所包绕的病变。脊柱、腕骨、足骨部位骨样骨瘤与长管状骨骨样骨瘤的表现可以不一样。

同时病变可发生在骨干、髓腔或骨松质中，或发生在骨膜下，造成不同的 X 线征象。

1)骨干　常见于长骨骨干，占 70%～80%。在骨皮质内有一反射性透明阴影，这一阴影称瘤巢。瘤巢位于一侧皮质骨内。反应性增生硬化骨明显，瘤巢一般位于硬化骨中心，但也可在皮质骨偏外侧或偏内侧边缘。

2)髓腔，病损发生在髓腔，位于骨干中央，可致骨内膜明显增生硬化，髓腔变窄，甚至闭塞，此型较少见。

3)骨松质　多位于长骨骨端及不规则骨，如股骨颈、跟骨、距骨及脊椎等部位。瘤巢周围骨质增长硬化不明显，或仅有一薄层硬化环。本型与皮质骨型相比，反应性增生硬化骨明显减少。

4)骨膜　可发生于骨内膜、骨膜下或骨外膜。该型更为少见。瘤巢位于骨旁呈圆形软组织块影像，邻近骨皮质有反应性骨硬化或轻度膨胀性改变，有的则出现浅凹陷变形。

(2)CT 表现　连续薄层扫描可精确显示和定位因广泛硬化或正常结构重叠(如脊椎、骨盆等部位)而掩遮的瘤巢，并为确定手术入路提供依据，瘤巢表现为圆形，类圆形边缘清楚的低密度影，中心可有不规则钙化或块状骨化，周围有低密度晕环，增强扫描病灶可不均匀强化。

(3)MRI 表现　瘤巢中骨化部分 T_1W_1、T_2W_1 和 STIH 均为低信号。骨样组织为主者 T_1W_1 为等信号，一般 T_2W_1 为高信号，当骨样组织钙化、骨化后，T_1W_1 和 T_2W_1 均呈低信号，但边缘仍见高信号。T_1W_1 和 T_2W_1 病灶周围均有较广泛的低信号骨质硬化区。

3.病理表现　大体观察瘤巢呈圆形或椭圆形，体积较小，一般直径在数毫米，很少超过 1.0cm。周围组织发生反应性硬化，肿瘤位于其中心。其剖面有时可见骨样组织的小梁呈放射状排列，肿瘤组织量小，呈暗红色或夹杂黄色斑点，质地为颗粒状或沙粒状，质脆弱。镜下所见骨样骨瘤由成骨细胞及其所产生的骨样组织和新生骨小梁构成。肿瘤中央为骨样组织，呈淡红色。并有丰富的血管结缔组织基质，常见多核巨细胞。肿瘤边缘的骨样组织大部钙化形成新生骨小梁。

(三)诊断

典型的骨样骨瘤诊断不难。初期局部呈间歇性疼痛，逐渐呈持续性，夜间加重，影响睡眠。水杨酸类药物可使疼痛暂时缓解。多见于青少年。长骨多见。病损区密度减低呈圆形或椭圆形，直径在数毫米，称之瘤巢，其周围有广泛增生硬化骨，上述X线的特殊征象具有明确诊断的价值。瘤巢不明显者可行断层摄影或CT检查，协助诊断。

(四)治疗

骨样骨瘤虽系良性肿瘤，但因其疼痛明显，痛苦较大，常需早期治疗。服用水杨酸类药物虽可减轻症状或使疼痛缓解，但常为暂时性，不能从根本上解除疼痛，故需手术治疗。手术治疗的原则是准确定位，彻底切除，包括骨样骨瘤的巢穴及周围的反应性硬化骨。目前的治疗进展是使用高速磨钻进行囊内切除，并采用一些辅助治疗，如使用苯酚或过氧化氢。

第四节　骨巨细胞瘤

骨巨细胞瘤(giant cell tumor of bone，GCT)是一种原发性潜在恶性骨肿瘤，病理上以含多核巨细胞，散在分布于圆形、椭圆形或纺锤形的单核基质细胞中为特征。起源于骨髓中未分化的间充质细胞。骨巨细胞瘤发病率在性别上无明显差异，好发年龄为青壮年，70%~80%的病例发生于20~40岁。较少发生于骨骺未闭合之前。典型的骨巨细胞瘤一般为单发，好发于长骨的骨端，约50%的病变位于膝关节的上下两骨端。好发部位依次是股骨远端、胫骨近端、桡骨远端、胫骨远端、肱骨近端、股骨近端及腓骨近端，极少病例发生于长骨骨干。骨巨细胞瘤也可见于骶骨骨盆、椎体及跗骨。骨巨细胞瘤经手术刮除后有易于在骨及软组织局部复发的倾向，复发率为40%～60%。约1%～6%的患者可发生所谓良性肺转移。转移灶的病理检查依然呈良性表现，且转移灶切除后，患者可治愈。少数患者可发生肉瘤变。多发生于放射治疗后。

(一)Campanacci 等结合影像学表现和组织学基质细胞异型性进行分级

1.I级(静止、非活跃)　此级临床症状轻微或没有，病程平稳。X线显示有薄的、完整的骨皮质包裹肿瘤。溶骨性破坏局限于成熟骨构成的骨壳内，有膨胀性改变。核素浓集呈中等程度，并限于病灶内。血管造影显示血运不丰富。组织学上呈I～II级，有时可有大片坏死或纤维化。

2.II级(活跃)　此级最多，临床症状明显，但临床过程较平稳，没有快速发展表现。X线显示溶骨性破坏，边界不清楚。皮质骨破坏，但肿瘤局限于薄层反应骨内。核素扫描显示，肿瘤及周围组织有核素浓集。血管造影显示肿瘤血运丰富，组织学分级通常在II级。

3.III级(侵袭性)　此级在复发的骨巨细胞瘤更多见。临床症状与恶性肿瘤相似，病情进展迅速，病理骨折多见。X线显示溶骨性破坏，边界不清，骨皮质破坏，甚至消失。肿瘤突破骨皮质形成软组织内肿块。核素广泛浓集于肿瘤及肿瘤周围区。广泛的肿瘤及肿瘤外血管形成。组织学分级可在II级或III级。

(二)临床表现

1.症状、体征　①疼痛，早期多见，一般不剧烈。产生的原因是由于肿瘤生长，髓内压力增高所致。发生于脊椎者，肿瘤可压迫神经或脊髓，产生相应的神经放射痛或截瘫。少数患者可因病理性骨折而就医。②局部肿胀、肿块，出现迟于疼痛症状，肿胀一般较轻，由于骨壳的膨胀性改变及反应性水肿所致。如病变穿透骨皮质，形成软组织内肿物，则肿胀明显。肿胀逐渐地缓慢增大，有时迅速增大，多属肿瘤内出血所致。③关节功能障碍，长骨骨端肿瘤的局部浸润反应可造成关节功能障碍。肿瘤很少穿破关节软骨，但可造成关节面的塌陷或薄弱，有时肿瘤体积较大，范围超过关节，但 X 线片所见其关节软骨尚完整，这也是该肿瘤的特点之一。④局部皮温升高，静脉显露，表示病灶局部充血及反应区，特别是骨皮质破坏，形成软组织内肿块时，皮温增高明显，也与该肿瘤血液丰富有关。骨壳完整且较厚时，触及硬韧的肿物，薄的骨壳可有弹性。骨壳破坏或无骨壳者，呈囊性肿物。有时肿瘤呈现搏动，表示肿瘤充血明显。⑤发生于脊柱部位的骨巨细胞瘤，可引起椎体压缩骨折、脊髓损伤及截瘫。位于骶骨者可引起骶区疼痛、马鞍区麻木合并大小便障碍，肛门指诊可扪及骶前肿物。

2.影像学

(1)X 线片检查　病变多位于长骨骨端(骨骺部位)。显示中央或偏心性溶骨性破坏 (见图 24-3)，并侵及干骺端。向关节方向延伸可完全破坏软骨下骨质。一般情况下，病变边界较清楚，呈膨胀性改变。病灶周围一般有反应性薄层骨壳存在，骨壳内壁可有骨嵴突出于病灶内，形成分叶状或皂泡样改变。骨膜反应一般不存在，骨巨细胞瘤没有钙化肿瘤基质，常可伴有病理性骨折。位于骶骨的骨巨细胞瘤，病变往往是偏心性，且常累及一侧骶髂关节，位于脊椎部位的骨巨细胞瘤病变易累及椎体及椎弓根，脊柱后凸继发于椎体塌陷。累及脊椎前部结构是骨巨细胞的特点。部分骺板未闭合的患者，溶骨性破坏发生于干骺端，进而穿过骺板累及骺端。

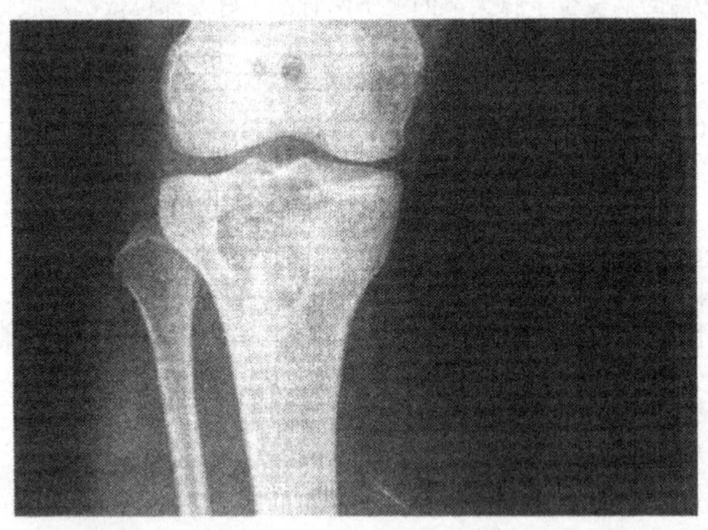

图 24-3　右胫骨上段骨巨细胞瘤术前 X 线表现

(2)计算机体层摄影(CT)　CT 检查对于明确肿瘤与关节软骨及关节腔的关系和肿瘤侵犯周围软组织的程度很有帮助。

(3)磁共振成像(MRI)　磁共振成像是骨巨细胞瘤最好的成像方法，它具有高质量的对比度和分辨力。肿瘤在纵向弛豫时间(T1 加权像)呈现低强度信号，在横向弛豫时间(T2 加权像)表现为高强度信号。

(4)骨扫描　骨巨细胞瘤与大多数其他骨肿瘤一样，可以增加摄取放射性核素 $_{99m}$Tc。肿瘤及其周围有核素浓集，超过肿瘤边缘的广泛浓集提示肿瘤具有高的侵袭性。

3.病理　肿瘤位于长骨的骨端及干骺端区域；肿瘤经常破坏关节软骨下骨质，但很少侵犯关节软骨。肿瘤通常由反应骨及纤维组织形成的包壳所包绕，与周围组织有较清楚的界限。然而，在侵袭性强的病例，反应性包壳非常薄，肿瘤组织可直接侵入肌肉、脂肪等组织。骨巨细胞瘤组织富含细胞，由圆形、椭圆形或纺锤形的单核基质细胞和弥散分布的多核巨细胞组成。基质细胞的数量、大小、形态等在不同肿瘤以及在同一肿瘤的不同部位可有所不同。Jaffe(1940年)将骨巨细胞瘤分为三级，I 级为良性，MGC 多，其体大核多且大小均匀，STC 分化良好，密度小。III级为恶性，MGC 少，体积小，核少且大小不均，STC 分化差。介于其间者为II级。

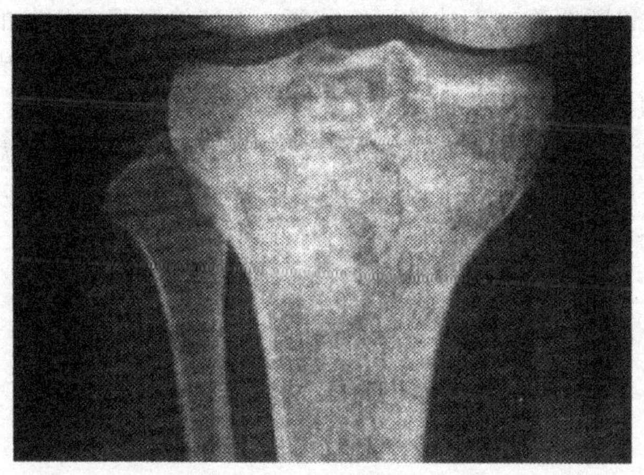

图 24-4　右胫骨上段骨巨细胞瘤术后 X 线表现

(三)诊断

临床与放射线检查，对诊断具有重要意义，特别是患者的年龄和肿瘤所在部位。巨细胞瘤不会在骨骺闭合之前在干骺端发生。在青春期后，当溶骨性肿瘤累及骨骺及干骺端时，在诊断时应该与其他溶骨性病变相鉴别。

(四)治疗

1.外科治疗　外科治疗的选择是根据肿瘤的分期、部位、年龄及患者的病情评估。然而，彻底刮除及局部辅助疗法是治疗首选。

(1)肿瘤囊内切刮，残腔灭活、骨水泥填充术仍是骨巨细胞瘤首选的外科治疗(见图 24-4)。

(2)肿瘤的边缘切除和广泛切除　对侵袭性强，生长快，瘤体大或经囊内切刮后多次复发的骨巨细胞瘤可进行肿瘤边缘切除及广泛切除。由于肿瘤常位于骨端，切除多包括骨的一端关节，因而关节功能重建非常重要。

1)瘤骨骨壳灭活再植重建　采用将截下的带瘤骨段去除肿瘤组织后，残存的骨壳用 95％酒精浸泡 30 分钟灭活，骨水泥填充加固，灭活骨回植，钢板螺丝钉或髓内针固定。

2)异体骨移植重建　取超低温骨库冻存的同种异体骨，快速复温后，截成所需骨段，移植重建于缺损部，常用的有半关节、1／4 关节，应用钢板螺丝钉或髓内针固定于宿主骨。灭活再植与异体骨移植共同存在的问题有感染、骨折、慢性排斥，远期关节软骨退变、迟缓愈合或不愈合等，需要继续探讨解决。

3)人工假体置换重建　目前常用的假体材料通常是钛合金或钴铬钼合金。骨肿瘤常用的假体需根据病变的范围订制。术前需经影像学仔细测量，设计不同假体。

4)自体骨移植重建　肿瘤节段性切除后也可应用自体骨重建，利于骨愈合，避免了异体骨或人工假体的并发症。

2.化疗与放疗　破坏很大、不能手术治疗的骨巨细胞瘤患者，使用化疗。但这样的病例很少，而且结果也令人失望。现在不认为全身化疗对治疗骨巨细胞瘤有指征。这种肿瘤虽然有局部破坏和侵袭性，但仍然是半恶性。任何化疗药物的使用都应慎重。

很多报告表明使用放疗，在骨巨细胞瘤发生的部位将继发肉瘤，这种放疗已为大量的病例证实对患者不好。少数诊断明确的良性骨巨细胞瘤，不能施行手术切除的原发或继发病变，可以施行高电压放射治疗。一个肿瘤用 550Cy，分成若干相同的剂量在 5 周~5.5 周内完成，这种剂量如果对周围正常组织安全和可以耐受，对肿瘤的治疗是足够的。除了

骶骨之外的脊柱骨巨细胞瘤，可用瘤内切除并保持脊柱的稳定，这需要切除肿瘤同时采用前路生物学重建，接着用低水平剂量(45Cy)放疗。这种放疗是为了处理残存的微小病灶，使病灶得到长期控制的机会。

（朱永斌　陈洪杰）

第二十四章　原发性恶心性骨肿瘤

第一节　骨肉瘤

一、概述

2002 年 WHO 骨与软组织肿瘤分类中经典骨肉瘤被定义为高度恶性的梭形细胞肉瘤并可产生骨样基质。骨肉瘤的发生率约为 3 / 100 万，在美国每年大约可以诊断 900 例骨肉瘤，是除多发性骨髓瘤以外最常见的骨的原发恶性肿瘤。在 20 世纪 80 年代以前，骨肉瘤的 5 年生存率不足 20%o 随着对于这种疾病认识水平的提高，现在的治疗方案可以治愈大约 70%的肿瘤患者。骨肉瘤最多发于 10-25 岁，欧美国家在中老年阶段还有第二个发病高峰，主要与 Paget 病继发骨肉瘤有关。骨肉瘤的病因目前还不清楚，有研究显示可能与遗传学因素、病毒感染、放射线损伤相关。骨肉瘤好发于长骨的干骺端，最常见的部位是远端股骨、近端胫骨和肱骨，这些都是青少年生长发育最快的部位。扁骨较少累及。肿瘤的好发部位与发病患者的年龄提示肿瘤病理与骨的生长发育紧密相关。

高度恶性骨肉瘤是一个全身性疾病，大多数患者在就诊时已有微小转移灶的存在，应用胸部 CT 和全身骨扫描等方法，可以发现大约有 10%～20%的初诊患者存在明确的转移灶，这类患者根据肌肉骨骼系统肿瘤协会的分期标准(Musculoskeletal Tumor Society，MSTS)归为III期骨肉瘤，肺转移最为常见，其次是骨，更为少见的部位包括其他一些内脏器官，如胸膜、心包、肾、肾上腺、淋巴结和脑，转移造成的死亡多为肺部病灶控制的失败，如肺内的广泛转移、气胸或腔静脉阻塞等。

(一)肿瘤分期

骨肉瘤外科分期系统的建立对提高患者生存率和降低局部复发率起到了重要作用。准确的外科分期需要进行细致的组织学和全身检查，血液学检查包括监测乳酸脱氢酶和碱性磷酸酶水平，此外需行包括病变骨和胸部在内的平片检查，而全身骨扫描、胸部 CT、局部 MRI 等检查对于了解病变范围和远处转移情况有所帮助。MRI 是决定可否施行保肢术的重要指标。

(二)临床表现

1.症状、体征.骨肉瘤患者的临床症状主要是疼痛和局部的软组织肿块。症状可以存在 3 个月或更长的时间。虽然许多的研究者试图证明创伤后的微小骨折可以诱导肿瘤的形成，但创伤并不认为是肿瘤的诱发因素。疼痛可以在休息时或夜间存在，并且与活动无关。常常没有全身性的症状。最重要的体检发现是软组织肿块，肿块大小差别很大，但通常相当大并且可以触及。可以有关节腔渗出或病理性骨折。实验室检查常常有碱性磷酸酶或乳酸脱氢酶升高，其中乳酸脱氢酶的异常提示预后不良。

2.影像学表现

X 线、CT、MBI 和骨扫描是诊断和评估骨肉瘤的重要手段。骨肉瘤典型的 X 线表现为长骨干骺端侵袭性病损，肿瘤破坏正常的骨小梁结构，边界不清，高密度的成骨区和低密度的溶骨区混合存在，骨膜新生骨突出于皮质表面，形成 Codman 三角和“日光放射状”，表现。软组织肿块内也有不同程度的骨化。CT 是检测肺部转移灶最为常用的手段。MRI 冠状位 T1 相可以显示肿瘤髓腔内侵犯的范围，而 T2 相可显示软组织肿块的侵及范围。骨扫描可以用于排除骨内的跳跃和转移灶。

3.病理学表现　目前病理学上经典的骨肉瘤被定义为由高度恶性肉瘤样基质和恶性成骨细胞直接产生肿瘤性骨样组织或骨的一类肿瘤。肿瘤常出现中心矿化，周围为不成熟且缺乏矿化的骨组织，肿瘤细胞常出现间变，伴有异型细胞核和双着丝点。肿瘤可以有向成软骨细胞或成纤维细胞分化的区域，但只要存在小片区域的肿瘤骨样基质区域就可以诊断为骨肉瘤。

(三)治疗

1.化疗

骨肉瘤患者的治疗包括对于原发肿瘤局部广泛性的切除和全身的辅助化疗。系统性全身辅助化疗的应用使骨肉瘤患者的预后得到了很大的改善。早期的研究认为，化疗对于消灭微小转移灶非常有效，所以在截肢术后对患者实施辅助化疗，方案包括阿霉素、大剂量甲氨蝶呤、顺铂和其他一些药物，多项研究表明患者无病生存率从原来的 10%提高到 50%～65%。最近研究的热点集中在术前化疗的应用。新辅助化疗有以下优点：①可以根据获得的组织反应率确定预后；②杀灭可能存在的微小转移灶；③缩小原发肿瘤的大小使保肢手术更易于实施；④使外科医生有充裕的时间设计保肢手术方案。由于这些原因新辅助化疗已经成为多数肿瘤中心的标准化疗方案。尽管如此，新辅助化疗也存在一些潜在的缺点：一部分化疗反应不良的患者可能在此期间出现转移，同时残存耐药肿瘤细胞的增加使复发转移病灶难于控制。美国儿科肿瘤研究的一项研究表明，在总的生存率和无病生存率方面术前化疗并不比术后化疗有优势，但更多的研究认为新辅助化疗(术前)有助于提高骨肉瘤，患者的生存率。儿科肿瘤研究组的另一项研究指出，在应用阿霉素、大剂量 MTX 和顺铂的方案中增加异环磷酰胺和／或免疫刺激剂(MTP-PE)可以有效的提高疗效。不管化疗方案如何改进，仍有 20%～40%的患者最终死于转移，这主要与化疗药物的耐药有关。

2.手术治疗

大量研究证实术前化疗增加了保肢手术的可能性和安全性，通常情况下，经过大剂量化疗肿瘤内会出现明显矿化，虽然肿瘤体积缩小大多不明显，但手术边界更加清晰。现在，大约 80%的肢体骨肉瘤患者接受保肢手术。因此，截肢术和保肢术的选择应该以无病生存率和总体生存率相同为准则。一部分不宜保肢患者仍需要截肢术。

(1)高位截肢术　股骨下端、胫骨上端的恶性肿瘤多行大腿部位的截肢。

(2)髋关节离断术　股骨中上端恶性骨肿瘤，应从关节部位截除肢体。

(3)半骨盆切除术　股骨颈、髋臼、坐骨和耻骨部位的恶性肿瘤行半骨盆切除术。

保肢手术适应证的选择十分重要。保留肢体的瘤段切除术适用于骨肿瘤范围局限、无远处转移，即外科分期ⅡA 和ⅡB 者。保肢术有以下几种：瘤骨截除术加人工关节修复、瘤段截下灭活后再植。灭活方法有高温煮沸、低温冷冻、酒精灭活等。

二、健康教育

(一)功能锻炼

术后主、被动功能锻炼是改善重建关节功能的关键。手术结束后即开始进行持续被动运动

(CPM)和主动肌肉收缩。具体步骤为术后麻醉未清醒即开始接受 CPM 锻炼，术后 3 天内膝关节控制在 45° 内活动，术后第 4 天开始逐渐加大幅度至 90° 范围。6h / d，持续 7～ 10 天后停 CPM 行主动锻炼。置入人工关节患者术后 3 周开始练习关节活动，进行负重锻炼；异体骨和瘤骨灭活重建者待连接端愈合之后开始逐渐负重行走。通过术前的训练，多数患者在术后 2 周左右就能轻松地做直腿抬高动作。术后 2～3 周进行扶双拐、患肢不负重行走。

(二)出院指导

1.预防骨折　植入骨骨折多发生于死骨替代的早中期，即术后 2 年半至 3 年，此时的骨牢固度仅为正常骨的 50%左右，由于骨的连接端往往已愈合，多数患者已恢复行走，易产生麻痹思想。因此要了解肿瘤切除部位骨修复情况，严防过早负重导致病理性骨折。

2.指导患者制定活动计划，逐步达到生活自立，提高生活质量。

3.定期复查　嘱咐患者术后 1 年内每月复查 1 次患肢局部正侧位片和胸片，术后 1～2 年每 2 月复查 1 次，以后每 3 月复查 1 次，发现异常及时就诊。

4.对需要继续放疗、化疗者，不要轻易中止疗程。

第二节　软骨肉瘤

软骨肉瘤是指来源于软骨细胞或间叶组织的原发性恶性肿瘤，发病率仅次于骨肉瘤，占恶性骨肿瘤的 16%。软骨肉瘤常见的亚型有透明细胞软骨肉瘤、去分化软骨肉瘤、皮质旁软骨肉瘤、间叶性软骨肉瘤。软骨肉瘤的预后较好，5 年治愈率可达 40%~50%。

(一)分类

1.中心性软骨肉瘤

本瘤是指起源于骨内的软骨肉瘤，包括由内生软骨肉瘤恶变的继发性软骨瘤。

(1)临床表现

1)发病率　中心性与周围性软骨肉瘤的比约为 2.06：1。

2)性别、年龄　男多于女，多发生于 30～70 岁，很少见于 20 岁以前。

3)部位　发病顺序为股骨、骨盆、肱骨、肩胛骨、胫骨等，手足骨极少发生。

4)症状和体征　主要症状是间歇性疼痛、肿胀，形成肿块，质硬，影响患肢功能，病程漫长。

5)X 线表现　呈溶骨性破坏，广泛而边界不清，有时边缘硬化。骨内膜呈扇形缺损，有骨膜反应。恶性程度较高的软骨肉瘤，皮质变薄和断裂，伴骨膜反应和软组织肿块。

(2)病理表现

1)肉眼所见　肿瘤被纤维组织分割成许多小叶，呈灰蓝或灰白色，常有黄色钙化灶，也可伴黏液样变、坏死和囊性变。

2)镜检　肿瘤由恶性软骨细胞和软骨基质组成。根据瘤细胞分化程度为三级。普通型软骨肉瘤分级标准见表 25-1。

表 25-1　普通型软骨肉瘤组织病理学分级

形态特点	低度恶性(I 级)	中度恶性(II 级)	高度恶性(III级)
核异型	轻微	较明显	显著
肥胖核	+	++	+++
双核细胞	+	++	+++
多核细胞	0	0～+	+～++
钙化	明显	轻微	无
核分裂象	无或偶见	少见	常见

低度恶性软骨肉瘤切除后少复发和转移，5 年生存率可达 90%；高度恶性软骨肉瘤早期发生肺转移，5 年生存率仅 29%。软骨肉瘤分级直接影响治疗选择和预后估计，病理诊断时应尽可能予以分裂。

(3)治疗及预后

肿瘤所在部位、骨破坏范围、软组织扩展、病理组织学分级和采用治疗方法等，均与疗效有关。Evan 报告 5 年存活率分别是 I 级 90%，II 级 81%，III级 29%。软骨肉瘤除发生肺转移外，也可发生肝、肾、脑、骨与区域淋巴结转移。

2.周围性软骨肉瘤

自单发性骨软骨瘤恶变，应有病史、X 线与组织学证明。

(1)临床表现

1)发病率　周围性软骨肉瘤比中心性软骨肉瘤少，1：2.06。

2)性别、年龄　男性多见，多发于 20 岁以上。

3)部位　以骨盆最多见，其次是脊椎、骶椎、肱骨、肋骨、肩胛骨等。

4)症状、体征　主要症状位于骨表面肿块，生长缓慢，扩展到软组织内。肿瘤呈圆形，凹凸不平，骨性硬度或硬而有弹性，无痛或微痛，体积巨大，位于脊椎时可产生神经症状，位于骨盆可有直肠、膀胱压迫症状。

5)X 线表现　向骨外生长肿瘤，边缘不规则，肿瘤中可见钙化、骨化，其中并见透明区，继发于骨软骨瘤时，或可见到其他部位肿瘤，或可见骨性基底。

(2)病理表现

1)肉眼所见　肿瘤体大，突出于骨外，呈分叶状，围绕一层纤维性假包膜。

2)镜检　由肿瘤性软骨细胞与软骨基质构成，细胞分化较好，基质常见钙化、骨化。

3.骨膜软骨肉瘤

即骨旁或皮质旁软骨肉瘤，极少见。

4.透明细胞软骨肉瘤

透明细胞软骨肉瘤是一种生长缓慢，组织病理学存在透明细胞的低度恶性软骨肉瘤。

5.间叶性软骨肉瘤

间叶性软骨肉瘤是一种由透明软骨小岛、同时可有未分化小细胞成分构成的恶性肿瘤，发病年龄较轻(10～29 岁)，女性稍多。肿瘤常位于扁骨(肋骨、盆骨和颅面骨)、椎骨和股骨，约 1 / 3 发生在骨外软组织。X 线表现为境界不清，伴不规则钙化的溶骨性病变，骨皮质常穿破。

可有骨膜反应和软组织块影；骨外病变则境界不清，絮状或点状钙化的软组织块影。

6.去分化软骨肉瘤

去分化软骨肉瘤是指交界性或低度恶性软骨肉瘤，在持续多年后突然迅速发展成高度间变肿瘤，约占软骨肉瘤的10%。肿瘤好发于45～59岁男性，病变多位于髋关节和肩关节附近的长骨、盆骨和肋骨。

7.黏液样软骨肉瘤

黏液样软骨肉瘤的间质可呈黏液样，尤其多发性软骨肉瘤恶变时，其间质明显黏液样。肿瘤好发于中年男性，多数位于骨外深部软组织，下肢多见，少数可位于骨内。

8.继发性软骨肉瘤

继发性软骨肉瘤主要继发于内生性软骨瘤和骨软骨瘤；多发性软骨瘤病变为软骨肉瘤的发生率高。内生性软骨肉瘤恶变依据是：①40岁以上，肿瘤直径大于5cm(肋骨为4cm)；②疼痛而不伴有骨折；③骨内膜扇形侵蚀；④出现骨膜反应和软组织肿块；⑤细胞丰富，多形性，出现双核大细胞和核分裂象。

(二)治疗

1.手术　对ⅡA或ⅡB者可行广泛性大块切除；ⅢA或ⅢB者应行根治性大块切除或截肢术。

2.放疗和化疗　疗效差，偶尔用作临时的姑息治疗。

第三节　尤文肉瘤

尤文肉瘤(Ewing sarcoma，ES)系起源于骨髓的间充质结缔组织，以小圆细胞为主要结构的原发恶性骨肿瘤，Ewing于1921年首先描述，又称其为未分化网织细胞瘤。国外有人报告发病率为10%，我国发病率较低。尤文肉瘤占原发性骨肿瘤的10%～14%，多发生于男性，男女之比为2：1。好发年龄为5~30岁，其发病原体年龄较其他骨肿瘤患者更为年轻，黑人少见，白人多见，一般来说任何骨均可发病，但管状骨较为多见，其中管状骨多发于股骨、胫骨、肱骨、腓骨，可侵犯干骺端及骨干，扁骨好发于髂骨、肩胛骨、肋骨、颌骨及骶骨，在扁骨中骨盆是最容易侵犯部分。

(一)症状和体征

疼痛和肿胀是主要症状。开始时疼痛常不剧烈呈间歇性，活动时加剧，并逐渐加重变为持续性疼痛，局部可发现包块，皮肤温度增高，局部血管怒张，活动受限。全身症状常伴有发热，贫血，白细胞计数增高，体重减轻，血沉增快，创伤后疼痛，病理性骨折，类似急性血源性骨髓炎，潜伏期1周～25年。发生在脊椎者常伴有剧烈疼痛，截瘫及大小便失禁；发生在骨盆者有腹股沟、腰骶部疼痛和神经源性膀胱症状。体重减轻，早期容易误诊为腰肌劳损、椎间盘突出、阑尾炎、妇科病、转子滑囊炎和骨髓炎。尤文肉瘤发展快，早期即可发生广泛转移，累及全身骨骼，内脏、淋巴结转移少见。

(二)X线表现

尤文肉瘤在X线片上表现差异很大，其基本的X线表现是较广泛的溶骨性、浸润性骨破坏。肿瘤的分布随年龄而变，年轻者多发生在管状骨，以长骨中段落部分最为多见。软组织肿块呈松形合并有细致的分层性的骨膜新骨形成。发生于长骨者，早期受侵的干骺端松质中有小斑点状密度减低区，骨小梁不清晰，骨皮质的内面模糊，呈虫噬状或鼠咬状，继之骨皮质出现同样改变，边缘模糊不清，骨皮质不同程度变薄，骨膜增生，呈葱皮状改变，但有时亦可没有，只见到单纯的骨膜抬起。肿瘤源自管状骨的髓腔，并向周围浸润，大体观初期为髓腔灰色的肿瘤结节病灶，以后结节灶逐渐融合成片，剖面如鱼肉状，呈灰白色，其间有出血，坏死灶，也有的形成囊腔，腔内充满液化坏死组织。在 X 线上典型的尤文肉瘤为梭形软组织肿块，葱皮状骨膜反应，虫咬样并有溶骨、硬化或融合型破坏，有的似骨髓炎 X 线片表现。

(三)治疗

尤文肉瘤是一种高度恶性肿瘤，病程短，转移快。早期的治疗为单纯使用放疗或手术，5 年生存率低于 10%。近 30 年来治疗进展很快，预后明显改善，5 年无瘤生存率已超过 70%。目前，对尤文肉瘤的治疗包括全身治疗和局部治疗，全身治疗主要是联合化疗，局部治疗包括放疗和手术。

第四节　脊索瘤

一、概述

脊索瘤被认为起源于在颅底和脊柱等处残存脊索组织的低度恶性肿瘤。

(一)流行病学

脊索瘤发病率很低，美国流行病学调查：总发病率为 0.08 / 10 万，男性 0.1 / 10 万，女性 0.06 / 10 万，我国尚无相关资料。约占骨原发恶性肿瘤的 1%～4%。可发生于任何年龄患者，绝大多数大于 30 岁。儿童发病罕见，但其侵袭性高于成人。位于骶尾部者，男性好发，男女比例为 2：1，40 岁以上患者比率更高。蝶枕部男女发病率相当。

(二)患病部位

脊索瘤的发病部位恒定，可作为诊断的重要依据。50%～60%位于骶骨，25%～40%位于蝶枕部，其余脊椎占 15%～20%。非常罕见多中心受累。在脊柱上的任何部位都可发生，但最多见于骶骨。

(三)临床表现

骶骨脊索瘤的症状出现常较迟，可在肿瘤相当大时才出现症状。主诉最多见为慢性间歇性腰骶痛；肠道压迫引起便秘、痔疮；压迫膀胱引起排尿困难、尿频尿急；由于骶神经受压而神经放射痛和感觉运动障碍。体检时直肠指检可于直肠后方触及质硬固定肿块，压痛；肿块大时下腹部可触及。累及其他椎体可有进行性压迫脊髓、神经根表现。

蝶枕部脊索瘤引起颅内压增高和侵犯邻近结构；表现为头痛、视物模糊、复视、记忆力下降、运动功能异常。此外，可有颅神经受累表现和鼻咽部阻塞，还可引起垂体功能障碍。

(四)影像学表现

早期病变不易在平片上发现。基本表现为溶骨性病变，伴或不伴有钙化、骨皮质穿破、软组织肿块。具体依部位而不同。MRI 是发现病灶范围、神经受压最好的方法；且用于发现术后疤痕中的残留瘤灶和复发。肿瘤组织 T_1W_1 与肌肉信号相当或更低，T_2W_1 高信号，有明显增强现象。核素扫描因局部膀胱重叠，对骶尾部脊索瘤的作用不大。血管造影用于颈椎脊索瘤了解其与颈动脉和椎动脉的关系。

骶尾骨：骶尾骨不规则骨破坏，骨膨胀，腹侧软组织肿块。其球状瘤体可呈分叶状。50%～70%病例有钙化，另外为骨硬化。因该部位软组织厚且受肠道气体干扰，平片有时不易发现病灶。CT 可以准确显示病灶范围，有 90%以上患者有钙化，多位于肿瘤外周，呈不定形；肿瘤致密度比正常组织小。MRI 检查显示软组织侵袭范围。侵入盆腔、骶髂关节和臀肌表明其具有强侵袭性。

蝶枕区：颅底部的溶骨性病变容易累及枕骨斜坡和蝶鞍，伴骨膨胀和软组织肿块。

其他椎体：起初，椎体骨破坏，不伴邻近椎间盘侵犯；随后椎体进一步破坏伴软组织肿块；相邻椎间盘可受累，进而侵犯邻椎。颈段相对多见邻椎受累现象。MRI 可显示病灶范围、是否侵入椎管。

(五)治疗

普遍认为，大块切除且获得广泛切缘，是治疗脊索瘤的有效方法。脊索瘤易于复发，其复发似乎与手术不彻底有关。脊索瘤复发后，手术仍是治疗的选择。但常因生长部位关系而无法实现广泛切除。

下骶椎病灶应争取广泛切除，病灶内手术极易复发。术中仅保留骶 1 神经根，运动功能受影响不大，但大小便失禁；若保留双侧骶 2 神经根，肛门和尿道括约肌功能仍部分丧失，可借助腹压和人工按压排便；若保留双侧骶 2 和一侧骶 3 神经根，大部分患者能控制大小便；只有保留双侧骶 3 以上神经根完整才能有正常的尿道和肛门括约肌功能。

脊索瘤对放疗不大敏感，但有一定疗效；可使之缩小，但不会消失、不可能治愈；一段时间后肿瘤仍会再生长。放疗用于因手术切缘不够、切缘污染而术后辅助放疗，或巨大复发性肿瘤为改善生活质量和减轻疼痛而行姑息性放疗。多数报道用 4000～7000cGy，平均 5500cGy；放疗剂量受脊髓或盆腔脏器耐受性限制。据报道放疗延长术后复发时间。至于何时放疗仍有争议，是首次手术后即放疗还是保留到复发时。现有资料表明当手术切缘阳性时，早期放疗有较好的预后和较长的无瘤时间。

脊索瘤对化疗不敏感。虽然有临床研究的报道，但化疗仍未被用于脊索瘤的临床治疗。

(六)预后

骶骨脊索瘤经手术切除加辅助放疗预后最佳。多数报道无瘤生存期大于 5 年。美国流行病学调查；5 年生存率 67.7%，20 年生存率降至 13.1%。近期治疗的患者预后优于早年治疗的，可能是得益于外科和放疗技术的进步。软骨样脊索瘤预后较好，虽然病例不多。去分化型则很差，具有与肉瘤相当的方式发生转移，常是致命的。相对于骶尾部，活动节段的脊椎脊索瘤易发生转移，有 3%～60%发生率，转移部位有淋巴结、皮肤、肝脏、肺和骨骼。转移不影响预后，患者往往死于局部治疗失败后.的并发症而不是转移；转移灶通常无症状，也可放疗。

二、健康教育

1.功能锻炼，

术后第 1 日即可进行肢体肌肉的收缩及较远关节的屈曲、伸展运动，但应以休息为主，护士和家属协助进行被动锻炼，术后第 3 日待病情平稳后，嘱患者做提肛肌锻炼，促进括约肌的功能恢复，3～4 次 / 天，20 下 / 次，鼓励患者进行力所能及的自我护理：床上洗漱、更衣、进食等。单纯软组织手术体质可耐受者术后 3～7 日可站立或于床边行走，带腹带，禁做弯腰下蹲姿势，骶骨截除骨盆环稳定者术后 2～3 周可下地，3 月内勿负重。

2.出院指导

出院时指导患者定期复查，局部出现包块、疼痛及时就诊。进食含纤维素较多的食物，保持大便通畅。如大便困难者，可适量使用缓泻剂。

（苏琦 万新河）

第二十五章　转移性骨肿瘤

第一节　脊柱转移性肿瘤

一、概述

转移性脊柱肿瘤远较原发性脊柱肿瘤常见，其发病率是原发性肿瘤的35~40倍，其中以胸腰椎为多见，其次为颈椎。据统计，转移至脊椎的恶性肿瘤仅次于肺和肝脏，居第三位。研究表明，约有40%以上死于恶性肿瘤患者发生脊柱转移。脊柱转移性肿瘤是指原发于骨外的恶性肿瘤，通过血行、淋巴等途径转移至脊柱，并继续生长。由脊柱邻近的软组织的肿瘤直接侵犯脊柱而发生继发性骨损害者，不属于脊柱转移性肿瘤。容易产生脊椎转移的恶性肿瘤依次为：乳腺癌、肺癌、前列腺癌、肾癌、甲状腺癌、胃肠道肿瘤、妇科肿瘤和黑色素瘤，其中乳腺癌、肺癌、前列腺癌最为多见。

(一)临床表现

由于脊柱肿瘤早期缺乏特征性的临床表现，难以早期发现，易出现误诊、漏诊。大部分患者就诊时往往已处于中晚期，给治疗带来一定的困难，并影响治疗效果。脊柱肿瘤早期及时的诊断及治疗，对于患者的疗效、预后具有非常重要的影响。

无论是原发性或转移性脊柱肿瘤，其典型的临床表现为：局部疼痛、神经功能障碍、局部包块或脊柱畸形(见表26-1)。无症状脊柱肿瘤通常是在常规体检中被发现，这种情况并不少见。

表26-1　原发性脊柱肿瘤的症状和体征

症状／体症	发生率(%)	症状／体症	发生率(%)
疼痛	80～95	感觉缺失	30～50
无力	40～75	包块	15～16
反射变化	35～45	侧凸／后凸畸形	10～40
自主功能障碍	5～20		

1.疼痛

疼痛是脊柱肿瘤患者最常见、最主要的症状。80%~95%的原发性脊柱肿瘤在确诊时疼痛是首发症状，有时是惟一症状。脊柱肿瘤所致疼痛的机制可能包括：骨的浸润和破坏(尤其是骨膜的膨胀)，骨病变组织的压迫、病理性骨折，脊柱椎节不稳，脊髓、神经根或神经丛的压迫和侵蚀等。

夜间疼痛几乎是所有骨肿瘤的特征性表现，同样是脊柱肿瘤患者的常见表现。其原因主要有以下几点：①夜间患者通常采取卧位，静脉压力相对较高，对肿瘤周围的末梢神经形成刺激；②夜间患者的精神注意力相对较为集中，对疼痛变得较为敏感；③肿瘤释放的一些炎性介质对神经形成刺激等。患者出现咳嗽、打喷嚏、用力或其他增加腹内压的动作，可诱发疼痛加重。

2.肿块

以肿块为首发表现的患者并不常见，主要见于脊椎或脊柱后部附件结构的肿瘤，由于脊柱骨肿瘤多发生在椎体，而椎体的位置深在，因而难以在体表发现。形成较大包块的良性脊柱肿瘤主要见于骨软骨瘤、动脉瘤样骨囊肿、颈椎巨大哑铃型神经鞘瘤或神经纤维瘤等。这些病变生长缓慢，常常是偶然被发现，无明显疼痛或轻微疼痛。恶性脊柱肿瘤中，以恶性纤维组织细胞瘤、恶性神经鞘瘤、软骨肉瘤多见椎旁及后腹膜包块，在胸背部通常可以触及有压痛的包块。恶性肿瘤的包块增长较快，对周围组织常形成压迫等，故常有局部疼痛、不适等表现，但四肢肿瘤中的局部温度升高等表现则不明显。

转移性脊柱肿瘤由于原发病灶存在，且转移肿瘤一般恶性程度较高，生长比较迅速，易于诱发脊柱疼痛和神经症状等，故多数在形成较大包块前即可被发现。部分脊柱肿瘤患者在脊柱区以外的其他部位可以发现有肿块的存在，如恶性淋巴瘤等。此时，触及的包块往往不对称，大小不一。对于脊柱皮样囊肿或表皮样囊肿，可在表皮下触及包块或皮肤小凹，腰骶部可有多发性咖啡牛乳色斑。神经纤维瘤病可触及沿神经根走行的皮下包块。

3.畸形

脊柱肿瘤导致的脊柱畸形并不少见，其主要机制包括：肿瘤对椎体和(或)附件的破坏，脊柱周围组织的痉挛性反应，以及肿瘤体积较大对周围结构形成挤压等。常见的脊柱畸形有脊柱侧凹或后凸畸形。据文献报道，骨样骨瘤和成骨细胞瘤有70%以上病例可伴有侧凸。脊柱内肿瘤也可以引起侧凸，多发性神经纤维瘤病是儿童脊柱侧凸中较为常见的疾病，且多以侧凸就诊。骨巨细胞瘤、淋巴瘤、骨髓瘤以及脊柱转移性肿瘤，因椎体溶骨性破坏造成椎体塌陷，易形成后凸畸形。严重的脊柱畸形可造成脊髓压迫，致使脊髓扭曲而产生脊髓病。脊柱畸形也可以压迫椎间孔的神经根而出现神经根痛。

4.神经功能障碍

当肿瘤压迫或侵犯脊髓、神经根或椎旁神经丛时会出现相应的神经功能障碍，表现通常为神经支配区域的疼痛、感觉与运动功能障碍及自主神经功能紊乱等。

脊髓受累而诱发的脊髓神经功能改变通常是双侧的，但根据脊髓受累轻重，双侧的表现可以不同。其表现为：脊髓损伤平面以下无力、感觉缺失和痉挛，常伴有自主功能障碍 (膀胱、直肠及性功能缺失)，在颈平面以上时可出现心慌、胸闷、呼吸困难。

神经根或神经丛受累的体征和症状通常是单侧、不对称的，可在其受累神经的分布区产生根性疼痛、无力、肌萎缩、感觉丧失、反射消失及自主运动功能丧失。

(二)实验室检查

1.一般实验室检查　包括红细胞沉降率(血沉)、肝肾功能、血清钙、血磷、尿钙及尿磷等。溶骨性骨转移先在尿内有尿钙显著增多，若病情进展，血钙将进一步增高。

2.生化标志物　包括酸性磷酸酶(ACP)、碱性磷酸酶(AKP)、尿本周蛋白等。当骨骼有正常形成或异常成骨时，如骨折愈合、骨肉瘤、成骨性转移性肿瘤、畸形性骨炎等，AKP将会增高。血清中ACP增高，多见于前列腺癌转移。血尿本周蛋白增高常见于骨髓瘤。

3.肿瘤标志物　多发性骨髓瘤患者可出现尿和血清中M蛋白。转移性肿瘤根据原发肿瘤的不同，可有一些不同的肿瘤相关标志物，如结直肠癌患者血清CEP、CA199、CA120多为阳性，前列腺癌患者血清PSA多为阳性。

(三)影像学检查

1.X 线检查　X 线平面简便、低廉，仍是目前肿瘤诊断主要、首选的常规检查方法。对于可能发生病理性骨折造成脊髓压迫、移位可能性大和全身情况较差者，如果必须检查，应由医师陪同进行。摄片时由患者自己作伸屈运动，不能施加外力，以避免加重脊髓损伤。脊柱肿瘤可在 X 线片上出现成骨性、溶骨性和混合性表现。

2.CT 扫描　CT 扫描图像具有较高的密度分辨率，可直接显示 X 线平片无法显示的器官和病变，是诊断骨肿瘤的重要手段。

3.MRI 检查　MRI 检查是诊断脊柱转移性肿瘤的重要手段。

4.放射性核素检查　放射性核素骨显像对于骨与软组织肿瘤的诊断具有高灵敏度、资料准确、安全、简便、灵敏等优点，便于临床应用，目前已成为临床在诊断脊柱肿瘤(尤其是骨转移瘤)和随访治疗效果中一种有力的手段。

5.数字减影血管造影　数字减影血管造影(DSA)可清晰地显示肿瘤的主要供血动脉来源及其分支、侧支循环状况和血管分布。

(四)病理检查

脊柱肿瘤的病理学检查在其诊断和治疗中有重要的意义。在作出一个正确的骨肿瘤诊断时，应严格掌握临床、影像和病理三结合的原则。术前行病理活检，既有助于明确病变的类型、原发肿瘤或转移肿瘤，同时也能为制定化疗、放疗、手术方案及评估预后提供证据。

(五)治疗

1.治疗原则

(1)综合考虑多方面因素的影响以决定治疗方法　主要因素包括年龄、一般状况评分、预后、肿瘤类型、肿瘤负荷、局部稳定性和脊髓功能等。

(2)手术治疗的目的

1)恢复和保留神经功能　对于脊柱肿瘤而言，局部充分的整体切除对于术后减少复发率、恢复和保留脊髓功能是相当重要的。

2)重建脊柱稳定性　行即时或永久的稳定性重建，恢复椎间高度，避免脊髓、神经根受压。

(3)综合治疗　强调综合治疗，包括化疗、放疗、激素治疗、免疫治疗，以减少术后复发和转移。

(4)对症支持治疗　脊柱肿瘤治疗，尤其是对恶性肿瘤的治疗，应尤其注意到支持治疗的重要性，具体包括维持水电解质平衡、止痛、抗恶病质等治疗。

2.外科治疗

(1)术前评估　脊柱肿瘤患者术前必须进行严格而准确的术前评估，从而决定所采取的治疗原则。术前评估应包括以下项目。

1)患者的一般状况，是否能耐受手术。

2)预后情况。

3)脊柱肿瘤的分期、局部椎体破坏和周围组织侵袭情况。

4)是否具备手术适应证，行放疗、化疗和综合治疗，还是行手术治疗。

5)手术方式　是行根治为目的的手术治疗，还是行姑息性的手术治疗。

6)手术时机　是继续随访择期手术，还是立即进行手术。

(2)手术目的及适应证

1)脊柱肿瘤的手术治疗目的　尽可能去除病灶；维持即时的或永久的脊柱稳定性；恢复或保留神经功能，防止脊髓压迫；缓解疼痛；最大程度地保留和改善患者的生存质量，延长生存期。

2)脊柱肿瘤的手术适应证　目前，关于脊柱肿瘤的手术适应证尚存在不少的争论，对于一些个别的肿瘤其适应证也不尽相同，尚未达到统一。一般而言，脊柱肿瘤主要的手术适应证包括以下 4 点：①进行性的椎体不稳或塌陷，可能或引起脊髓受压、神经功能损害；②脊髓受压，引起进行性的神经功能障碍，对非手术治疗无效；③顽固性疼痛对非手术治疗无效；④明确病变性质。同时，在进行手术时应充分考虑到社会经济因素，了解患者的期望值，取得患者的理解和充分的配合。

3.放射治疗

由于脊柱肿瘤所处解剖位置的特殊性，手术常难以实现完整的病灶切除。因此，放射治疗是治疗脊柱肿瘤的一种重要方法。

(1)放射治疗的作用

1)局部治疗椎体转移性肿瘤，直接杀灭肿瘤细胞。

2)缓解疼痛，防止病理性骨折。

3)缩小瘤体，使肿瘤血管栓塞。

(2)放射治疗的分类

1)根据放疗的方式　可分为外放射和内放射。

2)根据放疗的时机　分为术前、术中和术后放疗。

4.化学治疗　对于全身化疗敏感的肿瘤如尤文肉瘤、淋巴瘤、骨髓瘤、精原细胞瘤和神经母细胞瘤等，化疗可作为一线治疗方案。

二、健康教育

(1)转移性骨肿瘤虽然已属晚期，但积极治疗仍有很大意义。患者对治疗的态度是影响生活质量的重要因素。患者如果动员自己体内的力量来抵抗癌症，必将有助于改善病情或促进痊愈。当患者病情改善时，哪怕是微小的好转，都要告诉患者，使患者在心理上得到安慰和支持，只要患者对治疗有信心，就可以产生积极的效应。

(2)鼓励家属表示对患者的关心和爱护，给家属和患者提供沟通的机会。

(3)告诉患者及家属不能用力按摩挤压肿瘤部位，不能热敷和理疗，不能涂药油和刺激性药膏，不能随便使用中药外敷。患者活动时要有保护措施，以免造成病理性骨折。

(4)骨肿瘤的患者接受化疗、放疗后，骨髓抑制，机体抵抗力下降，容易发生感染，应告诉患者和家属保护性隔离的基本方法。尽量不要到人多的公共场所去，避免呼吸道感染；保护皮肤不受创伤，避免化脓性感染；讲究卫生，保持会阴部清洁，防止泌尿系统感染。

(5)出院指导　①倡导健康的生活方式，积极乐观的生活态度。②多到户外活动，根据体力做功能锻炼。避免剧烈活动，避免患肢早期负重，防止病理性骨折发生。③按需服用止痛药物，不必过多考虑成瘾问题，以患者感觉舒适为原则。④加强营养。争取家属配合，保证患者营养供给。⑤定期复查。

第二节 骨盆恶性肿瘤

一、概述

骨盆肿瘤比较常见，约占原发骨肿瘤的3%～4%。软骨系统肿瘤最多，造血系统肿瘤和骨转移癌，都因骨盆松质骨为终生红骨髓而多发，居第二位。

(一)临床特点

骨盆环由两个髋骨和骶骨组成，前方有耻骨联合，后方有二个骶髂关节与骶骨相连。骨盆良性肿瘤症状轻微，如骨囊肿，病理骨折时或偶尔摸到硬性肿块才发现。恶性肿瘤常潜在发展，从第一次出现症状到诊断明确有时要很长时间。髂部肿物可引起下腹不适或疼痛；病变位于髋臼可有关节痛和活动受限等退行性关节炎的表现；位于闭孔环的病变可有大腿内侧不适和疼痛。位于髂骨后侧可有臀部和腰部的疼痛。高恶性肿瘤刺激坐骨神经或股神经，可引起剧烈疼痛，难以忍受，或处于强迫体位。

骨盆是骨盆肌肉及一些下肢肌肉的起止点，几乎所有肌肉与骨盆均呈非健性连接，彼此有丰富的血管相通而缺乏屏障。因此骨内恶性肿瘤容易破出骨进入软组织，软组织肿瘤也无阻挡能很快侵蚀骨骼。肿瘤性包块的发现对诊断非常重要，早期不易触及，可疑的部位应与健侧对比进行仔细检查。当临床上发现包块时，肿瘤早已有长时间生长。晚期肿瘤生长变大形成包块，可以充满盆腔并向内向上扩展超过脐和腹中线，把膀胱和直肠推向健侧，向后生长的包块侵犯臀肌，使臀部皮肤发红发亮。闭孔环的肿物，侵犯闭孔肌肉和内收肌，肿块可以深入到大腿内侧后侧，肛门指检可以触及包块并有压痛。盆腔内的恶性肿瘤可以沿坐骨神经束向盆腔外臀肌深层发展，或经腹股沟韧带深方向向大腿前内侧蔓延。同时盆腔外的肿物也可以向盆腔内发展。

骨盆肿瘤发生病理骨折与脱位后，疼痛症状更加严重，患者很难选择合适体位使疼痛减轻；无论是下肢或躯干的活动都能牵扯到骨盆引起疼痛。

(二)影像学表现

骨盆原发肿瘤的X线表现多种多样。最好发的骨软骨瘤表现为突出骨外的无痛性肿块和形成钙化的软骨帽，在X线片上常与骨盆重叠，难与其他软骨肿瘤区别，需经临床反复检查才能认出或通过CT确诊。

骨盆软骨肿瘤的X线平片显示为边缘不规则的透亮区，其中有点状、环状和成片钙化与骨化斑点，有时大量棉絮状钙化及骨化斑点遮盖骨质破坏区，形成致密阴影，可随肿瘤生长扩大，穿破皮质进入软组织。高度恶性软骨肉瘤发展很快，为纯溶骨性破坏，不规则透亮区中没有骨化和钙化，骨皮质可以膨胀变薄，或穿破皮质进入软组织，也无钙化和骨化，因此钙化和骨化可以判断其生长速度和恶性程度。

骨髓瘤的X线片特点与骨转移瘤有相似之处，普遍的骨质疏松与老年性骨萎缩难以区别。多发的溶骨区呈虫蛀样，颗粒样，穿凿样或片状破坏。模糊的边缘无反应骨，可有软组织阴影。

恶性淋巴瘤的X线破坏影呈溶骨、成骨或二者混合的皂泡样改变，可有软组织阴影。偶尔可见残留骨质位于溶骨区内呈融冰样。

尤文肉瘤的大片状溶骨，其破坏阴影也是虫蛀样，斑点状，软组织阴影较为明显。

为了明确诊断，制定治疗方案，术前病理活检非常重要，可采用CT介导下穿刺活检和切开活检。

(三)诊断

根据临床表现、影像学检查、病理活检报告可作出诊断。

(四)治疗

骨盆肿瘤的切除按区域进行划分。

1.髂骨肿瘤的切除。

2.耻骨肿瘤的切除。

3.坐骨肿瘤的切除。

4.闭孔环肿瘤的切除。

5.髋臼肿瘤的切除　髋臼周围肿瘤的切除与修复：①旷置；②髋骨骨壳灭活再植术；③异体半骨盆及全髋关节移植术(鉴于移植的异体髋关节的骨与软骨的完好维持时间，是否能成活，何时成活以及吸收破坏的可能性较大，故目前常用特制人工假体置换术)。

二、健康教育

1.功能锻炼　合理有效的功能锻炼是肢体恢复功能的保障。患侧下肢进行股四头肌的等长收缩锻炼和踝关节的屈伸活动，健侧下肢直腿抬高运动和膝关节伸屈运动，上肢可自由活动，可以利用牵引床双手上拉抬臂。6～8 周后逐渐过度至扶拐下地行走，3 个月后弃拐行走。

2.出院指导　坚持功能锻炼，持之以恒，循序渐进，用单拐辅助行走，肢体有短缩者患侧鞋跟垫高，保持躯体平衡。定期复查，包括手术部位和肺部的影像学检查，以早期发现有无局部肿瘤复发和全身转移情况。

（闫永海　王永恒）

第二十六章　骨的瘤样病变

第一节　骨囊肿

一、概述

骨囊肿也称孤立性骨囊肿、单纯性骨囊肿等，是一种常见的良性骨肿瘤样病变。骨囊肿的发生机理尚不清楚，但多认为与创伤后的反应有关。最流行的发生学理论认为局部静脉回流障碍，导致压力升高，造成局部反应性的骨吸收。骨囊肿囊液所富含的前列腺素和白介素-1β均可独立地造成骨吸收。多数骨囊肿并无临床症状，往往在发生病理骨折时才被发现。

(一)临床表现

1.症状及体征　约2／3病例无任何症状，1／3的病例局部有隐痛、酸痛及轻压痛，少数病例表现为局部包块或骨增粗，肌肉可轻度萎缩，但关节活动大多正常。发生在下肢的患者，偶有跛行。绝大多数患者往往在发生病理性骨折后才就诊。

2.易发人群　骨囊肿常发生于儿童及青少年，男性发病多于女性，比率约为2：1。

3.好发部位　骨囊肿病变部位多在长管状骨的干骺端。最常见部位为股骨、肱骨上端，其次为胫骨近端、股骨下端，其他如腓骨、尺骨、桡骨、跟骨、距骨、髂骨等也可发病。活动性(相对具有侵袭性的)骨囊肿靠近骨骺区，随着儿童年龄增大，病灶会逐渐远离骨骺，成为非活动性。在年龄超过17岁的患者，病变会在非长管骨发生，如跟骨、骨盆等。

4.X线表现　骨囊肿病变多位于长管状骨的于骺端，长管状骨骨囊肿在X线下髓腔呈现出中心性、单房性、椭圆形透亮区，边缘清晰而硬化，骨皮质有不同程度的膨胀变薄，骨干皮质越接近囊肿中心就越薄。若有病理骨折，可显示为细裂纹或完全骨折，偶尔有移位现象发生，骨折后局部产生骨膜反应，囊腔内出现不规则骨化阴影。骨折愈合后囊腔内出现不规则骨嵴，随着骨折的愈合，骨嵴变得粗大。非长管状骨骨囊肿则常常不具备长管状骨骨囊肿的X线特征，一般表现为具有圆形或椭圆形的边缘硬化的透亮区(见图27-1)。

5.CT扫描对病灶部位及囊肿形态的判断有价值。 MRI表现为病骨呈圆形或椭圆形，边缘清楚，T_1加权像

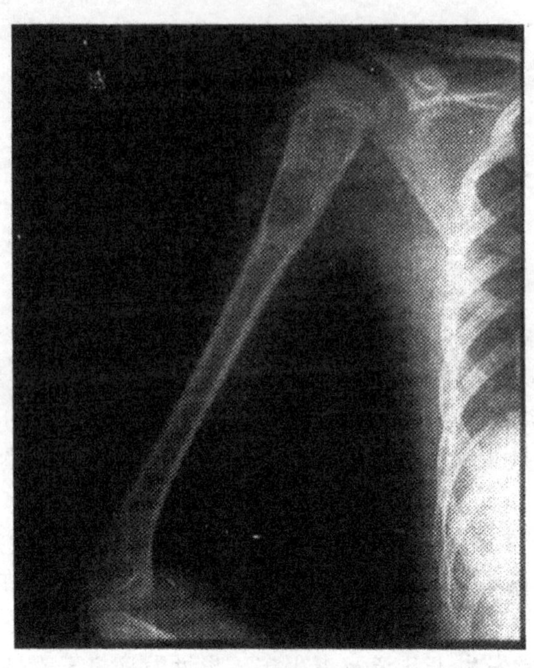

图 27-1　肱骨骨囊肿 X 线表现

为中等信号，也可因病变内所含蛋白量不同而略有改变，T_2加权像为高信号，合并病理性骨折时可见到骨膜下出血和囊内出血的 MRI 典型信号。骨 ECT 扫描表现为外周薄的浓集而中央病灶冷区。

6.病理表现

(1)大体所见　术中可见病变部位的骨膜无变化或略增厚，病灶多为单房，囊壁菲薄，内衬完整的薄层纤维膜，囊内为透明或半透明的黄包液体或血性液体，可有骨嵴向囊腔内突出，但不形成多房。

(2)显微镜检查　镜下可见壁的骨质为正常骨结构，纤维囊壁为疏松结缔组织或为粗厚而富有血管的结缔组织，主要为成纤维细胞及较小的多核巨细胞，可成堆出现，亦可弥散分布于囊内壁。若有病理性骨折者，可见骨腔下新骨形成伴囊壁纤维化。

(二)诊断与鉴别诊断

根据骨囊肿临床特点和 X 线表现，诊断往往并不困难，必要时可行 MRI 检查或骨穿刺活检。但常需与动脉瘤样骨囊肿、骨巨细胞瘤、纤维异样增殖症、骨嗜酸性肉芽肿、非骨化性纤维瘤及内生软骨瘤等疾病作鉴别诊断。

1.与动脉瘤样骨囊肿的鉴别诊断　两者在临床、X 线上都有相似之处，但动脉瘤样骨囊肿多为偏心性、具有中等度侵蚀性，且常可穿破骨皮质包壳、其边缘轮廓呈虫蛀状，模糊不清，其骨皮质常膨胀如气球状，可穿刺出新鲜血液，而骨囊肿则为黄色或褐色液体。

2.与骨巨细胞瘤的鉴别诊断　骨巨细胞瘤好发于股骨的远端及胫骨近端，多见于 20 岁以上的成年患者，病变具有高度偏心性和膨胀性，呈多房状或泡沫状，可穿透骨皮质累及骨骺等特点。但股骨上端的骨巨细胞瘤与骨囊肿有时仍难以鉴别。

3.与单发的纤维异样增殖症的鉴别诊断　在临床及 X 线表现上两者有时极为相似，特别是纤维异样增殖症只呈囊状膨胀改变时，很难鉴别，只是纤维异样增殖症病变范围较广泛，除骨端外，常侵及干骺端及骨干，且不一定呈中心性生长。

4.与孤立性骨嗜酸性肉芽肿的鉴别诊断　孤立性骨嗜酸性肉芽肿可发生于骨的任何部位，但以骨干部为多，该病病损范围常较小，往往伴明显的疼痛，白细胞计数和嗜酸粒细胞计数均可增高，X 线影像表现其病损边缘不如骨囊肿清晰，且多有骨膜反应。

5.与非骨化性纤维瘤的鉴别诊断　非骨化性纤维瘤病变范围较小，多呈偏心性，距离骺板常有一定的距离。

6.与内生软骨瘤的鉴别诊断　内生软骨瘤好发于手、足短管状骨，X 线片上可见病变的透明区内有钙化斑点。

(三)治疗

骨囊肿虽系一种良性瘤样病损，但一般情况下多采用手术治疗，只是在有手术禁忌证者方实行保守治疗。由于正常骨被病损所占据，造成较大量骨缺损，大大降低了骨骼的坚固性。因此治疗的目的旨在彻底清除病灶，消灭囊腔，防止病理性骨折及畸形的发生，恢复骨的坚固性。即使是发生了病理性骨折，部分病例经保守治疗，等骨折愈合后仍需手术治疗。对于囊腔较大，已有畸形者，更应采取积极手术治疗。

1.手术治疗　骨囊肿一般情况下往往采用手术治疗，以前曾用冷冻外科治疗及骨囊肿次全截除术治疗骨囊肿，但近年来这两种方法已很少应用，而多采用以下两种方法：

(1)截骨清除病灶加植骨内固定，适用于髋内翻的患者；

(2)开窗彻底刮除病灶加植骨。

2.保守治疗　近年来有人用皮质类固醇药物注入囊腔可收到一定的效果。常用的做法是用醋酸甲基氢化可的松或醋酸强的松龙向囊腔内注射，1 次 / 2 月，1～3 次治疗后可获得较好的效果。以 2～5ml 的 MPA 通过双腔管注入骨囊肿腔内，消除静脉内血肿、阻塞，并保持药效长期作用，消除病因。

3.复发的处理　骨囊肿经手术彻底清除病灶后，预后较好，很少发生复发。如骨囊肿反复需要再进行手术治疗。

二、健康教育

(一)功能锻炼

要尽早进行，术后第一天，下肢手术即开始肌肉等长收缩活动和足趾活动，术后三天可以做直腿抬高运动，屈髋、屈膝运动，以后可逐渐增大活动量。上肢手术后进行握拳，伸指练习，腕关节，肘关节伸屈，肩关节内收，外展，前屈，后伸练习。

(二)出院指导

1.继续进行功能锻炼，防止关节僵硬、肌肉萎缩。

2.有石膏固定的患者应向其交代时限，教会患者和家属观察患肢末梢血运的方法，掌握必须复诊的指征和拆除石膏的时间。未取得医护人员同，意时，不可擅自松解外固定物。

3.要注意休息，劳逸结合，并保证每日足够的营养，多食粗纤维食物，并多饮水，防止便秘。

4.如做了异体骨移植，要告诉患者及家属，离床活动时要有人在旁保护。应避免早期负重，避免剧烈活动防止病理性骨折。

5.定期复诊、拍片，了解肿瘤切除部位骨修复情况及病情进展情况。无异常情况时每 3 个月复诊一次。

第二节　纤维异样增殖症

纤维异样增殖症又称为纤维结构不良，是正常骨组织逐渐被增生的纤维结缔组织所代替的一种骨性病损。

(一)分类

骨纤维异样增殖症根据病变的多少和有无内分泌紊乱分三型，单发型、多发型、A1- bright 综合征。

(1)单发型　病变单发于肋骨、上颌骨、股骨上段和胫骨，出现畸形、肿块和病理性骨折。

(2)多发型　病变侵犯一侧肢体的多数骨骼，以股骨、胫骨较多。

(3)Albright 综合征　多为女性，出生后皮肤就有色素斑，3～4 个月就有阴道出血现象，第二性征提前出现，性器官提早发育。偶有智力低下，合并甲状腺功能亢进、糖尿病。

(二)病因

关于病因，有以下观点：首先，认为是骨骼中骨小梁停留在织编状阶段，不形成正常的骨小梁，其次是先天性发育不良，骨小梁被纤维组织代替，另外还有学者认为与内分泌有关，无遗传史或家族史。

(三)临床表现

1.症状、体征　多发生于 11～30 岁的青少年，女性多于男性。局限的单骨病变和数量少的多骨病变可以无症状或症状轻微发生，多骨型的症状明显。症状有疼痛，骨膨胀，病理性骨折和骨畸形。其病损症状的轻重与年龄、病程及受损部分有关。年龄越轻，症状越重。大多数早期病例可存在多年而无症状，继而出现疼痛，功能障碍，弓状畸形或病理性骨折。肋骨和脊椎骨受累时，表现为胸廓不对称和脊柱侧弯畸形；上颌骨受累时，面额不对称、上颌突起，类似狮面孔，有时引起眼球突出、鼻塞等压迫症状。另一体征；皮肤的色素沉着，呈棕色或棕黄色，或呈典型的牛奶咖啡斑，散在于腰、臀、大腿等处的皮肤上。性早熟多数为女性，出现 Albright 综合征。

2.X 线表现　骨骼受累处的干骺端和骨干膨胀变粗、皮质变薄、髓腔扩大，病损的边缘清晰，呈“磨沙玻璃样”独特征象，无骨膜反应。单发性病灶分局限性和广泛性两种：局限性病灶限于一处，位于长骨干者常发生在干骺端，广泛性常侵犯长骨的一端或大部分。多发性侵犯数骨者，常侵犯邻近数骨。股骨上端的病损可使股骨颈弯曲，酷似“牧羊人手杖”(见图 27-2)。

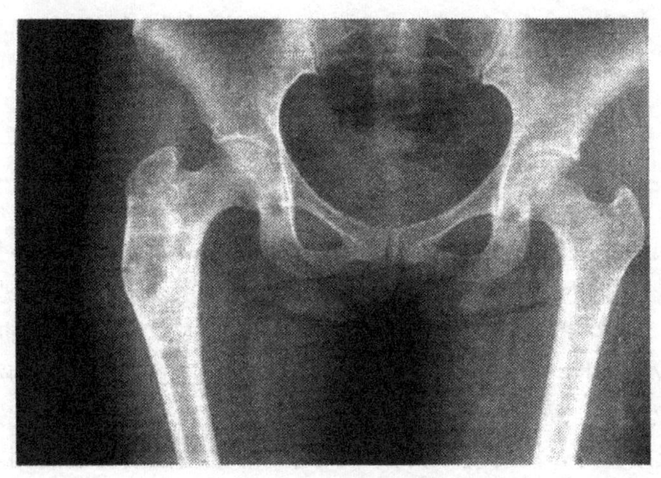

图 27-2 股骨上端骨纤维异样增殖症 X 线表现

3.病理表现

(1)大体所见 病损呈膨胀性，外有完整包膜，有的呈灰红色，质地柔软，有的呈灰白色，质地坚韧，有的有沙粒感坚如象牙，有的含有数量不等的透明软骨，也有的为囊性变，囊内含有浆液，血液等不同成分的内容物，外为纤维组织膜。

(2)显微镜检查 病损内的基本改变为正常的骨髓组织被增生的纤维组织替代，在纤维结缔组织内有化生的骨组织。骨小梁呈纤维骨或编织骨，其基质的纤维排列紊乱而无定向。

(四)诊断

根据病史、临床表现及 X 线征象可作出诊断。

(五)治疗

以手术治疗为主。

1.非手术治疗 大多数单发型纤维异样增殖症，无临床症状，多不需治疗，只需观察进展情况，预防病理性骨折的发生。

2.手术治疗

(1)刮除、植骨 用于成人局限性有症状的纤维异样增殖症。患者的年龄对治疗方法有较大的影响，儿童期手术后，植入骨腔的骨大部分吸收，病变易复发；青少年时期，成功与失败几率基本相同；而成人期的治疗容易成功。

(2)截骨矫形术 适用于肢体明显畸形者。

(3)整段病骨切除 适用于骨干大部受累，破坏严重者。

(4)半切除、刮除、植骨 适用于病变在骨干及干骺端，整段切除影响关节者，病灶清除后植骨充填空腔，重建功能。

3.病理性骨折的治疗

先按骨折处理原则治疗，患肢牵引或外固定，绝大多数可愈合。待骨折愈合后再手术，或一次性进行病灶清楚、矫正畸形、植骨加内固定治疗。

本病不适用放疗，有时可引起恶变，转化为肉瘤。皮肤色素沉着和性早熟都无需特殊治疗。

（孙瑞 严耀明）

第二十七章　运动系统慢性损伤

第一节　概　论

运动系统慢性损伤是临床常见病损，较急性损伤多见。无论是骨、关节、肌、肌腱、韧带、筋膜、滑囊及其相关的血管、神经等，均可因慢性损伤而受到损害，表现出相应的临床征象。人体对长期、反复、持续的姿势或职业动作在局部产生的应力是以组织的肥大、增生为代偿，超越代偿能力即形成轻微损伤，累积、迁延而成慢性损伤。当人体有慢性疾病、或退行性变时，可降低对应力的适应能力；局部有畸形时，可增加局部应力；在工作中注意力不集中、技术不熟练、姿势不准确或疲劳等，均可使应力集中，这些都是慢性损伤的病因。手工业和半机械化产业工人、体育工作者、戏剧和杂技演员、伏案工作者及家庭妇女均是本类疾病的好发者。慢性损伤是可以预防的，应预防其发生和复发，并防治结合，以增加疗效。单治不防，症状往往复发，反复发作者，治疗甚为困难。

一、临床特点

慢性损伤虽可发生在多种组织及器官，但临床表现却常有以下共性：①躯干或肢体某部位长期疼痛，但无明显外伤史；②特定部位有一压痛点或包块，常伴有某种特殊的体征；③局部炎症不明显；④近期有与疼痛部位相关的过度活动史；⑤部分患者有可能产生慢性损伤的职业、工种史。

二、治疗原则

1. 本病是慢性损伤性炎症所致，故限制致伤动作、纠正不良姿势、增强肌力、维持关节的不负重活动和定时改变姿势使应力分散是治疗的关键。

2. 理疗、按摩等方法可改善局部血液循环、减少粘连，有助于改善症状。局部涂擦“理通”、“正红花油”等中药制剂后再以电吹风加热也有较好效果。

3. 局部注射肾上腺皮质类固醇(醋酸泼尼松龙、甲基泼尼松龙等)有助于抑制损伤性炎症，减少粘连，是临床上最常用的、行之有效的方法。国内使用这一疗法已 40 余年，绝大多数患者由此而解除痛苦。但据笔者统计，已有注射后出现难以治疗的继发感染；药物注入动脉引起血管痉挛、栓塞而肢端坏死；注入神经鞘内继发神经炎；反复腱鞘内注射引起肌腱自发性断裂；伤及胸膜出现气胸及误注入骶管引起一过性下肢瘫痪等严重并发症。故使用时必须注意：①诊断明确，一定是慢性损伤性炎症，而非细菌性炎症或肿瘤；②严格无菌技术；③注射部位准确无误；④按规定剂量及方法进行(通常视部位不同，一次可用类固醇 0.5～1ml，加 2%利多卡因溶液 0.5～4ml，7～10 天 1 次，3～4 次为 1 疗程。间隔 2～4 周后可重复 1 个疗程)。常见并发症：①继发感染；②误入动脉；③误入神经鞘内；④反复腱鞘内注射引起肌腱自发性断裂；⑤气胸；⑥误人骶管致下肢瘫痪。

4. 非甾体抗炎药　目前用于慢性损伤的非甾体抗炎药物不下 10 余种，长期使用均有不同程度的副作用，其中以胃肠道损害最多见，其次为肾、肝损害。使用时可考虑以下几点：①必要时才短期使用；②交替使用不同种类药物；③使用肠溶剂型或控释剂型；④同时辅以肌肉解痉药和镇静剂以增加疗效，减少抗炎药剂量。临床常用非甾体抗炎药有：布洛芬缓释胶囊(芬必得，0.3g 每日两次)、萘丁美酮片(瑞力芬，1g 每晚一次)、舒林酸片(奇诺力，0.15g 每日两次)以及双氯芬酸二乙胺盐乳胶(扶他林乳胶剂，外用)。

5.手术治疗　对某些非手术治疗无效的慢性损伤，如狭窄性腱鞘炎、神经卡压综合征及腱鞘囊肿等，可行手术治疗。

三、预防

多数慢性损伤均有可能预防其发生。对运动员、戏剧、杂技演员进行科学训练；流水线工作人员定时做工间操；长期固定姿势工作者，定时改变姿势等均有助于分散应力、改善血液循环，以减少局部累积性损伤。当慢性损伤症状首次发生后，在积极治疗的同时，应提醒患者重视损伤局部的短期制动，以巩固疗效、减少复发。

第二节　肩周炎

一、定义

肩周炎(frozen shoulder)又称为肩关节周围炎或肩关节周围组织炎，是中、老年人的一种常见病。因此病多发生在 50 岁左右，有人称它为“五十肩”；也称粘连性关节囊炎，俗称“凝肩”。它是肩周肌肉、肌腱、滑囊和关节囊等软组织的慢性炎症，形成关节内外粘连，阻碍肩的活动。临床特征为肩痛和活动障碍。

二、病因

肩周炎的发病原因常为因肩部慢性劳损、蜕变或一次急剧的创伤，引起肩部软组织急、慢性无菌性的炎症反应。

(一)肩部原因

1.本病大多发生在 40 岁以上中老年人，软组织退行性变，对各种外力的承受能力减弱是基本因素。

2.长期过度活动、姿势不良等所产生的慢性致伤力是主要的激发因素。

3.上肢外伤后肩部固定过久，肩周组织继发萎缩、粘连。

4.肩部急性挫伤、牵拉伤后因治疗不当等。

(二)肩外因素

颈椎病，心、肺、胆道疾病发生的肩部牵涉痛，因原发病长期不愈使肩部肌肉持续性痉挛、缺血而形成炎性病灶，转变为真正的肩周炎。

三、临床表现

初时肩周微痛，常不注意，以后疼痛加重，肩关节外展、外旋功能受限。检查肩前、后、外侧均可有压痛，外展功能受限，被动继续外展时，肩部随之高耸；严重者肩臂肌肉萎缩，尤以三角肌为明显，疼痛较重，夜间尤甚，外展及内旋、外旋均有严重限制。肩活动受限，不能摸裤袋、扎裤带、摸背、梳头，甚至洗脸漱口等。病程一般在 1 年以内，较长者可达 1 年。发病缓慢，常无明显损伤史。

1. 肩部疼痛　起初时肩部呈阵发性疼痛，多数为慢性发作，以后疼痛逐渐加剧或钝痛，或呈刀割样痛，且为持续性；气候变化或劳累后，常使疼痛加重，疼痛可向颈项及上肢(特别是肘部)扩散；当肩部偶然受到碰撞或牵拉时，常可引起撕裂样剧痛，肩痛昼轻夜重为本病一大特点，多数患者常诉说后半夜痛醒，不能入睡，尤其不能向患侧侧卧。若因受寒而痛者，则对气候变化特别敏感。

2. 肩关节活动受限　肩关节向各方向活动均可受限，以外展、上举、内外旋受限更为明显，随着病情进展，由于长期失用引起关节囊及肩周软组织的粘连，肌力逐渐下降，加上喙肱韧带固定于缩短的内旋位等因素，使肩关节各方向的主动和被动活动均受限，当肩关节外展时出现典型的“扛肩”现象，特别是梳头、穿衣、洗脸、叉腰等动作均难以完成，严重时肘关节功能也可能受影响，屈肘时手不能摸到同侧肩部，尤其在手臂后伸时不能完成屈肘动作。

3. 冷　患肩怕冷，不少患者终年用棉垫包肩，即使在暑天，肩部也不敢吹风。

4. 痛　多数患者在肩关节周围可触到明显的压痛点，多位于肩峰下滑囊、喙突、冈上肌附着点等处，尤以肱二头肌腱长头腱沟为甚，少数呈肩周软组织广泛性压痛，无压痛点者少见。

5. 痉挛与萎缩　三角肌、冈上肌等肩周围肌肉早期可出现痉挛，晚期可发生肌萎缩。

6. 失用性肌萎缩，出现肩峰突起，上举不便等典型症状，此时疼痛症状反而减轻。X 线及化验室检查：常规摄片，大多正常，后期部分患者可见骨质疏松，但无骨质破坏，可在肩峰下见到钙化阴影。实验室检查多正常。

四、诊断

1. 多见于 50 岁以上的患者，女性多于男性，起病缓慢，病程冗长。

2. 肩痛，以夜间为甚，疼痛可向肘和前臂放射。

3. 肩部活动受限。

4. 患肩肌萎缩；有压痛点，见于肩前、后方，肩峰下、三角肌止点处，肱二头肌长头腱部。

5. X 线检查可有轻度骨质疏松或肩峰下钙化影。

体检：患肩肌萎缩、背阔肌和大、小圆肌等有痉挛。肩的活动严重受限，尤其是外展外旋受限明显，外展时须侧身耸肩。检查时须将肩胛骨下角固定后，才能测出真实的外展角度。体检必须包括颈椎和上肢周围神经，另需包括心、肺、上腹等部。

特殊检查：从 X 线片上仅能见到肩部骨质疏松。如为石灰岩性肌腱炎(钙化性肌腱炎)，可在肩峰下见到钙化阴影。

6.鉴别诊断

(1)颈椎病：神经根型颈椎病可因C5神经根受到刺激出现肩部疼痛，而长时间疼痛、肌痉挛又可导致慢性损伤性炎症，故颈椎病可有肩部症状，也可继发肩周炎。两者主要鉴别点是，颈椎病时单根神经损害少，往往有前臂及手的根性疼痛，且有神经定位体征。此外，头颈部体征多于肩周炎。

(2)肩部肿瘤：肩部肿瘤虽较其他疾病少见，但后果严重。临床上有时将中老年人的肩痛长期以肩周炎或颈椎病治疗，从而延误诊断。因此，凡疼痛进行性加重，不能用固定患肢方法缓解疼痛，并出现轴向叩痛者，均应摄片检查，以除外骨病。

五、治疗

本病能自愈，一般在1年左右能自愈。但时间长、痛苦大，功能恢复不全。急性期需用吊带保证肩的充分静止，给以热疗、针灸、按摩等，但需坚持功能锻炼。服用非甾体镇痛消炎类药物。局部注射醋酸泼尼松龙对压痛点明显者和石灰岩性肌腱炎有效，对压痛点广泛者难奏效。患肩的功能锻炼极为重要。方法以俯身前后内外摆动法、俯身画圈法和爬墙法等为最好。一日数次，忍着轻痛锻炼，但忌被动活动。

1.早期给予理疗、针灸、适度的推拿按摩，可改善症状。

2.痛点局限时，局部封闭为首选(可用醋酸泼尼松龙注射液0.5～1ml和2%利多卡因溶液0.5～4ml混合液局部封闭)。

3.疼痛持续、夜间难以入睡时，可短期口服非甾体类消炎止痛药，并口服适量肌松弛剂。

4.坚持患肩的功能锻炼。

5.肩外因素所致肩周炎除局部治疗外，还需对原发病进行治疗。

六、预防

肩周炎自我防治七方法：

(一)两手抱头法

两足站立与肩同宽，两手紧抱绕后脑；两肘拉开，与身体平行；两肘收拢，挟头部，周而复始。

(二)单手压肩法

以右肩为例。两足似弓步，右脚在前，离桌尺余；左脚在后伸直。右手收于桌上，左手掌按右肩，利用身体向下、向后摆动。

(三)扩胸分肩法

两足站立，与肩同宽，两手放于胸前，两肘与肩平直，手背在上，掌心朝下。扩开胸怀，分开双肩、吸气；回复时呼气。

(四)头压手掌法

晚上睡前和早上起床前，仰睡在床，伸直双腿，手掌放在头下面，掌心向上，手背朝下，用头紧紧压住手掌中心(哪边痛就压哪边的手掌)，每次 20 分钟。开始几天，手臂不能弯度过大，手掌也很难伸到位，可先采用侧睡头压手掌的办法。

(五)捏拿手臂法

取坐位，以左手捏拿右手手臂，从肩到手腕，再由手腕到肩，反复捏拿 5～10 遍，换手。

(六)旋摩肩周法

取坐位，以左手手掌贴于右肩，按摩肩周 50～100 次，使之产生温热感，换手。

(七)按揉穴位法

按揉肩井，取坐位，以左手中指按揉右肩肩井穴 1～2 分钟，换手。按揉曲池，取坐位，以左手拇指指尖按揉右臂上的曲池穴 1～2 分钟，换手。按揉合谷，取坐位，以左手拇指指尖按揉右手合谷穴 1～2 分钟再换手。

第三节 腰肌劳损

一、定义

慢性腰肌劳损，为临床常见病、多发病，发病因素较多，主要症状是腰部酸痛，日间劳累加重，休息后可减轻，日积月累，可使肌纤维变性，甚而少量撕裂，形成瘢痕或纤维索条或粘连，遗留长期慢性腰背痛。腰肌劳损实为腰部肌肉及其附着点筋膜，甚或骨膜的慢性损伤性炎症，为腰痛的常见原因。

二、病因

发病原因可归纳为三种：第一种，长期工作姿势不良，如弯腰用一侧肩膀扛抬重物，或是习惯性姿势不良，使腰肌长时间处于牵拉状态，造成累积性劳损变性，软组织疲劳则产生腰背酸痛；第二种，腰椎先天或后天畸形，或下腰短缩畸形，或腰部外伤后，腰背肌长时间疲劳等；第三种，腰部软组织急性损伤治疗不当，或反复损伤使组织不能得到充分修复，产生纤维化或瘢痕形成，也是慢性腰痛的原因。

三、病理

躯干在负重活动时，位置越低所承受的重量越大，故腰部受力最大，也最集中。躯干的稳定性主要在于脊柱，当脊柱结构失衡时，起辅助稳定作用的腰背肌将超负荷工作，以求躯干稳定。长期如此，肌肉即产生代偿性肥大、增生。此外，长期弯腰工作者，腰部肌持续呈紧张状态，使小血管受压，供氧不足、代谢物积累，刺激局部而形成损伤性炎症。如一组肌肉发生这种慢性劳损，必将使对应肌产生相适应的变化，以补偿原发部位病变后的功能障碍，称为对应补偿调节。如原发病部位的肌肉经对应补偿调节不能维持正常功能，则可使上、下或对侧肌进行再补偿，称为系列补偿调节。上述变化，在临床上表现为一个部位腰痛可随时间而上、下或对侧发展。部分患者也可因为急性腰部外伤治疗不当，迁延而成慢性腰肌劳损。

四、临床表现

主要症状为无明显诱因的腰或腰骶部疼痛，反复发作，疼痛可随气候变化或劳累程度而变化，时轻时重，缠绵不愈。在疼痛区有固定压痛点，该点位置常在肌肉起、止点附近，或神经肌肉结合点。在压痛点进行叩击，疼痛反可减轻，这是与深部骨疾患的区别之一。脊椎活动多无异常。急性发作时，各种症状均明显加重，并可有单侧或双侧骶棘肌痉挛征，脊椎侧弯和功能活动受限。部分患者可有下肢牵拉性疼痛，但无串痛和肌肤麻木感。疼痛的性质多为钝痛，可局限于一个部位，也可散布整个背部。可能有脊柱后突、侧突。多有长期坐位、弯腰工作史。

五、诊断

1. 患者多有腰部过劳或不同程度的外伤史。

2. 腰部酸痛，时轻时重，反复发作，劳累时加重，休息后减轻。

3. 弯腰工作困难，弯腰稍久，则疼痛加重，常喜用双手捶腰，以减轻疼痛。

4. 检查腰部外形多无异常，俯仰活动多无障碍。少数患者腰部活动受限并有压痛，压痛部位多在骶棘肌处、骶骨后面骶棘肌止点处，或髂骨嵴后部、腰椎横突部。

5. 肌痉挛：触诊时腰部肌肉紧张痉挛，或有硬结及肥厚感。

6. X 线摄片多无异常所见，少数患者可有骨质增生或脊柱畸形。

六、治疗

主要是减轻负重、注意休息、药物治疗、理疗辅助。

(一) 一般治疗

在腰痛发作的急性期，提倡适当卧床休息，以防止病情进一步发展，卧床以硬板为宜。严重者可在腰部两旁置沙袋制动。

(二) 西药治疗

常可口服非甾体类消炎止痛药，如吲哚美辛(消炎痛 25mg，一日 3 次，饭时或饭后立即服用，可减少胃肠道不良反应)、布洛芬缓释胶囊(芬必得 0.3g，一次 1 粒，一日 2 次，早晚各一次口服)、塞来昔布(西乐葆 200mg，每日一次口服)等，局部外用肌松弛剂及地西泮之类的镇静剂。压痛点行局部封闭。

(三) 中药治疗

中药可选人参健脾丸、补中益气丸、强肾片等配合独活寄生丸、活血止痛胶囊等治疗。外用药可选用纳米穴位敷贴、狗皮膏、武力拔寒散、麝香壮骨膏贴于患处或穴位上即可。

(四) 理疗和功能锻炼

常用的理疗方法主要是热疗、蜡疗、红外线、超声波、激光局部照射等。按摩腰部能够健腰强肾，疏通经络，防治腰肌劳损。

七、预防

1. 防止潮湿、寒冷受凉。不要随意睡在潮湿的地方。根据气候的变化，随时增添衣服，出汗及淋雨之后，要及时更换湿衣或擦干身体。天冷时可用电热毯或睡热炕头。

2. 急性腰扭伤应积极治疗，安心休息，防止转成慢性。

3. 体育运动或剧烈活动时，要做好准备活动。

4. 纠正不良的工作姿势，如弯腰过久或伏案过低等。

5. 防止过劳，人就像一台机器一样，过度地运转或超负荷地使用，必然会导致某些部件或整个机器的损害。腰部作为人体运动的中心，过度劳累，必然造成损伤而出现腰痛，因此，在各项工作或劳动中注意有劳有逸。

6. 使用硬板软垫床，睡眠是人们生活的重要部分之一。床的合适与否直接影响人的健康，过软的床垫不能保持脊柱的正常生理曲度，所以最好在木板上加 1 个 10cm 厚的软垫。

7. 注意减肥，控制体重，身体过于肥胖，必然给腰部带来额外负担，特别是中年人和妇女产后，都是易于发胖的时期，节制饮食，加强锻炼是必要的。

第四节　狭窄性腱鞘炎

一、定义

狭窄性腱鞘炎是由腱鞘发生纤维病变，使腱鞘内腔变窄，肌腱在腱鞘内活动受阻碍，引起运动困难。在指、趾、腕、踝等部位均可发生，但以手和腕部(桡骨茎突部)最为多见。病因是在日常生活中，由于经常过度使用腕部和拇指，使拇长屈肌、拇长展肌和拇短伸肌不断收缩摩擦，因而在腱鞘内发生水肿增厚，日久纤维性变，形成腱鞘狭窄。在手指常称为“弹响指”或“扳机指”；在拇指称为“弹响拇”；在腕部的拇长展肌和拇短伸肌腱鞘炎称为桡骨茎突狭窄性腱鞘炎

二、病因

经常做拇指内收和腕关节的尺偏动作，使拇伸短肌和拇长展肌肌腱与骨性纤维管的壁长期摩擦，反复的机械性刺激，可引起桡骨茎突部狭窄性腱鞘炎。其病理改变是腕背侧韧带失去光泽，组织充血，有细胞浸润，初期腱鞘水肿，以后逐渐增厚呈纤维变性，致腱鞘变狭窄。早期肌腱发生水肿，以后因受挤压而逐渐变性，但其上下两端可增粗，甚至发生肌腱纤维的磨损或撕裂。个别病例偶可发生桡骨茎突部骨膜炎，出现局部增生或硬结。

手指长期快速活动，如织毛衣、细纱女工接线头、管弦乐的练习或演奏等；手指长期用力活动，如洗衣、书写文稿、打字机操作等慢性劳损是主要病因。如患者本身有先天性肌腱异常、类风湿关节炎、产后、病后虚弱无力等更易发生本病。

三、临床表现

(一)弹响指和弹响拇

起病缓慢，晨起患指发僵、疼痛，缓慢活动后即消失。随病程延长逐渐出现弹响伴明显疼痛，严重者患指屈曲，不敢活动。各手指发病的频度依次为中、环指最多，示、拇指次之，小指最少。患者诉疼痛常在近侧指间关节，而不在掌指关节。体检时可在远侧掌横纹处扪及黄豆大小的痛性结节，屈伸患指该结节随屈肌腱上、下移动，或出现弹拨现象，并感到弹响即发生于此处。

小儿拇长屈肌腱鞘炎常为双侧性，表现为拇指屈伸时发生弹响，或指间关节交锁于屈曲位，掌指关节皮下可扪及痛性结节。

(二)桡骨茎突狭窄性腱鞘炎

腕关节桡侧疼痛，逐渐加重，无力提物。在桡骨茎突表面或其远侧有局限性压痛，有时可扪及痛性结节。握拳尺偏腕关节时，桡骨茎突处疼痛，称为Finkelstein试验阳性。

四、诊断

1.本病多发生于成年女性，起病缓慢，亦有因用力过度而突然病者。早期症状仅感觉局部酸痛。

2.腕部桡侧疼痛、无力，活动受限制，拇指内收、尺偏时疼痛加剧。有时疼痛可向下放射到手指，向上放射至前臂或上臂。严重病例，病程久者可出现大鱼际肌萎缩(由于失用引起)。

3.检查可见桡骨茎突部轻度肿胀、压痛明显，皮下可触及与软骨相似的豆状(似黄豆或绿豆状)硬结。严重病例，拇指外展和背伸时，能触及摩擦感，个别病例亦可出现弹响声。

4.屈拇握拳尺偏试验阳性。

5.X线检查一般正常。

五、治疗

1.针灸、按摩及外敷中药等。

2.局部制动和腱鞘内注射醋酸泼尼松龙有很好疗效。但注射一定要准确，注入皮下则无效，一旦注入桡动脉浅支，则有桡侧三个手指血管痉挛或栓塞导致指端坏死可能。

3.如非手术治疗无效，可考虑行狭窄的腱鞘切除术：局部麻醉，在痛性结节处做一小切口。切开皮肤后钝性分离，注意牵开两侧的皮神经和血管，充分暴露腱鞘。此时被动活动患者手指，即可见到膨大的结节在腱鞘狭窄处上、下移动。认准腱鞘狭窄增厚范围，用小尖刀从一侧切开该处腱鞘，再用小剪刀剪去狭窄腱鞘的两侧及前壁，以达到彻底解除狭窄的目的；如仅行狭窄处切开，有时会发生再粘连而症状复发。

4.小儿先天性狭窄性腱鞘炎保守治疗通常无效，应行手术治疗。

六、预防

为了预防腱鞘炎的发生，首先要减轻手部的劳动强度，避免过度疲劳。在从事洗衣、做饭、编织毛活等家务劳动时，要注意手指、手腕的正确姿势，不要过度弯曲或后伸，连续工作1小时后要休息一会儿，轻轻揉搓手指和手腕。冬天用手洗衣服时，不要用冷水，要用温水。下雪后扫雪或堆雪人玩，更要注意手部保暖，防止手部受寒。

第五节　肱骨外上髁炎

一、定义

肱骨外上髁炎俗称“网球肘”，是肱骨外上髁部伸肌总腱处的慢性损伤性肌筋膜炎。因多见于网球运动员，故称为“网球肘”。该病与职业有关，多见于需反复用力伸腕活动的成年人，尤其是频繁地用力旋转前臂者，如网球运动员、小提琴手、瓦木工人等。

二、病因

1. 在前臂过度旋前或旋后位，被动牵拉伸肌(握拳)和主动收缩伸肌(伸腕)，将对肱骨外上髁处的伸肌总腱起点产生较大张力，如长期反复这种动作即可引起该处的慢性损伤。因此，凡需反复用力活动腕部的职业和生活动作均可导致这种损伤，如网球、羽毛球、乒乓球运动员、钳工、厨师和家庭妇女等。少数情况下，平时不做文体活动的中、老年文职人员，因肌肉软弱无力，即使是短期提重物也可发生肱骨外上髁炎，如出差提较重行李箱、协助搬运大量图书、家具等。

2. 肱骨外上髁炎的基本病理变化是慢性损伤性炎症。虽然炎症较局限，但其炎症的范围每个患者却不尽相同：有的仅在肱骨外上髁尖部，是以筋膜、骨膜炎为主；有的在肱骨外上髁与桡骨头之间，是以肌筋膜炎或肱桡关节滑膜炎为主。此外，尚发现伸肌总腱深处有一细小血管神经束，穿过肌腱和筋膜时被卡压，周围有炎症细胞浸润及瘢痕组织形成，成为产生症状的病理基础。

三、临床表现

起病缓慢，无急性损伤史。肘关节外侧疼痛，可向前臂外侧放射。握物无力，容易掉落。患者逐渐出现肘关节外侧痛，在用力握拳、伸腕时加重以致不能持物。严重者扭毛巾、扫地等细小的生活动作均感困难。检查时，仅在肱骨外上髁、桡骨头及两者之间有局限性、极敏锐的压痛。皮肤无炎症，肘关节活动不受影响。伸肌腱牵拉试验：伸肘、握拳、屈腕，然后前臂旋前，此时肘外侧出现疼痛为阳性。有时疼痛可牵涉到前臂伸肌中上部。

四、诊断

1. 起病缓慢，无急性损伤史。

2. 患者逐渐出现肘关节外侧痛，在用力握拳、伸腕时加重以致不能持物。

3. 肘的活动正常，不红、不肿。

4. 在肱骨外上髁到桡骨颈的范围内，有一局限而敏感的压痛点。

5. 伸肌腱牵拉试验(Mills 试验)阳性，方法：肘伸直；握拳、屈腕，然后将前臂旋前，即发生肘外侧部剧痛。

6. X 线检查可见肱骨外上髁局部密度增加和变形，或显示钙化，但多数无异常变化。

五、治疗

1. 限制腕关节的活动，尤其是限制用力握拳伸腕动作，是治疗和预防复发的基本原则。

2. 压痛点注射醋酸泼尼松龙 0.5～1ml 和 2%利多卡因溶液 0.5～4ml 的混合液，只要注射准确，均能取得极佳的近期效果。疗效是否巩固，与能否适当限制腕关节活动关系很大。

3. 对不能间断训练的运动员，应适当减少运动量，并避免反手击球，同时在桡骨头下方伸肌上捆扎弹性保护带，以减少腱起点处的牵张应力。

4. 药物治疗　止痛药，如阿司匹林、布洛芬(芬必得)等。

5. 局部湿热敷或外敷伤湿止痛膏。

6. 激光、针灸、推拿治疗。

7. 小针刀治疗。

8. 非手术治疗对绝大多数患者有效，故少有需手术治疗者。偶尔对早期治疗不当、病程长、症状顽固者，施行伸肌总腱起点剥离松解术或卡压神经血管束切除结扎术。

六、预防

1. 加强手臂、手腕的力量练习和柔韧练习。

2. 练习时应注意，运动的强度要合理，不可使手臂过度疲劳。

3. 平时打球前，要充分做好热身活动，特别是手臂和手腕的内旋、外旋、背伸练习。

4. 每次打球后，要重视放松练习。最好是按摩手臂，使肌肉更加柔软不僵硬，保证手臂肌肉紧张与收缩的协调性，减少网球肘的产生。

5. 有效地使用弹力绷带和护肘，对慢性网球肘的伤情扩展有一定的限制。

6. 根据自己的击球特点，选择软硬适当的球拍。较硬或较软的球拍，对不同的击球方式的爱好者如不慎重选择，都有可能造成网球肘。

7. 选用重量轻、拍柄合适、穿弦松的球拍，也能有效地减少网球肘的产生。

8. 不要在太硬的球场上强力击打速度很快的球，不要打湿重的球。

9. 一定要纠正错误的击球动作，这是根治网球肘的最好方法。

单手反拍击球时，一定要靠转体转肩的力量带动手臂去打球，而不是靠手臂的、类似乒乓球的反手拨打球。正手击球时，应避免手腕、手掌的翻转动作，特别是不要直臂打球。

第六节　髌骨软化症

一、定义

髌骨软化症就是髌骨的软骨损伤引起的退行性变化，包括软骨的肿胀、碎裂、脱落和腐蚀等病变而产生的一系列症状。最后股骨与髌骨相对应的关节面也发生同样的变化，并逐渐形成髌股关节的反应性增生，后期将形成骨关节炎。

二、病因及分期

造成髌骨软化的原因，是由于膝关节反复屈伸、扭转，使关节面不断相互撞击、摩擦，时间长了就引起了磨损性损伤。也有人认为与内分泌有关，老年动脉硬化、局部血供不足，也是引起此病的原因。一般情况下，通过 X 线检查基本可诊断。

髌骨软化可分四期：一期软化为主，软骨失去正常的光泽，浅表凹凸不平，局限性软化(直径不超过 1～2cm)肿胀或纤维化；二期以裂变为主，裂隙或少或多，或深或浅，深可达软骨下骨，伴有明显纤维变；三期以溃疡为主，软骨糜烂、碎裂、剥脱，以致骨质裸露；四期软骨变薄而不整齐，骨质暴露较多，软骨下骨板硬化，骨赘形成，关节间隙变窄，多见于中老年人，即骨关节炎或退行性关节病。

三、临床表现

本病多发生于青壮年，且多有明显外伤史，或有慢性积累性小损伤，主要症状是膝关节髌骨后疼痛，轻重不一，一般平地走路症状不明显，在下蹲起立、上下楼、上下坡，或走远路后疼痛加重。

1.膝关节活动时有髌下摩擦音，位置不固定。

2.髌后有弥漫性疼痛，行走时有打软腿现象，上下楼梯时不适感明显。

3.半蹲位时，膝关节酸痛无力，髌骨边缘有压痛感。

4.髌骨加压股四头肌收缩试验阳性。

5.X 线片　髌骨软化症的 X 线片多无阳性发现。因为它是软骨病变，当看到有明显的骨赘沿髌骨上下端形成、髌骨软骨下有囊性变，以及软骨下不整时，这实际上是退行性骨关节病，而不是髌骨软化症。

四、诊断

1.膝关节髌骨后疼痛，轻重不一，一般平地走路症状不明显，在下蹲起立、上下楼、上下坡，或走远路后疼痛加重。

2.髌骨边缘压痛，髌骨后的疼痛。

3.髌骨压磨试验　检查时使髌骨与其相对的股骨髁间关节面互相挤压研磨或上下左右滑动，有粗糙的摩擦感、摩擦音和疼痛不适；或检查者一手用力将髌骨推向一侧，另一手拇指按压髌骨边缘后面可引起疼痛。

4.单腿下蹲试验　患者单腿持重，逐渐下蹲到 90° ～135° 时出现疼痛、发软，蹲下后单腿不能起立。

5.X 线检查　摄膝关节正、侧位及髌骨切线位 X 线片，早期无异常所见，晚期可因软骨大部磨损，髌骨与股骨髁部间隙变窄，髌骨和股骨髁部边缘可有骨质增生。

6.早期临床上采用关节镜对确诊髌骨软化症有较高价值。

五、治疗

非手术治疗为主。

(一)非手术疗法

症状较轻者，注意避免直接撞击髌骨和减少髌骨摩擦活动，如上下山、上下楼、骑自行车等活动，症状可望减轻。早期可进行保守治疗。出现症状后，首先制动膝关节1～2周。同时进行股四头肌抗阻力锻炼，以增加膝关节稳定性。肿胀、疼痛突然加剧时，应行冷敷，48小时后改用湿热敷和理疗。如果以疼痛为主或痛点较局限，可以做局部封闭、中药局部注射治疗，或关节腔注射治疗。也可用透明质酸钠关节腔内注射，可以增加关节液的黏稠性和润滑功能，保护关节软骨，促进关节软骨的愈合和再生，缓解疼痛和增加关节活动度。通常每次注射2ml，每周1次，4～5次为一疗程。伴有关节积液者可服用中药滑膜炎冲剂；中晚期可服用壮骨关节丸、骨质增生丸等。

(二)手术疗法

严格非手术治疗无效，或有先天性畸形者可手术治疗。手术目的：①增加髌骨在关节活动过程中的稳定性。如外侧关节囊松解术、股骨外髁垫高术等。②刮除髌骨关节软骨上较小的侵蚀病灶，促进修复。③髌骨关节软骨已完全破坏者，有用髌骨切除方法减轻髌股关节骨关节病的发展，但术后膝关节明显无力，难以继续其运动生涯。

1. 髌骨软骨切削术　包括软骨表浅切削，切削软骨至骨质及骨质钻孔术。

(1)软骨表浅切削：用锐刀切削退化软骨直至软骨正常部分。浅削后虽然软骨修复能力甚弱，但切去糜烂软骨后，经数月的塑形作用，使表面变为平滑，且覆以数层扁平细胞，使手术取得较满意效果。

(2)软骨切削至骨质：如软骨损坏已达骨质，可切削全层软骨，修整创面边缘使成斜面，外露骨质不做处理。未达髓腔的全层软骨缺损，可得到缓慢的内源性再生。

(3)软骨切削至骨质及钻孔：切削去病变的全层软骨，外露骨质用克氏针钻数个孔，造成骨床出血，深达髓腔的关节软骨全层缺损，可得到来自髓腔的间充质组织的修复。上述手术可通过关节镜完成，用刨刀切削，也可行关节切开直视下完成手术。

2. 髌骨成形术　切削去病变的软骨后，骨质外露较大者(2～3cm)，可用邻近的滑膜或切削一层脂肪垫翻转缝合覆盖外露的骨面。

3. 髌骨切除术　如患者年龄较大，症状重，骨质外露面积大(超过3cm)，相对的股骨髁软骨磨损也较大，不能做髌骨成形术者，可考虑做髌骨切除术。

六、预防

1. 坐位伸膝　坐在椅子上，将双足平放在地上，然后逐渐将左(右)膝伸直，并保持直腿姿势5～10秒，再慢慢放下。双腿交替进行，重复练习10～20次。

2. 俯卧屈膝　俯卧位，双手在头前交叉，将头部放在手臂上，然后将左(右)膝关节逐渐屈曲，尽量靠近臀部，并保持屈膝姿势5～10秒，再慢慢放下。两腿交替进行，重复练习10～20次。

3. 腘绳肌锻炼　仰卧位，将一侧膝关节屈曲尽量贴向胸部，用双手将大腿固定5～10秒钟，然后逐渐伸直膝关节，两腿交替进行。重复练习10～20次。

4. 股四头肌锻炼　俯卧位，将一侧腿屈膝靠向臀部，双手反向握住踝部(或用毛巾环绕踝部)，逐渐将下肢向臀部牵拉，并保持这一姿势 5～10 秒，然后放下，双腿交替进行，反复练习 10～20 次。

5. 戴护膝，加强关节保护。

6. 应适当休息，避免剧烈运动和长期屈膝半蹲位工作。

（赵庆　武立）

第二十八章　运动系统畸形

第一节　先天性肌性斜颈

先天性肌性斜颈(congenital muscular torticollis，CMT)是儿童继髋关节脱位和马蹄足之后第三大骨骼肌肉系统先天性畸形，发病率为0.4%～1.5%。由于一侧胸锁乳突肌纤维性挛缩，颈部向一侧偏斜畸形，重者导致面部发育不对称、脊柱侧弯、心理障碍及学习困难。

一、病因学

先天性肌性斜颈病因不清，由于多数发生于难产、臀产和剖宫产患儿，有学者认为是分娩时产伤造成胸锁乳突肌内血管撕裂形成血肿后机化或因肌肉损伤后肿胀、静脉回流受阻而发生缺血性挛缩所致；也有人认为由于胎儿胎位不正、颈部屈曲、局部肌肉痉挛性缺血、静脉栓塞或感染性肌炎所致。其基本病理变化为间质增生及纤维化，间质增生由多细胞成分组成，可为成纤维细胞、肌母细胞、肌成纤维及间充质样细胞。

二、诊断与鉴别诊断

(一)诊断

1.病史中可有难产病史，如臀位产、产钳引产、产程延长等情况，第一胎病史显得更为重要，多胞胎先天性肌性斜颈的发生率高于单胞胎。

2.临床表现　通常在新生儿出生后1周，发现一侧颈部胸锁乳突肌中下段有突起肿块，质硬、呈椭圆形，且与锁骨不连，可以上下、左右移动，无红肿、压痛。在较大儿童，于颈部胸锁乳突肌处可以触及纤维性挛缩条索，肌肉活动不痛，颈部活动范围减小且伴有头偏向患侧，脸部畸形，畸形发展后患侧颈部其他肌肉相继发生相应的挛缩，颈椎、颅骨也可发生一定形态、结构上的改变。根据临床表现和测得的患侧胸锁乳突肌挛缩长度与健侧相比，将先天性肌性斜颈分为3级：Ⅰ级为轻度，颈部活动受限，挛缩长度小于2.5cm；Ⅱ级为中度，颈部活动明显受限，挛缩长度2.5～3.5cm；Ⅲ级为重度，颈部活动严重受限，挛缩长度大于3.5cm，可伴有面部不对称畸形。

3.特殊检查

(1)超声检查：患有CMT的婴幼儿，体格检查时虽然能触及位于胸锁乳突肌上的肿块，但不易与肿瘤、囊肿等其他疾病相鉴别。由于超声没有侵袭性，在检查时无须镇静，能提供可靠和动态的信息，宜作为CMT患儿早期诊断和随访的检查方法，以证实胸锁乳突肌肿块的纤维性变性及损伤。根据高分辨率超声图像可以将胸锁乳突肌肿块的纤维变性分为4种类型：Ⅰ型，受累肌肉的局限性肿块；Ⅱ型，未探及明显肿块，但可见弥散性的回声点，肌束膜的排列不规则；Ⅲ型，整个胸锁乳突肌出现弥散性的超声回音增强，几乎无低回音可见；Ⅳ型，受累胸锁乳突肌出现增强回声带。

(2)MRI：MRI 曾经常用来评价胸锁乳突肌的厚度和纤维化，以及排除大脑颅窝的肿瘤。但最近 Parikh 通过研究发现，在 40 例临床诊断为 CMT 的患者中，28 例的 MRI 检查结果完全正常，仅有 7 个患者显示了胸锁乳突肌的纤维化，对治疗没有指导意义。比较 MRI 检查的利弊，该研究认为对单纯的 CMT 患者，没有必要行 MRI 检查。但在临床上需要同其他疾病鉴别时，行 MRI 检查还是合理的。

(3)X 线片和 CT：颈椎 X 线摄片可以排除骨性异常。三维 CT 重建图像发现颅盖和颅底的发育变形在婴儿时就开始出现，最显著的改变是出现颅后窝变宽、变长，同侧的颅中窝也相应地受到歪曲，双侧颅前窝发育则相对对称，但随着年龄的增长也会逐渐受到影响。面骨的发育不对称在 5° 岁以后才开始出现，能观察到下颌骨和牙的咬合面的不对称。眼眶和上颌骨的变形则多发生在年龄更大的患儿。

(4)胸锁乳突肌长度测量：术前了解胸锁乳突肌挛缩的程度，对确定手术方案和松解范围很有意义。其测量方法是测定胸锁关节与乳突间的距离，用健侧的长度减去患侧的长度，其差距即为挛缩的长度。年龄较小的患儿由于哭闹不合作可在全身麻醉手术时，测得胸锁关节与乳突间的距离。

(二)鉴别诊断

1. 颈椎先天性畸形　是一种先天性发育异常，通常有半椎体、椎体融合、椎体棘突间连接、椎弓根或椎板异常连接等，均可表现为不同程度的斜颈。由于儿童椎体骨化中心在 7 岁左右融合，早期 X 线摄片往往无法发现异常。CT 检查有明显的变化，对诊断有帮助。

2. 视力性斜颈　因视力障碍，如屈光不正、上斜肌、外直肌麻痹，眼球震颤症、眼神经麻痹、眼睑下垂，视物时出现斜颈姿势，但无胸锁乳突肌挛缩，也无颈部活动受限，做视力检查及视神经检查可以确定诊断。

3. 感染　咽旁脓肿、鼻窦炎、上呼吸道感染等疾病也可以引起颈部偏斜。

4. 寰枢椎半脱位　多见于 3～5 岁的较大儿童，以往无斜颈病史而突然出现。X 线摄片、CT 检查可发现 C1～2 间有移位，齿状突偏向一侧，注意鉴别诊断。

5. 习惯性斜颈　平时坐、立、行走、看电视、做作业时姿态不正确，经常保持头、颈部向一侧歪斜，长时间可以造成姿势性斜颈，查体颈椎活动度无异常。

三、治疗

CMT 的治疗包括单纯的临床观察、应用矫形支具、积极的家庭锻炼、轻柔的手法牵引以及各种手术治疗。普遍接受的观点是大于 1 岁的患儿，应外科手术治疗，但是对小于 1 岁的患儿的处理则没有共同接受的标准。

(一)理疗、手法牵张锻炼及支具

这些方法适用于 1 岁以内的婴儿，包括局部热敷、按摩、手法矫治和矫形帽外固定。其中由医生或监护人牵拉患者患侧胸锁乳突肌最为重要，亦称被动牵张锻炼(PSE)。PSE 由 3 个动作构成，即颈部的前屈、左右侧屈和左右旋转。上述3种锻炼动作每组依次重复10次，每种姿势保持10s，所有锻炼均在喂养前进行，最高每天达8组。教育父母促使患儿向患侧主动地旋转下颌，晚上婴儿睡觉后用沙袋保持头部于矫正位。在行PSE锻炼时，动作应轻柔，避免使用暴力。

(二)手术治疗

经过保守治疗后仍遗留头颈倾斜或症状仍持续1年以上的CMT患者，则应考虑外科手术治疗。这些患者临床表现为颈部旋转障碍及颈部侧屈与健侧相差大于15°，能触及紧张的胸锁乳突肌条索或肿块。经过手术治疗，大多数患儿预后良好，症状能完全消失。常用的手术方式有三种：

1.锁骨端切断术　在锁骨上约1cm做横切口，切开颈阔肌，即见挛缩的锁骨头或胸骨头，根据颈部组织挛缩的范围、部位和程度决定手术方法，如术中首先切断挛缩的锁骨头，相反方向被动旋转头颈部，发现胸骨头有挛缩再予以切断，随后如有肌鞘或颈深筋膜紧张挛缩者，也应松解切断，总之应切断所有允许切断的挛缩组织。手术时切断胸骨端和锁骨端肌肉后，胸锁乳突肌向上回缩，回缩的距离应大于术前测得的挛缩长度，才能达到矫枉过正的目的。如果小于术前挛缩长度，应进一步切断颈部有挛缩的筋膜、纤维束或前斜角肌，甚至切断胸锁乳突肌的乳突端，直至达到过度矫正为止。该手术适合于1--3岁患儿、肌腱挛缩明显或肌肉呈束带状限制颈部活动者。手术后是否要固定视颈部挛缩畸形程度而定，重者可用头颌带或头颈胸石膏固定，1～4岁畸形轻者，不需固定，待切口愈合后鼓励做相反方向转动。

2.胸锁乳突肌锁骨与乳突头二极切断术　适用于4～8岁的儿童、未经治疗或首次手术失败、脸部畸形明显颈部旋转减退者。手术时，在乳突、锁骨各做横切口，分出上、下切口中的肌腱，切除上下各1cm使之松弛，横断上下腱鞘而纠正畸形。术后需石膏背心固定头、颈、胸、腹4～8周。

3.胸锁乳突肌“Z”字形延长术　为了使患者术后颈部外形美观，近年来有些学者采用胸锁乳突肌“Z”字形延长术，显露胸锁乳突肌的锁骨端和胸骨端，在锁骨上方横断锁骨端，然后将胸骨端做“Z”字形成形。

第二节　先天性髋关节脱位

先天性髋关节脱位(congenital dislocation of hip，CHD)早在Hippocrates时代就有发现，是一种最常见的儿童先天性畸形，中国发病率约为0.38%，女性发病率高于男性，约为4～6倍，单侧发病多于双侧，为2：1，左侧多于右侧，约为2：1～3：1。由于病变在胎儿出生时即已存在，故称先天性髋关节脱位。它是由于某种因素导致患儿出生时或在发育过程中股骨头脱出髋臼的一种病变；是造成患者髋关节发育、形成异常或脱位的一种相当严重的出生性疾病。有时可合并有其他畸形，如先天性斜颈、脑积水、脑脊膜膨出、其他关节先天性脱位或挛缩等。1987年，Kilsic提出此命名并不合适，建议改为发育性髋关节脱位(DDH)。1991年，美国矫形外科学会正式建议先天性髋关节脱位(CDH)改为发育性髋关节(DDH)。目前两种命名同时存在，尚未完全统一。

一、病因

本病的发病率受很多因素的影响，如地域、生活习惯、民族等，我国不同地区发病率也不一致，但缺乏完整统计资料。但发病率也不会太低。该病好发于女孩，男女之比为5：1～7：1。左侧发病大大超过右侧，两者之比为10：1。先天性髋关节脱位的病因至今尚未完全明确。总的说来，近年来大多数学者认为病因并不是单一的。有许多因素参与该病的发生。

(一)遗传因素

大规模的人群调查发现，此症有明显的家族史，尤其在双胞胎婴儿中更为明显，有家族史的患者发病率可以高达20%—30%，而且姐妹中更为多见。可以出现完全脱位、半脱位与发育不良三种类型，倘若不进行详细的早期检查与X线片诊断，除第一类之外，后两类往往可以漏诊，而到7、8岁时髋关节已完全正常。

(二)韧带松弛因素

近年来，越来越多的报告证明关节韧带松弛是一个重要因素。Andren指出母体X线片中耻骨联合的分离在髋脱位病例中为正常婴儿的两倍，他认为这是母体在生产过程中需要分泌大量激素，使母体与胎儿均发生韧带松弛，超量的内分泌变化是引起髋脱位的一个重要因素。

(三)体位与机械因素

有人报道，髋脱位病例中臀位产高达16%～30%，正常人中，臀位产仅占3%，亦有人认为出生后的体位是引起此病的一个因素。如在瑞典和美洲印第安人的发病率高的原因是由于婴儿采用襁褓位有关。

二、病理

(一)骨质变化

髋关节发育不良是根本的变化，这种变化发生在包括髋臼、骨盆、股骨头、股骨颈，严重者还可影响到脊柱。

1.髋臼　完全性髋关节脱位者，出生时外观尚属正常，而在髋臼外上缘外有切迹，随着生长发育，髋臼逐步变窄而浅，呈三角形。髋臼唇盂增厚，由于股骨头的不断挤压可造成内翻或外翻，髋臼后上方由于股骨头的挤压形成假臼，前缘内上方往往可见一缺损。由于没有股骨头的造模作用而使髋臼发育不良，髋臼逐渐变小、变浅，臼底充满脂肪纤维组织，圆韧带经过不断牵拉往往增厚、肥大，充塞于髋臼中。

2.股骨头　新生儿的股骨头表面有光滑的软骨面，而后由于脱位于髋臼外，股骨头的形状可逐步改变，头变扁平。股骨头骨骺出现延迟。有时由于强大暴力手术复位，髋臼与股骨头不相适应，对股骨头的压力过大，可造成股骨头无菌性坏死。

3.股骨颈　由于髋关节脱位，股骨颈一般变短而粗，是肢体缩短的一个原因。股骨颈前倾角变大，据 Caffey 报道，正常新生儿前倾角为 25°，以后逐步减少至 5°～15°，当股骨头外移后，由于正常肌力作用，股骨头向前旋转，前倾角因而增大，一般在 60°～90°。如果能早期复位，前倾角多能逐步自行纠正。尤其在 1 岁以内得到复位者，几乎都能恢复正常。

4. 骨盆和脊柱　脱位一侧的骨盆往往伴有发育不良情况，髂翼较斜，坐骨结节较分开。在两侧脱位时，除以上病变存在外，骨盆向前倾斜而使腰前突弧度增加，有时还可以出现侧弯。

(二) 软组织变化

这是指所有髋关节周围的软组织，包括皮肤、筋膜、肌肉、肌腱、关节囊、韧带以及髋关节内盘状软骨，其中以关节内盘状软骨、关节囊与肌腱变化最明显。

1. 盘状软骨(Limbus)　在手术中，3 岁以上的患儿凡牵引后股骨头不能进入髋臼者，多半有肥厚的盘状软骨。这类软骨完全像膝关节中的盘状半月板一样，它遮住了很大一部分关节面，使股骨头与髋臼不能接触，引起两者的发育不良。

2. 关节囊(capsular ligament;)　正常的髋关节囊是一层纤维组织。股骨头脱离髋臼向外向上移位后，关节囊受到牵拉而增长、增厚，加上圆韧带、盘状软骨与关节囊之间粘连，形成一整片结缔组织，阻碍股骨头进入髋臼。关节囊在后期呈葫芦形，有狭窄的颈部，股骨头本身就不能通过。髂腰肌腱经过关节囊前面，有时在很早期就出现一个切迹，阻碍股骨头复位。

3. 圆韧带(round ligament)　正常圆韧带连接股骨头中心凹与髋臼的内下方。髋关节脱位病例中，关节囊与圆韧带同时受到牵拉而增长、增厚，久而久之圆韧带与关节囊粘连成一片而消失。圆韧带内的中心动脉亦因牵拉增厚而过早闭塞。

4. 肌肉(muscle)　由于股骨头向上移位，凡是起自骨盆沿股骨向下行走的大部分肌肉都发生短缩，其中以内收肌及髂腰肌更为明显，而且许多肌腱有纤维变性。后侧肌群包括臀肌，亦有缩短，肌力减弱，影响关节稳定性，出现摇摆步态。

三、临床表现

患儿的母亲常发现患儿肢体不正常而来院求诊，若无炎症或外伤史，就应引起对本病的警惕。症状可大致归纳有以下几点：

(一) 关节活动受限

在儿童期，先天性髋脱位通常是以无痛和关节活动不受限为其特点。然而在婴儿和新生儿时期则恰恰相反，有暂时性关节功能障碍，呈某种固定姿势。典型症状主诉为患儿肢体呈屈曲状，不敢伸直，活动较健侧差，无力，牵拉下肢时则可伸直，但松手后又呈屈曲，少数婴儿下肢呈外旋位、外层位或两下肢呈交叉位，甚至髋关节完全呈僵直状态，少数患儿在牵拉下肢时有哭闹。

(二) 肢体缩短

单侧髋关节脱位常见患侧肢体缩短。

(三) 其他常见症状

有大阴唇不对称，臀部、大腿内侧或腘窝的皮肤皱褶增多、加深或不对称，会阴部增宽，有时可在牵动患肢时有“弹响声”或弹跳感。以上一些症状如能及时发现，进行仔细检查，则能作出及时的诊断与治疗，治疗效果将会大大提高。

四、诊断与鉴别诊断

(一)诊断

主要依靠体征和 X 线检查和测量。新生儿的检查亦注意下列的各点：

1. 视诊　单侧后脱位时，患肢腹股沟及臀部内下方的皮肤皱纹较正常侧多而明显。患肢臀部扁平，两侧不对称。前脱位时，患肢有外旋畸形。单侧脱位，行走时出现跛行，并造成脊柱侧凸，双侧脱位时，脊柱异常前凸，臀部后翘，走路呈摇摆步态，即所谓的“鸭步”。

2. 触诊　后脱位时，股骨头不能摸到，大转子明显凸出并上移，前脱位时，可以使患肢屈髋屈膝各 90°，一手握住小腿上端，另一手拇指置腹股沟韧带处，其他四指置臀部环跳处，用手旋转小腿，正常情况下在前面可以发现股骨头的活动与突起。脱位时，前面空虚而臀部后面的四指却感到股骨头在活动。

3. 加里阿齐征(Galeazzi)　将患儿置于平卧位，两下肢屈膝到 85°～90°，两踝放平，呈对称位，发现两膝有高低，称为加氏征阳性。股骨缩短、髋脱位者均出现此征。

4. 外展试验(Abduction test)　将患儿置于平卧位，屈膝、屈髋 90°，医师面向小孩臀部用两手抓住两膝同时外展，正常情况下，两膝可以放平而触及桌面。但髋脱位中一侧不能到达 90°，往往是 65°～70°，内收肌明显隆起，称外展试验阳性。有外展至 75°～80° 出现滑动或跳动感觉，以后却可以更外展至 90°，称为 Orlan 跳动声，是一个重要的诊断依据。检查中有时候出现髋臼内外的弹响声，与膝关节的半月板跳动声必须分清，不能相互混淆。

5. 关节松动试验　检查关节松动的先决条件是股骨头周围软组织很松，肌肉不紧张，股骨头可以上下移动，进入以及退出髋臼。这类试验包括下列三种方法：

(1)托马斯试验(Thomas)：在新生儿中，将健腿屈至腹壁上使腰部前凸消失，将患侧腿伸直时可以完全呈一直线。而正常婴儿伸直时仍有 30° 左右的屈曲存在，又能完全放平成一直线。

(2)巴罗试验(barlow)：将患肢屈膝使足跟触及臀部。一手握住踝关节以及同侧的大小粗隆，另一手拇指推住耻骨联合，另外四指抵住骶骨。在外展中途时，大拇指用力可感到股骨头向后脱位，大拇指放松时股骨头复入关节。巴罗试验阳性说明关节松弛容易脱位，但并不是髋脱位。

(3)套叠试验(telescoping test)：小孩平卧，屈髋 90°、屈膝 90°，一手握住膝关节，另一手压迫骨盆的两侧髂前上棘，将膝关节向下推动，可感到股骨头向后凸出，向上提升时，股骨头复入髋臼，称作套叠试验阳性。

以上三组关节松动检查法一般适用于新生儿，并且在患儿能合作不哭吵闹的情况下才能准确，否则往往不能检查，因此，尚有一定的限制。

6. 跛形步态(limping gait)　虽然早期诊断非常重要，但仍有不少病例是因跛行出现后才来就诊。此类步态在行走中稍加分析即可看出。当患肢在负重期时骨盆有下垂、晃动，不能上升：在摆动期时却不明显。此类检查一般在小孩行走之后才能进行以明确诊断，最早约 2 岁，但治疗上就比较晚了。两侧髋脱位患儿在行走中骨盆两侧撮动非常明显，常称作鸭步摇摆姿态，臀部向后凸出，腰椎向前突增加。

7. 屈氏试验　这是一个古老的方法，目前已很少应用。小孩站立，当健侧单腿站立，患腿上举，骨盆同侧向上升高。相反，当患肢单腿站立时，因患侧股骨头不在髋臼内，加上臀肌萎缩，髋关节不稳，致使骨盆向下垂。

8. 大粗隆上升　正常婴儿自髂前上棘经大粗隆顶点至坐骨结节呈一条直线，称作奈氏线(Nelaton)。倘若股骨头不在髋臼内，而向上脱位时，大粗隆随之上升，这三点不在一条直线上。

9. X 线检查　临床检查是诊断的第一步，它只能说明髋关节有问题，但最后作出诊断需用 X 线摄片。婴儿出生后 2～3 个月内，股骨头骨骺骨化中心尚未出现，X 线检查只能依靠股骨颈的干近侧端与髋臼关系来测量。骨化中心出现后，摄包括双侧髋关节的骨盆片可以确定诊断，摄片时将双下肢并拢，患肢上推和下拉位各摄一张片以对比测量，则诊断结果更明显可靠。测量方法有以下几种：

(1) 连接双侧髋臼 Y 形软骨的水平线(称 Y 线)和自髋缘外侧骨化边缘的垂线(称 Perkin 线或 Ombre-dame 线)，两线交叉将髋臼划为四区，正常股骨头骨化中心应在其内下区，若位于其他区域，则为脱位。脱位侧骨化中心常较小。

(2) 髋臼指数：自 Y 形软骨中心至髋臼边缘作连线，此线与 Higenner 线间夹角称髋臼指数，此角说明髋臼的斜度，亦可反映髋臼发育程度。出生时髋臼指数为 25.8°～29.4°，6 个月婴儿在 19.4°～23.4°，2 岁以上者在 20°以内。多数学者认为超过 25°即为不正常，也有一些学者认为，如超过 30°，则有明显脱位趋向。近年来，对于正常新生儿的髋臼指数发现高达 35°～40°，而绝大多数以后转化为正常髋关节。因此，在诊断时不能单看髋臼指数一项。但大于正常值者说明臼顶倾斜度增加，为髋臼发育不良的表现。

(3) 骨骺外移测定：自股骨头骨骺中心至耻骨联合中央垂线之间的距离，称为旁中心距，两侧比较，若距离增宽，表明股骨头向外移位，常用于判断有无髋关节半脱位，此法在测量轻度半脱位时很有价值，骨骺出现前，同样可用股骨颈内侧缘为点作测量。

(4) Von-Rosen 线：双侧大腿外展 45°～50°并内旋，摄包括双侧股骨上端至骨盆正位片。作双侧股骨中轴线，并向近侧延长，即 Von-Rosen 线。正常时，此线通过髋臼外上角；脱位时通过髂前上棘。在股骨头骨化中心未出现前，对诊断有一定参考价值。

(5) 沈通(Shenton)线：正常骨盆 X 线片中，耻骨下缘的弧形线与股骨颈内侧的弧形可以连成一条完整的弧度，称作沈通线。凡有髋脱位、半脱位的病例中，此线完整性消失。此线在任何脱位中都消失，因此，不能区别炎症、外伤、先天性等情况。但是仍不失为最简单的诊断方法。

(6) 股骨颈前倾角摄片：偶尔需要 X 线摄片进一步明确前倾角的情况，最简单的方法是患儿平卧，髋部向上摄骨盆正位片。同样，将大腿完全内旋再摄骨盆正位片，将两片比较，可以看出完全内旋时，股骨颈全长出现，股骨头清楚，髋骨向上时，股骨头与大小粗隆重叠，可以估计前倾角的存在。

(7) 关节造影：一般情况之下，很少有必要进行关节造影来明确诊断，但是在某些情况下需要明确盘状软骨、关节囊狭窄、复位失败原因时，造影术仍有必要。在全身麻醉下，髋关节进行皮肤消毒无菌操作，在关节前做穿刺注射 1～3ml135％碘油造影剂。在透视下可以发现髋臼外缘有无障碍、髋臼外缘的软骨情况以及关节囊有无狭窄，必要时手法复位后可以再次造影明确股骨头是否完全进入髋臼、盘状软骨的复位与变形。由于操作复杂，造影充盈不足，读片困难，近年来较少有人应用造影诊断。

(8)中心边缘角(CE 角)：随访病例时常需测定股骨头进入髋臼的程度，韦氏(wijs)取股骨头中心为一点，髋臼外缘为一点，连此两点成一直线。髋臼外缘作垂直线向下，两线成钝角于髋臼外缘，称边缘中心角。此角正常范围为 20°～46°，平均 35°；15°～19°为可疑；少于 15°，甚至负角，表示股骨头外移，为脱位或半脱位。

10.B 超检查　发现股骨头在髋臼外，即可确诊为先天性髋关节脱位。进行普查时，用此法最为方便有效。

11.CT 与 MRI 诊断　CT 对了解髋臼的情况有很大帮助，但仅仅显示骨性结构或骨化中心的变化，对于软骨、软组织、盂唇、韧带变化却无帮助。MRI 主要可显示软组织变化，能够明确有无软组织嵌顿于股骨头与髋臼之间。

(二)鉴别诊断

1.先天性髋内翻畸形　同样有跛行，患肢短缩，屈髋自如，外展受限。X 线片显示颈干角小，Allis 征阳性，股骨头内下方近颈部可见三角形骨块。

2.病理性髋脱位　常有新生儿期髋部感染史，X 线片示股骨头骨骺缺如，但髋臼指数正常。

3.麻痹或痉挛性脱位　前者多为脊髓灰质炎后遗症，存在部分肢体瘫痪，有明显肌萎缩，肌力低，X 线片示“半脱位”，一般较易鉴别。后者多为早产婴儿或生后窒息者，出现半身瘫或截瘫的上神经元损伤的表现。

五、治疗

对先天性髋关节脱位的治疗应强调早期诊断、早期治疗，婴儿期的治疗效果最佳，年龄越大，效果越差。一般认为 2～3 岁后治疗，即使非常成功，于 35 岁以后，都将发生髋关节痛，因此，大多数学者强调要对新生儿进行普查，是获得痊愈的重要措施。典型的先天性髋脱位，若能早期正确治疗，在正常功能刺激下，发展成正常髋关节可能性很大。在 3 岁以内治疗者，有很高治愈率，随着年龄的增长，股骨头和髋臼的骨性成分增加，可塑性减少，病理变化加重，虽经正确治疗，功能难于达到正常。

治疗方法有闭合复位+支架，闭合复位+蛙式石膏；闭合复位+旋转截骨纠正前倾角；切开复位，并根据不同情况附加髋臼再造和各种截骨术。具体治疗原则如下：

(一)出生至 2 个月

不需牵引和麻醉，可屈曲双髋至 90°，而后逐步外展，将拇指置于大粗隆外向前内方推压即可使其复位。复位时切忌暴力，如复位成功后可用支架固定于髋关节屈曲 90°，外展 70°，固定时间约为 2～3 个月，视复位时的年龄而定。支架应于摄片检查后再定拆除时间。支架的种类很多，有外展尿枕、Begg 塑料支架等。以上两种支架在换尿布时必须打开，比较麻烦，目前较少应用。Barlow 支架和 Rosen 支架效果确实，但对皮肤有压迫，容易造成疼痛及压疮，并有发生股骨头缺血性坏死的可能。Pavlik 支架可避免暴力引起缺血性坏死的并发症，它利用双下肢屈曲 90°时，双下肢本身的重量而达到外展，使其自然复位和维持复位位置，对髋关节的发育和塑形均有利，并有一定的髋关节活动范围。缺点是支架由帆布做成，比较硬，肩胸部如果包扎过紧，影响呼吸，过松容易滑脱，影响治疗。

(二)3 个月以上、2～3 岁以下

这组病例因脱位时间长，髋周的软组织有不同程度的挛缩，因而在复位之前，先做牵引，一般不超过 2 周。如有肌肉挛缩比较明显者，必须在复位前做松解，如内收肌切断、髂腰肌延长等，而后经床旁 X 线片证实，股骨头的位置已与髋臼水平时，在全身麻醉下用手术复位。如复位后，位置满意，则应用蛙式石膏固定。为了适应小儿生长发育需要，每 2～3 个月更换石膏 1 次，每次均需摄 X 线片以证实股骨头在髋臼内的位置。如发现更换石膏后又脱位者，必须再行复位。每次更换石膏使大腿逐步内收，直到髋臼发育正常后，才能拆除石膏固定。如果复位失败，则应考虑髋臼内有脂肪纤维组织增生、圆韧带肥厚、哑铃状关节囊等情况存在，阻碍股骨头进入髋臼，因而需做切开复位。

(三)3 岁以上至 8 岁

该组病例脱位时间长，软组织挛缩更为明显，髋臼发育更差，往往小而浅，而且臼底有大量脂肪纤维组织存在，手法复位极为困难，因而绝大多数需做切开复位。但在切开复位前必须做牵引 2～3 周，直至股骨头牵引到髋臼平面，才能行手术治疗，如不能牵到髋臼平面，则说明软组织挛缩明显，如果这时做切开复位，股骨头缺血性坏死的可能性很大，因而必须先做软组织松解，再做牵引。切开复位后，根据不同情况选择行其他附加手术有：

1.股骨头加盖手术　一般适用于半脱位患儿，髋臼发育差，股骨头不能完全被盖住。这类手术主要有三种：

(1)骨盆截骨术(Salter 手术)：手术前必须要有良好的复位，如手法复位有困难，手术时还需行切开复位，而后进行骨盆截骨，手术中必须将下截骨片向前下方拉，以增加股骨头的覆盖面和髋关节的稳定性。

(2)骨盆内移截骨术(Chiari 骨盆截骨)：这种手术必须在牵引床上进行，并配有 X 线监视，定位要正确，关节囊的附着点要辨认清楚，手术中有时会损伤坐骨神经，手术中的污染机会亦多，因而目前采用这种方法比较少。

(3)关节囊周围截骨术(Pemberton 手术)：该手术使髋臼上部向前，外侧折转，增加其覆盖面。在髂骨上取骨片嵌入撬开的截骨处，稳定髋臼的重建。术后石膏固定。

2.Zara snick 手术　先做切开复位，加深髋臼。复位后，由于股骨颈前倾角大，因而下肢在极度内旋位时才能得到复位，因而必须在粗隆下做旋转截骨，而后用钢板螺丝钉固定，手术后石膏固定，4～6 周后拆除前半石膏，锻炼髋关节屈伸功能，夜间继续固定。X 线检查截骨处愈合则可下床进行功能锻炼。对于 8 岁以上的儿童，一般行切开复位均有困难，而且并发症多，故一般不做切开复位，而应用一些保守的以稳定髋关节为目的的手术，如髋臼植骨加盖术、股骨口端截骨术。近年来，应用缩短股骨的方法再做切开复位，短期疗效尚可。

先天性髋关节脱位治疗后出现的并发症大多由手法粗暴、牵引不够、手术指征未掌握、未弄清阻碍复位因素和固定不当等原因所导致。多数可以避免。

常见并发症有：

(1)再脱位　常因阻碍复位因素未消除。X线检查出现假象，换石膏时不小心，前倾角过大或髋臼发育不良，因而即使复位后，还是较易再脱位。

(2)股骨头缺血性坏死　这类并发症主要是由于手法粗暴或手术创伤过大，损伤了股骨头的血供；固定时强力极度外展；复位前牵引不够或内收肌、髂腰肌未松解，复位后股骨头受压过度等所致，还有一些原因不明。

(3)髋关节骨关节病　是晚期的并发症，一般在年龄较大患儿手术后，待到成年后往往较难避免有此类并发症出现。

(4)股骨头骨骺分离、股骨上段骨折、坐骨神经损伤等，这些均由牵引不足，复位时使用暴力或麻醉太浅等原因引起，一般均可避免。

第三节　先天性马蹄内翻足

一、概述

先天性马蹄内翻足(congenital talipes equinovarus)是一种常见的先天畸形，发病率为1‰，占足部畸形发病的85%，男：女之比为2：1。婴儿出生时即可发现两足有下垂、向内侧弯曲现象，往往为双侧性，踝关节伸直与屈曲活动减少，畸形明显，一出生就能发现，因此疏忽的病例较少见，多能及早治疗，效果也较好，但畸形也易复发，应定期随访至骨骼成熟，否则会因部分复发而有残留畸形。部分患者可伴有其他部位畸形，如先天性髋脱位、狭窄性腱鞘炎等。

二、病因病理

关于本病的病因有不少的假说，如环境因素、胚胎发育畸形及遗传等，有人认为胎儿的足在胚胎期发育过程中是由内收、内翻位逐步地向正常位发展的。在此演变过程中，因某种原因或胚胎的原发性缺陷而产生畸形；也有人认为是神经肌肉病变或者与遗传有关。但均难以肯定。目前认为，特发性马蹄内翻足的病因是环境和遗传两种因素共同作用。

本病包含四部分畸形：①前足内收内旋；②后足内翻；③踝关节下垂；④胫骨内旋。多数学者认为病变主要在跗骨，尤以距骨的变化最为明显，从而导致畸形。久之则使软组织发生挛缩，使畸形较为固定。在继续发育过程中，骨在受压力小的部位发育旺盛，而在受压力大处则发育受阻，逐渐形成骨性畸形。

先有骨的改变：①正常足的距骨体与其头颈部的纵轴互成150°～155°角，畸形时则成115°～120°角，从而使距骨头部的距舟关节面从朝向前方变为朝向内跖面。从侧位观，距骨纵轴从外上方转向下方，致使跟骨也有同样的转向及向内侧旋转。距骨对胫骨则呈跖屈位。②跟骨的外形不变，但因随距骨的变位而呈下垂内旋位，使跟骨成凹面向内侧的弓形。跟骨后外侧与外踝后侧、截距突与内踝尖端相接触。③舟状骨较正常为小，并稍向内方移位，在距骨头内侧形成关节面造成内收畸形。④其他诸骨如楔骨、跖骨等，在早期均无畸形改变。

软组织的变化均是继发的，随着年龄的增长，皮肤、肌肉、韧带、关节囊、血管、神经等组织相继出现不同程度的变化，例如，①足内侧软组织即三角韧带、距舟韧带、跟舟韧带、胫后肌、屈趾长肌及屈足踇长肌有挛缩或短缩。②足背部及外侧的肌肉、韧带松弛。③踝关节及距跟关节后侧关节囊、跟腓韧带、后距腓韧带及小腿三头肌发生短缩或挛缩。④足底部距跟间韧带、跖腱膜、足踇外展肌、屈趾短肌及小趾外展肌短缩。

三、临床表现及分类

1. 足下垂，后跟向上，足外侧缘着地及足底向后，形似高尔夫球棒，故本病又称球棒足。由于上述现象而呈足跟内翻、足前部内收，距骨头在背侧及外侧隆起。步态不稳，跛行，用足背外缘着地，足前部向后内翻，足背负重部位产生胼胝及滑囊，胫骨内旋加重。

2. 畸形可分为两种类型

(1)瘦长型(松弛型)：足外形瘦小，畸形较轻，易于用手法将足置于中立位，小腿周径与健侧相似。非手术治疗效果佳。

(2)短肥型(僵硬型)：足肥而短，足跟小，畸形严重，小腿周径较健侧为小，畸形不易用手法扳正，常需辅以手术治疗。

3. X 线片表现　正位 X 线片示距跟角(距骨轴与跟骨轴的相交角)＜30°。距骨纵轴与跖骨纵轴的相交角为0°～20°。综合上述两角度测量的结果对诊断有一定帮助。侧位 X 线片示距骨纵轴与跟骨跖面切线所成交角＜30°，否则有足下垂。

目前，国内根据临床表现将其分为 3 种类型。

1. 姿势性马蹄内翻足　足呈马蹄内翻位但较柔软，比较容易矫正到中立、背伸、外翻位。各骨的关系正常，内踝与舟骨之间可以触到间隙。足跟明显，小腿肌肉正常或轻微萎缩。背伸及外翻肌肉可以主动收缩。

2. 可复性马蹄内翻足　畸形较明显，被动矫正不能完全矫正到中立、背伸、外翻位，但较软。骨的关系有异常改变。足背部可以触到凸出的距骨，舟骨向内侧移位但可以在内踝与舟骨间触到间隙，前足于静止状态处于约 56° 内翻位。背外侧有皮肤皱褶、足跟明显。足底及足后方无深皮肤皱褶，小腿肌肉轻度萎缩。

3. 僵硬性马蹄内翻足　畸形非常明显，前足内翻可与胫骨呈 90° 角。距骨明显突于足背皮下。舟骨移位至距骨头内侧。足内侧深部与内踝之间无间隙。骰骨明显向外侧凸出，前足呈内收内翻位。跟骨跖屈内翻，后部向上藏于胫腓骨之间，外观足跟较小，内侧及足底均有较深皮肤皱褶。全足皮肤薄，缺少皮下脂肪。小腿肌肉明显萎缩。

四、诊断与鉴别诊断

(一)诊断

1. 婴儿出生后出现单足或双足马蹄内翻畸形，即尖足，足跟小，跟骨内翻，前足内收，即各足趾向内偏斜，此外胫骨均合并内旋。

2. 特殊检查　3 个月以内的婴儿一般不做 X 线检查，但确定内翻、马蹄的程度以及治疗效果的评价，X 线检查必不可少。较大儿童 X 线摄片有一定的价值，正位片需足底加压或负重，屈髋、膝各 90°，而侧立位需纠正内翻、内旋，背伸踝关节至 90°，X 线片包括踝关节。正常正位跟距轴心线成角 20° ～40° ，而马蹄足跟距轴心线成角却下降至 5° ～10° 。侧位摄片正常跟距轴心线夹角为 30° ～50° ，而马蹄足患者降至 5° ～10° 。CT 对马蹄足的诊断很有价值，常用于年龄较大而需手术治疗的患者。MRI 近年来被用于马蹄足的诊断，目前报道不多。超声检查对关节的软组织和软骨显示清晰，对马蹄足的诊断、治疗及治疗前后畸形的矫正对比均有很大帮助。

(二) 鉴别诊断

1. 先天性多发性关节挛缩症　其累及四肢很多关节。畸形较固定，不易纠正。早期已有骨性改变。

2. 大脑性瘫痪　为痉挛性瘫痪，肌张力增高，反射亢进，有病理反射，以及其他大脑受累表现等。

3. 脊髓灰质炎　肌肉有麻痹和萎缩现象。

五、治疗

治疗的目的是纠正畸形，使足底能正常负重行走而无疼痛，可穿正常鞋而不需矫形鞋，且踝关节有一定活动度。这些要求仅在轻型或姿态型中可以达到，而重型或顽固型却难以达到上述要求。早在 Hippocrates 时代，即有用手法矫正及绷带固定的治疗方法，以后有做跟腱皮下切断术来矫形的。16 世纪开始有人用暴力矫正法，这种一次性机械的矫正方法，至今仍被人们所应用。这种方法引起软组织损伤，使局部出血、纤维化、瘢痕挛缩，所造成的后果甚为严重。因此，近年来已为大多数学者所反对。Kite 报道逐次楔形切除石膏的矫正方法，至今仍不失为最佳的非手术治疗方法。近年来对非手术治疗失败、年龄超过 3～5 岁以及短肥型足的病例均主张应用手术治疗。

(一) 非手术治疗方法

非手术治疗方法适用于新生儿、幼儿期患者，其方法繁多，如手法矫正结合胶布固定、石膏逐步矫形、石膏楔形切开逐步矫形(Kite 法)、Dennis-Browne 夹板法等。不论何种方法，其治疗原则相似，即治疗愈早效果愈佳，在新生儿期即需开始治疗。矫形步骤应该是先矫正内收，后内翻，最后矫正马蹄畸形。因为内收畸形未予矫正时，舟状骨位于距骨头的内侧，矫正后则位于距骨前方，此时其前后足的负重线在同一直线上，使畸形不易再发。而在内收畸形未矫正时，其负重线和肌肉力线不在正常位，此时先矫正内翻畸形可因胫前、后肌的牵拉使内翻及内收畸形的矫正均发生困难。过度矫正内收畸形可使舟状骨移位于距骨的外侧，从而产生平足症。如不矫正内翻畸形而先矫正马蹄畸形，此时约有一半的距骨在跟骨的前上方(在矫形过程中距骨逐步向后，跟骨向前移动至正常位)，同时胫后肌、腓肠肌的牵拉使踝关节不能背屈，背屈的应力则集中在中跗关节而产生舟底(摇椅)足，使距、跟及跗骨关节粘连形成顽固畸形。医务人员及家属均应坚持治疗，并做好长期随访，千万不能半途而废。

改良 Kite 法，即逐步楔形切除石膏的矫形方法：在畸形足部先上一石膏靴，待干后在跗骨部做楔形石膏切除，然后合拢楔形空隙，用石膏加固，于内翻马蹄位做短腿石膏固定。如为短肥型者，则做屈膝长腿石膏固定。每周做楔形切除石膏矫形 1 次，逐步矫正畸形，一般楔形切除 1～2 次后，就需更换石膏，经 4～6 次后即可矫正内收畸形。

内收畸形矫正后，再矫正内翻畸形。同样先做一石膏靴，干固后在外踝部切去部分石膏(使石膏在外踝呈鞋状)。握住整个石膏靴尽量外翻(用力要柔和)，在此位置上用上述的短腿石膏或长腿石膏固定。每周在外踝部做石膏楔形切除 1 次，一般经 4～6 次后，便可矫正内翻畸形。在上述内收、内翻畸形矫正以后，在门诊手术室做跟腱皮下切断术，术后上一石膏靴，切除其踝部足背石膏，然后用一木板将踝关节背屈外翻(以防止舟底足的产生)，用短或长腿石膏固定，4 周后换石膏固定于中立位，治疗便告结束。此后必须做定期随访，如有复发现象，即用石膏矫形，一般 4 周左右即可矫正。如不及时随访与处理，可因畸形复发而残留畸形。

(二)手术疗法

手术疗法适用于非手术治疗失败或年龄较大的患者。手术方法很多，可分为软组织松解、肌腱移位及骨手术三种：

1. 软组织松解术　适用于 3～7 岁患儿。手术时必须将畸形完全矫正，不能将残留的畸形寄托于术后的石膏矫正。

(1)内收畸形的矫正：可做跖跗关节囊切开术(Heyman 法)。足背做一横向的弧形切口或以 2～3 个纵行小切口暴露第 1～5 跖跗关节，将内、外、前方的关节囊切开，矫正内收畸形。做短腿石膏固定前足于矫正位 3 个月。

(2)内翻畸形的矫正：可做足内侧松解术，Ober 法与 Brock-man 法最为常用。本文介绍 Ober 法，在内踝处胫骨下端至舟楔关节做弧形切口，暴露胫骨下端和内踝。于内踝上方做“A”形骨膜切开，将骨膜连同三角韧带向下翻转，同时将其周围软组织与踝部剥离，并继续沿距骨、跟骨、跟距关节，距舟关节剥离，切断跟距韧带。术中可将神经血管束和肌腱牵开，在必要时可“Z”形切断肌腱，后再缝接，也可切断跟距窝韧带。畸形矫正后用石膏固定 8 周。

(3)马蹄畸形的矫正：可做跟腱延长术。如有跟腱止点内移畸形者，跟腱延长时可做移位缝合。

2. 肌腱移位　在复发病例中畸形易用手法矫正，如因肌力不平衡而致畸形复发者，可按脊髓灰质炎后遗症的治疗原则进行手术。

3. 骨手术　跟骨截骨术适用于 3～8 岁有足后部内翻畸形者。截骨方式有撑开或闭合性两种：即在跟骨内侧切开后填入一楔形骨块，称撑开性；跟骨外侧做一楔形切除，将切骨端闭合，称闭合性。关节融合术适用于 12 足岁以上已伴有骨性畸形者。常用的有三关节(距舟、跟骰、跟距关节)融合。

以上所述的各种方法，必须根据患者的年龄、畸形的程度以及医生的经验和技术水平来选择最合适的方法。治疗不当可产生各种并发症。

4. 手术并发症

(1)术后足在石膏内回缩或脱落：如不及时处理，可发生“摇椅底”畸形。为了预防，可以行膝关节屈曲位长腿石膏固定，但最可靠的方法是从跟骨横行穿一克氏针，将钉固定于石膏外。

(2)创口愈合不良和石膏压疮：创口愈合不良多发生于后、内外“U”形切口。石膏固定过紧，在足背、踝下区域易发生压疮，应在石膏固定时多加棉垫。

(3)畸形矫正不理想或畸形复发：松解彻底、胫前肌外移位置和张力适宜及固定可靠，可预防其复发。

(4)胫骨内旋和前足内收畸形：经3～5年后多能自行矫正，个别尚需手术。

六、先天性马蹄内翻足出院指导

1.手法扳正后维持患足矫形过正位者，要注意包扎，固定不可过紧，随时注意观察患足血液循环，特别是患儿哭闹时。

2.手法治疗需坚持1～2年，治疗时间短者易复发，穿矫形靴套者要维持数年，直至无复发迹象后，才可脱掉矫形靴套。

3.有石膏外固定者注意保持石膏的完整性，防止浸湿变形，并注意石膏与骨突部位是否有摩擦或压疮。

4.继续加强足趾或踝关节的功能锻炼。

5.足二关节或三关节融合术后刚开始走路时足跟有疼痛、不适感，经过一段时间锻炼后，该症状消失。若持续出现上述情况注意复查。

第四节　特发性脊柱侧凸

一、概述

“脊柱侧凸”(scoliosis)一词源于希腊语，意为“弯曲”，最早由古希腊医生Golen提出。按照脊柱侧凸研究协会的定义，脊柱侧凸是指在前后位相上，脊柱侧方弯曲角超过100°，且轴面有旋转的脊柱畸形。脊柱侧凸包括：①非结构性脊柱侧凸，指在侧方弯曲像或牵引像上畸形可以被矫正，如姿势不正或腰椎间盘突出症等引起的脊柱侧凸；②结构性侧凸，指伴有旋转结构固定的侧方弯曲，如特发性脊柱侧凸、先天性脊柱侧凸、神经肌肉性脊柱侧凸等。特发性脊柱侧凸(idiopathic scoliosis，IS)指脊柱有侧弯及旋转畸形，而无任何先天性脊柱异常或合并有神经肌肉或骨骼疾病，是最常见的结构性脊柱侧弯，占脊柱侧弯总数的80%左右。尽管对于特发性脊柱侧弯的病因进行了大量的研究，但至今其病因尚不明确。按照患者发病的年龄进行分类：婴儿型(0～3岁)、幼儿型(3～10岁)和青少年型(10～18岁)。我国脊柱侧凸的发病率在1.06%～1.33%，在10～16岁的青少年中约占2%～4%，发病率很高，且严重损害了青少年的身心健康。10°～20°的侧凸发病率约2%～3%，大于30°的侧凸发病率约0.3%，小度数的侧凸男女发生率一致，但侧凸大于30°，男女比例约为1：10。尽管对于特发性脊柱侧弯的病因进行了大量的研究，但至今其病因尚不明确。青少年特发性脊柱侧弯(AIS)是脊柱侧弯中最为常见的一种类型，其中，根据初诊年龄划分的10～18岁未成年患者，占特发性脊柱侧弯的80%左右。

二、临床表现及分型

(一)幼儿型

幼儿型脊柱侧凸是指3岁以前出现的结构性脊柱侧凸。这阶段的特发性侧凸比较少见。其特点是男性多于女性，多为胸椎的左侧凸，常并发有其他畸形，最常见的是斜头畸形，其次是智力低下，或先天性髋脱位。检查时，将幼儿从腋下悬吊起，观察侧凸的僵硬度、可屈性，进行神经系统检查，有无肌张力增高或低下，并了解有无其他先天性畸形，摄悬吊位及仰卧位脊柱全长正侧位片，观测Cobb角、Mehta征及肋椎角差异。所谓肋椎角差异是指在胸弯的顶椎中心点画一条与终板垂直的线，再在相应肋骨的头颈部画一条正中轴线，两线的交角即为肋椎角。正常脊柱两侧肋椎角差异为0，脊柱侧凸时，凸侧的肋椎角小于凹侧，两侧肋椎角差异大于0。另外，Mehta描述了两种征象，即在正位X线片，早期幼儿型侧凸的肋骨头不与椎体相重叠，此为Mehta征象Ⅰ。如凸侧的肋骨头与椎体相重叠，为Mehta征象Ⅱ。如由征象Ⅰ变为征象Ⅱ，表明侧凸有进展，Mehta用此征象与肋椎角差异将幼儿型特发性脊柱侧凸区分为恢复型与进展型。这对预测幼儿型侧凸的预后有一定参考价值。

(二)少年型

发生在3岁以后青春期以前的特发性脊柱侧凸约占15%左右。此时诊断的侧凸患者一部分系幼儿型侧凸在3岁前未被检出者，多为胸椎左侧凸，而7～10岁期间发生的侧凸常具有青春期侧凸的特性。Koop报告，认为少年型特发性脊柱侧凸多系单纯胸椎右侧凸，其次为胸腰段双侧凸。

(三)青春型

青春期是骨骼生长发育最为迅速的阶段，也是侧凸进展增快的时期。影响侧凸进展的因素很多，除年龄外，与侧弯类型、月经初潮、Risser征[通过髂骨的X线正位片观察了髂嵴骨骺骨化的过程，并将髂嵴平均分成4等份，每份代表1度，共分5度。正常骨化从髂前上棘开始到髂后上嵴结束，骨化影每出现25%为1度，100%出现为Ⅳ，完全与髂骨融合为Ⅴ度及Harrington因子等有关。侧凸角度的进展与原来角度大小成正相关，与年龄和Risser征呈反相关，如原侧凸角度小于19°者，其Risser征为Ⅱ、Ⅲ或Ⅳ度，仅有1.6%发生进展；而另一组侧凸角为20°～29°，则Risser征为0度(未骨化)或Ⅰ度，其进展发生率高达68%。另外，Harrington因子与进展也有一定关系，Harrington因子为侧凸所包括的脊椎节段数除侧凸角度所得值。非进展型者平均值为2.7，如超过3.4，则为进展型。在单一因素中，侧凸类型也与进展有一定关系。双侧凸比单侧凸发生进展机会大，双侧弯中腰段及胸腰段的侧凸比胸段侧凸发生进展的可能性大。因此，要根据患者不同年龄、侧凸类型、不同临床表现来选择不同的治疗方法。

评价特发性脊柱侧凸有两个因素，一是畸形程度，常采用测量Cobb角的方法，确定脊柱侧凸弧度。确定上下端椎体，上端椎体的上面，倾斜于凹面，其上方椎间隙，凹侧增宽，下方椎间隙，凸侧变窄。下端椎体的下面，倾斜于凹面，其下方椎间隙，凹侧增宽，上方椎间隙，凸侧变窄。从上端椎体的上面及下端椎体的下面各画一垂直线，所形成的差角即为脊柱侧凸的实际角度。二是畸形外观的分型，特发性脊柱侧凸是非常复杂的三维脊柱畸形，它具有各种各样的表现类型。不同类型的脊柱侧凸，手术治疗的方法和融合范围也不相同。因此，IS的分型直接关系到手术治疗的效果，多年来，一直是国内外脊柱外科研究的重点。常采用的有King

分型、Lenke 分型和 PUMC(协和)分型系统。

(一)King 分型

King 复习了特发性胸椎侧凸 405 例，并以主胸弯进行分型，共分五型。

I 型：腰弯和胸弯，一般腰弯更大，腰弯柔韧性差；II 型：胸弯和腰弯，胸弯大、柔韧性差；III型：单胸弯，腰弯不超过骶中线；IV型：长胸弯，L4 常有倾斜并位于主弯内；V 型：结构性胸椎双侧凸，T1 向侧凸上端的凹侧倾斜，反向弯曲 X 线片上胸弯为结构性弯曲。Beason 等用 CD 法治疗 King II 型侧凸 26 例，提出应将其再分为两个亚型。其中 II A 型应符合下述四条标准的三条以上：腰弯＜35°，反向弯曲时腰弯改善大于 70%，腰弯的顶椎居于骶中线，腰骶角(骶中线与双侧髂嵴的交点和腰弯顶椎中心的连线与骶中线的夹角)≤12°。II B 型仅符合上述标准中的一条。该分型更有利于临床上对侧凸融合范围的选择及预测侧凸的发展。在临床上对 King II 型侧凸的治疗中发现，腰骶角大于 15°，腰弯顶椎偏距大于 2cm 的 II 型侧凸，术后易发生失代偿。因此，King II 型侧凸的再分类，对指导临床治疗 King II 型侧凸，预防失代偿的发生具有积极的意义。但由于 King 的分型主要以胸弯分型，并未将腰弯、胸腰段弯及三主弯包括在内，而且以冠状面为标准，观察者间及观察者内的可靠性和可重复性较差，临床应用中存在着一定的缺陷。

(二)Linker 分型

Linker 等(2001 年)分析了 315 例 IS 病例，根据脊柱冠状面和矢状面的畸形特点，提出了 IS 的 Linker 分型，其将凸侧 Ben-ding 位像上 Cobb 角≥25° 和(或)胸后凸(T5～12)及胸腰段(T10～L2)后凸 Cobb 角≥20° 的侧凸，称为结构性侧凸。不符合上述标准的为非结构性侧凸，并根据结构性侧凸的 Cobb 角大小再定义为主弯(primary moment)和次弯(minor curve)。

Linker 分型共分六型。1 型：单个主胸弯；2 型：双胸弯，下胸弯为主弯；3 型：双弯畸形(胸弯和胸腰段/腰弯)，胸弯为主弯；4 型：三弯，双胸弯和胸腰段/腰弯，下胸弯和胸腰段弯/腰弯均为主弯；5 型：胸腰段/腰弯；6 型：双弯(胸弯和胸腰段/腰弯)，胸腰段/腰弯为主弯。

再根据腰椎侧凸在冠状面上的特点，将腰弯分为 A、B、C 三型。腰弯 A 型：骶中线通过腰椎的椎弓根之间直至胸弯的稳定椎，腰椎侧凸和旋转不明显；腰弯 B 型：腰椎轻、中度侧凸，骶中线与腰弯凹侧椎弓根内缘或椎体的外侧缘(顶椎为椎间隙时)接触；腰弯 C 型：腰椎有明显的侧凸畸形，骶中线位于腰椎顶椎或椎体(顶椎为椎间隙时)的外侧；同时根据胸后凸(T5～12)在矢状面的特点，分为胸后凸一、N、+(一：＜10°，N：10°～40°，+：大于 40°)。

但 Linker 的分型仍未考虑侧凸在横断面上的畸形，而且分型较为复杂(共 42 种分型)，尽管其研究显示，在临床应用中有着较高的一致性，但在临床的实际操作中具有一定的难度。Richards 等(2003 年)的研究表明，Linker 的分型观察者间和观察内的一致性并不明显优于 King 的分型，但该分型系统较过去的分型更为全面。

(三)PUMC(协和)分型系统

邱贵兴等(2002 年)根据北京协和医院 20 余年治疗的 1245 例 IS 病例的随访分析，提出了

IS 新的分型方法—PUMC(协和)分型系统，该分型系统严格按照国际脊柱侧凸研究学会(SRS)关于侧凸和侧凸顶点的定义所制定，根据 SRS 的定义，在侧凸弧内，偏离中线最远且呈水平状态的椎间盘或椎体为侧凸顶点。根据侧凸顶点的多少将侧凸分为三个主型，1 个顶点为Ⅰ型，2 个顶点为Ⅱ型，3 个顶点为Ⅲ型，根据 3 类侧凸各自不同的三维畸形特点及侧凸顶点位置，将此 3 型分为 13 种不同亚型，每一亚型的侧凸均有其相应的形态特点。PUMC 分型规定了每一 AIS 亚型对应的脊柱手术入路和融合范围，便于临床医师确定治疗方法(表 2-8-1)。

表 2-8-1　PUMC 分型

分型	亚型，顶点数及特点
Ⅰ单弯	Ⅰa 胸弯，顶点位于 T2～11、12 椎间盘
	Ⅰb 胸腰段弯，顶点位于 T12～L1
	Ⅰc 腰弯，顶点位于 L1、2～L4、5 椎间盘
Ⅱ双弯	Ⅱa：双胸弯胸弯+胸腰弯或腰弯，
	Ⅱb：
	Ⅱb1 符合以下条件
	无胸腰段或腰段后凸胸腰段 / 腰段 Cobb 角≤45°，
	胸腰段 / 腰段旋转度＜Ⅱ度
	胸腰段 / 腰段柔韧性≥70%
	Ⅱb2 胸腰段或腰段有后凸；若无后凸，但下述三条中有一条者，亦为Ⅱb2。
	胸腰弯 / 腰弯额状面 Cobb 角大于 45°
	胸腰弯 / 腰弯旋转度≥Ⅱ度
	胸腰段 / 腰段柔韧性＜70%
	胸弯≈胸腰弯 / 腰弯，即两者 Cobb 角差小于 10°
	Ⅱc：
	Ⅱc1 胸弯柔韧性，胸腰弯 / 腰弯柔韧性；
	胸弯凸侧 Bending 位≤25°
	Ⅱc2 胸弯柔韧性＜胸腰弯 / 腰弯柔韧性
	Ⅱd：Ⅱd 胸弯柔韧性，胸腰弯 / 腰弯柔韧性；
	胸弯凸侧 Bending 位＞25°
	Ⅱd1 胸弯凸侧 Bending 位≤25°
	Ⅱd2 胸弯凸侧 Bending 位大于 25°
Ⅲ三弯	Ⅲa：胸弯＞胸腰弯 / 腰弯 10° 以上
	Ⅲb：胸弯＜胸腰弯 / 腰弯 10° 以上
	远端弯符合Ⅱb1 条件
	远端弯符合Ⅱb2 条件

三、诊断与鉴别诊断

(一)病史和临床表现

详细询问患者的既往史、手术史和外伤史，更应注意家庭其他人员的脊柱畸形情况。根据脊柱侧凸的严重程度及发生部位的不同，临床上表现各不相同，主要有背部疼痛、疲劳、工作能力降低、健康严重影响、肺功能受损，部分患者寿命缩短。

（二）体检

体检时从患者背部观察有无肩、肩胛骨、腰部不对称，除侧凸外，是否还伴有脊柱前凸或后凸，脊柱活动是否受限。检查的方法如下：检查者坐在受检者的前方，要求受检者双手合并向前弯腰，观察两侧后背是否对称。还应注意皮肤有无异常毛发、色素沉着或肿物。神经系统检查应特别注意腹壁反射。腹壁反射的消失或不对称，往往提示椎管病变，应行 MRI 或脊髓造影及 CT 检查。

（三）特殊检查

1. 支具治疗

X 线检查的目的是诊断畸形的类型和明确病因，确定脊柱侧凸的部位、严重度及柔软性。摄片包括：①站立位脊柱正侧位片，是诊断的基本手段，能反映脊柱侧凸的真实情况；②仰卧位予治疗，应严密观察。如每年侧凸角加重超过 5°，应行非手术治疗。或发现脊柱侧凸时，侧突角度在 20°～40°，应立即行非手术治疗。对早期发现的没有手术指征的轻中度青少年特发性脊柱侧凸，支具治疗是唯一有效的非手术方法。目前，大多数学者认为支具对脊柱侧凸的矫正具有一定的效果，可改变脊柱侧凸的自然发展历史。应用支具疗法的患者仅有 26%侧弯角度进展达到或超过 5°，而应用电刺激和随访观察的患者分别为 66%和 67%。支具治疗效果的显著与否主要取决于能否坚持长期正确佩戴。佩戴支具 6 周后，需摄 X 线平片观察治疗效果，以后每 4 个月进行一次随访，直到骨骼成熟。虽然佩戴支具的持续时间主要决定于患者的年龄、侧凸的角度、位置、骨骼成熟程度以及其他因素，但是大多数情况下，佩戴支具时间一般为 18～36 个月，在这一期间，患者可参加包括体育运动在内的各种活动。不少研究结果证实，应用支具疗法后，有 75%的患者可取得满意的疗效。目前国内应用的支具主要有 Boston 型塑料支具，适用于下胸段和胸腰段的脊柱侧弯。Milwaukee 支具适用于高胸段、颈胸段的脊柱侧弯。每天佩戴支具时间不少于 23 小时，如侧弯比较稳定，可以逐渐减少佩戴支具的时间，直到侧弯不再发展。如支具控制无效，侧凸角度超过 40°～50°，应进行手术治疗。

尽管种种研究表明，支具治疗是有效的非手术治疗青少年特发性脊柱侧凸的方法，但是其存在的一些负面影响也必须引起足够的重视，并在制定治疗方案时予以综合考虑。支具可影响一部分患者的心理，从而对支具治疗产生抵触情绪，导致患者对支具治疗的依从性降低，影响治疗效果，尤以 Milwaukee 支具最明显。另外，胸廓畸形和肺功能影响也是不容忽视的方面。采用支具治疗会发生进行性的胸廓畸形，并明显影响肺功能。使用支具后患者的肺活量、用力肺活量、功能残气量等肺功能指标均较使用前下降。因此在使用支具时，必须注意对患者的选择，尤其是对于轻度胸椎侧凸的患者是否使用支具，应慎重对待。但同时不少学者也认为，对于轻症者穿戴支具 2 年不会产生有害的影响。

2. 手术治疗　脊柱侧凸的手术治疗方法很多，原则是最大限度地矫正畸形和恢复功能，手术内容包括三个方面：①软组织松解；②骨性手术（植骨和截骨）；③二维或三维特殊器械矫正。

任何脊柱侧凸的矫正手术都是这三种手术原则的综合应用。轻度脊柱侧凸可单行椎体间植骨融合，或凸侧楔形截骨。严重的脊柱侧凸常需先行软组织松解，再用器械矫正侧凸畸形(即时或2周后)，必要时辅以截骨或植骨。相对应不同的分类，选择的手术方式也不同。

(1)King分型的手术方式选择

1)KingI型侧凸：在脊柱正位X线片上，胸弯和腰弯均过中线的“S”形侧凸，腰弯比胸弯大或胸弯大于腰弯，但腰弯较僵硬者。此型在成人有腰骶部退行性变者，要融合两个弯曲直达骶椎。对青春期的患者最低到L4，以保留融合区下的腰椎活动。King报道的52例融合到L4的Ⅰ型患者均有较好的远期效果。

2)KingⅡ型侧凸：在正位X线片上，胸弯和腰弯均过中线的“S”形侧凸，胸弯比腰弯大，且腰弯较软。这一型又称假性双弯曲，有时与Ⅰ型很难区别。若错把Ⅱ型当Ⅰ型，则会造成不必要的过长融合。Ⅱ型的腰弯实际是代偿性弯曲，应用Moe的选择性胸弯融合，代偿性腰弯会自然矫正达到平衡。以稳定椎为Ⅱ型融合区的下界，上界为上端椎的上一椎体。下界的选择非常重要，如果高于稳定椎可能会发生“附加”现象，需行二次手术延长融合区。反之，低于稳定椎则会导致继发性腰弯加大。对此型的认真识别可以缩小融合区，从而保留较多的可活动的腰椎功能单位。

3)KingⅢ型侧凸：在正位X线片上为一胸椎主弯曲，腰弯较小，未过中线。该型实为一真正的胸弯，仅融合胸弯即可。骶骨中线可能通过几个腰椎，最头侧的被切椎体可视为稳定椎。融合区过短可造成胸椎的“附加”现象。

4)KingⅣ型侧凸：在正位X线片上包括L4的长胸椎侧凸。骶骨中线往往确定L4为稳定椎，而有时旋转中立椎位于其上，这时融合区仍以稳定椎为下界。

5)King Ⅴ型侧凸：在正位X线片上，双胸椎弯曲，T1倾斜向上部胸弯的凹侧，上胸弯为结构性弯曲。此型的融合区选择，关键在于认识到上胸弯是结构性的，如果融合不包括上胸弯，则会造成肩胛不对称和脊柱失衡。其融合区上界往往达T1、T2，下界以稳定椎为界。

(2)PUMC分型的手术方式选择：在确定各型的融合范围前，需明确几个基本概念。

侧弯的定义：在站立位X线片上，椎体偏离骶正中线且Cobb角大于10°。

骶正中线(CSL)：在站立位X线片上，通过骶骨中点，且垂直于两髂棘连线的直线，画该线必须保持骨盆呈水平状态，若骨盆倾斜大于2cm，必须将低侧患肢垫高，以获得水平骨盆X线片。

稳定椎：被骶正中线平分的第一个近端的椎体，如被中分的为一椎间盘，则该椎间盘下方第一个椎体为稳定椎。

端椎：分为上端椎和下端椎。上端椎为侧弯头端上终板或横轴面向侧弯凹侧倾斜最大的椎体。下端椎为侧弯尾端下终板或横轴面向侧弯凹侧倾斜最大的椎体。

(3)PUMC分型融合范围的选择

1)后路融合的基本原则：后路固定融合的节段必须位于骶正中线上，即融合节段的远端必须延长至稳定椎，以维持术后的躯干平衡。通常情况下，近端融合至上端椎的上一个椎体，远端融合至稳定椎，如上述融合范围终止于矢状面上前凸或后凸的顶点，则应适当延长融合范围以跨过矢状面弯曲的顶点。对在Bending位像上Cobb角仍大于或等于60°者，应先行前路松解，对Risse征<++，年龄小于10岁，“Y”形软骨未闭合或月经初潮未至者，应先行前路骨

骺阻滞术，再行后路矫形融合术，以免术后曲轴现象的发生。

2)前路融合范围选择的基本原则

A.对胸段侧弯，前路融合常需融合所有侧弯内椎体，即上端椎至下端椎，适用于后凸过少或正常胸后凸者。

B.对胸腰段侧弯，在冠状面X线片上，如果侧弯顶点为椎间盘，则应融合其上下各两个椎体；如果顶点为椎体，则应融合其上下各一个椎体。但尚需参考Bending位像，在凸侧Bending位像上，第一个凹侧张开的椎间盘可不融合；如两者所选范围不一致，则应选择较长的融合范围。另外，在凹侧Bending位像上，所选择远端融合椎需坐落于稳定区内。

C.腰段侧弯，原则上融合范围为上端椎至下端椎，但所选择的远端融合椎在凹侧Bending位像上与骨盆之间夹角不应超过15°，旋转应在Ⅰ度以内。

3)相应于PUMC各型的融合范围选择

A.PUMCI型：对Ⅰa型来说，由于前路胸段矫形融合术仍存有争议，如创伤大、假关节发生率高、易产生胸后凸以及翻修困难等，并且后路手术对此类侧弯可获得良好效果，因此，我们主张对此型侧弯行后路矫形融合胸弯至稳定椎。而对于Ⅰb、Ⅰc两型，由于该类侧弯后路矫形融合常需较长节段，并且后路去旋转以及矢状面重建效果不及前路，故建议行前路矫形融合，Ⅰc型融合范围通常为上端椎至下端椎，Ⅰb型可参考Hall的原则做短节段融合。

B.PUMCⅡ型：Ⅱa型需融合双胸弯，近端融合不超过T2，远端融合至下胸弯稳定椎。Ⅱb1型由于腰弯代偿能力较好，可选择性融合胸弯至胸弯稳定椎。Ⅱb2则需融合两个弯曲。Ⅱc1是指胸弯柔韧性大于胸腰弯/腰弯柔韧性，通过前路单纯融合下弯，上弯可获得自动矫正。Ⅱc2由于胸弯柔韧性较Ⅱc1型胸弯柔韧性为差，胸弯代偿能力较差，需后路融合双弯。如下弯旋转度大于Ⅱ度，或Cobb角大于65°，则应先行前路矫形融合下弯，后行后路融合双弯。对于Ⅱc3型，由于其腰弯柔韧性好，可参考Ⅱb型标准，做选择性融合胸弯或融合双弯。Ⅱd1型由于胸弯代偿能力较好，可单纯前路融合下弯。而Ⅱd2型，则需融合双弯，以免术后胸弯的失代偿。

C.PUMCⅢ型：Ⅲa型可选择性融合近端两弯，Ⅲb型需融合三弯。

为了手术的安全，术中可以应用体感兴奋电位器(SSEPs)行脊髓监测，但这种试验可能会受麻醉平面和灌注的影响。近来又改用运动电位器来监测脊髓的运动传导功能。若与体感电位器联合应用，意外损伤发生率会大为降低。运动电位器的监测不像体感电位器，在异氟烷或脱氧烷(desflurane)麻醉下表现也很可靠。唤醒试验(wake up test)已不作为术中常规监测脊髓运动功能的手段，仅在SSEPs监测中出现异常改变，才加用唤醒试验。为了做唤醒试验，麻醉师必须在术中先恢复患者的运动功能和部分清醒状态。近年实践证明，踝阵挛试验(ankle clonus test)较清醒试验和SSEP对预测神经是否受损更为准确。在麻醉变浅的一短段时间内应有踝阵挛，如果不出现即为异常。

第五节　平足症

一、概述

平足症(flat foot)指先天性或姿态性因素导致足弓低平或消失，足部软组织松弛，同时患足外翻，负重力线不正常，出现疲乏或疼痛症状的足扁平畸形，是常见的足病之一。早期症状为踝关节前内侧疼痛，长时站立或步行加重，休息减轻，跟骨纵轴与距骨纵轴角大，12 岁以后显示骨桥形成。

二、病因病理

(一)疾病病因

平足症病因由先天性及后天性等因素所致。

1.后天性因素

(1)双足长期负重站立，体重增加，长途跋涉过度疲劳，维持足弓肌肉、韧带、关节囊及腱膜等软组织逐渐衰弱，足弓逐渐低平。

(2)长期有病卧床，缺乏锻炼，肌萎缩，张力减弱，负重时足弓下陷。

(3)穿鞋不当，鞋跟过高，长期体重前移，跟骨向前下倾斜，足纵弓遭到破坏。

(4)足部骨病如类风湿关节炎，骨关节结核等。

(5)脊髓灰质炎后遗平足症。

2.先天性因素

(1)足副舟骨、足舟骨结节过大，胫后肌附着处软弱。

(2)第 2 骨较短，其他跖骨承受重力过多，使足弓扁平。

(3)足跗骨间软骨性或纤维性联合，常见有跟距、跟骨及跗骨间等联合，均可导致平足症。

(二)病理生理

平足症是根据软组织的病理改变程度不同，分方易变性即姿态性平足症；僵卧性即痉挛性平足症。往往合并腓骨肌痉挛。易变性平足症比较常见，软组织虽然松弛，但仍保持一定弹性，负重时足扁平，除去承受重力，足部可立即恢复正常，长期治疗效果满意，僵硬性平足症多数由于骨联合(包括软骨性及纤维性联合)所致，手法不易扳正，足跗关节间跖面凸出，足弓消失，跟骨外翻，双侧跟腱呈八字形，距骨头内移，呈半脱位，距骨内侧凸出，有时合并腓骨长、短肌及第 3 腓骨肌痉挛。

严重的先天性平足症，距骨极度下垂，纵轴几乎与胫骨纵轴平行，足舟骨位于距骨头上。足前部背伸，跟骰关节外侧皮肤松弛，形成皱褶悬挂于足外侧。

三、诊断

(一)临床症状与体征

稍久站或行走1～1.5km，即可引起足部酸痛，足抬起后痛感减轻或消失，足腰部可肿胀，足印肥大。全足宽阔、低平，跟舟韧带部压痛。严重者行走时步态蹒跚，行走迟缓，全足着地，易疲劳、疼痛，可伴有八字步态，鞋底内缘易破损。站立位足跟外翻，足内缘膨满，足纵弓低平，足前部外展，舟骨结节向内侧凸出。痉挛性平足症有腓骨肌疼痛、僵直。平足症的发展可分为三期：

1.初发期　足部无形态改变，只是劳累后足底发热、酸痛与乏力，检查足部活动正常，休息后症状消失。

2.痉挛期　初发期不治疗，腓骨长肌呈强直性痉挛，使足畸形，该期若及时休息治疗，症状可完全或部分消失，此期活动困难。

3.强直期　痉挛期不做适当处理，使足骨间韧带及足底部韧带关节囊也发生挛缩，形成固定的畸形，此时患者足部疼痛可减轻，但步行、跑跳更为困难，久之引发腰、髋、膝关节的骨关节炎。

(二)X线表现

在正常负重时，X线片显示距骨、跗舟骨、楔骨和跖骨的轴线在一条直线上，早期平足症可有成角出现于距舟关节处，但背屈足拇趾后成角消失；晚期可有骨关节炎的表现，严重平足者有跗骨关节炎及骨质增生、疏松等。

四、预防与治疗

(一)非手术治疗

平足症的治疗虽多，但尚无一种令人十分满意的治疗方法，因此仍以预防为主。对年幼患者和轻型病例，可采用非手术疗法。在活动时纠正足平衡，进行足部训练，加强胫前肌和胫后肌的肌力。矫正足外翻，在行走时，应穿足底和足跟内侧加高3—6mm的矫形鞋，鞋后跟应加宽，鞋底内侧应平直，鞋腰部应较窄，并经常练习用足趾行走，做屈趾活动或以足趾拾物等动作。痉挛性扁平足若病程短，可选用手法做被动锻炼，逐渐克服腓骨肌的痉挛，或在麻醉下使用内翻手法矫正畸形后，石膏靴固定足于内翻内收位，5～6周后拆除石膏改穿平足矫形鞋。

(二)手术治疗

对合并骨关节炎、骨性畸形的成人病例，需施行手术治疗。可做三关节融合术、肌力平衡重建术及副舟骨摘除术等。严重足外侧痉挛性扁平足，可施行距下关节融合术。

第六节　拇外翻

一、概述

足拇外翻(hallux valgus)是指第一跖骨内翻，足拇趾过度斜向外侧的一种畸形。足拇趾在纵轴上向外略有旋转畸形，第一跖骨内翻。第一、二跖骨间夹角增大，跖拇关节轻度半脱位。

拇外翻严重时，第二趾可被拇趾挤向背侧，形成锤状指。足掌前部增宽。足的负重点发生改变，足部常感疲劳。患者在足拇外翻形成后难以自行矫正，局部疼痛逐渐加重，行走困难。有的患者的第一跖骨头在足内侧形成一骨赘，因长期受鞋帮的摩擦，局部皮肤增厚，严重时红肿发炎，称为“足拇囊炎”，引起疼痛、影响行走等症状。此类畸形多见于女性。

二、病因

1.遗传史　家族中发病率较高，约一半患者发病与遗传有关。

2.外力作用　经常穿尖头鞋或高跟鞋站立过久、行走过多，是足拇外翻发病的另一原因。尖头鞋的前部成三角形，高跟站立，重力促使足前部强塞入这一窄小的三角形区域内，足拇趾被迫外翻并略外旋，小趾内翻略内旋，中间三趾的跖趾关节过度背伸，近端趾间关节过度屈曲与远端趾间关节过度伸直。鞋跟愈高，跖趾关节的背伸愈为明显。再者，拇长伸肌由于无腱鞘，容易滑脱至足拇趾外侧，产生弓弦作用，加剧拇外翻畸形。

3.女性患者多见，多在青年时期形成。男女之比为1：10。

4.足部缺陷　最常见的导致发生足拇外翻的解剖结构缺陷有：

(1)原发性跖骨内翻畸形。

(2)第一跖骨及其连接的趾骨活动度增多。

(3)纵弓及横弓下塌。

三、诊断

(一)临床症状与体征

疼痛是足拇外翻的主要症状。拇趾外翻，跖趾关节内侧发生足拇囊炎而引起疼痛。但是，畸形与疼痛并不呈正比，另外，第二、三趾锤状趾及胼胝，也是产生症状的重要体征。

(二)X线正位摄片

可发现第一跖趾关节半脱位，第一跖骨向内倾斜，拇趾向外倾斜，两骨中轴线夹角大于20°，即可诊断本病。晚期患者可发现第一跖趾关节退行性改变，有明显的骨关节炎表现。

四、预防和治疗

(一)非手术治疗

对于早期或者轻度的拇趾外翻、疼痛症状较轻的患者，可以采用非手术疗法，包括按摩、扳动足拇趾向足内侧、在沙土地赤足行走、锻炼足肌、热敷和休息等。轻度拇外翻可在第一、二趾间夹棉垫，夜间在足拇趾内侧缚一直夹板，使拇趾逐渐变直。还可以在左右第一趾上套皮筋带做左右相反方向的牵引动作，每天4次，每次5～10分钟。或者将橡皮筋套在所有脚趾上，然后脚趾做分离动作。如果患者同时患有脚垫、扁平足或跟痛症等疾病，还可以同时使用跖骨垫、平足垫或跟骨垫。在选择鞋的时候以鞋头平宽的为好，鞋跟不宜太高。

(二)手术治疗

畸形和疼痛较重、影响生活质量者，可以考虑手术治疗。临床上最常用的手术方式有六七种，分为软组织手术、骨性手术以及骨和软组织联合矫正手术三类。

1. 软组织手术　一般选择改良 McBride 手术，即切除内侧增生骨赘、切断内收肌腱、紧缩缝合内侧的跖趾关节囊等。

2. 骨性手术

(1)Keller 手术：该手术是截除近节趾骨近端 1/3～1/2，再用骨刀切除跖骨头内侧骨赘，一般适用于有跖趾关节炎、外翻严重、年龄较大的患者。

(2)Chevron 手术：在跖骨头颈部，即跖骨头中点远端 2mm 截骨，截骨角度约 55°，后将远侧骨块向外侧推动宽度的 1/3，用克氏针斜穿固定，再将近端凸出骨块去除。一般适用于有症状的轻中度拇外翻畸形、不伴有明显骨关节炎的患者，也适用于单纯滑囊切除和内侧关节囊紧缩后效果不理想的患者。

(3)Akin 手术：将第一跖骨头内侧隆起切除和踇趾近节趾骨内侧楔形截骨矫正足踇外翻，必要时可做外侧关节囊的松解手术。适用于由于跖趾关节位置满意、跖间角不大、足踇外翻是由于拇趾趾间关节畸形而引起疼痛的患者。

(4)小切口手术：切口较小，切除内侧增生骨赘，将跖骨远端闭合截骨，再向外侧推一个骨皮质的距离，跖骨头向跖侧移位约半个皮质距离，术后通过纱布包扎进行固定，需定期复查 X 线片，以便调整位置。不适用于远侧关节角大以及有跖趾关节骨关节炎的患者。

(5)骨和软组织联合矫正手术：方法是远端用 McBride+跖骨近端截骨手术，近端截骨一般用新月形，跖骨不缩短，但需要内固定。临床实践发现远端软组织手术平均矫正足拇外翻角 17°，跖间角 5°左右，如加上近端截骨可使拇外翻角减小 30°，跖间角改变 8°～11°。

第七节　先天性手指畸形

手指畸形(deformity of dactyl)多数与遗传有关。上肢桡侧和下肢胫侧的多指(趾)、并指(趾)以及短指畸形常与基因异常有关。人们很早就认识到先天性手部畸形治疗非常困难。对于一个儿童的手部先天性畸形的治疗可以在新生儿期或以后的儿童发育期进行。畸形可表现为单侧或双侧；可能是一个独立的疾病，也可能是某一畸形综合征或骨骼发育异常的单一表现。常见的先天性手指畸形有以下类型：

一、手指发育不全

(一)拇指发育不全

拇指发育不全一般指拇指解剖结构的任一成分不同程度的发育不全，如骨、肌肉、肌腱或外胚层。拇指可仅比正常的长度短缩，但仍有功能，严重者拇指可全部缺失。许多畸形为散发，有些可以遗传。根据畸形的外形和发育不良的结构，将拇指发育不全分为 6 种类型：拇指短缩、拇内收、拇外展、漂浮拇、拇指缺如和钩状拇指。

1. 拇指短缩　正常拇指可以达到食指近侧指间关节水平，长度达不到时，称为短缩，部分或全部骨性成分的发育不全导致拇指明显短缩，常伴有其他畸形和综合征。拇指近侧指骨缩短可伴有短指。

治疗：如果发育不全的拇指仅有短缩，很少需手术治疗；如果抓握明显受限，可手术加深第一指蹼，使拇指相对延长，以利抓握物体，可通过 2 个或 4 个臂的“Z”形切口成形加深指蹼。

2. 内收拇指　拇指内收是由于鱼际肌部分或全部缺如，导致对掌功能下降。这类患者常有拇长屈肌功能缺乏，拇指掌指关节桡侧副韧带也可缺如，拇指缩短变尖，鱼际肌扁平，虎口发育不良，这种畸形为常染色体显性遗传，一般单侧出现。

治疗：手术重建的目的是纠正拇指内收挛缩和恢复对掌功能；可通过 2 个或 4 个臂“Z”形切口或自食指桡侧掀起的背侧滑移皮瓣达到矫正目的；2 个臂“Z”形切口很难达到合适的矫正。恢复对掌功能的两个最流行的方法是用环指指浅屈肌腱或小指外展肌腱转移重建对掌功能。

3. 拇外展　这种畸形是由于拇长屈肌异常地附着于正常的拇长伸肌，引起拇指近节指骨的明显外展。表现为鱼际肌发育不全、第一掌骨内收挛缩伴指蹼发育不全、尺侧副韧带明显松弛、拇长屈肌向桡侧和浅表移位、拇指指间关节不能屈曲。这是一种极少见的畸形。

治疗：治疗拇外展的手术方法几乎和所报告的病例数一样多：分叉肌腱止点松解切断并重新固定在掌骨颈；切断松解肌腱远端，自腕部抽出，然后重新固定在远节指骨；在掌指关节水平松解异常止于拇长伸肌的腱条，在掌指关节水平将拇长伸肌腱向尺侧移位。所有这些方法都并用掌指关节桡侧副韧带松解和尺侧副韧带紧缩，一些患者需二次对掌成形手术。

4. 漂浮拇　漂浮拇是指悬挂在手桡侧缘的一个细小拇指，典型者有两节指骨、一个指甲，无掌指关节和第一掌骨。大多角骨和舟状骨也常缺如。拇指根部比通常的更靠远侧，既无手外肌功能，也无手内肌功能。

5. 拇指缺如　这是最严重的拇指发育不全，可伴有桡侧指缺如、环形 D 染色体畸形、Holt-Oram 综合征、第 18 号染色体三倍体综合征、Rothmund-Thomson 综合征，拇指缺如还可伴有桡侧畸形手。拇指缺如导致严重的功能障碍，特别是双侧缺如时。训练食指和中指的侧方用力夹持可部分代偿拇指缺如，获得较有力的抓握功能。

治疗：满意的食指再造拇指可改善功能和外形。再造拇指的时间根据儿童抓握功能的自然发展过程而定。因为抓握活动在 3 个月时就开始形成，再造拇指最好在 6～12 个月时进行，在手术前手有一定程度的生长。手术方法的选择是回缩或食指再造拇指。对于较大儿童，在食指和中指间有较强的夹持能力时更适合选用回缩术，因为夹持功能可持续存在而不需再造拇指。此手术退缩食指，使之更类似于拇指，使食指与中指间的间隙更宽。

6. 先天性钩状拇指　先天性钩状拇指不常见，拇指的掌指关节内收和极度屈曲，拇短伸肌常发育不全或缺如，拇短伸肌或拇长伸肌也可缺如，也可存在整个拇指一定程度的发育不全。典型的畸形是出生时拇指通常在掌指关节处向掌侧屈曲，而不同于扳机指畸形。出生后头几周内，握住拇指是婴儿的一个特征，但正常情况下要间断放开拇指。通过长时间观察，特别是到 3 个月时证实掌指关节没有主动伸直功能，就可诊断先天性钩状拇指。

(1) 非手术治疗：大多数钩状拇指仅有伸肌发育不全(1 型)，早期伸直外层位夹板固定一般有效。Workesser 等推荐石膏夹固定 3～6 个月，每 6 周更换一次石膏夹。如果起初对石膏夹固定的反应良好，则长期结果比较满意。如果固定3～6个月，后掌指关节主动背伸没有明显改善，再用石膏夹通常是徒劳无益。畸形没有任何改善可能是由于手指外在伸肌严重缺陷(大部分患者)或完全缺如，需行肌腱转移恢复功能。

(2)手术治疗：对拇长伸肌功能不全者，可用下列肌腱转移：掌长肌、肱桡肌、桡侧腕长伸肌、食指固有伸肌、浅屈肌。拇长伸肌是理想的动力肌，但也可缺如。拇短伸肌可由食指固有伸肌代替，明显的指蹼挛缩也需要重建。

(二)手指发育不全

手或指的发育不全是指特定部分的发育有缺陷或不完全。几乎所有的手部畸形都有发育不全的成分。短指多为单独发病，但也可伴有相似的足趾畸形。中节指骨短缩常见于错构综合征，对手和指的发育不全还没有有用的分类方法。常有全部组织不同程度的发育不全，而不仅包括骨结构，一般功能接近正常。短掌一般在十几岁快速发育时被发现，握拳时一个或多个掌骨头凹陷，尺侧两指最常受累。单个指短缩，特别是小指，不需要手术治疗，虽然单个指短缩，周围指正常，外形不满意，但功能影响一般很小；而且指延长也不能改善功能，还可能导致僵直。

二、多指畸形

多指畸形是最多见的先天性畸形之一。主要分3型：轴前型的拇指多指，中央型多指，轴后型的小指多指。多指的病因未明，大多为散发，推测可能与环境和遗传因素有关。发病的特点是男性高于女性，其比率为1.5：1，右手多于左手，比例为2：1，双手发病率约占10%，拇指多指的发病率约占总数的90%，是多指畸形中最多见的。简单的重复畸形宜在小婴儿期尽早切除，复杂多指应推迟到1岁时矫正。

拇指多指的分类，目前多采用Warsel分类法，将其分为末节指骨型、近节指骨型和掌骨型。每类又分为有骨性连接的分叉畸形和有关节连接的复指畸形两种，再加上三节指骨型共7型：Ⅰ型末节指骨分叉型；Ⅱ型末节指骨复指型；Ⅲ型近节指骨分叉型；Ⅳ型近节指骨复指型；Ⅴ型掌骨分叉型；Ⅵ型掌骨复指型；Ⅶ型三节指骨型。桡侧多指相对多见。Warsel分类中的发病率分别为：Ⅰ型2%，Ⅱ型15%，Ⅲ型6%，Ⅳ型43%，Ⅴ型10%，Ⅵ型4%，Ⅶ型20%，其中以第Ⅳ型最为常见。

小指多指的分类多采用Stelling-Twrek分类法，将轴后型多指分为3型：Ⅰ型为赘生指，Ⅱ型为存在部分骨结构，Ⅲ型为包括掌骨的完全性的多指。

中央型多指是食指、中指和环指的重复畸形，以上3指很少以单指复指畸形出现，而总是含有复杂的并指畸形，最常见的多指是隐藏在中指和环指的并指畸形中。

对于赘生指和末节指骨型多指应尽早手术，恢复手的外形，手术切除越早越好。而对于轴前型的近节指骨型或掌骨型多指，则需要借助手术显微镜的帮助以完善手的功能。对于这一类型的患儿手术年龄可推迟至18个月以后。如果在5岁以内施行功能重建手术，效果可能更满意。近节指骨型多指切除多指后，手术的重点就是矫形和功能重建，对需要做切骨复位术的病例，术前应根据X线片设计正确的矫正角度和切骨部位，在皮肤上用标记笔准确绘出切口线，包括切除的指甲和甲床，术中将指骨或掌骨的远端削成理想的宽度，但要注意避免指骨碎裂，重新排列组合拇指，将骨的末端排列成直线，用直径为1mm的克氏针贯穿固定。术后摄片检查切骨和排列是否适度，在做切骨手术切口时，就要暴露进入桡侧多指近节指骨的拇短展肌和鱼际肌的止点。如果是切除尺侧多指，应识别和保护拇内收肌，同时保护自多指指骨末端分离的远侧副韧带和自掌骨及指骨剥离的近侧侧副韧带。切除多指后将手内在肌牢固地缝合在保留指近节基底部，重建关节囊，这是恢复手功能、稳定指间关节、减少术后并发症的重要一步。术后行对掌位手套形石膏托固定。术后 6～8 周或 X 线片显示骨已愈合后，可拔除克氏针，拆除石膏托，进行功能锻炼、理疗。

三、并指

并指又称“蹼状指”，是由于胚胎发育过程中手指未能分开所致，是最常见的手部先天性畸形，发病率为 1/2000，具体病因不清楚，一般认为并指起源于妊娠第 7-8 周时指芽的生长发育异常减慢。大多数患者为散发，几个家族谱显示中环指并指为常染色体显性遗传，但外显率不完全。

并指分为完全或不完全并指和简单或复杂并指。完全并指自指蹼到指尖都连在一起；不完全并指为两指自指蹼到指尖近侧某一点连在一起。简单并指指仅有皮肤或其他软组织桥接在一起；复杂并指的两指共用骨性结构。有隙并指的指远端连接，而近侧有空隙。短并指为指的短缩和并指同时存在。并指伴发的畸形有蹼状趾、多指、细指、短指、足部裂、血管瘤、肌肉缺如、脊柱畸形、漏斗胸和心脏畸形。

50%以上患者有中指与环指间的并指畸形，其次是第四指蹼间、第二指蹼间、第一指蹼间并指，其发生率依次降低。大约半数患者为双侧并指，男孩比女孩多见。

治疗：不急于手术治疗。在等待合适的手术年龄时，鼓励父母按摩指蹼，以伸展指间皮肤，以利于后期手术。手术重建最好在学龄前。如果仅有第二或三指蹼间的并指畸形，而无其他的畸形，手术至少应推迟到 18 个月。如果不同大小的手指完全受累，不管是简单还是复杂并指，最好在 6～12 个月之内早期分离。当多指受累时，应首先松解边缘指，6 个月后再松解其他并指。禁忌同时松解一指的桡侧和尺侧，这样可导致指坏死。

手术包括三步：手指分离、连接部重建和指相对缘皮肤重建。Pieri 早在 1949 年指出，不应该应用直切口，应采用“锯齿”形切口，预防指长轴方向上的挛缩。目前，所有公认的方法都遵守这个原则。小心纵行分离共有的指神经，以保留两指的神经支配。指总动脉可能进入指蹼，需要结扎一个分支。切勿破坏指的血供。当有公用指甲时，通常切除一纵条指甲和其下的甲床，以适应正常的指甲宽度。在年龄较小时进行手术，一般用手术刀将骨性结构沿纵轴分开。

应特别注意指蹼连接部的重建。正常的连接自背侧近端向掌侧远端有一坡度，它从背侧掌横韧带水平开始向远侧掌侧延伸到近侧指屈曲纹附近，通常约为近节指骨中点。在小指、环指、中指及食指之间，指间连接在远端形成长方形，有些手在中指、环指连接部形成“V”形或“U”形。远侧指蹼应比近侧宽，以便指沿掌指关节轴外展。在重建正常外观及功能的连接部时，一般用设计恰当的局部皮瓣来减少连接部的挛缩，而不用皮片。不管皮瓣如何设计，修复指间相对面时，用原有皮肤一期闭合创面总是不够的。

并指重建术的最常见并发症是指或蹼的瘢痕畸形，可发生指蹼向远端移动，特别是 18 个月以前手术的儿童。最严重的并发症是手指血供不足，失去手指。

四、其他手指畸形

(一)屈曲指

屈曲指是一种近侧指间关节屈曲畸形，一般仅累及小指。屈曲指发病率低于人口的 1%，许多患者有明显的遗传倾向，为常染色体显性遗传；也有散发病例报告。屈曲指是由于屈肌和伸肌之间的相对不平衡引起。根据畸形出现的时间，屈曲指畸形可分为两种类型。I 型在婴儿时出现，无性别差异，这种畸形更常见，占 80%；II 型在青春期出现，多见于女孩。

大部分患者 1 岁之内出现近侧指间关节屈曲畸形，大约 2/3 的患者有双侧畸形，但严重程度可能不同。掌指关节常处于过伸位以代偿屈曲畸形，旋转畸形可引起轻度指重叠。幼儿的畸形在腕屈曲时消失，但大龄儿童的畸形通常比较固定，如果不进行治疗，80%将进一步加重，特别是在生长加速期，18～20 岁以后畸形不再进展，很少出现疼痛和肿胀。

治疗：不管是非手术治疗还是手术的预后都不是特别可靠或满意。非手术治疗 20%患者有改善，而手术治疗仅有 35%患者改善。持续用动力性夹板矫正至完全伸直，然后每天固定 8 小时。只要继续用夹板固定，即可获得良好的结果，但去除夹板后屈曲畸形可部分复发。对于轻度畸形的患者，应劝告患者适应畸形，不必治疗。对于腕屈曲时畸形消失的幼儿及父母希望手术矫正的患者，松解浅肌腱可矫正畸形，预防生长期畸形加重，通常需在 4 岁前手术。

(二)三角指骨

三角指骨是一种异常的斜方形指骨，X 线片上好像三角形，这种畸形在总人群的发生率尚不清楚。具体病因尚不清楚，但是 44%的患者有明显的家族史，为常染色体显性遗传。三角形指骨很少孤立出现，常伴有多指、并指、指关节粘连、畸形足、三节拇指、手中央缺如、尺侧畸形手、Apert 综合征、Poland 综合征、发育不全性侏儒。

治疗：非手术治疗不能阻止畸形发展，手术治疗应以缩窄手指、伸直指骨、破坏骨骺的异常部分为目的。如果伴有中央多指，按“并指”方式重建，将三角形指骨和多余指切除。如果伴有三节拇指，将三角形指骨切除，重建关节韧带。截骨后畸形可复发。

(三)内偏指

内偏指为小指末节向桡侧倾斜。可为正常变异，无功能障碍，多无须治疗。个别患儿畸形严重而需截骨矫正，唐氏综合征(Down's syndrome)有倾斜指的多达 25%～79%，不少先天性综合征也有此手指变形。

(四)Kiner 畸形

本畸形少见，于 1927 年 Kiner 首先描述，原因不明，常为小指末节进行性屈曲变形。X 线片显示小指末节向掌侧和桡侧弯曲，有时出现疼痛症状，应与冻疮相鉴别。通常冻疮可波及多个手指，使之屈曲变形。本病多不影响功能，个别变形严重，可用截骨术矫正。有疼痛症状的可用夹板保护。

(五)指(趾)关节粘连

近端和远端指间关节融合系遗传疾患，表现不一。有时需截骨术将手指重新对位以改善其功能。除上述赘生指(指)切除术外，还根据不同病情选择如下重建或再造手术：①手指截骨术，常可矫正畸形和改善功能，截骨术多需用克氏针行内固定，此类手术为常用的疗法。②足趾-手指转移，用足趾移植替代缺损的手指。此手术的指征有限。③手指延长术，单次延长 10mm 和逐渐延长 30mm 是可行的。掌骨延长术可改善捏拿功能，手指延长不仅可矫正短指，还可改善外观。但这些延长术的指征较少。

第八节　多趾畸形

一、概述

多趾畸形(polydactylism)是指足趾数目的增加，一般仅有一个多余趾，偶尔可有多个。

二、病因

遗传是重要原因，常有家族史。

三、症状

多余趾多生长在小趾或拇趾旁，其大小可以同原有趾一样大或较小，或形成枝趾，有时多余趾发育不全，仅为皮赘。

四、检查及诊断

只需视诊即可得出诊断。但 X 线片检查必不可少，它可以明确多余趾的骨性支架的情况：是与原有趾同接在一个跖骨上，还是附在跖骨头的侧面，抑或是自身附有一跖骨。

五、治疗

手术治疗后可改善外观，预后良好。

第九节　先天性高肩胛症

一、概述

该病为较少见的一种先天性畸形。特征是肩胛骨处于较高的位置，患侧肩关节高于健侧，患肢上臂上举活动受限，可同时合并有肋骨、颈、胸椎的畸形。1863 年由 Enlenber 首先描述。1891 年，Sprengel 报告 4 例，并讨论其病因，故本病又称 Sprengel 畸形。

二、病因

该病与胚胎期间肩胛带下降不全有关。肩胛带在胚胎期间是颈椎旁的一个肢芽，自胚胎的第 4 个月起逐渐从对应的 C4～6 的位置下降至第 2～7 肋间。由于某种原因，肩胛带的正常下降过程受阻，就形成高肩胛畸形。可发生在一侧或者双侧。

胚胎发育过程中，肩胛带随之下降，同时肩胛骨的横径与垂直径的比率逐渐减少。但由于下降过程中断或受阻，使肩胛骨处于胸廓后较高处，肩胛骨正常发育受到影响，发生了形态变化。常见的病理改变可分成两个方面：①骨和肌肉的变化。前者是肩胛骨位置高，最高时与枕骨相接触，上部向前弯曲超过胸廓顶部，呈钩状，内缘及下角向脊柱内移，甚至与相邻的颈椎与上胸椎的棘突有骨性、软骨性或纤维性连接。形成全部骨性连接的称为肩椎骨，肩胛骨内上角与颈椎棘突与横突之间有一纤维束和软骨或骨性的束带，称之为肩椎骨桥。有的在骨桥与肩胛骨之间有发育较好的关节，有的仅见一些纤维组织连接在骨桥与肩胛骨之间。肩胛骨体一般发育很小。除肩胛骨畸形外，可合并脊柱侧凸、脊椎体缺如、肋骨融合及肋间隙变窄等畸形。②肌肉的变化。肩胛骨的诸组肌肉部分或完全缺损，肩胛提肌和菱形肌变得纤细，并有不同程度的挛缩或纤维化。

三、诊断

临床表现主要为患儿在 1 岁之后即能发现患肩增高，“高”是针对肩胛骨与胸廓相互关系而言，呈耸肩短颈的外形，肩关节外展上举功能明显受限，患肢肩胛带肌肉不发达。年龄稍大的患者可合并脊柱及胸廓畸形，肩胛骨发育小，下角升高，上下径变短，横径变宽。肩关节的外展上举受限，与肩胛骨的位置及发育畸形不无关系。如肩胛带的高度超过胸廓高度，内上角甚至向前弯曲；肩胛骨的内侧缘紧靠椎体棘突；肩胛骨周围诸肌的异常。X 线检查可见患侧肩胛骨发育较小，下角升高，上界可超过胸廓高度，肩胛骨的腋缘与脊柱缘之间(横径)宽度增加，下角转向腋部，内上缘转向脊柱，可见肩胛骨与脊柱有骨桥相连以及其他的胸颈椎及肋骨畸形。功能障碍取决于畸形的程度，Cavendish 根据畸形程度分成四级。一级：畸形不明显，两肩在同一水平，穿衣后外观近于正常。二级：畸形较轻，两肩接近同一水平，但穿衣后可以看出畸形，颈蹼处可见隆起肿块。三级：中等度畸形，患肩关节可高于对侧 2～5cm，畸形则很容易看出。四级：严重畸形，息肩很高，肩胛骨内上角几乎与枕骨相抵，有时常合并有短颈畸形。畸形的分级对治疗有一定的参考意义。

四、治疗

畸形不严重、功能障碍不显著者，不考虑手术治疗，可做些被动和主动的上肢活动，如外展、上举、下压及内收，伸展牵引短缩的肌肉，改善和增进肩的外展和上举功能。手术治疗适用于畸形严重、功能障碍明显的患儿。患者除了肩胛骨的升高外，还合并有其他的骨性及软组织畸形，故选择手术治疗时应考虑下列因素。①年龄：以 3～7 岁时手术效果较好。年龄太小则不能耐受手术。8 岁以上者，手术时过于注重矫正畸形，常引起臂丛神经牵拉而造成损伤，同时组织发育接近成熟，缺乏弹性，对肩胛骨位置的变化适应性差，故功能改善收效甚少，应慎重考虑。②畸形程度：对畸形严重合并有功能障碍者应考虑手术，功能障碍不显著而仅有外观畸形，可不考虑手术。③双侧畸形：如畸形对称可不考虑手术治疗。④如合并有其他脊柱及肋骨严重畸形，估计术后功能改善不大，不应手术治疗。手术原则是松解肩胛骨周围软组织，使肩胛骨下降至正常位置，切除阻碍肩胛骨下降的骨性、肌性连接，注意避免血管、神经损伤。几种常用的手术方法：

(一)肩胛骨内上部的肩椎骨桥切除术

全身麻醉，俯卧位，在患侧肩胛冈上做一横行切口，切口内自斜方肌上部纤维起，止于肩峰。将肩胛骨内上缘上方的斜方肌分离牵开，显露肩胛骨的上部和肩椎骨桥。在肩胛骨上切断肩胛提肌和菱形肌附着点。肩胛骨切除多少，因患者而异，原则是必须包括肩胛冈上部、肩胛冈内侧端和凸出在肩胛骨内侧缘的结节，因此结节可能与棘突相抵触。切除部分肩胛时必须连同骨膜一并切除，以防骨质再生，影响术后疗效。最后切除肩椎骨桥，将维持肩胛骨高位的软组织切断后，肩胛骨可以有不同程度的下降。

(二)肩胛骨大部分切除术

Mofarland 主张把肩胛骨大部分切除，仅留下关节盂和喙突部分，但必须充分保持肩胛骨对肩关节的稳定性。该法用于治疗畸形严重的患者。主要的缺点有创伤严重，出血多，术后功能有一定程度影响，同时由于切除了大部分肩胛骨，外形不美观。

(三)肩胛骨下移固定术

该术主要步骤是切断附着于肩胛骨上的诸肌及肩胛骨内上角的骨桥及骨突，将肩胛骨下移并固定。全身麻醉，俯卧位，自第一颈椎棘突至第九胸椎棘突做一正中切口，于棘突上切断斜方肌和大小菱形肌的起点，然后翻开游离的肌肉瓣，显露出肩胛骨的肩椎骨桥或附着于肩胛骨上角的纤维束带，连同骨膜切除肩椎骨桥，如无骨桥则切断纤维束带或挛缩的肩胛提肌，须注意防止损伤肩胛上神经与肩胛横动脉。肩胛骨内上角如向前弯曲超过胸廓顶部者，应将内上角凿除。经以上处理，肩胛骨可比较容易地被下移至接近正常位置，使术侧肩胛冈与健侧肩胛冈达同一水平。此时可用钢丝绕过肩胛冈经肩胛骨下角固定在髂后上棘或肋骨骨膜上。

稳定肩胛骨在此矫正位置后，再将斜方肌、菱形肌缝回原起点以下的棘突，斜方肌的下部则应有过剩的部分。术后患肢用肩-肱绷带包扎，2～3 周后逐渐进行肩关节活动。内固定的钢丝可在肩胛骨位置稳定之后抽除。

第十节　膝内翻与膝外翻

一、概述

膝外翻和膝内翻是较常见的下肢畸形，其主要是由于佝偻病或骨软化病(其原因是缺乏维生素 D)所引起的膝部畸形。其他病因有脊髓前角灰质炎、骨骺损伤、骨髓炎或其他导致股骨或胫骨发育异常的疾患。下肢伸直时，股骨和胫骨构成向外的角度，两膝部靠拢，两足内踝之间的距离增大，类似“X”形，称为膝外翻，俗称X形腿，其病变多发生于股骨；直立时，双下肢向外侧呈弧形凸出畸形，两足内踝部靠拢，两膝部之间不能并拢，有较大间距，类似“O”形，称为膝内翻，俗称O形腿或弓形腿、罗圈腿，其病变多发生于胫骨。临床表现主要为膝部畸形，行走障碍，病程长者可继发张力侧膝韧带松弛、退化性关节炎、髌骨脱位及髌软骨软化等症，并引起相应的症状。

本病多发于儿童及青少年，可累及一侧或两侧下肢，临床上以膝内翻多见。本病发生于5岁以下患儿可用保守疗法；若已超过5岁，且畸形严重者，则考虑行截骨矫正手术治疗。一般病例经及时治疗，预后良好。延误治疗将引起关节并发症。晚期截骨矫形后仍可残留症状。因此，早诊断、早治疗是关键。

二、临床表现

1.膝部内翻或外翻畸形，早期多无不适，或仅有行走不便，双腿软弱或易于疲劳，不能久行和久站。

2.步态异常，走路呈“八”形或“鸭步”形步态，行走有程度不同的障碍。

3.双下肢伸直时，两膝或两内踝间的距离增大。

三、诊断依据

1.膝部内翻或外翻畸形，行走障碍。

2.双下肢伸直时，双膝或双内踝显著分开。其距离在3cm以下为轻度，3～6cm为中度，6cm以上为重度。

3.X线摄片显示股骨或胫骨弯曲变形。

四、治疗原则

1.处于佝偻病活动期者，属于内科治疗范畴。

2.佝偻病已治愈，轻度膝外、内翻畸形者，随着患儿的发育成长，畸形多可自行矫正，无须治疗。

3.中度畸形者，可行手法矫正或夹板矫正法，或穿矫形鞋辅助矫正。膝外翻者，可将鞋底的内侧垫高；膝内翻者，则将鞋底的外侧垫高。

4.重度畸形者，若为3～5岁的患儿，可用手法闭合折骨术矫正，造成胫腓骨青枝骨折，术后用管型石膏固定4～6周；年龄超过5岁者，则行截骨手术矫正，酌情用骨内、外固定。

疗效评价，包括3种结果。①治愈：症状消失，畸形完全或基本矫正，功能完全或基本恢复。手术伤口愈合。②好转：症状基本消失，畸形部分矫正，功能改善。③未愈：症状未改善，畸形仍存在，功能无改善。

第十一节　脊髓灰质炎后遗症

一、概述

急性脊髓灰质炎(poliomyelitis)为病毒感染，波及脊髓前角细胞和脑干的运动核，可致麻痹。病毒从人类宿主经口咽途径扩散。大多数受染者只发生轻度胃肠炎，仅1%患者出现麻痹。

二、脊髓灰质炎的分期

1. 急性期　在1～3周的潜伏期后，可表现为全身性感冒症状。极少数病例感染侵及神经系统造成炎症改变和不同程度的神经元蜕变。再过1～2周发展成为进行性麻痹而无感觉异常。支配某些肌肉的神经核更易受累，肌力弱的肌群较完全麻痹的要多一倍以上。

2. 恢复期　可延长到2年，而多数患儿于发病后数月内复原。在此期间可发生软组织挛缩。

3. 慢性期　两年以后进入慢性期，由于肌力失衡、肌肉挛缩和生长因素而使畸形加重。多数严重畸形见于生长中的小儿，数年后畸形加重。畸形以肢体萎缩和短缩为特征。

脊髓灰质炎后综合征(PPS)可在起病15年以后发生。患者有缓慢进行性肌力减弱、肌萎缩、肌肉疼痛和纤颤。适宜保守治疗。

三、治疗原则

1. 感觉和智商不受影响，因此预后相对较脑瘫和脊髓发育不良的患儿要好些。

2. 后期的髋关节挛缩　几乎所有软组织和肌肉、肌腱、关节囊、筋膜和神经、血管均受累。

3. 轻柔牵拉手法和支具　应矫枉过正，始能防止畸形加重。手法一定要轻柔，以免骨质脆弱而并发骨折。

4. 手术矫正　对矫正畸形和稳定肢体有用。有时经肌腱转移而改善功能。骨性手术最好推迟到生长结束后，以免畸形复发。支具可稳定下肢，有助于行走。

四、矫形外科治疗

应仔细检查，包括肌力的分级；主动和被动活动范围；确定挛缩程度；测量肢体长度的差别；对畸形加以记录。腱转移后可能改进功能，但术前对计划转移的肌肉力量能否在新的位置生效应加以衡量。

1. 上肢　治疗目的是将手置于功能位，使之稳定，力求发挥手部功能。同时，对用步行器或拐杖协助走路有帮助。肩关节的稳定比活动更重要。

脊柱发生侧弯的约占麻痹患者的1/3。弧度通常为双主弧或大C字形。骨盆倾斜者常见。对20°～40°的弧度用支具背心可延缓其发展。40°～60°的后路行器械矫正加融合是有指征的。超过60°的可能需前、后路器械矫正和植骨。

2. 下肢　不同程度的麻痹多见。矫正后效果较好。矫治目的是使下肢稳定、对称。争取在用支具或不用支具条件下可以走路。要求是足跖侧面负重，膝关节伸直，髋关节稳定。要纠正骨盆倾斜和双下肢不等长，使双下肢对称。

脊髓灰质炎常用的手术有肩关节融合、阔筋膜松解、矫正膝关节屈曲挛缩、旋转性截骨、截骨改善仰趾跟足和高弓足以及肢体延长术等。

第十二节　儿童枕颈部畸形

一、齿状突畸形

尽管先天性齿状突畸形罕见，但是可引起寰枢椎明显不稳。这些畸形通常是在创伤或有症状时偶然被发现，可引起脊髓压迫、椎动脉受压，或者两者同时存在。

先天性齿状突畸形可分为三类：未发育(缺如)、发育不良和齿状突骨。未发育是指齿状突完全缺如；发育不良的齿状突只有部分发育，其骨性部分可以从较小的柱状突起，至几乎正常大小不等；齿状突骨则为一边缘平滑、硬化的卵圆或者圆形小骨，它与枢椎完全分离，两者之间有一较宽的横行裂隙，其尖端部分没有任何组织支持。

齿状突畸形可能是先天性和获得性的原因所致，先天性的原因包括齿状突尖端或称终末小骨不融合，以及齿状突与枢椎不融合，两者都不能解释游离齿状突中的所有表现。齿状突骨也可因感染、创伤或缺血性坏死而获得。一些作者提出，没有发现的齿状突基底骨折是最常见的原因。

(一)诊断

齿状突骨的临床表现差异很大，症状和体征可以很轻微，也可有明显的脊髓压迫或者椎动脉受压。临床表现包括颈部疼痛、斜颈和寰枢关节的局部受激惹所引起的头痛。神经系统症状可由创伤后一过性的轻瘫到因脊髓受压迫所引起的完全性损害。尽管可完全缺乏上位神经元损害的症状，但可有平衡能力减弱或消失伴上位运动神经元损害的体征，本体感觉与括约肌紊乱是常见的表现。椎动脉受压引起颈椎和脑干缺血，导致癫痫、晕厥、眩晕和视觉障碍。脑神经不受累则有助于齿状突骨与其他枕椎畸形的鉴别。

(二)X线表现

齿状突畸形能够在常规开口齿状突位的X线片上作出诊断。前后位与侧位的X线断层片有助于初步诊断齿状突骨，侧位的屈伸位X线片及断层片，可发现任何不稳定征象。若齿状突未发育，在开口位片上可见上关节面之间的轻压迹；齿状突发育不良时，可见一短的骨性残迹；而齿状突骨则在枢椎椎体与一骨性小骨之间存在一间隙，游离的小骨通常为正常齿状突的一半大小，呈卵圆或圆形，并有光滑、硬化的边缘。该间隙不同于急性骨折时的窄而不规则。与此相反，前者的间隙宽而光滑。这个间隙不应与5岁以下儿童的椎体与齿状突之间的软骨联合所混淆。通过侧位的屈伸位X线平片或断层X线片，能够对不稳定的程度作出判断，即能够测量寰椎在枢椎上前后移位的程度。

(三)治疗

先天性齿状突畸形的主要危害在于，可能因很轻微的创伤使早已存在的异常寰枢关节发生半脱位或者脱位，并可引起永久性的神经损害，甚至死亡。患者只有局部症状，通常可经颈椎牵引、石膏制动或者颈部支具等保守治疗而恢复。重建 C1、2 稳定性的手术指征包括：①存在神经系统症状(即使是一过性的)；②向前或向后不稳定的距离大于 5mm；③进行性不稳定；④持续颈部不适，且伴有寰枢椎不稳定，采用保守方法治疗无效。

对无任何症状，其前、后不稳定的距离小于 5mm 的患者，是否采取预防性增加稳定性的手术尚有争议。对于一个儿童患者，很难限制其活动，如果要手术治疗，就要考虑到手术所要面对的风险，从中作出权衡和选择。对有神经症状的患者，术前应该采取颅骨牵引，以便复位、允许神经功能的恢复和减少脊髓的刺激。实现和维持复位可能是治疗这种畸形最重要的方面。

二、颅底凹陷

颅底凹陷(颅底内陷)是一罕见畸形，其齿突尖端比正常者更位于头端，齿突可能凸入枕骨大孔并侵犯脑干，因为脑干和脊髓的可利用空间有限而引起神经症状。神经损害可由齿突直接压迫所致，或由枕骨大孔周围的其他限制性结构，如椎动脉的循环受损，或脑脊液循环受限所引起。

颅底凹陷可以是原发(先天性)，也可以是继发性病变(获得性)。原发性颅底凹陷是先天性颅颈连接处的结构异常，通常伴有其他脊柱缺陷(寰枕融合、Klippel-Feil 综合征、Arnold-Chiari 畸形、脊髓空洞症、齿状突畸形、寰椎发育不良和寰椎后弓裂等)，这些合并畸形可引起凸出的临床症状。继发性颅底凹陷是一种获得性颅骨畸形，由引起颅底骨性结构软化的全身性疾病，如 Paget 病、骨软化、佝偻病、成骨不全、类风湿关节炎、神经纤维瘤病和强直性脊椎炎等所致。

颅底凹陷因通过枕骨大孔的神经结构受到挤压而引起神经症状，但其临床症状有很大的差异，如严重颅底凹陷的患者可能无任何症状。临床症状通常在二三十岁时出现，可能因为随着年龄的增大，韧带松弛及不稳定愈加明显，而脊髓及椎动脉对压迫的耐受愈加降低。

多数颅底凹陷的患者有短颈、斜颈、面部或颅骨不对称，但这些表现不是颅底凹陷的患者所特有的体征，也可见于其他先天畸形。在枕大神经分布区域的头痛是一个常见的主诉。症状和体征分为两类：由单纯颅底凹陷所致的症状和由 Arnold-Chiari 畸形所致的症状。单纯颅底压迫所产生的症状，主要是运动与感觉失调，如肢体无力及感觉异常。Arnold-Chiari 畸形的患者有小脑和前庭失调，如共济失调、头晕、眼球震颤。颅底凹陷也可产生下位脑神经受累，三叉神经、迷走神经、舌咽神经和舌下神经均可在出延髓时受压。

椎动脉经过枕骨大孔时受压是另一些症状的原因，颅底凹陷及寰枕融合的患者，椎动脉畸形的发生率显著增加。由椎动脉供血不足引起的症状，如头晕、癫痫、智力减退和晕厥可单发或与其他颅底凹陷症状一并出现。如果使用颅骨牵引，有枕颈畸形的儿童可能对椎动脉受损和脑干缺血更敏感，因为它更进一步损害了异常的椎动脉。

(一)X 线表现

最常使用的测量方法包括 Chamberlain 线。在颅骨的侧位片上测量从硬腭后缘到枕骨大孔后缘所画的一条直线。当齿状突尖位于此线以上时，可发生症状性颅底凹陷。该线有两个缺点：

枕骨大孔后缘不仅在标准侧位片上很难确定，而且还经常发生内陷。McGregor 修改了 Chamberlain 线，从硬腭后缘的上面到枕骨凸的最低点画一条线，该线在标准侧位片上则很容易确定。测量齿突尖端的位置与 McGregor 线的相互关系，此线上方 4.5mm 被认为是正常值的上限。McRae 线确定枕骨大孔的前后距离，即枕骨大孔的前缘与后缘之间的连线。McRae 观察到齿状突尖低于此线时，患者通常无症状。

对斜颈的儿童，获得正确的颈椎 X 线片较为困难。初期检查应包括前后位和齿状突位的颈椎片。在开口的齿状突位上，向前旋转的侧块明显增宽并更接近中线，而对侧的侧块显示变窄并远离中线，寰枢椎的关节面可因明显重叠而模糊。在侧位片上，向前旋转的侧块位于齿状突前方并显示为楔形，又因为头部倾斜，寰椎后弓看似陷入枕骨内。颅骨侧位片比颈椎侧位片能更清楚地显示 C1 和 C2 的相对位置。若寰枢关节在常规 X 线片上显示不清楚，应摄断层 X 线片。CT 检查时其头部尽量向左或向右旋转，肯定寰枢关节失去了正常旋转，从而可确诊为旋转性半脱位。

（二）治疗

用颈托或者颈部矫形支具保守治疗有症状的患者，已经被将发生寰枢关节旋转性半脱位。它可自发产生，可伴发于轻微创伤，甚至在上呼吸道感染后出现。这种半脱位的原因尚不完全清楚。目前大多数作者一致认为，半脱位与炎症或创伤引起的翼状韧带与横韧带松弛有关。

Fielding 和 Hawkins 将寰枢关节旋转性半脱位分为四种类型：Ⅰ型，单纯性旋转脱位，没有 C1 前移；Ⅱ型，旋转性脱位，伴 C1 在 C2 上前移 5mm 或不足 5mm；Ⅲ型，旋转性脱位，伴 C1 在 C2 上前移大于 5mm；Ⅳ型，旋转性脱位，伴 C1 后移。Ⅰ型脱位最常见，主要发生于儿童。Ⅱ型虽不太常见，但产生神经损害的可能性较大。Ⅲ型和Ⅳ型罕见，但是产生神经损害的可能性更大。

若旋转性半脱位持续不足一周，推荐使用软的颈托制动，服用止痛剂并卧床休息一周，若不能自行复位，应该住院牵引。当旋转性半脱位持续时间长于 1 周少于 1 个月时，应住院治疗，进行颈部牵引。一般使用头部皮牵引，但当斜颈持续时间超过 1 个月时，可能需要骨牵引，持续牵引至畸形矫正为止，然后用颈托固定 4～6 周。

Fielding 列出下述情况为手术治疗的指征：①神经受累；②向前移位；③若畸形持续 3 个月以上而不能获得并维持复位；④在试行至少 6 周制动的保守治疗后畸形复发。当有手术治疗指征时，可作 C1～2 后融合。术前牵引 2～3 周使畸形尽可能获得矫正，并在头保持中立位上进行融合手术，术后牵引 6 周以维持矫正效果，直到获得坚固的融合。

将发生寰枢关节旋转性半脱位。它可自发产生，可伴发于轻微创伤，甚至在上呼吸道感染后出现。这种半脱位的原因尚不完全清楚。目前大多数作者一致认为，半脱位与炎症或创伤引起的翼状韧带与横韧带松弛有关。

Fielding 和 Hawkins 将寰枢关节旋转性半脱位分为四种类型：Ⅰ型，单纯性旋转脱位，没有 C1 前移；Ⅱ型，旋转性脱位，伴 C1 在 C2 上前移 5mm 或不足 5mm；Ⅲ型，旋转性脱位，伴 C1 在 C2 上前移大于 5mm；Ⅳ型，旋转性脱位，伴 C1 后移。Ⅰ型脱位最常见，主要发生于儿童。Ⅱ型虽不太常见，但产生神经损害的可能性较大。Ⅲ型和Ⅳ型罕见，但是产生神经损害的可能性更大。

（赵庆　朱永斌）

第三篇　应急篇

第二十九章　骨折急救

第一节　现场急救

一、概述

现场急救是指伤病员在发病或受伤时，由医务人员或目击者在现场对其进行必要、有效的医疗救治，以.维持患者基本生命体征、防止再损伤和减轻患者痛苦。及时有效的现场急救，对维持患者生命、防止再损伤和提高抢救成功率，均具有极其重要的意义。现场急救情况紧急，抢救环境大多较差，抢救人员体力消耗大，设备条件受限制，因此，现场救护应遵循以下原则：①立即使患者脱离险区；②先救命后治病，先复苏后固定，先止血后包扎，先重伤后轻伤；③争分夺秒，就地取材；④保留离断肢体和器官；⑤加强途中监护和详细记录。

二、急救伤员的分类

(一)现场伤员分类的意义

当遇到突发性事件，出现伤员数量大、重危伤员多的情况，对现场伤员进行合理的分类，可以保证充分地发挥人力、物力作用，使需要急救的轻、重伤员各得其需，使急救和后运工作有条不紊地进行。

(二)现场伤员的分级及标记

1.一级急救——红色；病情严重，危急生命者。

2.二级急救——黄色，病情严重，无危急生命者。

3.三级急救——绿色，病情较轻。

4.四级急救——黑色，死亡伤员。

三、现场急救护理评估基本程序

严重创伤救治成功与否，时间是关键，因此要在尽量短的时间内对伤员进行正确评估和及时有效的处理。以下是创伤患者的现场评估内容及处理。

(一)初次评估和紧急处理

1.颈部制动、气道维持　评估气道是否通畅：查看口腔内有无异物或舌后坠。处理：立即清除口腔内异物或呕吐物，然后用仰头举颏法开放气道，如怀疑患者颈部有脊髓损伤，应使用双手推举下颌法来打开气道。因为使用托颌法开放气道较为困难，而且所有开放气道的方法均可能造成受伤的颈部移动，因此，托颌法并不比仰头抬颏法更为安全。因此非医务人员对创伤患者，不要用托颌法开放气道，应使用仰头抬颏法开放气道。如有抢救设备，必要时可插入口咽通气管或气管插管。

2.检查呼吸　通过观察、听和感觉来评估患者有无呼吸，如果不能在10秒钟之内检测到适当的呼吸，应先对患者进行2次吹气。方式包括口对口、口对鼻或口对气管插管人工呼吸。

3.检查脉搏，建立循环，控制出血　对于非专业急救人员，在行CPR前不再要求将检查颈动脉搏动作为必需的诊断步骤，专业急救人员检查脉搏时间不超过10秒。如果在10秒内不能确定脉搏，就开始胸外按压。有效胸外按压的部位在胸骨下半部、双乳头之间，频率为100次/分，按压深度4～5cm，按压和放松时间一致，推荐按压与通气比例为30：2。如患者有脉搏，则评估脉搏、血压、皮肤色泽，查看有无明显出血来源。处理：直接压迫止血，建立静脉通道，快速补液，监测脉搏、血压等。

4.简单检查中枢神经系统　评估伤员意识水平，瞳孔大小。形态、反应性。

5.暴露和环境控制　注意保暖，防低温。

(二)在对伤员进行了初次评估和紧急处理后，再对伤员进行简单而全面的进一步评估和处理

四、现场创伤救护的基本技术

(一)止血

合理有效的止血措施，对于外伤大出血的急危重患者极为重要，它直接关系到该类患者的生命转归。

1.根据出血性质分类

(1)动脉出血　血液呈喷射状，速度快，色鲜红，在短时间内可大量出血。

(2)静脉出血　血液流出速度慢，呈暗红色，危险性相对比动脉出血小。

(3)毛细血管出血　整个创面呈点状或片状外渗，色鲜红，危险性较小。

(4)实质脏器破裂出血　如肝、脾、肾等破裂，其出血情况与大血管出血相似，症状出现较迟，出血量大。

2.常用止血法

(1)加压包扎止血法　适用于创口小、毛细血管或较小静脉的出血。局部可用生理盐水冲洗，然后消毒盖上无菌纱布，再用绷带、三角巾或布带加压扎紧，包扎范围应该比伤口稍大。

(2)指压止血法　适用于动脉位置表浅且靠近骨骼处的出血。止血方法为用拇指压住伤口近心端的动脉，阻断血流通过，以控制出血。

1)面部出血　在下颌角前约1.5cm处压迫同侧颌下动脉，大出血时往往同时压住两侧颌下动脉。

2)颞部出血　压迫同侧耳廓前方颧弓根部的颞动脉止血。

3)颈部大出血　可用拇指或其他四指压迫同侧气管外侧与胸锁乳突肌前缘中点之间的颈总动脉，将之向后压向第6颈椎横突上，达到止血目的。

4)上肢出血　根据上肢不同部位的出血实行按压。①手指大出血：用拇指和示指分别压迫手指两侧的指动脉，阻断血流。②手掌、手背出血：则压迫手腕横纹稍上方内、外侧的尺、桡动脉止血。③前臂出血：用一只手的拇指压迫上臂中段内侧，阻断肱动脉血流，另一只手固定伤员患侧手臂。

5)下肢出血　①大腿及以下部位出血：用两手的拇指用力压迫伤肢腹股沟中点稍下方的股动脉，阻断股动脉血流，伤员应该处于坐位或卧位。②足部出血：用两手的拇指和示指分别压迫伤侧足背中部搏动的胫前动脉及足跟与内踝之间的胫后动脉。

(3)填塞止血法　适用于伤口较深的出血，可用消毒的棉垫、纱布填塞伤口，再用绷带、三角巾等加压包扎。

(4)抬高肢体法　适用于临时应急措施，不适用于动脉出血。

(5)屈肢法　适用于肘或膝关节以下远端肢体受伤出血时，应先确定局部无骨关节损伤再根据情况选用。在肘窝、腘窝处放上纱布卷、棉垫卷，然后用绷带把肢体弯曲，使用环形或“8”字形包扎。此法虽能止血，但可能压迫血管、神经等组织，且不便于伤员搬运，一般不采用。

(6)止血带法　只适用于四肢大出血而其他止血法不能止血时。

1)橡皮止血带法　左手在离带端约 loom 处由拇指、示指和中指紧握，使手背向下放　在扎止血带的部位，右手持带中段绕伤肢一圈半，然后把带塞入左手的示指与中指之间，左手的示指与中指紧夹一段止血带向下牵拉，使之成为一个活结，外观呈“A”字形。

2)气囊止血带法　适用于肘或膝关节以下，常用血压计袖带，把袖带绕在扎止血带的部位，然后打气至伤口停止出血。

3)应用止血带注意事项　①位置准确：离出血点不能太远，有衬垫，以防产生多部位的组织缺血，上臂宜在上 1 / 3 处，大腿宜在上 2 / 3 处。②时间恰当：上止血带时间原则上要尽量缩短，每 30 分钟至 1 小时放松一次，2～3 分钟 / 次，在放松时改用其他止血措施，常用手指按压止血法。应有醒目标志，注明上止血带和松止血带时间，防止肢端缺血坏死。③止血带松紧合适：以出血停止、远端摸不到脉搏为合适。④掌握禁忌证：前臂及小腿双骨部分不可扎止血带，对伤口远端肢体明显缺血或肢体严重挤压伤者禁用。⑤密切观察肢体运动和末梢血液循环情况，尽快送医院行彻底止血。⑥在转送的途中要做好心理指导，清醒患者往往会非常恐惧，旁人情绪紧张，这些都会影响急救工作的进行。

(二)包扎

伤口包扎是为了保护伤口不受再次污染，达到压迫止血、固定骨折、关节、敷料等作用，减少渗血、渗液及预防水肿。

1.包扎材料

(1)三角巾　用正方形白布或纱布，将其对角剪开即分成两块三角巾，90°称为顶角，其他两个角称为底角，外加的一根带子称为顶角系带，斜边称为底边。为了方便不同部位的包扎，可将三角巾折叠成带状，称为带状三角巾，或将三角巾在顶角附近与底边中点折叠成燕尾式，称为燕尾式三角巾(见图 28-1)。

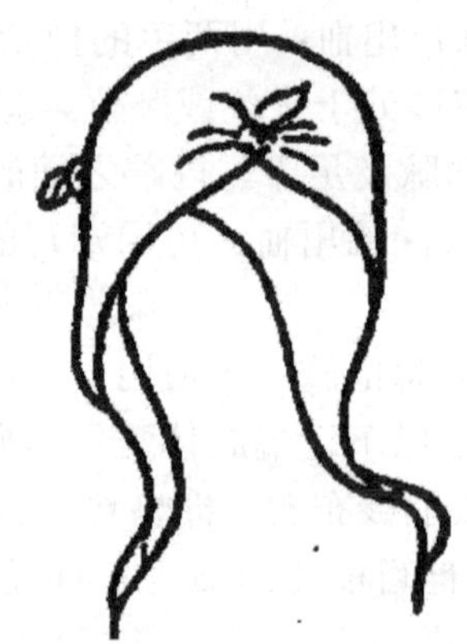

图 28-1　燕尾式三角巾

(2)绷带　用长条纱布制成，长度和宽度有多种规格。常用的有宽 5cm、长 600cm 和宽 8cm、长 600cm 两种。

(3)其他　在急救的情况下，如无三角巾或绷带，可用洁净的毛巾、衣服等代替。

2.常用包扎法举例

(1)三角巾帽式包扎　适用于头顶部外伤，先在伤口上覆盖无菌纱布(所有的伤口包扎前均先覆盖无菌纱布，以下不再重复)，把三角巾底边的正中放在伤员眉间上部，顶角经头顶拉到枕部，将底边经耳上向后拉紧压住顶角，然后抓住两个底角在枕部交叉返回到额部中央打结(见图 28-2)。

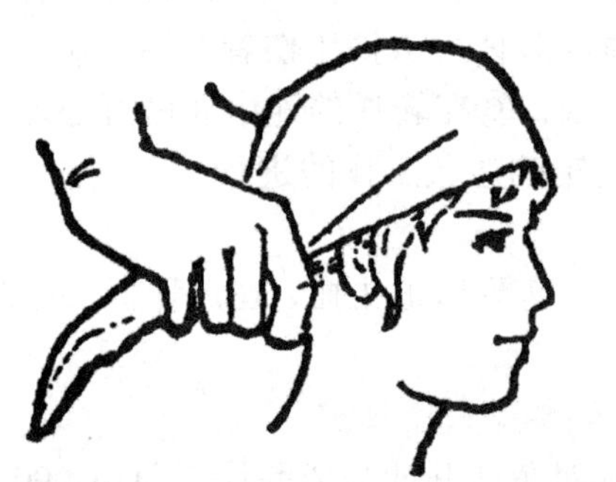

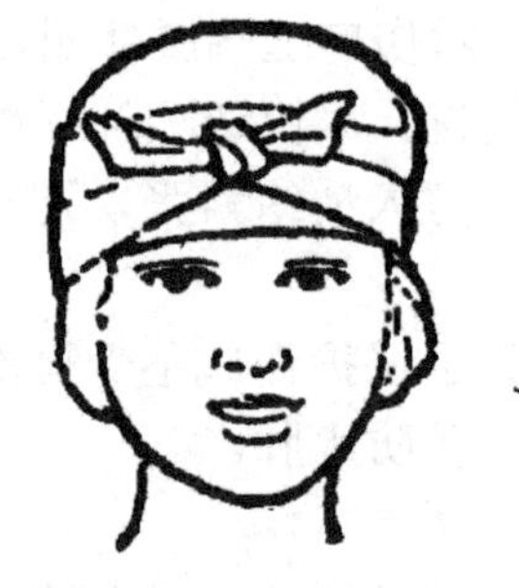

图 28-2　三角巾帽式包扎

(2)肩部三角巾包扎　将燕尾三角巾的夹角对着伤侧颈部，巾体紧压伤口的敷料上，燕尾底部包绕上臂根部打结，然后两个燕尾角分别经胸、背拉到对侧腋下打结固定。

3.注意事项

(1)在进行任何包扎时，应密切观察患者面色、生命体征等变化。

(2)病情许可时，给患者取舒适的坐位或卧位，扶托患肢，尽量保持功能位。

(3)包扎时要尽可能遵循无菌操作原则，为后期治疗创造良好的前提条件。根据包扎部位，选择宽度合适的绷带和大小适宜三角巾等。

(4)包扎时应动作轻巧，快速敏捷，松紧度适宜，稳固，避免碰撞伤口，以免增加出血量和疼痛。出血伤口多用无菌纱布覆盖后再行包扎，打结要注意避开伤口和不宜压迫的部位。

(5)皮肤皱褶处如腋窝、腹股沟等部位，应先涂滑石粉，再以棉垫间隔，骨隆处用衬垫保护。

(6)包扎四肢应从远心端开始(石膏绷带应自近心端开始)，指(趾)尽量外露，以便观察末梢血运。

(7)每包扎一周应压住前一周的 1 / 3 或 1 / 2，包扎完毕用胶布粘贴固定或撕开末端在肢体外侧打结，记录包扎的时间。

(三)固定

固定是针对骨折的急救措施，实施骨折固定先要注意伤员的全身状况，如心脏停搏要先复苏；如有休克要先抗休克或同时处理休克；大出血要先止血包扎，后固定。急救固定的目的是限制受伤部位的活动度，防止骨折断端的移动，避免损伤血管、神经等组织，并减轻疼痛，便于途中运输。

1.常用固定材料　有木制夹板、金属夹板、充气夹板、负压气垫、塑料夹板，其他材料如特制的颈部固定器、股骨骨折的托马固定架。在急救现场还可就地取材，选用树枝、木棍、竹棒等。紧急情况下，可直接借助患者的躯干或健侧肢体进行临时固定。

2.不同部位常用固定法

(1)锁骨骨折　用毛巾或敷料垫于两腋的前上方，将三角巾折叠成带状，两端分别绕两肩呈“8”字形，拉紧三角巾的两头在背后打结，尽量使两肩后张。

(2)肱骨骨折　用两条三角巾和一块夹板先将伤肢固定，然后用一块燕尾式三角巾中间悬吊前臂，使两底角向上绕颈部后打结，最后用一条带状三角巾分别经胸背于健侧腋下打结(见图 28-3、图 28-4)。

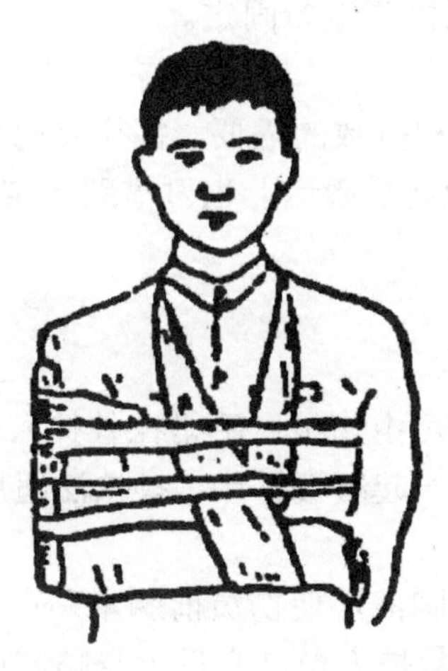

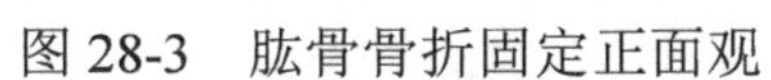

图 28-3　肱骨骨折固定正面观

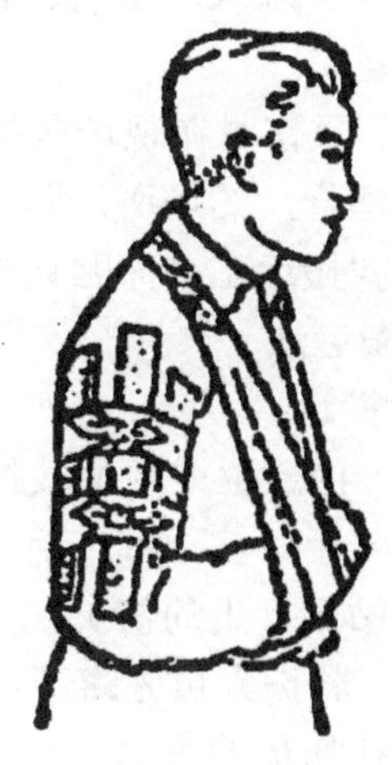

图 28-4　肱骨骨折固定侧面观

(3)桡、尺骨骨折固定　用一块合适的夹板置于伤肢下面，用两块带状三角巾或绷带把伤肢和夹板固定，再用一块燕尾三角巾悬吊伤肢，最后再用一条带状三角巾的两底边分别绕胸背于健侧腋下打结固定。

(4)股骨骨折　用一块长夹板(长度为伤员的腋下至足跟)放在伤肢外侧，另用一块短夹板(长度为会阴至足跟)放在伤肢内侧，至少用4条带状三角巾，分别在腋下、腰部、大腿根部及膝部分别环绕伤肢包扎固定，注意在关节突出部位要放软垫。若无夹板时，可以用带状三角巾或绷带把伤肢固定在健侧肢体上。

(5)胫、腓骨骨折　与股骨骨折固定相似，只是夹板长度稍超过膝关节即可。

(6)颈椎骨折　伤员仰卧于硬板上，使头颈部成中立位，头部不要前屈或后仰，在头的两侧各垫沙袋、枕头或衣服卷，最后用一条带子通过伤员额部固定头部，限制头部前后左右晃动。

3.注意事项

(1)根据骨折情况选择相应的预制夹板，无预制夹板时可就地取材，如树枝、木棍等，也可将上肢与胸臂、下肢与对侧健肢固定在一起。

(2)骨折固定时，不要盲目复位，防止加重损伤程度，露在伤口外面的骨折断端不应该回纳，以免造成感染。

(3)夹板的长度和宽度要与骨折的肢体相适应，夹板固定应包括骨折部位上、下各一个关节。

(4)固定时应动作轻巧，快速稳妥，松紧适度，一般应使捆扎带的带结能向远近两侧较容易地各移动1cm为宜，皮肤与夹板之间要垫适量的软物，可垫棉花、纱布或用剪开的衣服条作衬垫，尤其是夹板两端骨突出处和空隙部位更要注意，以防局部受压引起缺血坏死。

(5)使用充气夹板的患者，如用空运，升空后如无恒压舱时则要将夹板内空气放出少许，以免在高空中夹板膨胀过度压迫患肢。

(6)肢体骨折固定时，要将指(趾)端露出，以便密切观察患肢末梢血运情况，如发现指(趾)端苍白、发冷、麻木、疼痛、青紫等，说明血运不良，应松开重新固定。

(四)搬运

急、危、重伤员在现场救护后，由于现场条件的限制和抢救的需要，往往要把伤员转移到更安全、适合，的场所，防止再次负伤。现场搬运多为徒手搬运，也可借助一定的工具，但不要因寻找搬运工具而贻误搬运时机。

1.常用搬运法

(1)徒手搬运

1)搀扶　由一位或两位救护人员托住伤员的腋下，也可由伤员一手搭在救护人员肩上，救护人员用一手拉住，另一手扶伤员的腰部，然后与伤员一起缓慢移步。搀扶法适用于病情较轻、能够站立行走的伤员。

2)背驮　救护人员先蹲下，然后将伤员上肢拉向自己胸前，使伤员前胸紧贴自己后背，再用双手反托伤员的大腿中部，使其大腿向前弯曲，然后救护人员站立后上身略向前倾斜行走。胸部创伤者不宜采用此法。

3)双人搭椅　由两个救护人员对立于伤员两侧，然后两人弯腰，各以一手伸入伤员大腿下方而相互十字交叉紧握，另一手彼此交替支持伤员背部；或者救护人员右手紧握自己的左手手腕，左手紧握另一救护人员的右手手腕，以形成“口”字形。这两种不同的握手方法，都形成类似于椅状而命名。此法要点是两人的手必须握紧，移动步伐必须协调一致，且伤员的双臂都必须搭在两个救护人员的肩上。

4)拉车式　由一个救护人员站在伤员的头部，两手从伤员腋下抬起，将其头背抱在自己怀内，另一救护员蹲在伤员两腿中间，同时夹住伤员的两腿面向前，然后两人步调一致慢慢将伤员抬起。

(2)器械搬运　是指用担架(包括软担架)、移动床(轮式担架)等现代搬运器械，或者利用椅子、木板等作为搬运器械(工具)的一种搬运方法。

1)担架搬运　担架搬运是院前急救最常用的方法。目前最常使用的担架有帆布担架、板式担架、铲式担架和轮式担架等。其中板式担架适用于四肢骨折的患者，铲式担架则主要用于脊柱、骨盆骨折的患者。轮式担架可以将患者直接从现场平稳地推进救护车内固定，并转送至医院急诊室抢救，减少了患者的搬动和痛苦。

2)椅子搬运　楼梯比较狭窄和陡直时，可用牢固的竹、木椅作为工具搬运伤员。伤员采用坐位，并用宽带将其固定在椅背上。两位救护人员一人抓住椅背，另一人紧握椅脚，然后以 45°向椅背方向倾斜，缓慢地移动脚步。脊柱、骨盆损伤、昏迷患者不可用此法。

2.常见危、重伤员的搬运

(1)脊柱损伤　遇有脊柱损伤或疑似损伤的伤员，不可任意搬运或扭曲其脊柱部。在确定性诊断治疗前，按脊柱损伤原则处理。搬运时，顺应伤员脊柱或躯干轴线，滚身移至硬担架上，一般为仰卧位，有铲式担架搬运则更为理想。搬运时，原则上应有 2～4 人同时进行，且用力均匀，动作一致。切忌一人抱胸，另一人搬腿双人拉车式的搬运法，以免会造成脊柱前屈，使脊椎骨进一步压缩而加重损伤。遇有颈椎受伤的伤员，首先应注意不轻易改变其原有体位，应用颈托固定其颈部，如无颈托，则头部左右两侧可用软枕或衣服等物固定，然后一人托住其头部，其余人协调一致用力将伤员平直地抬到担架上。搬运时注意用力一致，以防止因头部扭动和前屈而加重伤情。

(2)骨盆骨折　可将骨盆用三角巾或大块包布作环行包扎，然后让伤员仰卧于板式担架上，膝微曲，下部加垫。

3.注意事项

(1)徒手搬运时，动作要轻巧、敏捷、协调一致，避免震动，减少病员痛苦，对路途较远的病员，则应寻找合适的工具。切忌将患者任意翻动，以防加重损伤的程度。

(2)搬运时注意患者的安全，不可触及患部；伤员抬上担架后必须扣好安全带，以防止坠落；上、下楼梯时应保持头高位，尽量保持水平状态；担架上车后应予固定，伤员保持头朝前脚向后的体位；对不同病情的伤员要求不同的体位，使病员舒适。

(3)注意观察伤口出血情况及肢体血循环：包括肢端感觉，活动，皮肤色泽，皮温，神经系统状况。

(4)密切观察生命体征，保持各种管道通畅，较长时间和远距离的运送应定时翻身，调整体位等。

(5)对骨折、大出血的患者，应先止血、固定后再搬运。

(6)重视危重病员的心理支持，使病员积极面对。

(7)在自然条件恶劣时，应注意保暖、遮阳、避风、挡雨等。

第二节　创伤性休克的急救

一、概述

创伤性休克是指机体因各种创伤引起低血容量，导致组织器官灌注不足，进而发生微循环和细胞代谢功能障碍的综合征。

(一)病理生理和发病机制

机体在低血容量的作用下，发生神经一内分泌效应的变化，致使体液转移，重新分布，以调节心血管系统功能和补偿血容量的改变，稳定血流动力学。这是机体必要的保护性反应。当血容量丢失到一定程度，而保护性机制减弱，血管收缩延长，组织细胞在低灌流状态下所形成的各种细胞因子和炎性介质，使内环境失调，发生血流动力学改变，如不及时补偿，导致组织灌流锐减，细胞代谢障碍，最终发生多脏器功能障碍乃至衰竭。

重，体液转移与重新分布　创伤失血致低血容量，使组织灌注不足和细胞缺氧，最先发生神经一内分泌效应，释放儿茶酚胺，使皮肤、内脏和肌肉的血管收缩，心动过速，以维持重要器官(心、肺、肾、脑)的血流。组织细胞因灌注不足而开始无氧代谢，使乳酸大量形成，并发展为代谢性酸中毒；细胞因子和炎性介质的释放，使细胞进而损伤。如休克延长，细胞发生肿胀，最终导致细胞发生损伤或死亡，器官功能衰竭。

2.微循环障碍　微循环直接参与组织细胞的物质、信息和能量传递的血液、淋巴液和组织液的流动，包括三种体液循环系统：血液微循环、淋巴微循环、组织液微循环或超微循环。微循环障碍机制错综复杂，一般可分为三期：微循环缺血期、微循环淤血期和微循环衰竭期。

(1)微循环缺血期又称休克代偿期　此期微动脉、毛细血管前括约肌、微静脉收缩，毛细血管前阻力增高，微循环灌流量减少，处于缺血状态。

(2)微循环淤血期又称休克失代偿期　血管平滑肌反应性下降，微动脉、后微动脉及毛细血管前括约肌呈舒张状态，总外周阻力由增高变为降低，而微静脉仍处于收缩状态，因而大量血液淤滞于微循环，同时毛细血管通透性增加，血浆渗出，血液黏度增加，使回心血量减少，平均动脉压降低。细胞缺氧加剧，无氧代谢加强，使乳酸等酸性代谢产物积聚形成代谢性酸中毒。

(3)微循环衰竭期又称休克难治期　血流速度进一步减慢，细胞缺氧加重，血小板、红细胞聚集，促发凝血系统，在微血管形成广泛的微血栓；细胞因持久缺氧后细胞膜损伤，溶酶体释放，细胞坏死自溶，并因凝血因子的消耗而产生DIC。同时因胰腺、肝、肠缺血后分别产生心肌抑制因子、血管抑制物质等有害物质，导致重要器官发生严重损害、功能衰竭。

3.细胞因子、介质的作用　细胞因子是有不同类型的细胞如T细胞、巨噬细胞、单核细胞等在刺激物的作用下分泌出来的，包括白细胞介素、肿瘤坏死因子、生长因子和趋化因子等。介质是指效应细胞活化后释放出的化学介质或生物活性物质。

(1)白细胞介素1，2，6，8(Interleukin，IL-1，2，6，8)　联系白细胞间相互作用，调节

白细胞活性的因子，共 18 种。在休克时能影响能量代谢，抗自由基损伤，促进前列腺素的释放，介导免疫抑制作用，减轻肠源性感染。

(2)肿瘤坏死因子(tumor necrosis factor，TNF) 创伤休克早期血管 TNF 含量明显上升。在休克中时可诱导其他细胞因子的产生，并参与组织细胞的损伤，以及 DIC 形成，与其他炎性介质共同作用导致内皮细胞炎性反应，使血管通透性增强。

(3)氧自由基 休克时氧自由基产生明显增加，在恢复灌流后，大量氧自由基进入大循环，激活补体，使中性粒细胞活化，释放更多的氧自由基，后者进一步损害内皮细胞。

(4)内皮素(endothelin，ET) 是血管内皮细胞释放的内源性血管因子，它是一种活性肽。具有强烈耐久的缩血管反应(其作用是血管紧张素Ⅱ的 10 倍，去甲肾上腺素的 100 倍)，组织缺血缺氧都可刺激 ET 的表达和释放，收缩动脉和静脉，降低微循环的血流量，导致组织、器官功能障碍。

(5)一氧化氮(NO) 休克时在多种细胞因子作用下诱导 NO 大量释放，介导血管扩张，调节血流灌注，改善微循环，抑制血小板聚集，防止 DIC。

(二)临床表现

1.休克早期(细小血管痉挛期) 又称缺血缺氧期或代偿期，意识清楚，但精神紧张，伴有烦躁不安；面色苍白、口渴、手足湿冷、口唇轻度发绀；呼吸深而快；脉搏尚有力，脉率加快(90～110 次／分钟)；，血压正常或稍低，收缩压≥10.64kPa(80mmHg)，脉压差<2.66kPa(20mmHg)，原有高血压者收缩压降低 5.32～10.64kPa(40~80mmHg)以上；尿量轻度减少。

2.休克中期(微循环淤滞期) 又称淤血缺氧期或失代偿期，意识虽清楚，但表情淡漠、反应迟钝；口干渴，皮肤发绀；呼吸浅促；脉搏细速(110~140 次／分钟)；血压下降，收缩压约 7.98～10.64kPa(60~80mmHg)；少尿或无尿，尿量<20ml／h。

3.休克晚期(DIC 期) 又称微循环衰竭期，神志不清(昏迷)，全身皮肤、黏膜紫绀，出现花斑，四肢厥冷，冷汗淋漓；体温不升；呼吸困难，甚至出现潮式呼吸；脉搏细弱不清；血压下降明显，收缩压<7.98kPa(60mmHg)或测不清；无尿；DIC 时可有全身.出血倾向。

(三)诊断

有明显受伤史和出血征象的伤员出现休克，诊断为创伤性休克并不困难。

1.休克诱发病因，如急性创伤、大量失血等。

2.神志状态，如烦躁不安、表情淡漠、反应迟钝。

3.脉搏细速>100 次／分钟或不能触知。

4.四肢湿冷、皮肤黏膜苍白或发绀。

5.血压下降，收缩压≤10.64kPa(80mmHg)；脉压<2.66kPa(20mmHg)；原有高血压者，收缩压较原水平下降 3.99kPa(30mmHg)以上。

6.尿量<30ml／h 或无尿。

二、急救措施

创伤性休克的病因主要是创伤和出血，其急救原则是：积极、迅速地抢救，稳定和消除创伤，有效地止血；快速补液扩容；正确使用血管活性药物纠正微循环障碍；改善心功能；

防止并发症等。强调休克治疗的时间：基于生理学中半数细胞死亡时间的概念建立的，例如在50%以内，则脏器功能损害还可能限制在一定范围内，病程可以是可逆的；因此休克早期或程度轻微，组织细胞损伤或死亡数量尚少，随着休克持续，细胞缺氧损伤程度加重，范围扩大，最终将不可避免地造成脏器功能的不可逆损害。调整前负荷与药物疗法兼用的原则：纯血管收缩药如阿拉明等在抢救时临床已较少应用。休克复苏时应重视动脉血压，因为维持一定的灌注压是必要的，更要重视循环灌注的血流量，单纯以兴奋a受体来提高血压通常是以进一步牺牲脏器灌注血流量为代价的。因此需要在血压和血流量之间平衡，休克治疗追求的是压力和血流量两者同时得到恢复。

(一)紧急处理

1.保持病室安静，注意保暖，避免过多搬动患者。

2.给予安置休克卧位，即头部和脚部各抬高约30°，以增加回心血量和减轻呼吸时的负担。

3.保持气道通畅，给予鼻导管吸氧或面罩给氧4~6L / min。

4.立即开放两条以上大口径静脉通道，迅速补充血容量，同时抽血作血型鉴定和交叉配血。必要时桡动脉置管监测动脉血压的变化，维持收缩压在11.97~13.3kPa(90 100mmHg)。置深静脉导管，以监测中心静脉压。

5.镇痛　剧痛时可给予吗啡5~10mg或哌替啶50~100mg肌肉或静脉注射镇痛，但严重颅脑外伤、急腹症患者诊断未明确时禁用。

6.创伤处理　凡有活动性出血的患者，除积极快速输液、输血补充血容量外，还应尽快止血。一般对表浅伤口出血或四肢血管出血，可先采用局部加压包扎止血或上止血带方法暂时止血，待休克初步纠正后，再进行根本的止血措施；对四肢闭合性骨折，立即用小夹板或石膏作临时固定；检查有无血胸、气胸、连枷胸等，必要时作胸腔闭式引流和胸带加压包扎；检查出血的隐蔽来源，如血胸、心包压塞、腹内出血或骨折，当怀疑休克是由于内出血而引起，就应在抗休克的同时进行紧急手术。

7.留置导尿管监测每小时尿量，维持在0.5ml / (kg • h)。

(二)补液疗法

建立良好的静脉通道，迅速恢复有效的循环血容量，疏通微循环，是治疗创伤性休克的首要措施。

1.补液的质　①晶体溶液：最常用的是乳酸钠林格液(平衡液)，其中钠和碳酸氢根的浓度几乎和细胞外液相同。补充血容量需考虑失血量、扩张血管内容积和丢失的功能性细胞外液，后者必须靠晶体纠正。②胶体液：全血、血浆或代血浆、低分子右旋糖酐等。可使组织间液回收血管内，循环量增加1～2倍。但用量过大可使组织液过量丢失，且可发生出血倾向，常因血管通透性增加而引起组织水肿。低分子右旋糖酐偶可引起严重过敏反应，用前应做过敏试验。③高渗溶液：新近认为它能迅速扩容改善循环，最佳效果为输入7.5%盐水，4ml / kg，10分钟即可使血压升高，并能持续30分钟。注意只适用于大静脉输液、速度不宜太快。该药缺点为可刺激组织造成坏死，且可导致血栓形成，用量过大可使细胞脱水发生神志不清，对继续出血者因血压迅速回升可加重出血。同时，还应根据血电解质及血气分析结果选用补液的种类。

2.补液的量　常为失血量的2～4倍，不能失多少补多少。晶体与胶体比例为2：1～3：1，中度和重度休克应输一部分全血。

3.补液速度　原则是先快后慢，第一个半小时输入平衡液1500ml，低分子右旋糖酐500ml，如休克缓解可减慢输液速度。输液的速度和量必须依据临床监测结果及时调整。

4.补液监测　临床判断补液量和速度主要监测项目有血压、脉搏、尿量、中心静脉压(CVP)、血球比积等。有条件可插Swan-Ganz导管行血流动力学监测。循环恢复灌注良好指标有：尿量>30ml／h；收缩压>13.3kPa(100mmHg)；脉压>3.99kPa(30mmHg)；CVP达到0.49~0.98kPa(5～10cmH_2O)。如达到上述指标，并肢体渐变温暖，说明补液量接近丢失液体量。

(三)正确使用血管活性药物

如快速补液后血压仍不回升，组织灌注仍无改善，应考虑适当应用血管活性药物。

1.血管扩张剂主要应用于休克早期微血管痉挛性收缩阶段，以改善微循环，提高组织器官的血液灌注，使血压回升。常用药物有多巴胺、异丙肾上腺素、山莨菪碱(654- 2)等。血管扩张药物必须在补足有效血容量的基础上使用，否则将加剧循环血量不足，使休克恶化。

2.血管收缩剂主要应用于休克期微血管扩张阶段，增加外周循环阻力，改善微循环，增加回心血量，使血压升高。常用药物有间羟胺、去甲肾上腺素、肾上腺素等。影响患者预后的重要因素是组织灌注而并非血压的高低，因此单纯的血压升高并不一定表示组织灌注改善，故近年来较少单独使用血管收缩药物。

(四)改善心功能

当创伤性休克出现心力衰竭症状时可给予速效类强心药(如西地兰)治疗。

(五)防止并发症

在治疗创伤性休克的同时要做好各项监测，防止肾功能衰竭、DIC等并发症的发生。

第三节　创伤后呼吸窘迫综合征的急救

一、概述

急性呼吸窘迫综合征(acute respiratory distress syndrome，ARDS)是指由多种病因(如严重创伤、休克、烧伤、感染等)发展过程中继发的以急性进行性呼吸窘迫和低氧血症为特征的急性进行性呼吸衰竭。采用常规的吸氧治疗难以纠正其低氧血症，为临床上常见的危重症之一，死亡率很高。

(一)病理生理和发病机制

1.渗透性肺水肿的形成　因肺泡毛细血管膜通透性增加，肺毛细血管内液外渗增多，而淋巴回收引流又不能相应提高，使液体滞留，导致肺间质和肺泡水肿。

2.肺内分流量增加　正常肺内分流量小于3％～6％，ARDS时通气／血流(V／Q)比例失调，肺泡处于无气或只含有少量气体，流经肺毛细血管内的静脉血得不到充分氧化，即回流到左心，动脉血中含有静脉血大于30％。

3.生理死腔增加　ARDS 时，肺内通气分布不均，肺内分流量增加导致 V／Q 比值减小，生理死腔增加，导致 V／Q 比值增大。V／Q 比值减小或增大，都可引起肺内分流量大于 30%。

4.功能残气量减少　功能残气量是指平静呼气后残留肺内的气量。其意义是在呼吸周期中避免肺泡氧分压发生过度的波动而起到的缓冲作用。ARDS 时，由于肺泡陷闭与肺泡水肿，肺内氧储存减少，导致严重低氧血症。

5.肺顺应性降低　肺表面活性物质缺乏或活性降低，肺间质和肺泡水肿，功能残气量减少，导致肺顺应性降低。

(二)临床表现

1.多发生于严重创伤、休克、脓毒血症、误吸等疾病的发展过程中；起病急剧而隐匿，多在原发病后 1～3 天内。

2.呼吸频率增快(>28 次／分钟)、窘迫，出现三凹征；咳血痰或血水样痰。

3.可有口唇、肢体末梢紫绀，且缺氧症状不因吸氧治疗而改善。

4.体征　呼吸急促而困难，听诊双肺可闻及湿啰音；肺顺应性降低；肺内分流量增加。

5.ARDS 早期可出现呼吸性碱中毒，随着病情的发展，各脏器衰竭和电解质失衡可出现复杂的双重或三重型酸碱失衡。

6.血气分析　PaO_2 呈下降趋势，早期正常或稍低，中、晚期则明显下降；$PaCO_2$ 早期降低[常<3.99kPa(30mmHg)或更低]，晚期升高，表明病情加重，预后不良。

7.胸部 X 线征象

(1)1 期(0.5～2 天)　低肺容量，肺部清晰。

(2)2 期(3～5 天)　轻度网状浸润阴影，肺间质水肿。

(3)3 期(5 天后)　散在斑片状浸润阴影或融合成大片浸润阴影。

8.肺部 CT 检查　毛玻璃样改变，实变，网状改变，线状影，肺纹扭曲。

(三)诊断

在危重病的抢救过程中，尤其是存在 ARDS 的各种致病因素时，要高度警惕本病的发生。应密切监测呼吸情况及血气分析的变化，结合肺部 X 线及呼吸生理方面的检查早期作出诊断。

1.有容易诱发 ARDS 的疾病　如严重创伤、休克等。

2.急性发作，呼吸频率进行性增加，>28 次／分钟。

3.PaO_2 在氧疗条件下有进行性下降趋势，PaO_2／FiO_2<26.6kPa(20mmHg)(不考虑 PEEP 值)。

4.胸部 X 线检查征象　为肺纹理增多，边缘模糊，斑片状浸润阴影等肺间质或肺泡性病变。

5.肺毛细血管楔压(PCWP)<2.4kPa(18mmHg)或排除心源性肺水肿。

(四)鉴别诊断

1.心源性肺水肿　肺毛细血管楔压(PCWP)可反应左心室功能，PCWP<2kPa (15mmHg)表示为肺源性，PCWP>2kPa(15mmHg)表示心源性。心源性肺水肿的患者还可出现颈静脉怒张，双肺底细小湿啰音，心率快，奔马律，早期即有肺淤血、水肿表现，经用强心、利尿剂及一般氧疗可缓解。

2.非心源性肺水肿 大量快速输液或胸腔抽液速度过快均可引起肺水肿，但均有相应的病史和体征，血气分析一般无进行性低氧血症，经一般氧疗症状可明显改善。

3，急性肺栓塞 多见于手术后或长期卧床者，血栓来自于下肢深静脉或盆腔静脉。起病急，呼吸急促，常有烦躁、冷汗、晕厥，并伴有咳嗽、胸痛、咯血等症状。

4.张力性自发性气胸 主要临床表现为进行性呼吸困难，但及时做胸腔穿刺或行胸部X线检查不难鉴别。

5.特发性肺间质纤维化 此病病因未明，常为慢性过程，但也可呈亚急性发展，与ARDS的表现相似，但本病病程发展较缓慢，胸部X线可见网状、结节状和蜂窝状改变。

二、急救措施

ARDS的病情危急，且发病机制错综复杂，预后严重，病死率高。临床上若能早发现、早诊断、早治疗，可有效地降低病死率。

1.积极有效的治疗基础疾病

(1)积极、迅速地抢救，稳定和消除创伤，有效地止血。

(2)及时纠正休克，改善微循环。

(3)合理补液，以最低有效的血管内容量来维持有效循环功能，并参考血压、脉压差、CVP、PCWP、尿量等监测指标，及时调整补液量和速度。

(4)注意大量输血可导致的不良后果，尤其是库存血中含有大量微粒可栓塞肺循环，诱发肺水肿。

(5)正确吸氧，避免长时间高浓度吸氧，长时间吸入超过60%的氧，可使PaO_2迅速升高，损伤肺泡上皮细胞和毛细血管内皮细胞，导致肺间质水肿。

2.控制补液、维持体液负平衡 ARDS是一种高血管渗透性水肿，减少毛细血管静水压将可以减少水肿的形成。在维持适当的动脉压的前提下，入量应少于出量，维持体液负平衡，补液量以不超过1500～2000ml / d为宜。同时，合理使用利尿脱水剂，加速水肿液的排出。ARDS的早期宜补充晶体液防止肺水肿恶化，恢复期可以补入血浆白蛋白、血浆、新鲜血等提高胶体渗透压，有利于肺间质和肺泡内液的回吸收。

3.合理使用药物，保护肺泡—毛细血管膜、减轻肺间质水肿

(1)肾上腺皮质激素 应严格掌握适应证。具有保护毛细血管内皮细胞，防止白细胞、血小板聚集和粘附管壁，形成微血栓；增加肺泡表面活性物质的分泌，保护肺泡的稳定性；减轻脂肪栓塞或吸入性肺炎的局部反应；抗炎和促进肺间质液吸收；缓解支气管痉挛；抑制后期肺纤维化的作用。宜早期、大剂量、短疗程应用，常用地塞米松10～20mg，每6小时1次，静脉注射，3～4天开始减量，1～2周内减毕。

(2)α受体阻滞剂 该类药物可扩张肺血管，降低肺静脉压，减轻肺水肿，改善微循环，解除支气管痉挛，有利于改善通气，纠正低氧血症。临床用药有苄胺唑啉或酚苄明，应用时要严密监测血压变化。

(3)强心药 可增加心排出量，改善心功能。临床常用西地兰0.2mg稀释后缓慢静脉注射。

(4)低分子右旋糖酐 可扩充血容量，减少红细胞凝聚，防止微血栓形成。每天用量不宜

超过 1000ml，少尿、无尿患者不宜应用。

(5)肺泡表面活性物质　ARDS 患者的肺泡表活性物质不如新生儿呼吸窘迫综合征那样缺乏，但其功能不全。外源性肺泡表面活.性物质用于成人 ARDS 疗效不一，有一定的不良反应，且价格昂贵，因此，目前未广泛应用于临床。

4.机械通气治疗

(1)ARDS 通气模式的选择　容量控制通气为定容型，预设潮气量、恒流、呼吸频率和吸呼比，能够保证每分钟通气量，但容易导致气体分布不均，肺泡发生过度膨胀，增加气压伤的风险。近年来，应用容量控制通气治疗 ARDS 的趋势正在下降。压力控制通气为定压型，预设气道压力，呈递减气流，具有避免气压伤、改善通气 / 血流比例以及人机关系较为协调等优势，该模式治疗 ARDS 的情况逐渐增多。

(2)小潮气量与允许性高碳酸血症　参与通气的肺泡明显减少的肺容积特点，决定了对 ARDS 施行机械通气的方法是在避免气压伤的情况下采用小潮气量的允许性高碳酸血症。现代的小潮气量(6~7ml / kg)通气方法，能满足 ARDS 肺容积的通气水平，避免肺损伤。

(3)选择最佳呼气末正压通气方式(PEEP)　ARDS 最重要的病理生理特点是参与通气的肺泡明显减少，功能残气量降低，结果导致肺内分流增加和通气 / 血流比例失调，造成顽固的低氧血症。PEEP 的主要作用是提高肺功能残气量和气体交换面积来防止呼气末肺泡的萎陷；防止可复张的肺泡周期性地复张和萎陷，避免剪切力的损伤。因此，选择适当水平的 PEEP 对于纠正低氧血症，避免气压伤具有重要的意义。

5.其他治疗

(1)一氧化氮(NO)吸入疗法　一氧化氮的吸入可扩展该区的肺血管，改善通气 / 血流的比例，降低肺动脉压和肺血管阻力，减少肺内分流，防止肺血管痉挛，以改善气体交换。但一氧化氮的吸入并不能防止肺顺应性的下降。

(2)液态通气　液态通气是通过充氧氟碳为肺脏提供氧气以完成呼吸功能。它可以明显减少肺泡病变和炎性浸润，改善肺功能和气体交换。

(3)体外膜肺(ECMO)　在 ARDS 经人工机械通气氧疗效果差，呼吸功能在短期内无法纠正的情况下，可用体外膜肺维持生命。体外膜肺采用静脉—膜肺—静脉的模式，经双侧大隐静脉根部用扩张器扩张后插入导管深达下腔静脉，连接体外膜肺。

(4)血管腔内氧合器(1VOX)　血管腔内氧合器是具有氧合器和二氧化碳排除的中空纤维膜，通过股静脉插至腔静脉，用一负压吸引使氧通过血管腔内氧合器，以提高气体交换量，降低气道峰压和平均压等机械通气的参数，提高 PaO_2 / FiO_2 比例，降低 $PaCO_2$，以防止和降低吸入高浓度氧和高气道压对肺的损伤。

6.营养支持治疗　ARDS 患者处于高代谢状态，应给予合理的营养支持治疗，维持足够的能量供应，避免代谢和电解质紊乱。

第四节　多发伤伴发气胸的急救

一、概述

(一)多发伤是指同一致伤因子引起的两处或两处以上解剖部位或脏器的创伤，且至少有一处损伤是危及生命的。当胸部创伤累及胸膜，空气进入了胸膜腔，即形成创伤性气胸。气胸可以分为闭合性、开放性和张力性三种。闭合性气胸是指空气进入了胸膜腔，胸膜伤口自行闭合，胸膜腔不再和外界相通而形成。开放性气胸是指致伤物穿透胸壁后造成胸壁缺损，呼吸时，外界空气可自由的进出胸膜腔。张力性气胸常见于肺裂伤，也可见于胸壁穿透伤或支气管损伤，其伤道与胸膜腔相通并形成活瓣，吸气时活瓣开放，空气进入胸膜腔，但呼气时活瓣关闭，空气无法排出，导致胸膜腔内空气不断增多，压力不断升高而形成张力性气胸。这类气胸最为严重，伤员可在短时间内死亡。

(二)病理生理和发生机制

多发伤常由高处坠落、交通事故、埋压、爆炸等因素引起。严重多发性创伤常伴随一系列复杂的应激反应。创伤后发生血容量急性减少、组织低灌注状态与缺氧等一系列危及组织生存的病理生理变化(主要包括神经内分泌反应、代谢反应、重要器官功能变化和体温变化)，可能长时间难以得到改善。这些严重紊乱使伤情变化快，常迅速发生一系列并发症而危及伤员生命，故死亡率较高。

闭合性气胸形成以后，受伤侧肺脏被进入的空气所压迫而发生不同程度的萎陷，但纵隔和心脏无明显移位，对呼吸和循环功能无大影响。进入胸膜腔的空气张力性气胸由于活瓣的形成，不仅使伤侧肺受压缩，而且随着胸腔内压力的增高，纵隔逐渐移向健侧，使健侧肺也受压迫，严重的影响了呼吸功能；纵隔移位也是上、下腔静脉扭曲，加上胸膜腔内负压消失，压力不断增高，严重的阻碍了血液的回流。因此，一旦发生张力性气胸，即可引起进行性的呼吸、循环障碍。由于上下腔静脉和右心房与右侧胸膜腔毗邻，故右侧张力性气胸比左侧更为危险。伤侧胸膜腔的压力明显增高时，纵隔膜腔可通过胸骨后与食管后突向健侧胸腔，形成纵隔疝，使呼吸、循环功能障碍更为严重。

开放性气胸由于伤侧肺受压萎陷，呼吸量明显减少，健侧肺也由于两侧胸腔内压力不平衡，纵隔被推向健侧而受到一定程度压缩，影响了通气功能。吸气时健侧胸膜腔内负压增加，伤侧胸膜腔因有伤口和外界相通，其压力仍为大气压，两侧胸膜腔内压力不平衡，纵隔被推向健侧；呼气时，健侧胸膜腔内压力增高，伤侧胸膜腔内压力变化不大，纵隔又返回原位，随着呼吸运动而出现纵隔摆动。在纵隔摆动时，心脏也随之来回摆动，腔静脉回到心脏的血流发生阻滞，加上伤侧胸膜腔失去负压作用，也妨碍了腔静脉血顺利返回心脏，因而很快发生循环障碍，导致心动过速，血压下降。如伤侧肺因开放性气胸而完全萎缩，该侧只有呼吸道内的死腔空气。吸气时，健侧肺膨胀，吸入的空气不仅经气管来自外界，也来自伤侧的呼吸道：呼气时，健侧肺的空气不仅经气管排除体外，也排至伤侧呼吸道内。这样健侧肺所吸入的空气是混有含氧量低和二氧化碳含量较高的伤侧呼吸道内的死腔空气，加上伤侧肺萎缩，健侧肺又不能充分膨胀，从而肺内气体交换量大为减少，造成伤员严重缺氧，因此严重的休克和缺氧是胸部创伤早期致死的主要原因之一。

(三)临床表现

多发伤的临床表现由于各创伤部位的不同而不同。

1.头部创伤主要是神志变化，严重者出现昏迷；应根据创伤史观察昏迷程度，有无中间清醒期、瞳孔变化以及神经定位体征，并争取作 CT 检查以明确诊断。

2.面颈部创伤则应注意气道阻塞而导致的窒息。

3.腹部创伤常见实质性脏器破裂引起的出血和休克，以及空腔脏器穿孔引起的腹膜炎。腹腔穿刺术和诊断性腹腔灌洗方法简单、损伤小，可反复多次进行，B 超是最有价值的检查方法。

4.四肢创伤出现骨折征，长骨骨折和骨盆骨折可引起严重的失血性休克。

5.当出现闭合性气胸时，小量(肺压缩小于 30%)者临床上常无明显的症状和体征，量较大者可以出现胸痛、胸闷、气短，伤侧胸部呼吸运动减弱。张力性气胸的临床表现有进行性呼吸困难和休克；而开放性气胸在伤后短时间内出现呼吸困难，甚至出现紫绀，休克。胸部创伤 85%以上是肋骨骨折引起的血气胸和肺挫伤，可行胸腔穿刺或胸腔闭式引流术，必要时行血气分析、胸部 X 线检查以协助诊断。

(四)诊断

多发伤的诊断标准：凡具有以下两项或两项以上相加即为多发伤。

1.颅脑伤　颅内血肿、脑挫裂伤或颅底骨折。

2.面部伤　开放性骨折伴大出血。

3.颈部伤　颈部外伤伴大血管损伤、血肿、颈椎损伤。

4.胸部伤　多发性肋骨骨折及器官挫裂伤、心脏及大血管损伤、纵隔气肿、心包填塞、血气胸、膈疝、连枷胸。胸部创伤约有 60%～70%发生气胸。

(1)闭合性气胸的诊断要点

1)创伤后胸闷、胸痛、胸部紧迫感，轻度呼吸困难。

2)心脏及气管向健侧移位，伤侧叩诊呈鼓音，呼吸音减弱。

3)X 线胸片见气胸及部分肺不张。

(2)张力性气胸的诊断要点

1)创伤后显著呼吸困难、发绀、烦躁不安、休克、昏迷。症状不断进展。

2)常伴有纵隔及皮下气肿。

3)伤侧胸壁饱满，肋间隙展平，呼吸运动显著减弱，呼吸音消失，心脏、气管向健侧移位。

4)胸腔穿刺时，气体将注射器栓自动推出，抽气后，短时间内张力气胸又再出现。

5)X 线胸片见肺萎陷，纵隔显著移位。

(3)开放性气胸的诊断要点

1)胸壁有开放伤口。

2)可听到呼吸时空气出入伤口，呼吸显著困难。

3)可能出现休克状态。

4)伤侧呼吸音消失。

5)X 线胸片见肺萎陷、纵隔移位。

5.腹部伤　腹腔大出血或内器官破裂(如肝破裂、脾破裂、肾破裂等)。

6.骨盆伤　由于骨折可能导致大出血而危及生命，如骨盆骨折伴休克、四肢骨折伴休克、神经系统损伤等。

7.软组织伤　广泛软组织伤伴大出血或挤压综合征。

二、急救措施

(一)现场急救

现场急救的原则是开放气道、心肺脑复苏、包扎止血、抗休克、骨折固定及安全地运送。

(二)院内急救

抢救先于一切，应按“抢救→诊断→治疗”的程序进行。处理以挽救生命为第1位，保留肢体，防止感染，避免和减少残疾，依次排在第2、3、4位，力争4方面全达到，矛盾时舍肢保命。

(三)紧急救护牢记VIPC程序

V：通气　包括给氧，清除气道异物，纠正舌后坠，经鼻或口气管插管，环甲膜切开，气管切开。

I：输液抗休克　包括建立静脉通道1～3条，液体复苏，血管活性药物，小剂量碱性药物。

P：心肺脑复苏　包括呼吸心搏骤停时立即行CPR，必要时开胸行胸内心脏按压。

C：控制出血　包括“一压二捏三上钳四吻合”，“二捏”后快速输血补液抗休克，再进一步治疗。

(四)手术治疗

气胸合并严重多发伤，往往涉及多个部位损伤，有研究分析发现，随着受伤部位数量的增加，RTS(修订的创伤记分法)降低，ISS(损伤严重程度计分法)增加，PS(生存概率)降低。因此，对多发伤应分清主次，按轻重缓急组织各专业人员果断施行正确有效的抢救措施，其救治最大的难点在于不同部位损伤或同一部位的不同损伤重叠存在，往往需要同时手术，而救治顺序上常易顾此失彼，我们应掌握的原则是先控制致命的大出血以挽救生命，其次是保护功能，通常的顺序是胸→腹→脑→骨。严重多发伤伴胸外伤除胸部损伤较严重外，其他创伤主要是肝、脾破裂、颅脑挫伤和骨折等。对后两者损伤，在处理胸部损伤的同时，应根据病情作相应的开颅减压，骨折复位固定手术及其他综合治疗。原则是在充分复苏的前提下，用最简单的手术方式、最快的速度修补损伤的脏器，减轻伤员负担，降低手术危险性，挽救伤员生命。

(五)预防感染

外伤后，伤员损失大量体温和体液，还可通过伤口带人大量细菌和异物，增加感染机会，因此，预防感染也很重要。

(六)营养支持

（郭向珍　陈洪杰）

第三十章　骨科相关并发症

第一节　脂肪栓塞综合征

创伤后脂肪栓塞综合征(fat embolism syndrom，FFS)是严重创伤，特别是长管状骨骨折后易发生，是以意识障碍、皮肤淤斑、进行性低氧血症及呼吸窘迫为特征的综合征。

(一)病因

1.原发因素

(1)骨折　主要发生在脂肪含量丰富的长骨骨折，尤以股骨干为主的多发性骨折发病率最高。且闭合性骨折的发病率是开放性骨折骨折发病率的5倍。

(2)骨科手术　在髋和膝的人工关节置换术中，由于髓内压骤升，髓腔内脂肪和填充髓腔的粘合剂可入血流，导致脂肪栓塞。其发生率可达6%～8%。

(3)软组织损伤　各类手术或外伤累及脂肪及脂肪含量丰富的软组织时均可发生脂肪栓塞综合征，但远远低于骨折后的发生率。

(4)其他原因　烧伤、酒精中毒、感染及糖尿病合并高脂血症、结缔组织病等原因所致的脂肪栓塞，极为罕见，多为病理所见。

2.继发因素

(1)休克　低血容量和低血压提供了脂肪滴在微循环滞留并形成栓子的机会。

(2)播散性血管内凝血　常与脂肪栓塞并存，播散性血管内凝血会加重脂肪栓塞的病理改变。

(3)感染特别是革兰阴性杆菌败血症可加重或诱发脂肪栓塞综合征。

(二)临床表现和分型

骨折后是否发生脂肪栓塞综合征，取决于许多因素，个体差异极大，临床上可有各种不同类型的表现。

1.典型脂肪栓塞综合征　表现为创伤后的一个无症状间歇期，多在48小时内出现典型的脑功能障碍症状，且常进展为木僵或昏迷。呼吸困难，通常有心动过速和发热。临床上比较容易诊断。

2.不完全或部分脂肪栓塞综合征　有骨折创伤史，伤后1～6天，可出现轻度发热，心动过速，呼吸快等非特异症状，或仅有轻度至中度低氧血症，而缺少症状和相应的实验室检查所见，大多数日而自愈，只有少数发展为脂肪栓塞综合征，由于这类患者缺乏明显症状，故易被忽略。

3.暴发型脂肪栓塞综合征　一般在骨折创伤后立即或12～24小时内突然死亡，有类似急性右心衰或肺梗死的表现，但很难作出临床诊断，通常死后由尸检证实。

(三)诊断标准

目前临床上尚没有统一的诊断标准，多使用Gurd诊断标准。

1.主要指标

(1)肺部症状 以呼吸急促，呼吸困难，紫绀为特征，伴有 PaO_2 下降和 PCO_2 升高。

(2)头部外伤以外的神经症状 意识模糊、嗜睡、抽搐、昏迷。

(3)皮肤黏膜出血点。

2.次要指标

(1)动脉血氧分压低于 8.0kPa。

(2)血红蛋白低于 100g / L。

3.参考指标

(1)脉搏>120 次 / 分钟。

(2)体温>38℃。

(3)血小板减少，血小板计数<150×10^9 / L。

(4)血中有脂肪滴并伴有血脂肪酸升高和血清酯酶升高。

(5)血沉>70mm / h。

(6)尿中出现脂肪滴。

(7)血清脂酶上升。

(8)难以解释的血细胞比容降低。

长骨骨折患者具有主要标准 2 项以上，或主要标准只有 1 项，而次要标准、参考标准有 4 项以上时即可诊断 FES。诊断的另一个因素是外伤后至少间隔 6～12 小时才出现临床症状。

(四)治疗

对有脂肪栓塞综合征的患者所采取的措施均为对症处理和支持疗法，以防止脂肪栓塞的进一步加重，纠正脂肪栓塞综合征的缺氧和酸中毒，防止和减轻重要脏器的功能损害。

1.预防

(1)正确处理骨折，在骨折患者搬运和复位的过程中，强调有效的制动和轻柔的操作，以防止局部脂肪滴不断入血。

(2)骨折肢体肿胀期应有效抬高患肢，持续牵引。

(3)早期制动减少骨折端活动和组织再损伤。

(4)严重创伤后及时补充血容量，防止和治疗休克。

2.治疗

(1)纠正休克 补充有效的循环血容量，在休克未纠正前应妥善固定骨折患肢，切忌进行复位。扩容时应达到出入量的平衡，避免引起肺水肿。

(2)支持呼吸 轻型患者表现为心动过速、发热与动脉血氧降低，但无意识障碍与肺水肿 X 线表现。可经鼻导管或面罩给氧，维持动脉血氧于 9.31kPa 以上 6 每日作动脉血气分析 3～4 次，每日摄胸部 X 片 1 张，一般能自然痊愈。重型患者有意识改变(往往为首发症状)且动脉血氧低于 6.65kPa，病死率高。治疗原则为提高动脉血氧，务必维持于 7.98kPa 以上。短期可先行气管插管，4 天后如仍需控制呼吸，应做气管切开，已有呼吸衰竭者应采用持续性机械性辅助呼吸。

(3)减轻脑损害 由于脑细胞对缺氧最敏感，因此脑功能的保护十分重要。对有因脑缺氧而昏迷的患者，最好用冰袋或冰帽，高热患者尤其如此。脱水有利于减轻脑水肿，改善颅内高压状态和脑部血液循环。

(4)药物治疗

1)液体　为了减少肺内液体的堆积，最初 24 小时内入水量应限制于 20～25ml / (kg・d)(即成人约为 1000~1500ml / 24h)。钠的进入量也应限制。

2)利尿剂　用利尿剂处理肺水肿。改变血管内渗透压，使肺水肿液回收，使用利尿剂者必须收缩压维持在 10.64kPa 以上才有效。要警惕血容量不足病例在大量利尿后会突然产生低血压。

3)皮质激素　降低毛细血管渗透性，减轻肺水肿。

4)有肺部感染时，使用敏感抗生素。

5)有充血性心力衰竭与心律不齐者用洋地黄类。

6)支气管痉挛有呼吸道阻力时可用支气管扩张剂。

第二节　骨筋膜室综合征

一、概述

四肢的肌肉和神经都处于由筋膜形成的间隔区之中，这是二个闭合的空间，当其中压力增加时，会影响血液循环及组织功能。骨筋膜室综合征是四肢骨筋膜室内的肌肉和神经因急性缺血而发生的一系列症状和体征。如不及时诊断和抢救，可迅速发展为坏死，导致肢体残废，甚至危急生命。这些综合征可由骨折、挤压伤等引起，最常发生的是小腿和前臂掌侧。

(一)病因

骨筋膜室由骨、骨间膜、肌间隔和深筋膜形成。骨筋膜室综合征起因于室内压力增高。

1.骨筋膜室内压力增加或空间变小　由于外力挤压所致，引起局部缺血；继而当外力解除后，发生组织水肿。见于以下受伤者：①肢体用绷带、石膏、夹板、止血带等包扎过紧、时间过长；②受伤时肢体长时间受压。

2.骨筋膜室内容物体积剧增　见于以下受伤者：①肢体长时间缺血后，肌肉毛细血管通透性增高，可发生水肿，水肿使骨筋室内压上升，妨碍静脉回流，致渗出更多，形成恶性循环；②骨折并有软组织严重损伤，出血和损伤性炎症使骨筋膜室内容物体积剧增；③骨折伴有较大血管损伤，或者并有凝血功能障碍，出血使骨筋膜内压剧增。

(二)临床表现

骨筋膜室综合征的早期临床表现以局部为主，如不及时处理，可出现全身症状。

1.疼痛　创伤后早期肢体持续性剧烈疼痛，且进行性加剧，是筋膜室内神经受压和缺血的重要表现。神经组织对缺血最敏感，感觉纤维出现症状最早，至晚期，当缺血严重、神经功能丧失后，感觉即消失，再无疼痛。

2.指或趾呈屈曲状态，肌力减弱。被动牵伸指或趾时，可引起剧烈疼痛，为肌肉缺血的早期表现(见图 29-1)。

3.患者表面皮肤略红，温度稍高，肿胀，有严重压痛，触诊可感到室内张力增高 (见图

29-2)。

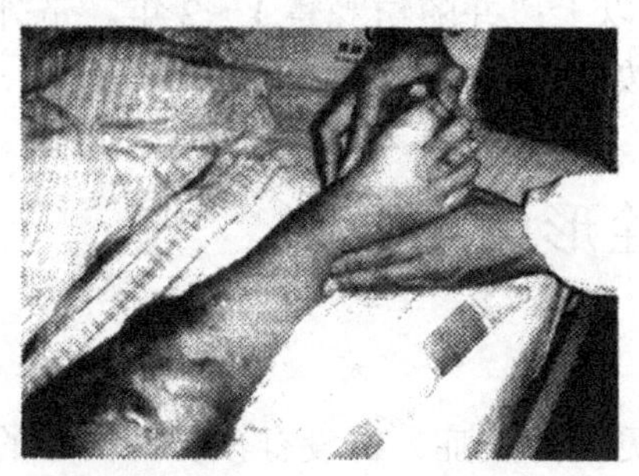

图 29-1　被动牵拉痛

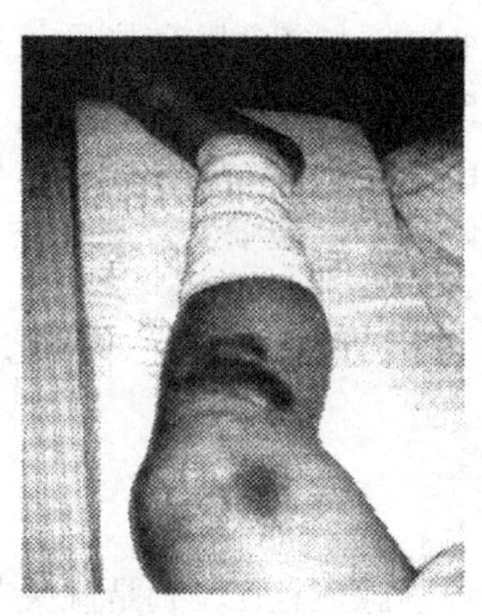

图 29-2　骨筋膜室综合征肢体表现

4.当肌肉缺血较久，发生广泛坏死时，可出现全身症状，如体温升高、脉搏加快、血压下降、白红细胞计数增多、血沉加快、尿中出现肌球蛋白等。

(三)诊断

由于骨筋膜室内压力上升后，可以造成上述肌肉及神经的改变，时间过久，会导致不可逆的损害，甚至危及生命，因此早期诊断和及时治疗至为重要。然而它的诊断常常不容易，因为早期症状不明显，骨折本身也可引起疼痛。因此遇到可疑情况应密切观察，多做检查，以便早期确诊。

1.筋膜间隔区组织压测定　正常前臂筋膜间隔区组织压力为 1.2kPa，小腿为 2kPa，当舒张压力与组织压之间的差为 1.33～2.17kPa 时，即有诊断价值。

2.超声多普勒检查　若出现肢体血管循环受阻图像，可供诊断参考。

3.实验室检查　肌肉坏死时，白细胞增多，血沉加快，尿中出现肌球蛋白。

(四)治疗

早期彻底切开受累间隔区的筋膜，是防止肌肉和神经发生坏死及永久性功能损害的唯一有效的方法。由于筋膜间隔区综合征是间隔区内压力上升所致，合理的治疗当然是早期减压，使间隔区内组织压下降，静脉血液回流，使动、静脉的压力差加大，有利于动脉的血运。组织压下降后，可以使小动脉重新开放(由于小动脉内外的压力差变大)，组织重新得到血液供应，消除缺血状态。组织压下降后，反射性的血管痉挛也可以减轻。要达到减压的目的，就要把覆盖该间隔区的筋膜彻底而完全打开，因为组织和液体不同，只切开一个小口达不到减压目的。

避免抬高患肢、用冰袋降温等方法，以防进一步加重组织的缺血，造成肌肉坏死。

二、健康教育

1.保持心情舒畅，消除恐惧心理。

2.保持病室空气清新，冬季晨晚均应开窗通风，每次 30 分钟，并注意保暖。夏季除通风并保持 23℃~25℃室温外，并应用紫外线照射 20～30 分钟，注意保护眼睛和皮肤。

3.术后患肢抬高、制动，密切观察切口分泌物的性质、量和颜色。如有变化及时通知医生，采取相应的救治措施，以免危及生命。

4.饮食上多食用高热量、易消化、富含维生素的饮食，保持足够的营养饮食。

5.戒烟、酒。烟中的尼古丁能引起血管收缩，不利于伤口愈合。

6.患者出院后嘱其应继续坚持患肢功能锻炼 8 个月以上；并随访观察 1～2 年。带外固定出院患者，应嘱其注意患肢血运、感觉及活动情况，如有异常及时就诊。

第三节 深静脉血栓形成

一、概述

深静脉血栓(DVT)是髋关节、膝关节置换术后最常见的并发症，在没有预防性治疗的前提下，发生率分别为 50％～70％和 40％～88%，并可继发危及生命的肺栓塞(PE)。关节置换术后 DVT 发生率是接受腹部手术患者的 2 倍。以前认为 DVT 在欧美人种发生率高，亚洲人种较少见，现在一方面随着关节外科的成熟，老年人关节置换的比重日益增加；另一方面随着东方经济的持续发展，东西方的饮食结构差距逐步缩小，与血管栓塞性疾病有关的血液学指标，如血脂、血小板质量及血液粘稠度等也逐渐接近欧美人，目前报道发现亚洲 DVT 在逐年上升。

(一)分类

1.周围型　血栓部位在腘静脉以下，以血液倒灌为主，多由腓静脉血栓发展而来。

2.中央型　血栓部位在髂-股静脉，以血液回流障碍为主。

3.混合型二者兼有。

(二)病因

静脉血栓形成的三大因素是血流缓慢、静脉壁损伤和血液高凝状态，髋、膝部手术后高发 DVT 的原因可以从这三方面解释。

1.静脉血流缓慢　术中麻醉使全身肌肉放松、血管扩张，静脉血流缓慢；术中止血带的使用；术后伤口加压包扎、卧床、制动或膝下垫高，均可使下肢静脉血流减慢；部分翻修患者，由于存在感染，静脉血流会进一步滞留；高血压、肥胖、下肢静脉曲张和充血性心功能不全的老年患者，静脉血流相对缓慢；还有在解剖上，左髂静脉受右髂静脉骑跨，其远侧血液回流较右侧缓慢，这也是左下肢发生 DVT 比右下肢高的原因。

2.静脉壁损伤　静脉壁损伤(特别是内膜损伤)有利于凝血激活酶的形成和血小板集聚，促使血栓形成。既往静脉血栓史、手术史、术中血管的直接损伤均可破坏血管的内皮结构，促使血栓形成；术后使用刺激性药物引起的静脉内壁化学性炎症，会造成静脉内.壁的受损，使血栓形成。

3.血液高凝状态　创伤引起的应激反应，可导致血小板增加，形成高凝状态；关节置换时使用骨水泥固定假体，骨水泥在溶解时产生热聚合反应，有可能损伤局部的血管内皮细胞，激活一系列与凝血过程有关的细胞和组织因子，导致血液高凝状态。

在三大因素中：任何一个单一因素都不足以致病，必须有各种因素的相互作用，才可能形成深静脉血栓。在关节外科学中年龄超过 40 岁女性、肥胖、大隐静脉曲张、吸烟、高度紧张、糖尿病、冠心病、既往有DVT病史、长期卧床、不全瘫痪、脑梗死、恶性肿瘤、充血性心力衰竭、曾有心肌梗死、中心静脉置管、血小板异常、大剂量服用雌激素等患者，被认为是DVT的高危人群。

(三)临床表现

DVT大多数发生在小腿腓肠肌静脉丛，部分通过繁衍扩展而向上侵犯股静脉。大部分患者症状轻微，表现为疼痛、腓肠肌和大腿肌肉的压痛、单侧小腿肿胀、低热、脉搏加快等，容易被手术后创伤反应和伤口疼痛所掩盖。

典型的DVT临床特点：起病较急；患肢肿胀发硬、疼痛、活动后加重；血栓部位压痛、沿血管可扪及索状物；血栓远侧肢体或全肢肿胀；皮肤青紫色，皮温降低；足背、胫后动脉搏动减弱或消失，出现静脉性坏疽；下腔静脉血栓时双下肢、下腹、外生殖器明显水肿。

(四)诊断

对于多数小腿小静脉丛和继发髂-股静脉血栓，仅依靠临床症状诊断是不可靠的，临床漏诊率在50%～90%，正确率还不到50%，因为疼痛、水肿和肢体紫绀只有在大血管完全阻塞时出现，事实上关节置换术后下肢深静脉血栓很少会完全阻塞静脉。要及时发现病变少必须借助辅助检查。总之，由于DVT有不同的类型，症状、体征也不同，有的症状可以隐匿和不典型，发病期和症状不符合，早期容易误诊。

1.静脉造影　静脉造影是确诊DVT的最有效，最可靠的方法。被誉为是诊断DVT的金标准。但静脉造影费用高，是有创检查，潜在的肾毒性和过敏反应，不太容易被患者接受。

2.超声检查　多普勒超声检查是一种简便有效，而无损伤性的检查方法。但检查的敏感性高，特异性差，一般适用于对患者的筛选。加压超声成像通过探头压迫观察等技术，可发现95%以上的近端下肢静脉血栓，静脉不能被压陷或静脉腔内无血流信号为DVT的特定征象和诊断依据，为无创检查，应作为诊断DVT的首选检查，但对肺静脉和无症状的下肢深静脉血栓，阳性率较低。

3.血实验室检查　血浆D二聚体测定高于正常值。

4.Homans征　患者下肢伸直，将踝关节尽量背屈，使腓肠肌和比目鱼肌被动拉长，刺激小腿肌肉内病变的静脉，使小腿肌肉深部疼痛。见于小腿肌肉静脉丛血栓。

(五)治疗

DVT一旦形成处理困难，而且效果也不确定，所以对于DVT预防重于治疗。

1.预防方法

(1)基础预防措施　术前正确评估患者，识别危险因素；术中临近四肢或盆腔静脉周围的手术操作应轻巧，避免损伤血管内膜；严禁在患肢行静脉穿刺，以免造成静脉血管内膜的损伤；术后抬高患肢高于心脏水平，以促进静脉回流，减轻水肿；避免小腿下垫硬枕影响小腿深静脉回流；术后充分引流，减少局部压迫；术后尽早指导或协助患肢行踝、膝关节的主、被动伸屈活动，注意股四头肌和臀大肌、臀中肌等长收缩，保持肌张力，促进下肢静脉回流，减轻水肿，改善血流动力学，使红细胞聚集结构破坏，减少静脉血栓形成；鼓励早期下床活动。

(2)机械预防方法　机械预防即利用肢体活动或被动装置改善肢体淤滞，主要包括等级弹力袜、间歇气压装置和足底静脉泵。

1)等级弹力袜　等级弹力袜可与其他预防方法联合使用，也可单独用于有抗凝治疗禁忌的患者，安全、简便、无创，利用从踝部到腹股沟压力的逐级递减，可明显减少静脉瓣后的血液淤滞(见图 29-3)。

2)间歇气压装置　即下肢静脉泵，可与小剂量肝素等方法联合使用，也可有抗凝治疗禁忌的患者，安全、无创，通过间歇性的充气，使小腿由远向近顺序受压，从而增加静脉血流，减少血流淤滞，降低 DVT 的发生(见图 29-4)。

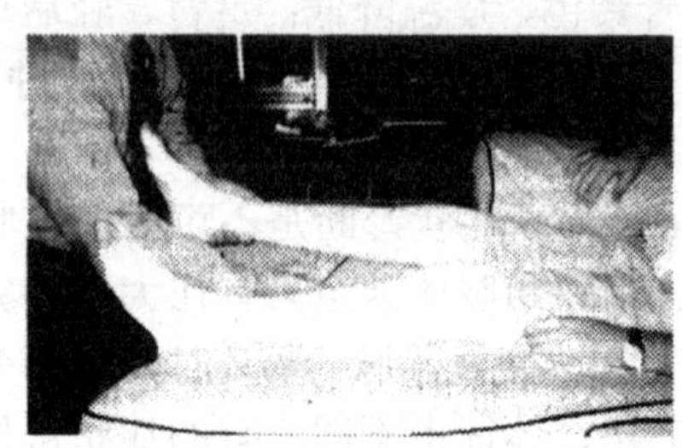

图 29-3　双下肢等级弹力袜的使用

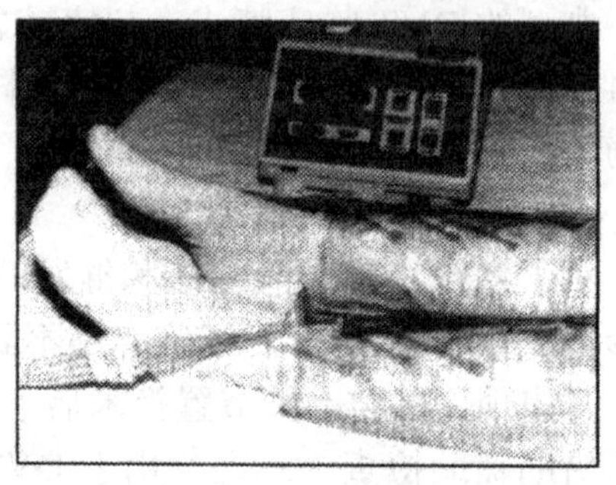

图 29-4　下肢静脉泵的使用

3)足底静脉泵　足底静脉泵可与抗凝药物联合应用，是模仿人正常行走和负重时的原理，促进脚和腿的血液循环，与传统的大腿或小腿的压力装置不完全相同。足底泵由一个可以膨胀的足底缓冲器和一个专用的脚套组成，压力泵通过软管相连。当足底缓冲器充气时膨胀，产生压力，足底静脉受到压迫，血液向足背流动，加快了静脉血流的流速，降低 DVT 的发生。在使用前要检查放置足底缓冲器的位置是否妥当，膨胀压力是否足够及患者足部有无炎症(见图 29-5)。

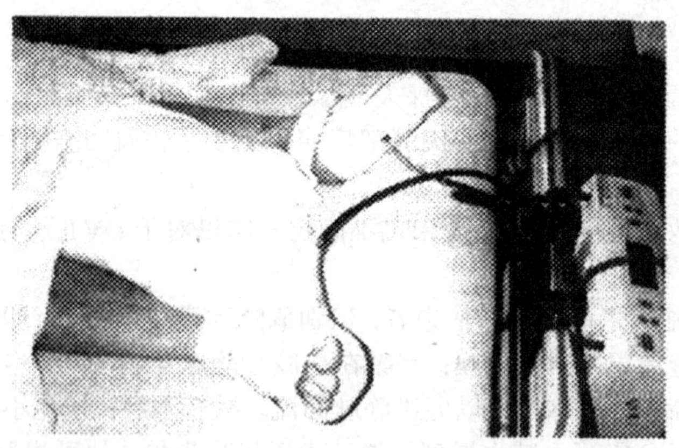

图 29-5　足底静脉泵的使用

(3)药物预防　主要是干扰血小板活性和凝血因子的产生，对抗血液的高凝状态。

1)低分子肝素有显著的抗 Xa 和抗凝血酶IIIa 的作用，是临床预防治疗 DVT 的首先药物，使用安全、方便，不用常规监测凝血酶原时间。使用方法：术前 12 小时或术后 12 小时开始给药，1 次 / 天，剂量依体重调整，治疗至少 7～10 天。它是目前常用的抗凝药物。

2)维生素 K 拮抗剂——华法令主要用于抑制维生素 K 依赖性凝血因子的生成，可口服，使用方便，但在预防 DVT 的同时，有增加术后出血的可能，据统计有 1%～5%的患者发生出血，需动态监测凝血酶原时间，对其他药物的使用有影响。

3)其他药物　如低分子右旋糖酐能消除红细胞凝聚，预防血栓继续滋长和改善微循环的作用，但容易出现容量负荷过大、心力衰竭、过敏反应和出血等并发症。

值得注意的是：在采取各种预防措施前，要权衡患者的个体差异；对 DVT 高危患者应采取基本预防、机械预防和药物预防联合应用的综合预防措施；有高出血的患者应慎用药物预防措施，以机械预防措施为主，辅以基本预防措施；不建议单独采用阿司匹林、右旋糖酐等预防 DVT；决定低分子量肝素、维生素 K 拮抗剂等药物剂量时，应考虑患者的肝、肾功能和血小板计数的情况；应用抗凝药物后，如出现严重的出血倾向，应根据具体情况做相应的检查，或请血液科等会诊，及时处理；在行椎管内操作(如手术、穿刺等)后的短时间内，应注意小心使用或避免使用抗凝药物，应在用药前做穿刺或置管，在药物作用最小时(下次给药前 2 小时)拔管或拔针，拔管或拔针后 2 小时或更长时间再给低分子量肝素，防止椎管周围血肿的形成。

2.治疗方法　DVT 的治疗目的是缓解患肢疼痛，改善患肢的血液循环。

(1)药物治疗　包括抗凝治疗、溶栓治疗和辅助祛聚治疗。

1)抗凝治疗　抗凝治疗是治疗 DVT 的关键所在，形成的血栓虽不能溶解，但通过延长凝血时间，可预防血栓的滋长、繁衍和再发，有利于促进早期血栓的自体消溶。常用药物有低分子肝素、肝素和华法令。

2)溶栓治疗　常用的有链激酶和尿激酶，但容易引起出血。

3)辅助祛聚治疗　常用的有阿司匹林、丹参等。

在抗凝溶栓治疗过程中，要根据医嘱正确及时用药，观察患肢的皮温、色泽、感觉和肿胀有无改善，及时了解治疗效果，并详细记录反馈医生；观察全身皮肤黏膜有无出血点，定时检测凝血酶原时间，预防突发性出血；注意观察患者神志、意识、肢体活动情况及生命体征的变化，防止栓子脱落引起肺、脑等重要脏器的栓塞。尤其对老年人和有高血压病史的患者，在进行抗凝溶栓治疗时需格外谨慎，治疗前应充分告知患者、家属可能出现的风险。另外患者要绝对卧床休息 10 天左右，患肢抬高制动；禁忌热敷、按摩、理疗等，预防栓子脱落；饮食宜清淡，避免高脂食物增加血液粘稠度；遵医嘱给患者补充足够的液体，指导患者饮水 2000～3000ml / d，防止血液浓缩，使之水化，既可补充血容量，又可降低血粘稠度；急性期患者，一般疼痛较明显，应通知医生及时使用镇静止痛药，以缓解疼痛，防止血管痉挛。

(2)手术治疗　DVT 患者经药物治疗后血栓仍然不能控制继续蔓延；或因某些原因不能采用内科药物保守治疗的患者；或 DVT 扩展到下腔静脉并发肺栓塞以及小型肺栓塞反复发作的患者，应考虑采取手术取出血栓和安置下腔静脉过滤器。

1)手术取栓术　常用于髂股部静脉，且血栓时间不超过 48 小时，因为随着时间延长，血栓与血管壁粘连逐渐加重，强行取出会损伤静脉壁血管内壁，导致再发；DVT 患者因某些原因不能采用内科药物保守治疗；经药物治疗后血栓仍然蔓延，DVT扩展到下腔静脉并发肺栓塞；小型肺栓塞反复发作。

2)安置下腔静脉过滤器　常用于抗凝治疗出现并发症，如伤口大出血、内脏出血等，抗凝药物难以继续者；对抗凝药物过敏者；虽然经抗凝治疗，下肢DVT仍复发；大静脉中出现大块游离的栓子；反复慢性栓塞合并肺动脉高压者；肺动脉栓子取除术或大静脉内膜切除的同时，可以通过颈内静脉和股静脉，在荧光屏指导下送入一六角网状过滤装置到下腔静脉(肾上水平)。

二、健康教育

(一)功能锻炼

术后早期活动可以促进下肢静脉血液回流，减轻血液淤滞，可以预防DVT的发生，所以在病情允许的情况下要鼓励患者尽量早期下床活动。重点是指导患者行患肢踝、膝关节的主动伸屈活动，注意股四头肌和臀大肌、臀中肌等长收缩，保持肌张力，促进下肢静脉回流，防止再次静脉血栓的形成。

(二)出院指导

1.休息　出院后要注意休息，适当活动，睡觉时患者以平卧为主，可适当抬高患肢，保持大腿后侧肌群放松，避免患侧卧位，使患肢受压，以免影响患肢血液循环。

2.饮食　指导患者加强营养，饮食宜清淡、低脂，适量含蛋白质、维生素、钙、铁丰富的食物，饮水2000～3000ml / d，防止血液浓缩，使之水化，降低血粘稠度，增加自身抵抗力，保持大小便通畅，避免使用腹压，以免引起出血。

3.复查　术后3个月内，每半月复诊一次；6个月内，每1个月复诊一次。要按时来院复查，按医嘱正确服用抗凝药物，监测出凝血时间和凝血谱。有下列情况应及时就诊：患者下地后有下肢沉重、胀痛感等；服药期间出现皮肤黏膜出血点、消化道出血等。

第四节　神经性异位骨化

一、概述

神经源性异位骨化(neurogenic heterotopic ossification，NHO)是异位骨化(heterotopic ossification，HO)的一种类型。异位骨化指在正常情况下不具有骨化性质的组织中有骨组织的形成。主要特点是在软组织中钙化骨迅速形成，不成熟的骨样组织常在几周内就形成异位骨组织，引起局部肿胀、疼痛、关节活动障碍等症状。

(一)病因

异位骨化形成的确切机制还不清楚，可能与体液、神经—免疫系统和局部因素有一定的关系。

1.体液因素　Kurer等人研究发现，脊髓损伤(spinal cord injury，SCI)患者的成骨细胞活性增强，成骨细胞刺激因子增加。体外异位骨化诱导实验发现了骨组织中释放了一种骨诱导蛋白即骨形态蛋白，可能在脊髓损伤患者异位骨化过程中起作用。所以急性脊髓损伤患者很可能发生骨吸收及胶原降解，从而释放出骨诱导因子促进神经源性异位骨化的形成。

2.神经-免疫因素　自主神经失调、感觉过敏以及低蛋白血症都会增加骨样组织的病理性钙化。Dejerine 认为，脊髓损伤使脊髓交感柱受到损伤，使患者在运动功能障碍中更易发生神经源性异位骨化。自主神经系统平衡失调，在神经源性异位骨化会发生局部微血管增多，静脉血栓形成，有关组织内动脉分流，软组织血液灌流及氧含量适应性发生改变，促进神经源性异位骨化的形成。

3.局部因素　静脉血栓或静脉回流受阻、局部感染、压疮及微小创伤都可导致组织水肿、缺氧，通过炎症反应释放体液因子，促使异位骨化的形成。

另外，神经源性异位骨化的发生与多种危险因素有关，如神经源性异位骨化患者的人类白细胞抗原(HLA)有其基因特性；脊髓损伤患者的损伤程度及损伤水平都与神经源性异位骨化的发生有关，颈胸段完全性脊髓损伤患者发生神经源性异位骨化的概率较高，而腰骶段、脊髓圆椎或马尾神经损伤，保留或恢复下床活动功能的患者就很少发生神经源性异位骨化；压疮使局部软组织损伤、水肿，容易发生异位骨化；尿路感染产生抗原参与免疫反应，诱发神经源性异位骨化的形成；痉挛患者容易发生异位骨化，异位骨化块的发展也会痉挛，所以神经源性异位骨化常发生于痉挛患者，弛缓性瘫痪患者很少发生；机械性应力如粗暴的被动活动、过度的压迫等，可导致局部软组织的创伤，通过间接的炎症反应或直接释放成骨细胞刺激因子诱导骨化，促进神经源性异位骨化的形成。

(二)分类

根据异位骨化的形成原因，临床上主要分为 3 种类型。

1.神经源性异位骨化　是在神经损伤患者的关节周围软组织中有多余新骨的形成，是脊髓损伤患者的常见并发症。常继发于脑、脊髓损伤后的患者。在脊髓损伤患者中发病率在 20%以上。

2.创伤后异位骨化　常继发于肌肉骨骼的创伤，如骨折脱位、肌肉损伤和关节置换术后。

3.原发性异位骨化　又称遗传型异位骨化，比较少见。如进行性骨化性肌炎或进行性纤维不良性骨化。

(三)临床表现

神经源性异位骨化可发生在脊髓损伤后 1～6 个月甚至数年，以伤后 2 个月最多见。病变主要累及脊髓损伤水平以下的外周大关节，如髋、肩、肘、膝关节等，尤以髋关节多见，部分患者累及双侧关节，多沿髂前上棘到小转子连线分布。临床表现最常见为关节周围的肿胀及关节活动度的减小，甚至关节僵直；感觉功能残存的患者，可出现受累部位的疼痛；可伴有低热、关节周围红斑、皮温增高；当异位骨化块压迫周围神经、血管时发生相应的临床症状和体征。

(四)诊断

神经源性异位骨化目前在临床上早期诊断还比较困难，当出现明显临床表现时往往已经形成神经源性异位骨化。所以当怀疑是本病时就应进行骨扫描以明确诊断，同时应用放射学检查、化验室检查、超声波检查等进行鉴别诊断。

1.三相骨扫描　三相核素骨扫描是目前早期检测异位骨化的最佳手段，可以判断异位骨化的活动性和成熟程度。在神经源性异位骨化的早期，异位骨主要由类骨质形成，放射性核素摄取增加，通过 ^{99m}Tc3 期扫描很容易检测。

(1)第一期(动态血流期)　放射性核素经静脉注射后就能反应局部血流灌注情况，是炎症反应的早期指标。

(2)第二期(静态血池期)　在注射几分钟后.观察血池增加的区域，能反应软组织内的血运。

(3)第三期(静态骨期)　注射几小时后观察骨摄取放射性核素的程度，能反应骨骼的代谢活性。

应用动态血流相及静态血池可以检测早至 2.5 周的神经源性异位骨化；当神经源性异位骨化 1～4 周后就有静态骨相的阳性表现；异位骨化时成骨细胞活性增加，放射性核素摄取增加；当神经源性异位骨化成熟时，骨扫描也恢复正常。所以三相骨扫描被誉为判断神经源性异位骨化的“金标准”。

2.X 线检查　经源性异位骨化的最早放射学阳性征象，是在关节周围软组织内出现絮状密度增高阴影，且逐渐增大出现骨皮质和骨小梁，患者可有骨质疏松。连续拍片可以观察神经源性异位骨化的活动性。 X 线检查不能用于早期诊断，对判断异位骨化的成熟度也有一定的难度。

3.超声检查　声波检查取决于神经源性异位骨化的时间、骨合成率及钙化程度。早期可见局灶性、低回声的团块，周围组织有受压表现，但界限清晰、光滑、无浸润征象；此后出现岛状回声增强灶和不均匀回声，以后岛状回声增强灶迅速融合，回声逐渐增加，当出现皮质骨时超声束完全反射。

4.实验室检查　碱性磷酸酶是反应成骨细胞的活性，异位骨化患者碱性磷酸酶升高，但患者有肝病或骨折时也会升高，因此无特异性。

5.CT 扫描检查　CT 扫描检查有助于明确异位骨化的部位以及与周围软组织的关系，用于指导制定手术计划。

(五)治疗

异位骨化的治疗主要取决于病变本身的严重性和范围，以及累及关节功能障碍的程度，对于已经形成的异位骨化，有效的治疗方法只有手术切除。

1.药物治疗　治疗神经源性异位骨化的药物有非甾体类抗炎药物(NSAID)、四磷酸盐(EHDP)和华法令等。

(1)非甾体类抗炎药物　其药理作用机制是通过抑制环氧化酶，阻止前列腺素的合成，从而改变触发骨质重建的局部炎症反应，并抑制间充质细胞向成骨细胞的分化。是目前公认的最有效的药物，但副作用也多。要根据医嘱正确及时用药，观察药物疗效和副作用：非甾体类消炎药的主要副作用是胃肠道反应，有恶心、呕吐、腹痛、腹泻，诱发和加重溃疡，甚至造成出血或穿孔；其次是中枢神经系统反应头痛、眩晕等和血粒细胞减少、肝肾功能受损。因此在服药过程中要注重患者的主诉和体征，定期监测血常规和肝肾功能。

(2)四磷酸盐　其药理作用机制是通过抑制非晶形磷酸钙转化成羟基磷灰石，从而阻止骨基质矿化。因为该药只能抑制骨基质矿化，而不能阻止骨基质的合成，一旦停药，容易再发。目前已基本停止使用。

(3)华法令 可抑制维生素K依赖式钙结合蛋白的合成，对于神经源性异位骨化有抑制作用。

2.放射治疗 放疗的作用机制是通过改变快速分化细胞DNA的结构，阻断多功能间充质细胞向成骨细胞分化的过程。放疗用于神经源性异位骨化的初期治疗和预防术后复发。但因其并发症较多，严重限制了其临床应用。放疗期间要保持照射野皮肤清洁干燥，照射区域皮肤禁贴胶布，勿用水、肥皂擦洗或用手剥脱皮，避免冷热刺激和日光暴晒。给予高热量、高蛋白、高维生素饮食，指导多饮水，2000~4000ml / d，照射前后半小时不可进食。注意观察有无皮肤、黏膜出血情况，定时监测血白细胞，低于2.5×10^9 / L时予保护性隔离。

3.手术切除 手术切除是对已经成熟的异位骨化和异位骨化形成后已经导致严重关节功能障碍患者的唯一治疗手段，可以改善关节活动度，纠正姿势，减轻痉挛及预防压创。手术的成功与否取决于患者和手术时机的选择，关键是对异位骨化成熟度的判断，有些专家建议，在神经源性异位骨化诊断后12～18个月选择手术切除。手术方法包括异位骨切除、软组织松解、关节成形术、截骨术及联合手术。

二、健康教育

(一)功能锻炼

神经源性异位骨化患者术后，对有残存功能的患者要鼓励早期行主动关节活动，对已丧失功能的关节要被动活动练习，方法是对全身各个关节各个轴位进行活动，每次每关节每个轴位活动5～8下，2次 / 天。但动作要轻柔，因为不适当的关节活动可造成损伤，是诱发神经源性异位骨化的重要因素。尽早开始的关节被动活动可保持关节周围软组织的伸展性而防止后期活动时的创伤。协助患者行下肢踝、膝关节的被动伸屈活动，注意股四头肌和臀大肌、臀中肌等长收缩，保持肌张力，促进下肢静脉血液回流，防止静脉血栓的形成。在病情允许的情况下鼓励患者尽量早期下床活动。

(二)出院指导

1.休息 根据患者脊髓损伤程度和平面，予平卧或半卧休息，双下肢适当抬高，保持大腿后侧肌群和腓肠肌放松，以促进患肢血液循环，要定时改变体位，预防压疮等并发症的发生。对有残存功能的患者，应鼓励每天做力所能及的活动，以促进康复。

2.饮食 指导患者加强营养，饮食宜清淡、低脂，多进含蛋白质、维生素、粗纤维、钙、铁丰富的食物，多饮水，保证2500~3000ml / d，以增加自身抵抗力，防止骨质疏松和保持大小便通畅。

3.复查 术后3个月内，每1月复诊一次；3个月后，每2个月复诊一次，至1年。要按时来院复查摄片。有下列情况应及时就诊：患者局部切口出现红肿、热、痛，关节周围有肿胀及关节活动度的减小等。

第五节 高位截瘫后呼吸困难的急救

一、概述

呼吸困难是指患者主观上有空气不足或呼吸费力的感觉，而客观上表现呼吸频率、深度和节律的改变。颈椎损伤合并高位截瘫使参与呼吸的肌肉不同程度地失去神经支配，由此必将造成肺功能的损害。如急性颈髓损伤后总肺活量、肺活量、深吸气量、补呼气量等指标均明显降低，而残气量则明显增高。最大吸气和呼气压力也明显减低，从而使咳嗽机制受到破坏。

(一)病因

1.第 4 颈椎以上损伤，膈肌也可发生瘫痪，受伤后呼吸可立即停止。

2.高位截瘫可因肋间肌及腹肌瘫痪，胸式呼吸消失完全依靠隔肌呼吸进行腹式呼吸，肺膨胀不全，气体交换量大为减少，终因缺氧而死。

3.肋间肌麻痹咳嗽咳痰无力，更易发生肺炎或支气管肺炎。分泌物难以排出，可造成窒息。

4.颈部血肿压迫气管，组织水肿、舌后坠可造成窒息。

5.颈椎骨折后有些患者可合并肋骨骨折等胸部损伤，呼吸困难的危险性更大。

6.吸入性窒息　体位限制易发生呕吐物、食物误入气管、支气管或肺泡内而引起窒息。

(二)病理机制

脊髓损伤急性期由于腹肌无力而在重力作用下使膈肌下降，由此将导致肺内容量及压力的下降，进而使吸气量和补呼气量减低。慢性期由于胸壁和腹壁肌肉呈痉挛性瘫痪，肺功能随时间推移反而得到一定程度改善。Bluechardt 等发现，虽然肺功能的损害程度受到脊髓损伤节段的影响，但急性期与慢性期的肺功能指标并无相关性，提示急性脊髓损伤后的肺功能情况与其日后改善程度无关。而肺功能的改善程度亦因人而异。肋间肌和腹肌的麻痹还可引起反常呼吸。当膈肌收缩产生胸腔内负压时，麻痹的胸壁将向内移动而腹部向外移动；膈肌松弛呼气时则胸腔内压上升，胸壁外移，从而使呼气量受到限制。与此同时，腹肌麻痹还使用力呼气量进一步下降。呼吸类型的异常改变使呼吸肌肉承受了额外的负荷，由于脊髓损伤患者的通气储备常接近临界，发生通气疲劳的可能性也就随之增大。

(三)临床表现

先出现呼吸频率增快，烦躁不安，出汗，血氧饱和度低于 90%，口唇发绀，鼻翼扇动和呼吸困难的前驱症状。再者有“三凹”症，随后血氧饱和度快速下降，脉弱，血压下降，神志模糊，瞳孔散大。

二、急救处理

关键是早发现，早处理，争分夺秒进行抢救。只要能在四分钟以内保证患者呼吸道畅通，就可能挽救患者生命。

(一)急救时宜首先考虑选用气管插管，清除呼吸道之血液、痰液及分泌物、以保证呼吸道通畅。

(二)维护呼吸道通畅　是供氧和排出二氧化碳的前提。同时可用人工呼吸器进行辅助呼吸，如机械辅助呼吸需超过 24～48 小时以上者，最好行气管切开。

(三)给氧　鼻管或面罩给氧，适用于患者有部分通气功能伴有轻度缺氧时，采用 5～8L／min 的氧流量，吸入浓度达 35%～40%，使氧分压维持在 8~10.67kPa 之间。如仍不能维持良好的血氧饱和度，应及时给予呼吸皮囊辅助呼吸。

(四)呼吸机治疗 要求维持良好的血氧饱和、正常的动脉血氧分压和血流的 pH 值，而不引起电解质紊乱及影响心排出量和血压，并对肺实质无损害。

(五)吸入性窒息的急救 立即开启吸引器充分吸出血液、气道分泌物及其他异物。使用气管插管术、环甲膜刺人或切开术、气管切开术建立通气道。紧急环甲膜切开术适用于临时措施，不宜超过 48 小时插管。注意切口位置。气管切开术注意切口周围血管、甲状腺、气管后壁、第 3 和 4 两气管环。

(六)狭窄性窒息的急救 由伤口血肿、咽喉部软组织水肿压迫呼吸道引起。颈前路手术者，若术后出现呼吸困难并伴有颈部增粗，多为颈深部血肿压迫气管所致，应立即采取措施，如呼吸极度困难，可立即在床旁剪开缝线放出积血，然后再送手术室寻找出血点结扎止血。颈后路手术出现呼吸困难者，则是局部血肿或水肿反应所致；而术后发生呼吸，困难但不伴有颈部肿胀的，多为喉头水肿所引起，与术中牵拉与刺激气管有关，应立即给予吸氧，作好气管切开或气管插管准备。

(七)舌后坠引起呼吸困难的急救 舌后坠的患者出现鼾声呼吸，血氧饱和度逐渐下降，可出现意识模糊。应迅速用张口器撬开牙列，用舌钳把舌牵引向外，并可在舌尖以后 2～2.5cm 的正中线处，用粗线或别针穿过全层舌组织，将舌前部牵拉到口腔之外并固定之。必要时行气管切开或气管插管。

第六节 恶性骨肿瘤化疗

一、化疗概况

目前对恶性肿瘤的治疗强调综合治疗，主要有五种治疗方法：手术、放疗、化疗、中医中药及免疫治疗学等。手术和放疗主要针对消灭局部病灶和抑制局部病灶，化疗、中医

中药及免疫治疗学主要作用于全身。而化疗在其中占重要地位，是不可缺少的组成部分。随着分子生物学、肿瘤生化学、遗传学、细胞动力学、药物代谢动力学、细胞药理学及药物毒力学的发展，化疗的疗效日益提高，成为最终根治肿瘤的重要手段。

二、化疗的临床应用

化疗是治疗恶性肿瘤的重要手段，是一种全身性治疗肿瘤的方法，它可有效的预防或消灭远处转移病灶，达到延长患者生命、甚至根治肿瘤的目的。化疗作为一种肿瘤的全身疗法，不仅单独可以治疗各期的肿瘤病例，还可以为手术切除和放射治疗创造良好条件。肿瘤手术前，可应用化疗使部分非手术适应证转为手术适应证，手术中可应用化疗消灭脱落的癌细胞，防止癌细胞的转移和种植；手术后可应用化疗消灭亚临床病灶及血行性微转移灶，以减少复发。化疗还可以用在放疗过程中，在放疗前和放疗中应用，可以提高放疗的敏感性，增加肿瘤的缩小率和缩小程度，在放疗后应用，能巩固放疗的疗效。

三、化疗的用药途径

化疗根据肿瘤的所在部位、侵袭的范围、肿瘤对化学药物的敏感性以及药物的溶解度和刺激性来决定用药途径。根据用药的范围来分，可分为全身用药与局部用药。根据作用机理

和给药方法来分，可分为外用与内服、静脉注射与动脉注射、肌肉注射与瘤体内注射、区域灌注与半身阻断等多种途径，临床常用的用药途径有以下几种。

1.口服　氟尿嘧啶、甲基苄肼等凡易于胃肠道吸收而不被破坏的药物均可采用口服。口服用法简便，但常因刺激胃肠道黏膜，可引起恶心、呕吐和腹泻等症状。

2.肌肉注射　噻替哌、喜树碱及平阳霉素等刺激性较小而又易溶于水的药物可行肌肉注射的方法。肌肉注射吸收比口服快，一般应作深部肌肉注射，否则局部容易形成硬结而影响药物的吸收。

3.静脉注射　是化疗用药的最常用的途径，可以分为以下几种。

(1)静脉推注　环磷酰胺、氟尿嘧啶及阿霉素等多种水溶性强而刺激性不大的药物，均可采用静脉推注。为避免血管被破坏影响长期用药，长期化疗的患者应从远端静脉开始注射。

(2)静脉滴注　有些药物只有在大剂量给药时才能达到对某种癌肿的治疗效果，如骨肉瘤用大剂量 MTX-CF，或者有些药物的疗效不仅与浓度有关，还与药物的作用时间有关，为了在有效浓度下保证其足够的作用时间，如 5-Fu，需要进行静脉滴注。用此法时要按严格的无菌操作，否则容易发生反应，除浪费大量药物外，更重要的是会延误治疗时机。

(3)静脉冲入　长春新碱、氮芥及丝裂霉素等药物由于刺激性太强、毒性太大，为避免药液漏在血管外造成组织坏死，最好采用静脉冲人法。在行静脉冲入时应注意：一定要在确定输液针头在血管内，液体滴人通畅无阻时方可将药物注入；滴完要用液体冲管再拔除针管，以防药液顺针眼逆流于血管外造成组织坏死。

(4)静脉插管　是将一支柔软的细硅胶管穿入静脉用于给药的方法。常用锁骨下静脉穿刺，以便于长期保留，顺利地保证部分患者的用药。此法应用在有末梢循环衰竭、高度水肿的患者在浅静脉穿刺难以顺利成功时。

4.腔内注射　主要应用于癌性浆膜炎所致的腔内积液、中枢神经系统白血病、脑肿瘤等。当胸、腹和心包腔内积液时，可抽出适量积液后注入已溶好的药物。可多次给药。给药后为使药液均匀分布，患者应在 5 分钟内多次变换体位。

5.动脉注射　头颈部、腹腔和盆腔及四肢肿瘤等不能手术切除而病灶又局限的病例适用此法。可应用于动脉插管，也可直接动脉穿刺注射。

(1)动脉插管　动脉插管化疗时，应根据肿瘤生长的部位选择动脉，导管一定要固定好，以防止脱落，并要防止出血、血栓形成等。

(2)直接动脉穿刺注射　可利用表浅动脉给药治疗的肿瘤适用，如下肢肿瘤可由股动脉注射，脑转移瘤可经颈动脉穿刺注射。次数不宜太多，一般可注射一次到数次。

6.半身阻断或腹主动脉阻断　主要应用于如鼻咽癌等上半身的晚期肿瘤需用氮芥治疗时。氮芥在血内作用的活跃时间较短，只有 5～8 分钟，因此应用特制的止血带阻断腹主动脉 10～20 分钟，即可保护骨盆及下肢骨髓，又能提高上半身药物的浓度，从而提高疗效。

7.肿瘤内注射　如膀胱癌在膀胱镜下将噻替派、喜树碱注入瘤体内，宫颈癌可将 5-Fu、莪术注射液直接注入宫颈瘤体内等。

8.其他　如局部贴敷、淋巴管内注射等药物途径，必要时也可应用。

四、化疗反应出现时间

化疗反应根据出现的时间分为立即反应、早期反应，迟发反应、晚期反应。

1.立即反应　出现症状时间为几小时至几天，常见症状为恶心、呕吐、局部组织坏死、高尿酸血症、静脉炎、过敏反应、皮疹、肾功能衰竭。

2.早期反应　出现症状时间为几天至几周，常见症状为血细胞和血小板减少、口腔炎、腹泻、脱发。

3.迟发反应　出现症状时间为几周至几个月，常见症状为贫血、肝细胞损害、色素沉着、肺纤维化、精液缺乏。

4.晚期反应　出现症状时间为几个月至几年，常见症状为性腺功能减退、不育、淋巴瘤、实体瘤、急性白血病、其他继发性肿瘤。

六、化疗药物的副作用

(一)胃肠道副作用

化疗可引起食欲减退、恶心、呕吐、腹痛、腹泻、血性腹泻、便秘及肠梗阻等副作用，其中恶心、呕吐是最常见、最明显的胃肠道不良反应，给患者带来严重的困扰，使患者不能适应化疗，甚至不愿继续治疗，因为摄入不够，使患者营养不良，活动减少，严重的可产生食管撕裂、低钠血症、低钾血症、脱水和代谢性碱中毒。护理方法：首先应帮助患者清除一切引起恶心、呕吐的外部刺激，转移其注意力。其次是采用如催眠法、音乐疗法、心理治疗等方法，使患者感到放松。再次可调整给药剂量及用药时间，尽可能睡前给药。最后可预防性应用止吐药物，在给化疗药前先注射灭吐灵，也可同时给苯巴比妥、冬眠灵、非那根等镇静剂，用药后每 2 小时注射灭吐灵一次；也可在给化疗药前 30 分钟给予恩丹西酮(枢复宁)8mg，缓慢静脉注射，在化疗药注射后 4 小时和 8 小时各给药一次，化疗结束后改为 8mg 口服，2 次／天，共 5 天。

(二)皮肤毒性反应

1.局部组织坏死　注射化疗药物时如不慎溢漏于皮下，可引起疼痛、肿胀及局部组织坏死和溃疡，重者经久不愈，或形成硬结、肌腱挛缩、影响正常功能。护理方法：药液一经溢于皮下，立即采用生理盐水在溢漏处做皮下注射或用金黄散外敷。

2.皮肤反应　表现为皮肤瘙痒、色素沉着、荨麻疹红斑样水肿、皮肤角化、黄疸、毛囊炎、干性脱落性皮炎、大疱性皮疹红斑性皮疹及潮红综合征等，护理方法：有些反应不必处理，有些需给脱敏剂及抗菌素。

(三)骨髓抑制

大剂量应用化疗药物会引起白细胞和血小板下降，患者表现为发热、泌尿系统感染、皮肤黏膜感染、腹泻、贫血、全身多处的出血倾向。护理方法如下。①化疗前检查血象及骨髓情况。②化疗期间隔日查血常规，密切观察血象变化，情况严重(白细胞数在 4×10^9／L 以下，血小板数在 80×10^9／L 以下)的可暂停化疗，并给予升白细胞药物或调整化疗药剂量；患者白细胞数低于 1×10^9／L 时，可置于空气层流室，采取严密的保护性隔离

措施；血小板数过低(低于 15×10^9／L)时，可输血小板；血色素过低(低于 80g／L)时，可输血治疗。③让患者住隔离病房或加强病房消毒，减少探视，严密监测体温，预防性给予抗生素，做血培养；接受大剂量强化化疗者，应置于洁净室。④病房每日紫外线照射 2 次，

1 小时 / 次，过氧乙酸擦拭地面和器具。⑤强化患者个人卫生，注意口腔、腋窝、肛周护理，每日更换内裤。⑥输液中充分皮肤消毒，每个患者有专用止血带。⑦重点保证患者皮肤的完整性，避免发生撞碰或擦划，尽量少注射，剪短指甲，不用灌肠、肛门栓剂、肛表。

(四)泌尿系统损害

有些化疗药物如顺铂、环磷酰胺、甲氨蝶呤、喜树碱等对泌尿系统尤其是肾脏有毒副作用，表现为排尿困难、尿频、血性膀胱炎、暂时性尿潴留、尿素氮升高、蛋白尿、低磷血症等。护理方法：在化疗前和化疗过程中叮嘱患者多饮水，适当服用碱性药物，使尿碱化；每日输液量 3000ml，补充钾盐，用药 3 天内记录出入量，使每天尿量维持在 2000～3000ml，尿量维持在 100ml / h 以上，尿量偏少时应给予补液和使用利尿剂。监测尿液的酸碱度，应用碳酸氢钠碱化尿液，保持尿液的 pH 值大于 8。

(五)脏器损害

1.心脏损害　阿霉素、环磷酰胺及羟基类化疗药物，一次大剂量使用或者超过总量，均有毒性反应，使心脏受损，表现为心动过速、心律不齐、充血性心衰及急性心肌坏死。护理方法：严格控制用药剂量，不可超出用药限量；用药前常规进行心电图检查，有条件者可行心。电监护，注意观察心率、脉搏.、血压变化。用药过程中多巡视，同时备足抢救药品，如毛花苷丙等。

2.肝脏损害　用药后都会有轻重不一的肝脏损害，轻者出现黄疸、转氨酶升高、脂肪变，重者发生肝坏死等，护理方法：在用药前后详细检查肝功能，如肝功能异常应进行护肝治疗，待肝功能正常时再进行化疗。

3.肺部损害　有些化疗药物如氨甲蝶呤、环磷酰胺、甲基苄肼等会损害肺部，表现为咳嗽、气促、紫绀、胸膜炎及肺纤维化等。护理方法：遵医嘱严格控制用药剂量，不可超出用药限量。

(六)口腔溃疡、感染

多发生于化疗后 5～7 天。护理方法：化疗期间患者应加强口腔护理，经常测定口腔 pH 值，正常口腔 pH 值为 6.6～7.1，偏碱易发生细菌感染，偏酸则易发生真菌感染，可分别用 2％硼酸液和 4％碳酸氢钠溶液交替漱口，纠正口腔 pH 偏碱或偏酸；口腔铜绿假单胞菌(绿脓杆菌)感染用 0.1％醋酸液含漱；厌氧菌感染给予 3％过氧化氢或 0.8％甲硝唑含漱。

(七)脱发

应用阿霉素、环磷酰胺等药物化疗时往往会引起脱发，停药后可再生长。脱发带给患者尤其是女患者很大的心理负担。护理方法：①应做好心理安慰，向患者解释这是可逆的反应，建议患者戴帽或配戴假发，以维持形象的完整；②为防止化疗药物对毛囊的损伤和抑制作用，预防脱发，用药时可在患者发际处，用止血带绕头扎紧一圈，每 15 分钟放松 5 分钟，如此交替进行，可以使化疗药进入头皮血管量减少到最低限度。也可采用海绵冷敷枕持续头颈部冷敷法：化疗前将结冻的海绵冷敷枕置于患者头颈部，内垫治疗巾，冷敷 5~10 分钟，当枕后皮温为 21~27℃时即可化疗，治疗结束后还需继续冷敷 15~30 分钟，可降低头部器官对化疗药的敏感度，减少对药物的吸收和降低头部组织细胞代谢；减少脱发。

(八)神经系统损害

长春新碱、氟尿嘧啶、氨甲蝶呤、羟基脲等可引起不同程度的神经系统损害。临床所见有末梢神经炎，第三、五、六、七颅神经麻痹，关节痛、肌肉痛、下颌骨痛，肠麻痹、尿潴留、小脑共济失调、精神抑郁、头痛、耳鸣、截瘫、抽搐、嗜睡和昏迷症状。护理方法：用缓解毒性的药物，注意用药的时间和剂量。

(九)栓塞性静脉炎

刺激性较强的药物常引起静脉炎或栓塞性静脉炎，处理方法：应尽量稀释药物，以减少对静脉的刺激，或采用静脉滴注、静脉冲入法。

(十)免疫抑制作用

有些化疗药物如环磷酰胺、氨甲蝶呤、氟尿嘧啶、阿糖胞苷、更生霉素等对免疫功能有抑制作用。护理方法：在大手术后和放疗后的近期有感染、恶病质等患者遵医嘱不宜化疗。

(十一)发热反应

多种化疗药都可引起发热反应，处理方法：停止用药并对症处理，可用解热剂、脱酶药、物理降温等。

(十二)化疗导致利尿激素不适当分泌综合征(SIADH)

化疗药如长春新碱、秋水仙素、环磷酰胺、异环磷酰胺、塞替哌、顺铂等可导致抗利尿激素(ADH)过量分泌，通过刺激肾集合管 ADH 受体，引起水分滞留，低钠血症，血浆渗透压下降、尿钠及尿渗透压增高而出现的一系列临床表现。此病症的诊断标准为：①低纳血症及血浆低渗；②肾脏持续排钠，尿钠>20mmol／L；③尿液不适当浓缩，尿渗透压>100mmol／L；④临床上无血容量及血压减低，无水肿；⑤心、肝、肾、甲状腺、肾上腺皮质功能正常。SIADH 是化疗的少见并发症，可以严重威胁患者的生命安全。护理方法：化疗过程中应密切监测神志及血浆水电解质平衡变化，遇有低钠血症者，应考虑 SIADH 的可能，并进行尿钠与尿渗透压等进一步的化验室及全身检查。有条件者还可直接测定血 ADH 水平，以期及早发现与诊治。SIADH 的治疗以去除病因、限制水入量、补充高张盐水及利尿为主。

(十三)其他副作用

1.凝血障碍　化疗有时可引起凝血因子、凝血酶原血小板下降，纤维蛋白溶解异常。临床表现为突然大出血。

2.对血清电解质的影响　如环磷酰胺可引起液体潴留，利尿药物以缓解水肿症状，还可以出现高血钙、高血磷，可对症处理。

3.致畸胎作用　化疗致畸胎主要发生在妊娠的前三个月，为防发生畸胎，早妊妇女应尽可能不进行化疗。

4.不育　有些化疗药物如马利兰、环磷酰胺、长春新碱等会引起停经，痛可宁等可引起精子缺乏。

5.致癌作用　长期应用化疗、大剂量化疗和放疗并用时，治疗数年后可发生新的原发癌。

第七节　急性假性结肠梗阻

急性假性结肠梗阻在 1948 年由 Ogilvie 首先描述，因此又称 Ogilvie 综合征。多发生在矫形外科患者术前或术后需长时间卧床的老年患者中，常累及结肠的动力性梗阻，其临床症状、体征和放射等表现类似于结肠的机械性梗阻。

(一)病因与机制

1.神经调节

结肠运动由交感神经和副交感神经支配，左右各有不同。其中右半结肠由迷走神经发出的副交感神经和肠系膜上神经丛发出的交感神经支配，左半结肠和直肠上段由骶 2～4 发出的副交感神经和肠系膜下神经丛发出的交感神经纤维支配。直肠中下段的副交感神经支配与直肠上段相同，但直肠中下段接受来自腹下神经的交感神经支配，副交感神经促进肠运动，而交感神经抑制肠运动。当支配结肠的自主神经功能失调，导致结肠运动功能障碍，使肠蠕动丧失肠内容物不能正常运行，发生肠梗阻。

2.气液闭锁

处于平卧状态时间过长，导致液体积聚于回盲部肠襻，通常以盆腔为主，引起气体的积聚，肠内气体无法通过液体经肛门排气，盲肠显著扩张，引起气液闭锁，故有人称之为气液闭锁综合征。

(二)病理和病理生理

肠梗阻发生后，肠管局部与机体全身将出现二系列复杂的病理与病理生理变化。

1.局部变化

肠腔内因气体和液体的积贮而膨胀，液体主要采自胃肠道分泌液，气体的大部分是咽下的空气，部分是由血液弥散至肠腔内和肠道内容物经细菌分解或发酵产生。肠梗阻部位愈低，时间愈长，肠膨胀愈明显，当急性完全性肠梗阻时，肠管迅速膨胀，肠壁变薄，肠腔压力不断升高，到一定程度时可使肠壁血运障碍，最初主要表现静脉回流受阻，肠壁的毛细血管及小静脉淤血，肠壁充血、水肿、增厚，呈暗红色，由于组织缺氧，毛细血管通透性增加，肠壁上有出血点，并有血性渗出液渗入肠腔和腹腔，随着血运障碍的发展，继而出现动脉血运受阻，血栓形成，肠壁失去活力，肠管变成紫黑色，又由于肠壁变薄、缺血，最后肠管可因缺血坏死而溃破穿孔。

2.全身性改变

主要由于体液丧失，肠膨胀，毒素的吸收和感染所致。

(1)体液丧失　体液丧失及因此而引起的水、电解质紊乱与酸碱失衡，是肠梗阻很重要的病理生理。胃肠道的分泌液每日为 8000ml，在正常情况下绝大部分被再吸收，低位肠梗阻时这些液体，不能被吸收而潴留在肠腔内，等于丢失体外。另外，肠管过度膨胀，影响肠壁的静脉回流，使肠壁水肿和血浆向肠壁、肠腔和腹腔渗出。这些变化可以造成严重的缺水，并导致血容量减少和血液浓缩，以及酸碱平衡失调。水和电解质的丢失，特别是严重的缺钾可加重肠膨胀，并可引起肌无力和心律失常。

(2)感染和中毒　在梗阻以上的肠腔内细菌数量显著增加，细菌大量繁殖，而产生多种强烈的毒素。由于肠壁血运障碍而失去活力，细菌和毒素渗透至腹腔内引起严重的腹膜炎和中毒。

(3)休克　严重的缺水，血液浓缩，血容量减少，电解质紊乱，酸碱平衡失调，细菌感染，中毒等，可引起严重休克。最后可因急性肾功能及循环、呼吸功能衰竭而死亡。

(4)呼吸和循环功能障碍　肠腔膨胀使腹压增高，膈肌上升，腹式呼吸减弱，影响肺内气体交换，同时妨碍下腔静脉血液回流，而致呼吸、循环功能障碍。

(三)临床表现

主要症状为持续性腹胀，多伴有肛门停止排气排便，但有时可有少量排气排便，症状逐渐加重可出现腹部胀痛及恶心、呕吐，病情进展时可伴有脱水及生命体征改变。查体可见腹膨隆，腹壁薄弱者可见肠型，腹软，常无压痛及腹部肿物，听诊肠鸣音活跃或亢进，偶可闻及气过水声，直肠指检常提示直肠扩张，指套退出时可有气液排出。X 线片示结肠全程扩张、积气、积液，以积气为主，可见结肠袋(见图 29-6)。

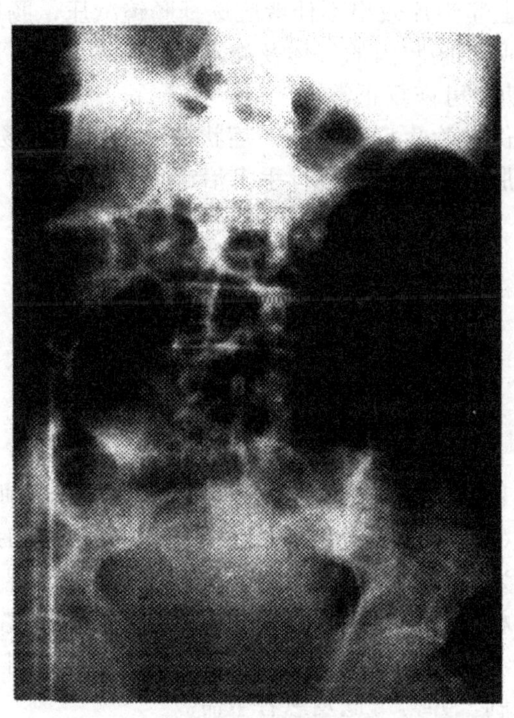

图 29-6 结肠袋扩张的 X 线表现

(四)诊断

诊断急性假性结肠梗阻必须除外机械性结肠梗阻，根据腹痛、呕吐、腹胀，停止肛门排气排便四大症状和腹部体征，X 线检查可作出诊断。

(五)治疗

急性假性结肠梗阻的治疗原则是矫正因肠梗阻所引起的全身生理紊乱和解除梗阻，以保守治疗为主。

1.胃肠减压　是治疗的主要方法之一。通过胃肠减压，吸出胃肠道内的气体和液体，可以减轻腹胀，降低肠腔内压力，减少肠腔内的细菌和毒素，改善肠壁血循环，有利于改善局部病变和全身情况。如果采用较长的双腔 M-A 管，其下端带有可注气的薄膜囊，借肠蠕动推动气囊将导管带到梗阻部位，减压效果较好。

2.矫正水、电解质紊乱和酸碱失衡　纠正水、电解质紊乱和酸碱失衡是极重要的措施，最常用的是静脉输注葡萄糖、等渗盐水、电解质等。

3.防止感染和中毒　应用抗肠道细菌，包括抗厌氧菌的抗生素，对于防治细菌感染，从而减少毒素的产生都有一定作用。

4.肛管减压　假性结肠梗阻的主要矛盾是结肠无力及运动障碍，故灌肠及肛管排气，是重要的治疗措施。可用温盐水 1000ml 低压灌肠、肛管排气可使症状明显缓解。

5.药物治疗　新斯的明治疗假性结肠梗阻可获得理想治疗效果。将新斯的明 2mg 加入 100ml 生理盐水中缓解静脉滴注。

6.结肠镜减压　对于上述治疗效果不佳者应选择肠镜减压，肠镜治疗假性结肠梗阻时，镜应插到升结肠或盲肠，吸出肠腔内的气体及粪水后，患者腹痛、腹胀缓解。一般认为，行结肠镜减压后 3～5 天肠功能可恢复正常。

7.手术治疗　若积极保守治疗疗效不佳，症状持续加重，盲肠直经超过 10～12cm，出现腹膜炎表现，高度怀疑肠坏死穿孔者应行手术治疗。手术方式有肠减压术，肠造口术，坏死肠段切除等手术。

第八节　应激性溃疡

一、概述

应激性溃疡又称急性胃黏膜病变，是机体在应激状态下，特别是在严重创伤、大手术、败血症和休克等情况下发生的急性上消化道黏膜损害。应激性溃疡是多系统脏器功能衰竭中重要的复杂疾病之一，常为危重病的终末期的表现。临床主要表现为急性上消化道出血。本症在危重症患者中发病率极高，经纤维内镜检查，80％以上危重患者均有急性胃黏膜病变，但发生大出血者仅为 7％～14％。本症预后与原发病是否得到控制有关，如原发病未能得到控制，则出血极难得到控制，并常可危及患者生命。

(一)分类

1.Curling 溃疡　严重烧伤后发生急性胃、十二指肠溃疡。

2.Cushing 溃疡　严重急性颅脑损伤后发生上消化道黏膜溃疡。

(二)病因

严重创伤、大手术、严重感染、休克等危重病症。一般认为低血压、梗阻性黄疸、腹内感染、脓毒血症、低血氧及肾功能衰竭等是最重要的高危因素。

(三)发病机制

1.消化道局部因素　①黏膜屏障作用破坏，主要包括胃肠表面的粘液和黏膜上皮细胞；②胃酸分泌亢进；③胃黏膜内源性前列腺素(PG)合成减少。

2.全身因素　①内源性介质如儿茶酚胺、血栓素、白三烯、血小板活化因子(PAF)等增加，引起广泛的胃黏膜血管收缩和损害。②再灌注性损害与氧自由基：应激条件下(包括休克、感染、缺氧等)胃肠道黏膜缺血，ATP 水平明显降低，次黄嘌呤底物增加。恢复循环后，即可发生再灌注性损害，产生大量氧自由基，造成黏膜细胞坏死。

(四)临床表现

1.症状、体征　应激性溃疡出血前的症状常十分模糊，部分患者可出现不同程度的上腹痛、腹胀、恶心及呃逆等。但多数患者由于原发病较重，掩盖了这些症状。故临床常以突然发生的呕血和黑便为主要表现。由于黏膜溃疡可呈“分批”发生，“分批”愈合的特点，故临床上亦常表现为出血→出血停止→再出血等反复情况。大出血时，可出现失血的所有病征(包括失血性休克)。

2.内镜检查　内镜检查不仅可早期明确诊断，而且还可进行内镜下治疗。因严重应激数小时后即可发生胃肠黏膜损害，故应在 24 小时内进行检查，必要时应动态观察。外伤后应激性溃疡的特点是以胃小弯为中心的多发性溃疡。多为深度达到黏膜下层的浅表性溃疡。边缘清晰，周边平坦，柔软，无硬结，基底多覆盖一层厚白苔，有的患者有出血。

3.X 线检查　一般不宜在紧急情况下进行钡餐检查。X 线检查在无内镜条件下，有一定帮助，宜在严密监护下进行。常见的 X 线变化包括：黏膜皱壁肥厚及散在的较淡的钡斑。

4.超声波检查　虽非必要的检查，但可提供有用的资料。超声声像团包括以下改变：胃壁增厚，以黏膜下层最为明显。一般正常胃壁厚度 3mm～5mm，应激性胃黏膜病变时，可达 12mm；饮水充盈后，可显示出黏膜皱壁肥大。

5.选择性动脉造影　此法有助于确定出血部位，阳性率约 90%。出血速度大于 0.5ml / min 时，可见造影剂外渗。

6.放射性核素血池扫描　为非创伤性检查。对出血的诊断较选择性动脉造影更灵敏，且可重复进行系列检查。

(五)诊断

诊断有赖于病史、病征及早期的内镜检查。

(六)治疗

(一)非手术治疗

1.积极治疗原发病　这是控制应激性溃疡发生、发展的关键。此外，尚需根据不同情况治疗各种诱因及辅因，如胆汁返流等。

2.降低胃内氢离子浓度　以保持胃液 pH 在 5.0 左右为宜，此时胃液中的 H^+约 99.9%已被中和，蛋白酶的消化活动基本停止。常用的方法及药物有如下。①经胃管注入 Mylanta Ⅱ：Mylanta Ⅱ是一种抗酸药，每 5ml 中含氢氧化铝和氢氧化镁各 400mg。②H_2 组织胺受体拮抗药：常用的为甲氰咪胍。该药除抑制胃酸分泌、减少胃液内 H^+浓度及降低胃蛋白酶活力外，还具有增加胃黏膜血流。刺激前列腺素产生和促进黏膜细胞再生的有益作用。③奥美拉唑：奥美拉唑(乐胃克)是一种苯并咪唑化合物，与 H_2 受体拮抗剂作用机制不同，它通过抑制胃壁细胞的质子泵 H^+ / K^+ATP 酶达到强力的抑酸分泌作用。

3.保护胃黏膜　常用的药物是硫糖铝。该药是硫糖和氢氧化铝的络合物。不被胃肠道吸收，但能吸附胆盐及胃蛋白酶，并能与溃疡创面带电荷的蛋白分子结合成稳定的复合物。故该药具有保护黏膜，阻止 H^+返向渗透等作用。

4.出血的治疗 ①留置胃管、吸出胃容物，此法可使胃黏膜暴露面缩小，有利于止血及损伤愈合。此外，还可观察出血情况。②碱性高张葡萄糖液灌注。③冷生理盐水洗胃，每次250ml。也可用冷生理盐水100ml加入去甲肾上腺素8mg注入胃中，4～6小时／次。④经胃镜止血：a局部注射高渗盐水及肾上腺素混合液；b局部注射无水酒精，主要用于溃疡基底有小动脉喷射性出血的病例；c喷洒其他止血药；凝血酶等；d经内镜热凝固止血，常用的热凝固方式有Nd-YAG激光、高频电凝、电热极和微波等。

(二)外科治疗

1.手术指征

(1)经药物治疗，仍需输血600ml／d，尚且不能维持血压者。

(2)经输血及药物治疗，红细胞压积不升，且仍有出血倾向者。

(3)诊断明确，经各种保守治疗仍继续出血者。

(4)合并心肺功能不全的高龄患者，药物治疗未能止血，又难以控制液体入量者。

(5)出血量不大，但伴幽门排空障碍者。

(6)合并消化道穿孔者。

2.手术原则 目前大多数学者的意见是单纯胃大部切除不理想，应同时进行迷走神经切断术。此外，不应轻易做全胃切除。

二、健康教育

(一)饮食 术后24～48小时胃肠功能恢复后，可拔除胃管，拔管后当日给少量饮水，第2日进半量流质，每次50~80ml，第3日进全量流汁每次100～150ml进食后无不适，第4日可进半流质，以稀饭为好，术后第10~14天可进软食。

(二)鼓励患者早期活动 除年老体弱或病情较重者，术后第1天坐起作轻微活动，第2天协助患者下地，床边活动，第3天可在病室内活动。患者活动量应根据个体差异而定，早期活动可增强肠蠕动，预防术后肠粘连，减少并发症。

(三)减少不良因素刺激。胃大部切除术后一年内胃容量受限，宜少量多次进食高营养饮食，以后可逐步过度至正常人饮食。

（闫永海 严耀明）

第四篇　新技术、新进展篇

第三十一章　开放骨折

第一节　截骨延长治疗感染性骨不连

骨折后感染性骨不连被定义为维持6～8个月以上的骨折部位持续性感染并伴骨的不愈合，主要来自开放性骨折及内固定术后感染的后遗症。感染性骨不连因病变复杂、顽固、治疗困难，长期以来被认为是骨科领域中的难治之症，截肢率高达50%。随着复杂精确的开放骨折处理方案的出现和手术技术的发展，其中截骨延长术的开展，使过去常需截肢的肢体得以保全，很大程度上提高了患者的生活质量。

持续硬膜外麻醉或全麻下施行手术。根据MRI和ECT结果确定感染范围，尽量在感染区以外的远近端设计肢体重建延长系统(LRS)外固定架的两端螺钉的植入位置。对于软组织条件尚好缺损不多的患肢，不施行骨折断端间的短缩手术，给予远近端Schanz钉植入，搭好支架；对于局部软组织缺损大、骨外露或钢板外露的患肢，给予骨折断端间的短缩，尺度标准以获得感染区远近端软组织靠拢为准，以便术中尽量将局部创口闭合。给予远近端固定并搭起支架。局部清创，使新鲜骨端得以显露，并使以后延长后骨端靠拢获得最大的接触。确定进行内移位骨段的长度和置钉位置，置入2枚Schanz钉固定准备移位的骨段，C臂机正侧位明确力线，若力线不佳，及时进行调整减少成角和侧方移位。在胫骨的远近段的前侧分别各置入1枚Schanz钉，进行搭杆，以进一步获得骨的坚强固定。采用皮质骨截骨技术截骨，多选择干骺端和骨干的交界部位为截骨位置，注意切勿暴力将截骨段完全折断，而让其自然分离以尽量减少对髓腔血供的破坏。术后加强换药和引流，于术后7天开始延长向骨折端移位 (见图30-1)。

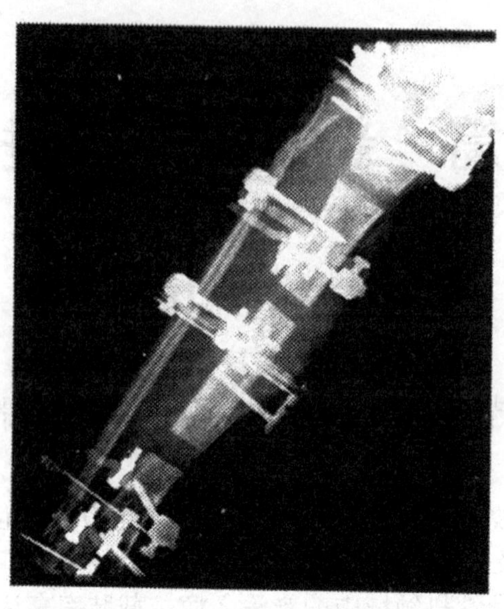

图 30-1 截骨延长治疗感染性骨不连

第二节 交腿皮瓣移植修复小腿软组织缺损

因创伤和慢性骨髓炎导致的小腿软组织缺损、骨质外露，如不及时覆盖，待其自然愈合极为困难。以往等待创面长出肉芽，然后游离植皮，时间较长，且移植皮肤与骨质粘连无活动，不耐摩擦，易破溃和形成不稳定瘢痕。交腿皮瓣的优点：①交腿皮瓣切取面积大、范围广，基本不受受区条件限制，且操作简便成功率高；②带肌肉的皮瓣转移能修复深部软组织缺损，是跟腱、骨质裸露或缺损的良好覆盖物；③皮瓣蒂部保留一定长度时，外固定方法能随时调整，可减轻患者痛苦；④交腿皮瓣移转因增加了受区营养，提高了氧张力，增加免疫球蛋白和提高吞噬细胞的功能，而且抗生素在局部可达到有效浓度，使感染创面一期愈合。既解除了患者的痛苦，又恢复了肢体的功能。

一、手术方法简介

硬膜外麻醉成功后，常规消毒双下肢，彻底切除患肢创面上及周围不健康的组织。再根据患肢缺损的大小，在健侧小腿内侧设计一以胫后动脉为轴心的交腿逆行岛状皮瓣，下界可达小腿中下 1 / 3 处，用亚甲蓝作标记。按设计在深筋膜上切取皮瓣。注意保护胫后动脉及其主要分支，解剖蒂部时，带约 2cm 的皮肤，以免术后牵拉血管发生血运障碍。蒂部约 2~5cm，测试该皮瓣的毛细血管反应及血供情况。切取皮瓣后转移至对侧创面，供瓣区游离植皮，双下肢石膏固定，保持蒂部于较松弛的位置。3 周后，用橡皮筋扎紧皮瓣蒂部半小时，若皮瓣血供正常，即可断蒂；若皮瓣血供差，应延迟断蒂。

二、出院指导

1.皮瓣的保护

转移的皮瓣仅有血管而无神经，感觉差、反应迟钝，要注意保护，防止烫伤和冻伤，同时刚愈合的切口出现痒等不适症状时，不要挠抓，以避免瘢痕增生，可局部涂石蜡油缓解症状。

2.功能锻炼

3～4 周的肢体制动使关节活动功能受到不同程度的影响，特别是膝关节、髋关节一直处于半屈曲位，所以断蒂后要注意尽早开始关节功能的被动或主动锻炼，以促进正常功能的恢复。可逐渐减低膝关节支垫的高度，先按摩两大腿及膝关节肌肉，然后练习双髋关节外展，双膝关节伸屈等功能，以患者能耐受为度，同时锻炼股四头肌、小腿后群肌，以增加肌力。后期指导患者自己进行锻炼，并逐渐练习下地行走。

（张志健）

第三十二章　关节镜手术

第一节　关节镜技术的应用

一、概述

关节镜是应用于关节的一种内镜。应用于人体各关节伤病的检查诊断与治疗即称为关节镜术。关节镜最初应用于膝关节，逐渐发展到肢体的其他各大关节，以至到腕关节、指间关节。关节镜的发展与19世纪某些体腔镜的发展有着密不可分的关系。日本东京大学的高木宪次(1888～1963年)教授于1918年首次在尸体上对关节进行了观察，为经过人体非自然孔道(内镜入路)进入体腔进行检查和治疗奠定了基础，并于1919年利用 7.3mm 直径的膀胱镜在世界首例成功为患者进行了膝关节镜检查。人们从体腔镜中得到启示，从而于19世纪初开始了关节镜的研究与应用。最初从四肢最大的滑膜关节——膝关节人手开始工作，由最初简单的目视镜检查发展到当今时代具有摄像系统的能够在电视监视下清晰观看、直观操作，并配有手术动力系统、图像储存、处理系统以及完成各种不同检查和高难度手术的配套器械。同时随着激光、超声、射频技术的开发与引人关节镜手术，使关节镜手术从最初简单的单一检查发展到现在能够完成许多关节内复杂的手术，彻底改变了传统关节镜术的概念。同时关节镜技术由以往的一种技术逐渐发展成为一门具有理论和实践性的学科，进而使诊断方法改善，准确率提高，并使许多手术在不切开关节的微创条件下完成，手术精确度高、康复快、临床效果好，因此成为现代微创外科的一个重要组成部分，并不断成熟与发展，在骨科与运动创伤领域发挥着重要作用。

二、现代关节镜系统的组成

现代关节镜主要由光镜系统、冷光源与光导纤维、摄像监视系统组成。同时辅以灌洗装置，电动刨消器以及相应配制的辅助设备与器械。为进行某些特殊镜下手术需要使用特制的器械，例如膝关节交叉韧带重建手术的器械、肩关节盂损伤缝合修复的器械等。关节镜根据视向不同，分别有0°、30°、70°镜，其中30°镜沿纵轴旋转具有扫描作用，使视野增大3倍，观察范围大，所以最常用，可完成各项检查和绝大多数镜下手术。关节镜根据其用途不同，大小直径有所不同，膝关节常用 4mm 关节镜。

三、关节镜手术的适应证

关节镜下可以完成许多以往需要切开完成的手术。除诊断性检查外，可用于关节软骨损伤的处理、滑膜切除、游离体摘除、骨关节病的清理手术等。根据各关节主要结构的不同，分别可在镜下进行膝关节半月板缝合、成形及切除手术，交叉韧带重建术。

四、关节镜手术的禁忌证

关节镜手术的禁忌证相对较少，当关节局部皮肤有感染或外伤后污染明显时不可进行关节镜手术，待局部条件具备后方可进行。关节骨性僵直已没有关节腔存在，不具备关节间手术基本条件。以往急性关节损伤多不主张进行关节镜检查与手术。但临床经验表明，急性膝关节损伤时完全可以进行早期关节检查与手术，利于明确诊断与损伤结构的早期处理。

五、关节镜手术的并发症

关节镜手术是一项微创手术，但同其他外科手术一样，也有一定的手术并发症。而且随着例数不断增加，手术时或手术后并发症也越来越多。其中大部分属轻微并发症，并不影响术后最终效果。详细制订术前和术中计划，遵循手术操作的基本原则，多数并发症是可以避免的。

(一)关节内损伤

1.关节软骨损伤 它是最常见的术中并发症，造成关节软骨面划痕损伤的原因有手术者操作不熟练，操作过于粗暴，手术入路选择不当、关节间隙狭窄、辅助手法不当或长时间反复操作等。

2.半月板损伤 膝关节镜手术时，若入口点定位过低，半月板前角可发生切割或横行撕裂。

3.脂肪垫损伤 膝关节镜手术时，入路定位不当或器械插入方向不妥均可引起脂肪垫损伤，引起脂肪垫内出血，增生及纤维化。

4.交叉韧带损伤 在关节镜下切除半月板不当可将十字韧带在髁间的附着处切除。如切割刀、手术剪方向错误时，前交叉韧带尤易损伤。

(二)关节外损伤

1.血管损伤 关节镜手术操作引起的血管损伤虽不多见，但属严重的破坏性损伤。它可以由器械直接穿透或撕裂损伤血管，也可以由于液体过度外渗压迫血管。

2.神经损伤 关节附近的感觉和运动神经均可被损伤，特别是皮肤浅表神经因数量众多，分布不定，经多处入路操作时偶然损伤难以避免。最常见的是股神经的髌下支或缝匠肌支损伤。多数仅表现为感觉减退，少数病例会产生疼痛性神经瘤，需手术切除。

3.韧带和肌腱损伤 膝关节内侧辅助入路，或使用强力外翻膝关节，试图扩大膝内侧间隙，可引起膝胫侧副韧带损伤。

(三)器械断裂

发生的原因多为用蛮力操作或器械老化未发现及时更换。

(四)止血带性神经麻痹

防止方法是在止血带下铺好软垫，仔细监护止血带的压力，上肢不超过300mmHg，时间少于60分钟，下肢不超过600mmHg，时间少于90分钟。止血带引起的神经麻痹一般是轻度的，在几天至几个星期内可以恢复。

(五)手术后并发症

1.关节血肿 它是最常见的术后并发症，发生率达5%～42%。常见于双侧支持带松懈和外侧半月板全切除术后。

2.血栓性静脉炎 使用止血带和大腿固定器可能会增加该并发症的发生。

3.液体外溢和筋膜间综合征 在使用灌注泵时，灌注液可渗至大腿或小腿的筋膜间室，术中如不注意观察，可造成筋膜间综合征。

4.关节感染 关节镜术后感染发生率很低，但一旦感染难以控制，。致病菌最常见为金葡菌。感染因素常为手术时间过长，全身或局部有感染灶，关节内注射类固醇激素等。

5.滑膜疝和滑膜窦道　由于关节镜入路切口过大，脂肪小球和滑膜组织可通过入口形成疝。通常膝外侧入口发生率较高。常在皮下出现结节状囊肿，一般无症状，术后加压包扎数星期即可消失，无需特殊的治疗。

第二节　膝关节镜的检查、治疗

一、概述

膝关节镜手术是关节镜微创外科的重要组成部分，也是最早应用、较为成熟的骨科与运动创伤外科手术技术。由于膝关节功能重要，关节内组织结构复杂，又是关节疾病与损伤的好发部位，而且能够应用关节镜手术检查治疗的疾病最多，使用范围最广，手术效果明显优于开放手术，使膝关节镜手术充分体现了关节镜微创外科的优势。

(一)膝关节镜手术的适应证

1.膝关节诊断性检查术　包括对临床诊断不明确的膝关节紊乱的检查、关节内病变的活检、开放手术前的诊断证实、全膝关节置换或单腔室骨关节炎胫骨高位截骨手术的术前评价等，以获取直观的病情资料。

2.半月板或盘状软骨损伤和退变的全切除、次全切除、部分切除、缝合和盘状软骨成形。

3.各种不同类型滑膜炎，包括类风湿性关节炎等滑膜病变的滑膜活检与滑膜切除。

4.化脓性关节炎的关节清创与冲洗引流。

5.膝关节结核的病灶清除。

6.滑膜皱劈综合征的镜下皱劈切除。

7.增生肥厚的脂肪垫切除。

8.滑膜软骨瘤病及其他原因引起的关节内游离体或关节内异物摘除。

9.骨关节炎的关节冲洗和关节清理及软骨搔刮、钻孔成形术。

10.剥脱性骨软骨炎或关节内骨折的复位与内固定。

11.交叉韧带损伤后的修复或重建手术。

12.因髌骨脱位或半脱位引起的髌股关节病变行外侧支持带松解及内侧支持带紧缩缝合术。

13.膝关节痛风的结晶体清除。

(二)禁忌证

1.局部感染。

2.关节活动明显受限。

3.凝血机制异常者。

二、健康教育

(一)功能锻炼

根据患膝的功能状态，按股四头肌等长收缩→直腿抬高练习→终末伸膝锻炼→膝关节活动范围练习的顺序循序渐进，锻炼原则为次数由少到多、锻炼时间由短到长、强度逐渐增强。

1.膝关节主动锻炼　术后当天行股四头肌等长收缩，以增强肌力，防止肌肉萎缩，方法为患者平卧，足尖朝上，用力，伸膝，绷紧大腿肌肉，持续 5~10 秒，然后放松肌肉。术后第一天开始直腿抬高练习，以增强股四头肌及腘绳肌的肌力，有利于增强患膝的稳定性，方法为患者平卧，足尖朝上，伸直膝关节并收缩股四头肌后抬高患肢，足跟距床面 20cm，持续 5～6 秒，放下肢体，放松肌肉。术后第三天，膝关节疼痛缓解后开始终末伸膝锻炼，以增强股内侧肌肌力，对维持髌股对线具有重要的作用，方法为患膝下垫一枕头，保持屈膝约 30°，然后使足跟抬离床面直至患膝伸直，保持 5~10 秒，放下肢体，放松肌肉。并开始膝关节活动范围的练习，以增加膝关节的活动范围、方法为患者平卧，足尖朝上，直腿抬高离开床面，使肢体与床面成 45° 角，屈曲膝关节，再缓慢伸直膝关节，放下肢体，放松肌肉。此训练也可让患者坐于床边进行，膝关节位于床沿，两腿自然下垂，伸直膝关节，持续 5～10 秒，然后放松，使小腿自然下垂。

2.膝关节被动锻炼　膝关节的被动锻炼主要通过 CPM 机进行，以缓解损伤或术后引起的疼痛，增加关节软骨的营养和代谢活动，消除关节粘连，改善关节活动角度，促进关节软骨损伤的自身修复，最终促进关节功能恢复。方法：术后处于麻醉状态下的患肢即可在 CPM 机上开始锻炼，2 次 / 天，1 小时 / 次，角度从 30° 开始，每日增加 10°，直至 100° ～110° 止，速度也逐渐增加，以患者不感到疼痛和疲劳为度。在创口愈合、主动活动膝关节无疼痛时即可停止。

3.个体化康复指导

(1)半月板术后　半月板术后当天即开始股四头肌等长收缩。半月板游离缘部分切除的病例，可允许早期活动及部分负重。半月板较复杂的术式，术后 3～5 天可借助拐杖下地行走，活动量应控制在 2 次 / 天、10~15 分钟 / 次；手术 3 周后可根据患者耐受情况进行游泳、骑自行车等耐力训练，独立行走、奔跑等活动应于术后 6～8 周方可开始。对半月板缝合的病例，为减少缝合口的牵张应力，2 周的制动及 4 周的限制性关节活动训练及部分负重训练，可以促进半月板的愈合和塑型。

(2)软骨成形术后　手术后早期的 CPM 机锻炼有利于促使纤维软骨修复转变为透明软骨修复，CPM 机可与早期的股四头肌等长收缩结合进行，有利于增加关节活动范围；骑自行车等耐力训练可在术后 3 周开始；完全负重行走应在手术 6～8 周后方可开始。

(3)滑膜清理术后　单纯的滑膜清理术因未涉及关节内的软骨、半月板组织，故原则上负重行走不必有所限制。但是滑膜清理术后组织充血及关节积血、肿胀，常影响早期的关节活动，可采取的措施包括术后冰袋冷敷、加压包扎、患肢抬高，慢速的 CPM 机及股四头肌的等张收缩有利于关节的早期活动及关节肿胀的吸收。在无痛及消肿的前提下，1 周后即可进行患膝的伸屈运动，耐力训练根据患者耐受情况于手术 3～6 周后开始，其强度以不引起患膝疼痛及肿胀为宜。

(4)前交叉韧带重建术后　术后第 1 天指导患者开始股四头肌等长收缩，24～48 小时内拔除引流管，3～5 天后开始在 0°、30°、60° 的被动活动。1 周内避免负重，第 2 周部分负重，第 3 周全负重并可弃拐，第 3 周屈膝达 90°，第 4 周屈膝超过 90°，第 5~6 周屈膝达到 120°，第 8 周屈伸活动应至正常，带活动型膝支具保护 3 个月，可骑车、游泳，半年后可参加一般性体育活动。运动员恢复体育运动训练与比赛需要1年。

(5)后交叉韧带重建术后　孤立性后交叉韧带重建术后2周内0°~6°~CPM进行，2周后逐渐加强被动活动范围。后交叉韧带联合后外侧重建术后3周内屈膝30°固定，3周以后逐渐加强关节伸屈活动。早期应尽量避免膝关节的大幅度运动和负重以保证移植物的初始愈合，可立刻开始股四头肌的锻炼以避免大腿肌肉的萎缩。直到愈合6个月后，才可以开始跑步训练。

第三节　肩关节镜的治疗

一、概述

肩部是上肢运动的基础，它由肩胛骨、锁骨、肱骨组成，被韧带、关节囊、肌肉相互连接而形成五个关节，即盂肱关节，胸锁关节，肩锁关节，肩胛胸壁间关节及肩峰肱骨间关节。肩部运动是各关节的协调运动。因此，任何关节受伤，都将不同程度的影响肩的活动功能。肩关节镜的应用始于1958年，随着运动创伤患者的增多和人们生活水平的提高，近年来得到了较迅速的发展。如对肩袖完全断裂的镜下修复，肩关节脱位的镜下固定等，均获得了与切开手术相比并不逊色的术后效果。特别在对肩袖损伤的程度的动态观察中显示其不可取代的优势。肩关节镜术包括诊断性关节镜检查和治疗性关节镜手术。目前已经开展的肩关节镜下手术包括肩峰成型术、肩袖修补术、盂唇修整缝合术、关节囊挛缩松解术、游离体取出术、滑膜切除术、肱二头肌腱长头清理或缝合固定术等。

(一)适应证

1.肩关节紊乱症，怀疑盂唇损伤者。

2.顽固性肩峰下疼痛或功能障碍，怀疑冈上肌腱上表面部分撕裂或肩峰下滑囊病变者。

3.非典型性肩关节疼痛，怀疑软骨损伤或软骨性游离体。

4.对肱二头肌腱长头腱的损伤，关节镜能做出准确的判断。

5.既往肩关节手术失败者手术过的肩关节；MRI检查常有异常信号，判断肩关节病损非常困难，常有假阳性表现。因此只能用关节造影判断肩袖情况，用肩关节镜全面判断肩关节情况。

(二)禁忌证

1.切口周围有感染。

2.神经、肌肉等因素引起的撞击症。

3.有出血倾向者。

4.肩关节粘连患者。

5.因肩关节不稳定而继发撞击症者。

(三)体位

1.侧卧位　肩关节外展40°～70°，屈曲20°，或外展20°，屈曲20°；牵引重量：3～ 5kg。

2.沙滩椅位　上身倾70°～90°，髋屈90°，膝关节屈50°左右，肩胛骨内缘到床缘，头部、躯干固定可靠。

二、健康教育

(一)功能锻炼

1.手术当天麻醉消退后，开始活动手指、腕关节。

2.术后 1 天，协助患者起床，被动朝各个方向活动患侧肩关节，2～3 次 / 天，5 分钟 / 次。其目的是促进血液、淋巴循环，减轻肿胀，活动关节。

3.术后第 2 天被动活动患侧肩关节 5 分钟，再让患者主动朝各个方向活动患肢 5 分钟，指导患者做患肢摆动练习，方法：健侧手臂扶住桌子，弯腰，患侧手臂笔直下垂，象钟摆一样来回摆动，然后从小到大绕圈子，3 次 / 天，5 分钟 / 次(见图 31-2)。

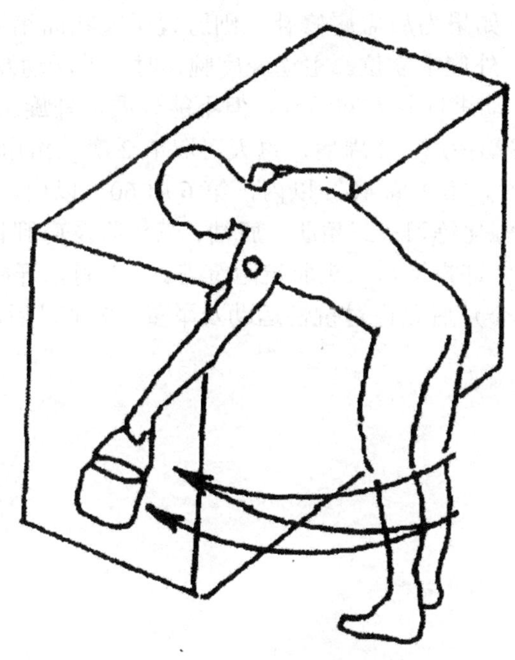

图 31-2　上肢摆动法

4.在患者可以耐受的情况下增加患肢爬墙练习，方法：面朝墙，双足离墙站立，患侧手指爬墙，在疼痛允许范围内尽量往上爬，患侧手臂朝墙再做此练习，重复 5 次以上，3 次 / 天。扶拐练习：坐在椅子上，肘部伸直，两手一起抓住拐杖，高举起拐杖过头顶，重复 10 次以上，3 次 / 天。其目的是防止肩关节粘连，增加肩关节活动范围。

5.术后 1 周让患者主动朝各个方向移动患肢，笔直向前伸，高举过头顶，向外伸展绕过身体绕到背上，在每个方向都尽可能伸展患肢。监督患者正确做摆动练习、爬墙练习和扶拐练习。在患者可以耐受的情况下增加滑轮练习，方法：用健侧手臂把绳子拉向自己，尽量抬高患侧手臂，重复 10 次以上，2 次 / 天；抓住重物摆动练习，方法：患侧手臂抓住一个重物前后摆动，弧度越摆越大，逐步增加重物的重量。做 20 次完整的摆动，1 次 / 天。

6.肩关节的外展和前屈控制在 90° 以内，术后 1 周逐渐加大主动锻炼的范围，至第 4 周，肩关节活动恢复到正常水平，并开始行对抗肌力锻炼。

7.个体化康复指导

(1)肩峰成型术　术后三角巾悬吊24～48小时，止疼，消肿；术后2～3天起进行摆动练习，以防粘连；如果同时行肩袖缝合，可稍缓进行，但不超过5天。7～10天正规体疗开始，小心被动关节活动；14天开始，主动助力活动；3～4周开始主动活动。上肢项目运动员，最早3个月开始上肢运动，完全恢复时间，平均6个月。

(2)肩袖全层撕裂的缝合修复术　手术后患肢悬吊3～6周；期间可作摆动练习(前屈限90°)，被动外旋练习，肘关节屈伸练习。6周去三角巾，增加活动范围，内旋牵拉练习开始；12周坚强Sharpey纤维形成，可抗阻练习。

(3)肩关节不稳镜下手术　术后患肢用三角巾悬吊6周，外展15°。如为前脱位，则置肘于冠状面之前，内旋位；如果为后盂唇修补，则肘置于冠状面稍后，外旋10°位；对多向不稳患者置于25°外展，外旋中立位。主动轻度腕、肘、手活动及三角肌等长练习；第2周开始在疼痛许可范围内主动进行各方向活动，但不能外展位外旋。如为前脱位，则允许患者在自己能耐受的范围内主动抬肩；2周后，每天可取下2次三角巾，作抬肩和外旋练习，外旋限制：第2周20°以内，第4周40°以内，第6周60°以内。6周后，允许外层位外旋。6周后开始渐进性肌力强化练习：三角肌、肩袖、三头肌及肩胛骨肌，二头肌抗阻稍缓。3个月，允许上肢运动，不允许投掷，二头肌抗阻练习。4个月，开始练习投掷：从短距离、低速度开始，逐渐增加。6个月后允许对抗性运动及举重。7个月后，可参加投掷比赛。

（闫永海　赵庆）

第三十三章　人工关节置换术

第一节　人工髋关节置换术

一、概述

人体髋关节是由股骨头、髋臼和周围的软组织构成。人工髋关节置换术就是利用生物相容性与机械性能良好的人工材料将人体的股骨头或股骨头和髋臼置换。

(一)人工髋关节的发展史

人工髋关节起源于人们对顽固性髋部感染、股骨头坏死、骨关节炎等疾病的认识。人工髋关节的发展可以分为 3 个阶。

第一阶段是以关节切除及截骨术为主的髋关节成形术。

第二阶段是以阻隔式的髋关节成形术。

第三阶段是人工假体髋关节成形术。

(二)人工髋关节置换的类型

1.股骨头置换术　所谓人工股骨头置换术就是用人工材料将病变的股骨头置换。

(1)适应证

1)75 岁以上髋臼无病变的股骨颈头下型骨折。

2)老年移位明显的股骨颈骨折，一般情况较差且活动量小，需要尽早下地活动者(老年患者长期卧床将引起并发症)。

3)股骨颈骨折患者合并有偏瘫、帕金森病或精神障碍等疾病，不能很好配合治疗者。

4)股骨头颈部位的良性肿瘤，不能行刮除植骨术者。

5)股骨近端恶性肿瘤髋臼未累及者。

(2)禁忌证

1)老年体弱，不能耐受手术者。

2)有严重的内科疾病，如糖尿病、高血压、心脏病、肝肾肺功能不全者。

3)关节及临近部位有未治愈的感染病灶者。

4)髋臼软骨已有破坏或伤前已有病理性改变者。

2.人工全髋关节置换术　所谓人工全髋关节置换术就是利用人工材料将人体的股骨头和髋臼置换，具有解除关节疼痛，保持关节活动度，保持关节稳定性和不影响或修复肢体长度的综合优点。

(1)适应证

1)原发性或继发性骨关节炎。

2)类风湿性关节炎。

3)强直性脊柱炎引起的髋关节强直。

4)成人股骨头无菌性坏死。

5)创伤行骨关节炎。

6)股骨颈骨折有移位的头下型或经颈型，年龄>55 岁者。

(2)禁忌证

1)各种炎症，包括有全身或局部的化脓性感染灶。

2)神经性病变，术后不能恢复运动功能者。

3)臀部肌力不足。

4)骨骼发育未成熟者。

5)严重冠心病，未控制的高血压或糖尿病，心、脑、肺、肾功能不全不能耐受大手术者。

6)严重骨质疏松者。

3.全髋关节翻修术　将在下一节中阐述。

4.髋关节表面置换术　髋关节表面置换术于 20 世纪 70 年代重新兴起。优点是创伤小、出血少、恢复快、疗效好、费用低，股骨头颈不用切除，保留了较多的骨质，不影响未来行全髋关节置换术。

(1)适应证

1)创伤性、医源性或继发性股骨头缺血性坏死年龄较轻者。

2)髋关节骨性关节炎、关节疼痛，活动受限者。

(2)禁忌证

1)股骨头颈破坏缺损较多的患者。

2)髋关节有化脓性感染者。

3)类风湿关节炎、强直性脊柱炎引起的髋关节强直者。

(三)材料选择要求

作为人工关节的材料，首先应有很好的生物相容性。生物相容性好的材料必需满足两方面的条件，一方面是材料本身及其降解物所引起机体局部或全身的负面反应必须是机体能够接受；另一方面又可引起机体的正面反应，如机体骨长人假体表面，产生骨性结合。其次是很好的抗疲劳性。常用的关节置换植入材料有 3 种。

1.金属材料　常用的人工关节金属材料可分为钛基(钛及钛合金)和钴基(钴铬、钴镍合金、钴铬钼等)。

2.高分子材料　常用的有超高分子聚乙烯和甲基丙烯酸甲酯。超高分子聚乙烯一般作为髋关节的髋臼杯；甲基丙烯酸甲酯(又称骨水泥或骨黏固剂)用于固定人工髋关节的柄部。

3.陶瓷材料　陶瓷材料主要用于股骨头假体。

(四)人工关节假体固定的方式

一般的固定方式分为骨水泥型和非骨水泥型(生物型)假体。后者即不采用骨水泥固定，而是采用让骨组织长入特制的人工关节表面的孔隙内以达到固定作用。股骨侧无论是骨水泥型还是生物型；都取得了较好的效果。髋臼侧生物型臼杯受到多数人的支持，骨水泥型现已很少使用。

(五)手术方式

经过多年的发展，人工全髋关节置换手术已经成为一定型的手术方式。手术医生根据个人的习惯采用前路、外侧或后外侧入路。严格按照假体置放标准置放，手术效果确切。在近10年内，微创小切口技术用于人工全髋关节置换已日趋成熟。采用小切口技术；手术创伤减小，术中和术后出血量明显减少，术后患者功能恢复更快，因而此项技术具有较好的发展前景。

二、健康教育

1.功能锻炼　主要以肌力、关节活动度和步态训练为主，分三个阶段进行。

(1)第一阶段　术后1～2天，主要以患肢肌肉的静力收缩运动和远端关节的活动为主。目的是促进血液循环，防止下肢深静脉血栓的形成。

1)踝关节主动背伸、跖屈运动　患者仰卧位，最大限度地进行踝关节背伸及跖屈活动，每个动作保持10秒后，再放松。

2)股四头肌、腘绳肌训练　患者仰卧位，患肢外展30°保持中立位，膝下可垫以软枕，主动下压膝关节，足跟尽量向前，保持大腿肌肉收缩状态10秒，然后放松。

3)臀肌收缩运动　患者平卧位伸直腿，上肢舒适地放在身体的两侧，收缩臀部肌肉，保持10秒，放松。以上每组动作持续做10～15分钟／次，2°3次／天。

(2)第二阶段　术后3～5天，主要以患肢肌肉力量和髋、膝关节活动度的训练。目的是增强股四头肌和腘绳肌的肌力，改善关节活动范围，使患肢在不负重或部分负重的情况下借助步行器开始行走。

1)直腿抬高运动　患者平卧位，患肢伸直向上抬起，要求足跟离开床面20cm以上，在空中能滞留5～10分钟，以患者不感到疲劳为宜。

2)屈髋、屈膝运动　患者平卧位，移去膝下软枕，医护人员一手托在患者膝下，一手托住足跟，在不引起患者疼痛的情况下行屈髋、屈膝活动，幅度由小到大，活动量由少到多，逐渐过渡到主动屈髋、屈膝锻炼，但屈髋不能>90°(见图32-3)。

3)髋关节伸直练习，患者平卧位，屈曲健侧髋、膝关节，做患肢髋关节主动伸直动作，充分伸展屈髋肌及关节囊前部。

4)髋部外展练习　仰卧位，使患肢向外滑向床沿，然后慢慢恢复原位。以上动作10～20次／组，2组／天为宜(见图32-4)。

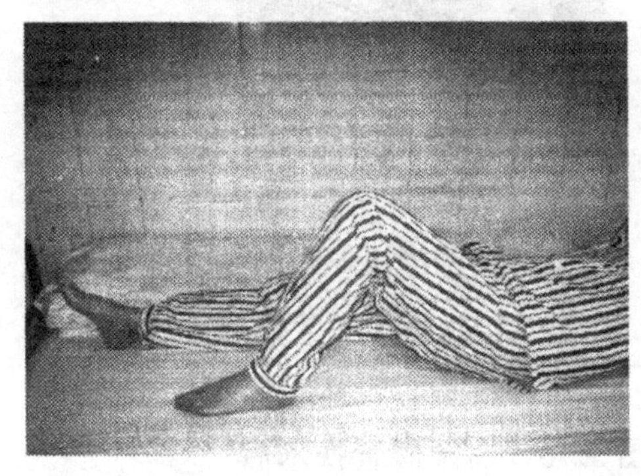

图32-3　全髋置换术后屈髋、屈膝锻炼

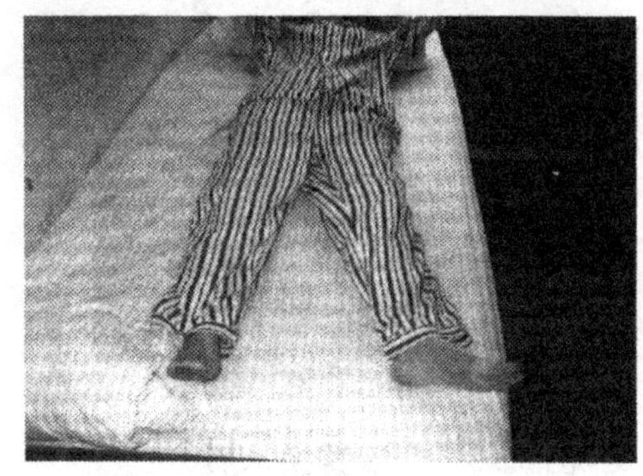

图32-4　全髋置换术后髋外展锻炼

(3)第三阶段　术后6天～3个月，在锻炼髋关节活动度和加强股四头肌力量训练的同时做好下床和步态的训练。目的是增加患者身体的平衡性和肢体的协调性，防止意外的发生。

1)从卧位到坐位的训练　嘱患者双手拉住床上拉手或用力在床上撑起，屈健肢伸患肢，移动身体至健侧床沿，护士在健侧协助，拖住患肢移至床边让小腿自然下垂。注意屈髋不能>90°，患肢外展。

2)坐位到站位训练　护士站在患侧扶住患者，让其健肢用力着地，递给拐杖或步行器，利用双手和健肢的支撑力站起，患肢根据个体差异可不负重或部分负重，负重的力量逐渐递增，从开始的 20～30kg(不超过自身体重的 50%)，直到可以完全负重。

3)站位到行走训练　行走时健肢在前先行，患肢跟上，再移动步行器向前(见图 32-5)。

4)平衡能力训练　为了患者的安全，在行走前让患者在床尾或用两手扶步行器站立，两腿分开与肩同宽，护士在患者身后左右摇晃其腰部，以了解患者的平衡能力，然后借助步行器行走。整个过程速度要慢，应防止体位性低血压和休克的发生。

5)上、下楼梯拐杖行走法　上楼梯时健肢先上，拐杖和患肢留在原阶；下楼梯时患肢和拐杖先下，再则是健肢跟下，但不宜登高。

6)训练日常生活自理能力　指导患者独立完成各项日常生活所必须的动作，如穿裤、穿鞋、穿袜、上下床等，增强患者日常生活的自理能力。

值得注意的是：在指导患者康复训练过程中不可操之过急，要注意幅度、强度和整体协调性，防止强硬牵拉，避免引起患者的疼痛和骨折，以免影响手术治疗效果和术后康复。尤其对有骨质疏松、强直性脊柱炎和发育性髋关节脱位行股骨粗隆下截骨术的患者，建议术后第 1～2 个月内使用步行器或双拐，第 3 个月使用单拐，第 3 个月后可弃拐或用手杖行走。负重的力量逐渐递增，从开始的 20～30kg(不超过自身体重的 50%)，直到可以完全负重。此阶段许多患者术侧膝关节在站立位时始终处于伸直状态，随着步态的熟练，步伐的加快，术侧膝关节的活动多能自然过度到正常(见图 32-6)。

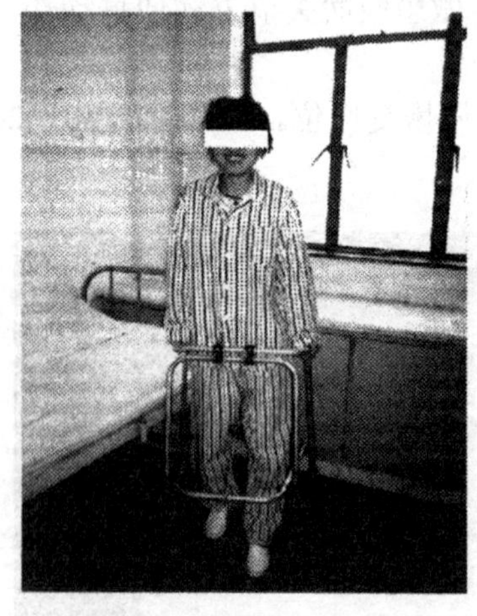

图 32-5　全髋置换术后步行器的使用

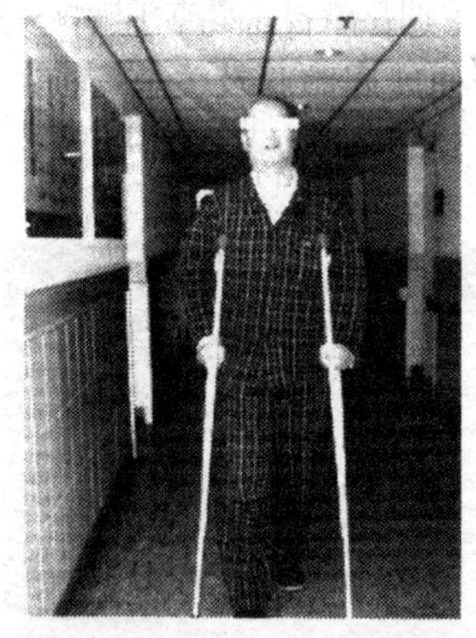

图 32-6　右全髋置换术后10 天扶双拐行走

2.出院指导

(1)休息　术后 2～3 个月内以平卧或半卧为主，避免患侧卧位，向健侧卧位时，需用外展垫或 2 个普通枕头分隔双下肢；屈髋不宜大于 90°，避免两下肢交叉动作、髋后伸时外旋肢体和髋屈曲时内收肢体。如不要坐低矮沙发和矮凳子；坐在椅子上时，不要将身体前倾；(一次连续坐位时间宜少于 45 分钟)不要弯腰捡地上的东西；不要屈膝坐在床上。

(2)饮食　指导患者加强营养，多进含蛋白质、维生素、钙、铁丰富的食物，增加自身抵抗力，但要控制体重的增加，以减少对关节的负重。

(3)复查　术后 3 个月内，每月复诊一次；6 个月内，每 3 个月复诊一次，以后每 6 个月复诊一次。按时来院复查，有下列情况应及时就诊：患肢出现胀痛，肢体位置异常或感觉髋关节脱臼，局部切口出现红肿、热、痛。

第二节　全髋关节翻修术

一、概述

全髋关节翻修术是对初次全髋关节置换术失败后的一种补救手术。即通过再手术的方法，延长人工髋关节的使用寿命；消除初期髋关节置换术后所带来的并发症。也就是说凡人工髋关节置换术后因假体松动、下沉、断裂、感染等原因引起关节疼痛，影响工作和生活质量，保守治疗不能解决的问题，需要通过再次更换髋关节的手术。

全髋关节翻修术比初次手术的难度要大，结果也没有初次手术满意，术中、术后的并发症也较多，如出血、感染、下肢深静脉血栓形成、髋关节脱位、神经麻痹、股骨被穿透和股骨干骨折等。

(一)手术适应证

疼痛是全髋关节翻修手术的主要适应证。

1.髋臼和(或)股骨部分假体松动而出现严重症状，影响工作和生活质量的患者出现引起疼痛的假体松动是翻修手术最常见的适应证，但在手术之前要与感染性松动相鉴别。

2.假体出现断裂的患者　如果假体柄出现进行性变形或者发生不完全性断裂，要尽早行翻修手术。

3.髋关节反复出现脱位或无法复位的髋关节脱位患者　习惯性髋关节脱位或复位失败的脱位，通过翻修手术改变一部分或全部假体的不正常位置，使髋关节稳定。

4.全髋关节置换术后出现感染的患者　对有活动性感染可以通过分期手术进行翻修 (需先行髋关节旷置术待感染控制后行Ⅱ期翻修术)

5.进行性骨丢失患者　对骨吸收严重或呈进行性发展，出现假体松动的患者应尽早考虑手术翻修。

6.假体周围骨折的患者　股骨或髋臼的骨折都可能损害假体的骨性支持，用一个长柄股骨假体进行翻修，加长的假体柄如髓内钉一样为骨折提供了稳定的内固定。

(二)手术禁忌证

全髋关节翻修术比初次手术的难度更大，手术时间更长，出血更多，所以要认真评估患者的全身情况，严格掌握手术禁忌证，确保患者安全。

1.有严重的心、脑、肺、肝、肾功能不全，不能耐受手术者。

2.全身或局部感染灶未控制者。

3.严重冠心病，未控制的高血压或糖尿病。

(三)材料选择要求

在假体材料选择上与初次手术一样，应有很好的生物相容性和抗疲劳性。

(四)人工关节假体固定的方式

人工关节的固定方式分为骨水泥型和非骨水泥型(生物型)。在髋关节翻修术中无论是股骨侧还是髋臼侧一般都选择生物型。

(五)手术方式

对非感染原因的翻修患者一般都是Ⅰ期翻修，在股骨侧假体的翻修中，当股骨有可能出现骨折时，预先在薄弱处用捆绑带环扎，术中有股骨大转子截骨者，用多道钢丝修复截骨处；在髋臼侧假体的翻修中，对有明显骨缺损的患者采用自体或异体骨植入。对感染患者如无明显脓性分泌物，术前细菌培养为革兰阳性细菌生长，可彻底清创后采用庆大霉素骨水泥做Ⅰ期翻修；但对有活动性感染灶，细菌培养为革兰阴性的患者，最常用的处理原则为两步再植入法，即先彻底清创取出假体后，用抗生素骨水泥填塞于人工假体的间隙，3～6个月待感染彻底控制后，复查血常规，C反应蛋白、血沉正常后再次手术，术中组织冰冻切片确认无感染征像后，行Ⅱ期抗生素骨水泥假体植入术。

二、健康教育

(一)功能锻炼

翻修术后功能锻炼方法与初次置换术后一样，主要以肌力、关节活动度和步态训练为主，只是在开始锻炼的时间上更注重个体化。

1.第一阶段　术后1～3天，鼓励患者行患肢肌肉的静力收缩运动和远端关节的活动。目的是促进血液循环，防止下肢深静脉血栓的形成。包括：踝关节主动背伸、跖屈运动；股四头肌、腘绳肌训练(对疼痛明显的患者可辅助下肢肌肉被动按摩)；臀肌收缩运动。

2.第二阶段　术后4～7天，术后切口引流管拔除，X线检查证实人工关节位置良好后，开始训练患肢肌肉力量和髋、膝关节活动度。目的是增强股四头肌和腘绳肌的肌力，改善关节活动范围，使患肢在不负重或部分负重的情况下借助步行器开始行走。包括：屈髋、屈膝运动(但屈髋不能>90°)；髋关节伸直练习；髋部外展练习(可使臀中肌肌力得到加强)。但此时应避免做直腿抬高锻炼，以免髋臼承受过高压力，不利于髋臼周围的骨组织生长。

3.第三阶段　术后8天～3个月，在锻炼髋关节活动度和加强股四头肌力量训练的同时做好下床和步态的训练。目的是增加患者身体的平衡性和肢体的协调性，防止意外的发生。此期必须根据患者个体差异决定下床和负重时间，如果只翻修了髋臼的聚乙烯内衬，或髋关节表面可按初次手术处理，术后3～5天，可扶步行器或双拐下地部分负重行走，术后1月可用单拐行走，逐步弃拐行走；如果翻修时无大转子截骨，术后8天左右可扶双拐或步行器下地，不负重活动，2个月后可部分负重，渐弃拐完全负重；如果翻修时有大转子截骨或骨裂，卧床至截骨处临床愈合后，即术后3个月经X线复查证实情况良好，开始扶拐下地，再逐渐弃拐。包括：从卧位到坐位的训练(注意屈髋不能>90°)；坐位到站位训练(患肢必须根据个体差异遵循从不负重→部分负重→啼完全负重)；站位到行走训练；平衡能力训练；上、下楼梯拐杖行走法、日常生活自.理能力的训练(如穿裤、穿鞋、穿袜、上下床等)。

值得注意的是：在指导髋关节翻修患者康复训练的过程中切不可操之过急，要注意幅度、强度和整体协调性，防止强硬牵拉，避免引起患髋的脱位和骨折，以免影响手术治疗的效果和术后康复。康复训练必须遵循个体化、渐进性、全方面的原则，建议终身使用手杖，尤其在外出旅行或长距离行走时，避免增加患髋负重的活动和剧烈运动，以减少对手术侧关节的磨损。

(二)出院指导

1.休息　术后2～3个月内以平卧或半卧位为主，避免患侧卧位，向健侧卧位时，需用外展垫或2个普通枕头分隔双下肢；屈髋不宜大于90°，避免两下肢交叉动作、髋后伸时外，旋肢体和髋屈曲时内收肢体。如不要坐低矮沙发和矮凳子；坐在椅子上时，不要将身体前倾；(一次连续坐位时间宜少于45分钟)不要弯腰捡地上的东西；不要屈膝坐在床上。

2.饮食　鼓励患者多饮水2000～3000ml/d，做好饮食指导，在病情允许的情况下进食高维生素、高蛋白、高热量、高粗纤维食物，以补充术后体能的消耗和保持大小便的通畅，但要控制体重的增加，以减少对关节的负重。

3.复查　术后3个月内，每月复诊一次；6个月内，每3个月复诊一次，以后每6个月复诊一次。按时来院复查，有下列情况应及时就诊：患肢出现胀痛，肢体位置异常或感觉髋关节脱臼，局部切口出现红、肿、热、痛，全身性隐匿感染如牙周炎、扁桃体炎、呼吸道感染、泌尿系感染等。

第三节　人工膝关节置换术

一、概述

膝关节是人体最大、解剖复杂、对运动功能要求最高的关节，膝关节由股骨髁、胫骨平台、髌骨及其周围滑膜、关节囊、韧带、半月板和肌肉等组织共同构成。膝关节置换术可解除膝关节疼痛、改善膝关节功能、纠正膝关节畸形和获得长期稳定。

(一)人工膝关节的发展史

人工膝关节置换术是在人工髋关节的基础上逐渐发展起来。

(二)人工膝关节置换的类型

目前人工膝关节假体种类繁多。按置换范围不同假体可分为单髁、全髁型；按限制程度又分为限制型、半限制型与非限制型；按模拟半月板功能分固定平台与旋转平台；按后交叉韧带的保留与否分后交叉韧带保留型与后交叉韧带牺牲型。

1.全膝关节置换术　人工膝关节置换术主要用于治疗严重的关节疼痛、畸形，日常生活受到严重影响，经保守治疗无效或效果不佳的膝关节疾病患者。

(1)适应证

1)退行性膝关节骨性关节炎患者。

2)类风湿关节炎和强直性脊柱炎晚期膝关节病变患者。

3)创伤性骨性关节炎患者。

4)大面积的膝关节骨软骨坏死或其他病变不能通过常规手术方法修复的患者。

5)静止期的感染性膝关节炎患者。

6)感染性关节炎引起的膝关节病损伴有疼痛和功能障碍患者，如大骨节病、血友病性膝关节炎等。

7)涉及膝关节面的肿瘤切除后需行膝关节重建的患者。

(2)禁忌证

1)膝关节周围或全身有活动性感染病灶的患者。

2)膝关节肌肉瘫痪或神经性关节病变患者。

3)精神障碍且不能配合术后功能锻炼的患者。

4)全身情况差不能耐受手术或高血压、糖尿病未得到控制的患者。

2.膝关节单髁置换术　单髁假体置换术保留了骨质，髌股关节、前后交叉韧带和未受损的对侧间隔的半月板、关节软骨都被完整的保留下来，从而较好地保留了膝关节的运动功能和本体感觉。

(1)适应证

1)膝关节单间隔的创伤性关节炎或骨关节炎患者。

2)平台或单胫骨髁的陈旧性骨折患者。

3)膝关节活动范围>90°，屈曲挛缩畸形<10°，膝内翻或外翻畸形<15°的患者。

4)活动量较小的患者。

(2)禁忌证

1)髌骨切除或胫骨高位截骨术后的患者。

2)骨骼未成熟患者。

3)神经源性关节病患者。

4)感染性关节炎患者。

5)骨质疏松患者。

6)类风湿性关节炎患者。

7)关节内翻或外翻畸形>15°的患者。

8)极度肥胖患者。

3.膝关节翻修术　膝关节翻修术是作为失败的人工膝关节置换术后的补救措施。

(1)适应证　膝关节置换术后的各种并发症，”如感染、疼痛、假体松动、断裂、关节半脱位、脱位和关节对线不正、关节不稳、活动受限等。

(2)禁忌证

1)伸膝装置、膝关节软组织严重受损的患者。

2)骨组织有严重缺损的患者。

3)精神心理素质不稳定，不能积极配合治疗的患者。

(三)材料选择要求

钴合金和超高分子聚乙烯组成的假体仍是膝关节材料的“金标准”。即以钴钛合金构成的股骨髁假体和以超高分子聚乙烯组成的胫骨平台假体目前仍是膝关节假体最好的组合。

(四)人工关节假体固定的方式

固定方式分为骨水泥型和非骨水泥型。目前公认的观点为：大多数患者可选用骨水泥固定型假体；年纪轻、骨质较好的患者可选用非骨水泥固定型假体。即使是非骨水泥固定型假体，尤其是胫骨平台假体，欧美多数人仍然采用骨水泥固定。

(五)手术方式

膝关节置换术有膝正中切口、偏内侧弧形切口和偏外侧弧形切口。一般多采用膝正中切口。

二、健康教育

(一)功能锻炼

全膝关节术后功能锻炼主要以肌力、关节活动度和步态训练为主，分四个阶段进行。

1.第一阶段　术后 0～2 天，此期患肢大棉垫加压包扎，康复训练主要是通过肌肉的等长收缩，促进血液循环，防止肌肉萎缩和下肢深静脉血栓的形成。方法：加强股四头肌、腘绳肌的等长收缩训练，用力收缩 10 秒，放松 10 秒，10 次 / 组，2～3 组 / 天；同时做踝关节的背伸、跖屈运动，尽可能的背伸 10 秒，跖屈 10 秒，10 次 / 组，2～3 组 / 天。

2.第二阶段　术后 3～5 天，此期患肢大棉垫已拆除，伤口引流管已拔，康复训练主要是通过增加股四头肌和腘绳肌的肌力，患膝关节的主被动伸屈活动，促进伤口愈合，防止肌肉萎缩，改善关节活动度。

(1)在继续锻炼股四头肌、腘绳肌肌力的基础上，指导患肢行直腿抬高锻炼，患肢抬高时要尽量保持在空中的停留时间，次数由少到多，以不引起疲劳为宜。

(2)膝关节持续被动运动(CPM)于引流管拔除后进行，CPM 训练时起始角度为 0°，终止角度为 30°，在 1～2 分钟内完成一次屈伸活动，1 小时 / 次，2 次 / 天。根据患者对疼痛的耐受程度每天递增 5°～10°，尽量在 1 周内使膝关节的屈曲角度达到 90° 或以上(见图 32-8)。

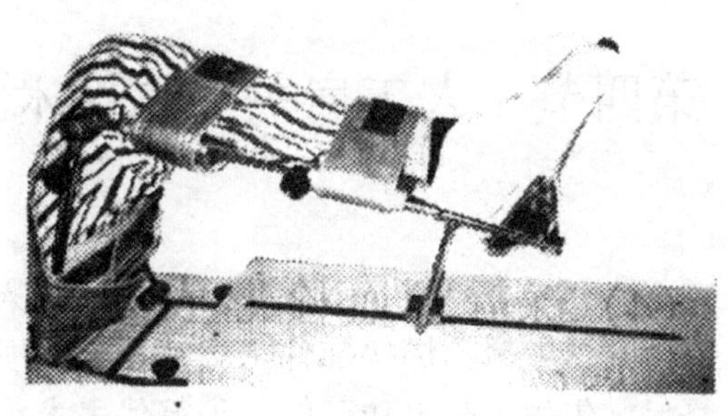

图 32-8　全膝置换术后膝关节持续被动运动

(3)膝关节主动屈伸运动　患者平卧位，移去膝下软枕，医护人员一手托在患者膝下，一手托住足跟行屈膝活动，当感觉疼痛时嘱患者足跟沿床面慢慢伸直膝关节，如此反复幅度由小到大，活动量由少到多，逐渐过渡到主动屈伸膝锻炼。

3.第三阶段　术后6天～2周，此期患肢伤口疼痛已缓解，在继续加强患肢肌力和膝关节活动度的同时进行步态训练。方法：鼓励患者尽早下床，开始扶步行器或在床尾练习站立，此时重心在健侧下肢，患肢根据个体差异不负重或部分负重，以后重心逐渐向患肢过渡，开始扶步行器或拐杖行走，行走时健肢在前先行，患肢跟上，再移动步行器向前。

4.第四阶段　出院后，功能锻炼的目的是增加患肢的膝关节活动度和负重能力，进一步加强下肢平衡功能、本体感觉、肌力的训练，改善日常生活的自理能力。

(1)继续做好股四头肌、腘绳肌的肌力训练，如坐位、仰卧位时的伸腿、直腿抬高，俯卧位时的屈膝训练；同时加强膝关节屈伸活动的主动或抗阻力训练，如手拉扶手下蹲、踏车、上下楼梯等训练。

(2)进一步加强患肢的负重训练，负重力量逐渐递增，直到可以完全负重。

(3)加强行走训练，训练时抬头挺胸，双目平视前方，臀部不要翘起。

值得注意的是；在整个康复训练过程中要遵循循序渐进的原则，训练量应由小到大，以不引起患膝明显疼痛为宜；每日训练前要询问患者自我感觉，有无不适反应，以判断运动量的大小；运动后要注意膝关节有无肿胀情况；在训练行走时要做好安全保护，尤其对有膝关节不稳的患者；有较严重的屈膝障碍患者，夜间休息时可用石膏托固定于伸膝位，持续4～6周。

(二)出院指导

1.休息　接受全膝关节置换后要避免剧烈运动，4～6周内不做主动下蹲动作，行走时不可急停或骤然旋转，为了减少对膝关节的磨损，防止跌倒，建议患者最好终身使用手杖，特别在外出时，最大限度地延长膝关节的使用寿命。

2.饮食　指导患者加强营养，多进含蛋白质、维生素、钙、铁丰富的食物，增加自身抵抗力，适当控制体重的增加，以减少对关节的负重。

3.复查　6个月内，每月复诊一次；按时来院复查，有下列情况应及时就诊：患肢出现胀痛，局部切口出现红、肿、热、痛。要及时治疗全身性隐匿病灶，如呼吸道感染、泌尿系感染、扁桃体炎、牙痛等，防止髋关节远期感染。

第四节　人工肩关节置换术

一、概述

人工肩关节置换是在置换人工肱骨头的同时，使用圆筒形、碟盘形的聚乙烯假体置换肩胛盂的表面，用金属和或超高分子量聚乙烯等部件来代替患者受损关节、模仿正常关节的结构和生理功能、使患者恢复日常生活、减少痛苦的一种替代手术，主要用于肱骨头、肱骨近端粉碎骨折。但肩袖正常、肩胛盂关节面破坏较轻的患者可行人工半肩关节置换术。

(一)人工肩关节置换的发展史

人工肩关节置换术是在人工肱骨头置换术的基础上发展起来的。

(二)人工肩关节置换的类型

有非限制性人工肩关节、限制性人工肩关节、半限制性人工肩关节三种。

1.非限制性人工肩关节　这种人工关节的肱骨侧假体与盂侧假体之间既有滚动也有滑动，能保证较大的肩关节活动度，又能缓冲可能加在假体上的各种剪力或“拔出力”，从而减少了假体的松动率。适用于旋转袖功能正常的患者。

(1)适应证

1)肩胛盂和肱骨头不匹配引起的疼痛。

2)盂肱关节关节炎及继发的关节功能丧失。

3)需要改善肩关节功能和增加活动度，而肩袖正常者。

(2)禁忌证

1)肩袖和三角肌功能均丧失或瘫痪。

2)患者有活动性感染。

2.限制性人工肩关节　由于限制性人工肩关节置换术后松动率较高，只有在肩袖失去功能，或缺乏骨性支持而无法修复时，才考虑使用限制性人工肩关节置换术。

(1)适应证

1)肱骨近端肿瘤、病段切除术后骨广泛损伤和软组织缺损。

2)严重的关节炎如类风湿、骨关节炎、创伤性关节炎、肱骨头坏死，伴有肩袖变性、挛缩或断裂者。

3)严重陈旧性骨折、脱位、伴有肩袖损伤、瘫痪、挛缩或止点缺损。

4)由于肩关节囊增厚、变性、挛缩致关节囊功能不全，特别是老年人伴有肩袖功能异常，软组织手术无效者。

5)关节融合术、成形术或非限制性人工肩关节置换术失败。

(2)禁忌证

1)神经性疾病导致肩部肌肉完全瘫痪，如脑血管意外、大脑性瘫痪、小儿麻痹症等患者。

2)患者有活动性感染。

3)精神异常、衰老、未控制酒精中毒或不能配合治疗者。

4)肩肱关节的神经营养性疾病。

3.半限制性人工肩关节　也称为单球面全肩关节置换术，是一种无关节的、半限制性的、单球面全肩关节置换术。这种假体的肱骨头小，呈球面，头颈角为印。据报道这种设计可获得较大的活动度。肩胛盂假体与肱骨头假体相匹配，并允许两部分假体的关节面持续接触。

(1)适应证

1)肱骨近端肿瘤、病段切除术后骨广泛损伤和软组织缺损。

2)严重的关节炎如类风湿、骨关节炎、创伤性关节炎、肱骨头坏死，伴有肩袖变性、挛缩或断裂者。

3)严重陈旧性骨折、脱位、伴有肩袖损伤、瘫痪、挛缩或止点缺损。

4)由于肩关节囊增厚、变性、挛缩致关节囊功能不全，特别是老年人伴有肩袖功能异常，软组织手术无效者。

(2)禁忌证

1)神经性疾病导致肩部肌肉完全瘫痪，如脑血管意外、大脑性瘫痪、小儿麻痹症等患者。

2)患者有活动性感染。

3)精神异常、衰老、未控制酒精中毒或不能配合治疗者。

4)肩肱关节的神经营养性疾病。

(三)材料选择要求

钴合金和超高分子聚乙烯组成的假体仍是肩关节材料的“金标准”。

(四)人工关节假体固定的方式

固定方式分为骨水泥型和非骨水泥型。目前公认的观点为：大多数患者可选用骨水泥固定型假体。

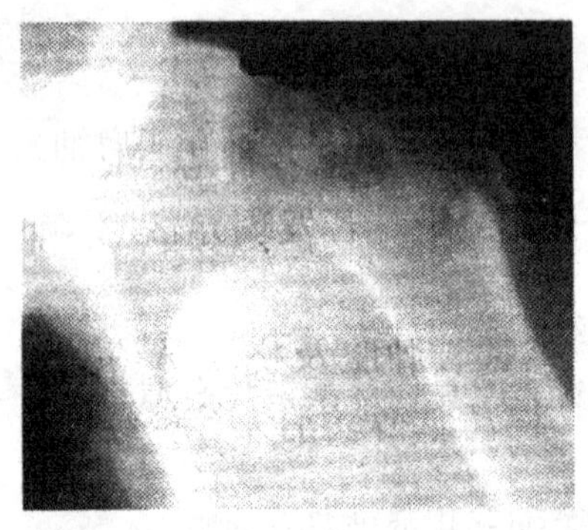

图 32-9　肱骨头粉碎性骨折 X 线表现

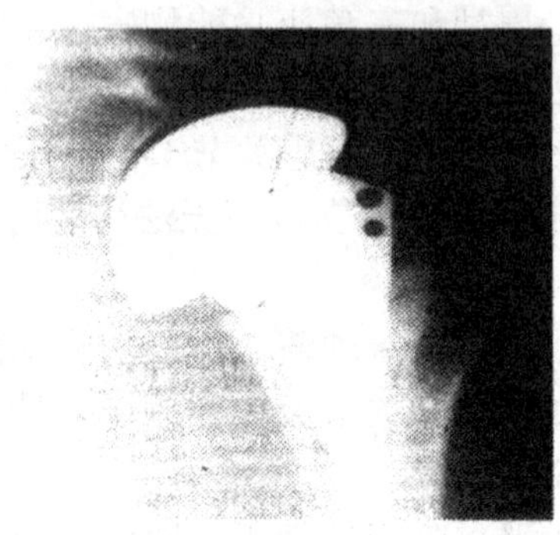

图 32-10　人工肩关节置换术 X 线表现

二、健康教育

(一)功能锻炼指导

1.第一阶段(术后 1 天)

(1)指导和鼓励患者进行深呼吸运动。

(2)麻醉消退后、开始活动手指、腕关节。“张手握拳”练习，最大力量下保持 2 秒，屈伸腕关节。

2.第二阶段(术后 2～7 天)　主要做肌肉静力收缩运动、远端关节运动和临近关节的阻抗运动。

(1)术后患肢用三角巾悬吊。

(2)术后 48 小时拔除引流管后开始行肩部肌肉收缩锻炼，主动活动手指、握拳，小幅屈伸肘关节(对促进血液循环、消退肿胀、防止深静脉栓塞有重要意义)。

(3)3° 7 天后行肩关节被动和辅助下主动的适量外旋和前屈活动，从 20° 开始，每天增加 5° ～8° 前臂肌肉主动收缩功能锻炼，3～5 次 / 天，每次 10 秒。除手术肢体保护外，其余部位应尽可能多种活动，以提高整体代谢水平。

3.第三阶段(术后 8~14 天)　作患肩关节及临近关节无负重活动，延续第二阶段康复训练，主动与被动锻炼相结合，锻炼次数与运动幅度逐步增加。

(1)耸肩练习　在健侧手臂辅助下加大肩关节功能锻炼，可一手托肘关节，一手扶上臂做向上耸肩，于最高位置保持 5 分钟放松为 1 次，3～4 次 / 天，避免引起疼痛和拉伤关节。

(2)含胸练习　健侧手臂托患侧肘关节保护，在不引起异常疼痛的情况下双肩向前做含胸动作，最大位置保持 5 分钟放松为重次，3～4 次 / 天。

4.第四阶段　(术后 15~21 天)　延续第三阶段康复训练，以低负荷关节活动为主，拆线后做扩胸练习。健侧手臂托患侧时关节保护，在不引起异常疼痛的情况下，双肩后张做扩胸动作，最大位置保持 5 分钟放松为直次，3～4 次 / 天。

5.第五阶段(术后 22~28 天)　延续第四阶段康复训练及关节活动度练习。肩关节开始主动外展、外旋、上举功能锻炼，次数逐步递增。制定出每天上举的高度计划，活动度练习后即刻给冰敷 15～20 分钟，如平时感到关节肿、痛、发热明显，可再冰敷，2～3 次 / 天。

(1)摆动练习　体前屈(弯腰)至上身与地平行，在三角巾和健侧手的保护下摆动手臂。首先是前后方向，待适应后增加左右侧向，最后增加绕环(划圈)动作，每个方向

20~30 次 / 天。

(2)前屈练习　平卧，去除三角巾保护，健侧手握紧患侧肘部(患侧肢体完全放松，由健侧用力完成动作)经体侧沿垂直上举患侧手臂。至感到疼痛处停止 2~3 分钟，待疼痛减轻后继续加大角度 3~4 次 / 天。不得反复进行。

6.第六阶段(术后 29 天)　延续上阶段的康复训练，以逐渐加负荷的关节活动为主，6 周后去除三角巾。

(1)外展练习　姿势要求同前屈练习，体侧沿水平上举患侧手臂。

(2)外旋练习　平卧，屈肘 90°健侧手握紧患侧手腕(患侧肢体完全放松，由健侧用力完成动作)经体侧沿垂直方向外推患侧前臂，至感到疼痛处停止 2～3 分钟，待疼痛减轻后继续加大角度(最大至前臂垂直于床面)。

(3)后伸练习　姿势要求同外旋练习，在体侧将患侧上臂逐渐放至床面。

(4)上举功能锻炼　患者紧贴墙壁站，用患肢一侧的手托墙壁，手沿着墙壁向上爬，3～6 次 / 天，10～15 分钟 / 次，每次记录上举高度。出院后保持随访，定期复查，定期指导。

(二)出院宣教

1.休息　禁止剧烈活动，鼓励患者尽早使用术肢完成日常活动，但是必须不宜用力提或拖拉重物，避免投掷等挥动手臂的动作，以免引起置换关节脱位、松动甚至假体柄折断等。

2.饮食　指导患者加强营养，多进含蛋白质、维生素、钙、铁丰富的食物，增加自身抵抗力，适当控制体重的增加，以减少对关节的负重。

3.复查　6 个月内，每月复诊一次，有下列情况应及时就诊：患肢出现胀痛，局部切口出现红、肿、热、痛。要及时治疗全身性隐匿病灶，如呼吸道感染、泌尿系感染、扁桃体炎、牙痛等，防止肩关节远期感染。

第五节　踝关节置换术

一、概述

全踝关节置换是由胫骨外框、固定的聚乙烯内衬和距骨部件组成。胫、距骨假体材质为钴铬钼，骨内部分为矢状平行柱。假体采用的非骨水泥技术固定，表面以多孔处理或羟基磷灰石喷涂有利于骨长人和假体稳定。滑动核由超高分子聚乙烯制成，大大减少了假体之间的

磨损。

(一)踝关节置换术的发展史

Morton-Murdock 在 1970 年临床首次使用人工踝关节，当时人工踝关节是引伸于将髋关节假体翻转 180° 而来。

STAR(Scandinavian Total Ankle Replacement)全踝关节假体，发明于 1978 年，最初为二组件式，骨水泥固定。1986 年后，改为三组件式，即在胫骨、距骨组件之间加入聚乙烯垫片(见图 32-12)。1990 年后，开始倾向于使用非骨水泥固定。

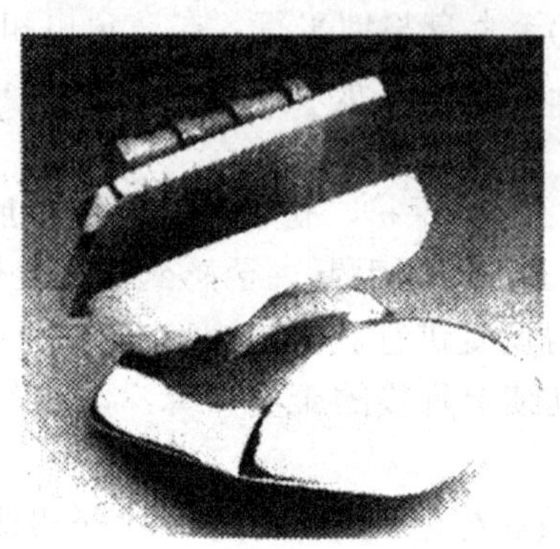

图 32-12 STAR 假体

(二)人工踝关节分型

限制型、非限制型和半限制型三大类。

人工踝关节置换术的目的是在治疗原有疾病的基础上，重建下肢的机械力线，恢复踝关节的稳定；重建踝关节的关节面，恢复踝关节的活动度。

1.适应证

(1)原发骨关节病。

(2)继发骨关节炎如类风湿性关节炎、色素沉着性关节炎、混合型结缔组织病、滑膜炎性病变、牛皮癣性关节炎、化脓性关节炎。

(3)创伤后骨性关节炎(见图 32-13)。

2.禁忌证

(1)神经源性关节病性退行性疾病(夏科关节)。

(2)活动性或近期感染患者。

(3)严重的良性关节过度活动综合征。

(4)无法重建的对线异常。

(5)踝关节周围严重软组织疾患。

(6)足或小腿的感觉、运动障碍。

(三)手术方法

患者仰卧位，取踝关节前方纵形弧切口，自踝上 10cm 经踝关节中点沿向第 1 跖骨，显露踝关节的同时注意保护血管神经。胫骨远端安置选定的与 5mm 的 SIZER 联接的胫骨截骨板，定位杆固定于平行胫骨前嵴中线上。首先利用合适的截骨导向器行胫、距骨截骨。距骨和胫骨准备已毕后首先安装距骨假体，用专用的打入器打紧。随后打入胫骨假体，注意打入方向应与胫骨长轴垂直，胫骨假体的前缘不要低于胫骨截骨面的前缘。最后放入滑动核试模，检查踝关节的活动度和紧张度，确认软组织平衡后选择合适厚度的滑动核假体植入，整个假体安装完毕。术毕必须修复踝前肌支持带，放置负压引流管。并行短腿石膏托固定于中立位(见图 32-14)。

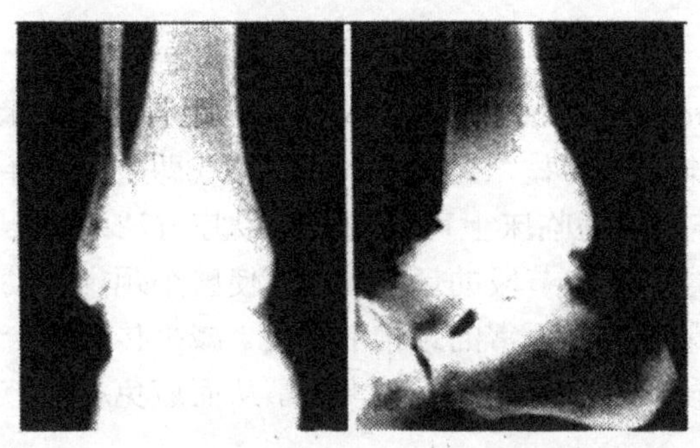

图 32-13　踝关节骨性关节炎 X 线片

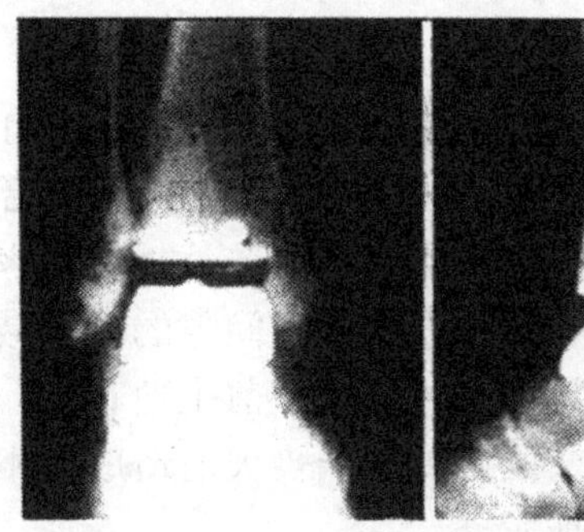

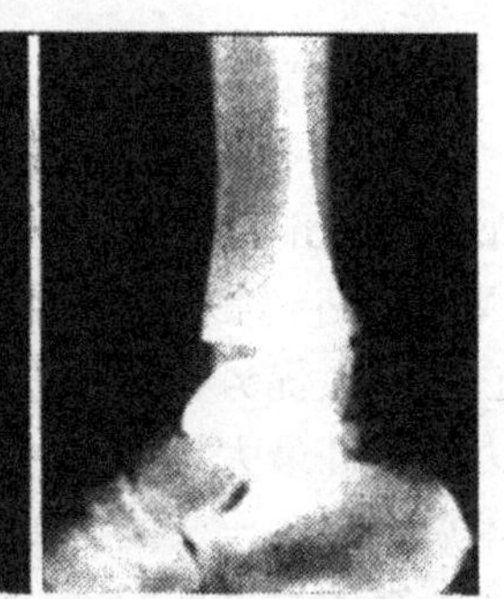

图 32-14　STAR 踝关节置换术后 X 线片

二、健康教育

(一)功能锻炼

1.术后第一天即可进行股四头肌等长收缩和直腿抬高练习。术后早期督促患者做膝关节、跖趾关节及趾间关节活动，促进血液循环，减轻水肿，促进功能恢复，但应限制踝关节跖屈。

2.术后第 2 天扶拐杖离床患足不负重。术后患肢石膏固定，如需活动，应先在床上坐起，适应后在矫形器或拐杖辅助力量下离床，下床时应由专人陪护，防止跌倒。

3.4 周后扶助行器部分负重。

4.术后 6 周主动屈伸练习，可去掉管型石膏，改用踝关节支具和弹力袜，稳定踝关节内外侧。

5.第 12~14 周弃助行器，正常行走步态。若在活动中出现关节疼痛或疲劳，应嘱患者减少活动量，锻炼时应循序渐进。

(二)出院指导

1.休息　接受全踝关节置换后要避免剧烈运动，12~14 周后可负重行走。

2.饮食　指导患者加强营养，多进含蛋白质、维生素、钙、铁丰富的食物，增加自身抵抗力，适当控制体重的增加，以减少对关节的负重，预防假体松动。

3.复查　6 个月内，每月复诊一次；按时来院复查，有下列情况应及时就诊：患肢出现胀痛，局部切口出现红、肿、热、痛。要及时治疗全身性隐匿病灶，如呼吸道感染、泌尿系感染、扁桃体炎、牙痛等，防止踝关节远期感染。

第六节 人工颈椎间盘置换术

一、概述

人工颈椎间盘置换术(artificial cervical disc replacement，ACDR)也称颈椎间盘成型术(cervical disc arthroplasty，CDA)，是一种治疗颈椎病的新技术。20世纪50年代即有人开始人工椎间盘实验研究，80年代该技术复兴，如年代成为临床上可供选择的治疗方法之一。它的最大优势在于在获得狭窄间隙的有效减压，同时重建节段的运动功能，使整个颈椎运动力学特征最大程度地接近于术前生理状态，可以保持接近正常的颈椎活动度。减少传统融合术后由于融合节段运动功能丧失所造成的相邻节段的过度运动和应力集中，从而避免相邻节段退变的发生或发展。

(一)适应证和禁忌证

1.适应证

(1)颈椎间盘突出症。

(2)颈椎病的单阶段或双阶段压迫脊髓或神经根，或明确造成顽固的交感神经型颈椎病的阶段。

2.禁忌证

(1)明显的广泛颈椎管狭窄。

(2)外伤性脱位骨折。

(3)明显的颈椎不稳定。

(4)骨质疏松。

(5)肿瘤、炎症、糖尿病、精神障碍、强直性脊柱炎或患者全身情况差者。

(二)人工颈椎间盘介绍

人工颈椎椎间盘目前最广泛使用的是Bryan假体。它由聚胺酯内核、鞘和两个钛合金壳构成嘲。每个壳外层设计由250μm的小钛珠构成微孔钛层，以促进骨生长和提高远期的稳定性。鞘被钛丝捆绑附着于壳，并环绕内核形成一个闭合的整体，使用时需将无菌盐水注入假体。钛合金附件封闭，这种封闭内核的设计可避免假体的磨屑外泻，从而避免了炎症反应，并可防止软组织的卡人和假关节囊形成：该系统还提供了重力参考系统和虚拟轴以确定打磨时的角度和范围，上下终板的精细打磨设计使终板与钛壳的凸出外表紧密吻合，并把壳的边缘卡入打磨出的骨性凹巢内.这种设计使得假体置入即能提供即刻的前后和侧方稳定。正是基于Bryan人工颈椎椎间盘的这些基本特性，使得对该假体的临床应用充满信心。

二、健康教育

(一)功能锻炼

术后早期颈椎活动训练，术后拔除引流管后戴颈托先坐起，再下地行走。术后1周即解除颈托制动开始颈椎活动功能训练，有效减少了由于长期颈托制动造成的颈肩部的不适。由于假体设计科学、术中精细打磨上下终板和紧密的压配，使假体具有良好的稳定性，因此不必担心正常范围内的活动训练。对于临近双节段假体置换的患者，我们则提醒他们术后2～3个月内要注意乘车安全，防止颈椎骤然过屈过伸。

(二)肌力增强训练

障碍肢体术后进行肢体功能锻炼，旨在增强肌力，调整活动协调性，改善全身机体状态。脊髓型颈椎病脊髓受压损害后，可造成上肢或下肢运动功能损害，因此应加强恢复性训练，方法如下。

1.拇指对指、握拳然后用力伸指训练。

2.上肢肌肉力量训练。

3.颈部肌肉及运动范围锻炼。

4.上肢带肌及肩脾部活动范围锻炼。

以上方法 3～4 次 / 天，20～30 分钟 / 次。

5.步行锻炼，病情平稳术后第 1 天可下床活动，活动量以不疲劳为度。

(三)出院康复指导

包括术后颈托制动 1 周，防止颈部过伸性损伤；继续上肢和手功能锻炼，进一步进行较精确的活动训练，如写字、做针线活、织毛线等。保持正确的姿势。术后每季度定时拍片复查，以观察人工颈椎间盘位置是否良好。如有不适随时复诊。

（苏　琦）

第三十四章　经皮椎体成形和后凸成形

第一节　经皮椎体成形术

一、概述

经皮椎体成形术(percutaneous yertebroplasty，PVP)是在影像引导下和监测下进行的微创治疗，经皮穿刺到椎体病灶内，将生物材料或高分子材料如聚甲基丙烯酸甲(polymethylnethacrylate，PMMA)等灌注剂注入到病变椎体，治疗椎体破坏性病变、提高脊柱的稳定性，缓解或消除患者疼痛；预防椎体塌陷或发展的一种非血管介入治疗新技术、新方法。

1984 年法国 Deramond 首先应用经皮椎体内注射骨水泥 PMMA 的方法成功地治疗了 1 例长期疼痛的第 2 颈椎体血管瘤患者，并称之为经皮椎体成形术(PVP)。1997 年 Lane 首次将之用于椎体骨质疏松治疗；1998 年 Joho 等报道对 1 例长期服用激素引起的骨质疏松椎体，一次性从第 11 胸椎到第 3 腰椎行椎体成形术，术后患者由长期卧床恢复日常活动，疼痛缓解。近年来国外有人将其用于新鲜的椎体骨折甚至严重的爆裂性骨折。

另外逐渐推广用于脊椎血管瘤、骨髓瘤、溶骨性转移瘤、骨质疏松性椎体压缩骨折合并顽固性疼痛的患者，具有增加椎体强度、稳定椎体、止痛作用，其适应证越来越广。

(一)适应证和禁忌证

1.适应证

(1)椎体肿瘤　脊柱的溶骨性转移癌和骨髓瘤是 PVP 的主要适应证，转移癌局部椎体切除重建术常反而使局部肿瘤扩散，患者全身情况无法耐受；骨髓瘤常为多灶性而无法做到多节断切除融合。放射治疗常于治疗开始后 10～14 天才使 90％的患者疼痛缓解或消除，而且放射会削弱骨重建能力，常于放疗后 2～4 个月才开始重建，尤其是骨髓瘤的患者，放疗后使椎体塌陷进而神经受压的危险性增加，而 PVP 能立即缓解疼痛，增加脊柱的强度和稳定性。

(2)脊柱血管瘤　脊柱血管瘤绝大多数是无症状的良性病变，个别血管瘤侵袭椎体较严重致椎体轻危骨折或明显塌陷，引起疼痛或压迫神经或脊髓，PVP 可增加椎体强度、止痛，栓塞瘤体。必要时再行后路椎板减压，这样简化了手术，而无须椎体切除。有报道对椎体血管瘤术前行椎体成形术后再开放手术减压可大大减少出血。

(3)骨质疏松椎体骨折　骨质疏松性椎体塌陷引起的疼痛经休息、药物治疗后多数好转，无效时可行 PVP 治疗，尤其是活动较多或年龄较大的患者。

2.禁忌证

有严重的凝血异常、严重心肺疾患、极度虚弱不能平卧、骨髓炎和有活动性感染情况的患者。椎体后缘骨皮质破坏范围过大可能导致骨水泥椎管渗漏的患者。

二、健康教育

1.功能锻炼　功能锻炼的原则是尽早进行、循序渐进，次数由少到多，时间有短到长，程度由弱到强，一般以不感到疲劳为度。锻炼的方法是：协助上床活动→坐起→床边站立→跨步行走。由于卧床时间长，要预防体位改变引起眩晕，所以应逐渐予摇高床头，适应一段时间后再使患者端坐。患者能端坐后，将双下肢移动床旁，双脚踩地，训练双下肢肌力。当患者开始行走时最好旁边有人扶持，最后到独立行走，预防摔倒。对一些体质较好患者术后6~12 小时可逐渐下床活动，逐渐增加活动量。开始时在床上练习直腿抬高及抗阻力伸膝，以锻炼股四头肌力量，然后在护士协助下坐立，床边站立。术后 3～5 天起，指导患者逐步进行背伸肌锻炼，采用仰卧抬臀举腹方法进行。以后进一步采用俯卧位半“飞燕式”后伸脊柱进行背伸肌锻炼。即俯卧位双手放置臀部，尽量抬高头部、肩部及胸部，或上半身不动，分别抬高左右下肢。需注意的是在脊柱后凸严重患者，肥胖及合并严重心肺疾病的患者不适合俯卧位锻炼。

2.出院指导　可以恢复正常饮食和服药。如果出现新的行走困难，髋部及大腿的感觉改变，新的疼痛或肠道及膀胱功能异常，应来院复查。如无特殊不适，前 2 个月每月复查 1 次，以后半年每季度复查 1 次。避免剧烈运动，勿提重物，不可过度弯腰。

第二节　球囊扩张椎体后凸成形术

一、概述

后凸成形术(percutaneous kyphoplasty，PKP)是新发展起来的脊柱微创手术。1994 年，美国 Mark Reiley 等设计了通过球囊扩张来纠正后凸畸形的技术，称为球囊扩张椎体后凸成形术，于 1998 年得到 FDA 批准应用于临床。它是通过在骨折椎体中置入一个气囊，扩张气囊的同时椎体的高度得以恢复，由此纠正了脊柱的后凸畸形，并进一步注入骨水泥恢复椎体的强度。另外后凸成形术通过气囊在骨折椎体内扩张产生一个腔隙，可以在较低的压力下注入稠厚的骨水泥，减少了由于骨水泥渗漏造成的相应并发症。目前是一种更为安全、有效的治疗方法。

(一)适应证和禁忌证

1.适应证　随着科研和临床应用的不断深入，该手术的适应证也在扩大，为各种原因引起的椎体病理性骨折，包括椎体的转移性肿瘤、椎体骨髓瘤、椎体血管瘤和骨质疏松等。

2.禁忌证　无绝对禁忌证，有以下情况视为相对禁忌证：无痛的椎体压缩性骨折或椎体压缩性骨折不是疼痛的主要原因；骨髓炎或全身性感染的存在；全身情况不能耐受手术；病变椎体周壁特别是后壁骨质破坏或不完整；椎弓根骨折、椎体骨折合并神经损伤；成骨性转移性肿瘤。

(二)手术时机

球囊扩张椎体后凸成形术一般认为椎体骨折发生后 10 天内进行，后凸畸形的矫正更加满意。但也有学者认为即使骨折发生 3 个月后，后凸成形术仍能部分恢复椎体的高度，仍然具有矫形的意义。但一般来讲在椎体骨折后越早进行后凸成形术，对后凸畸形的矫正越好。

二、健康教育

1.功能锻炼　功能锻炼的原则是尽早进行、循序渐进，次数由少到多，时间有短到长，程度由弱到强，一般以不感到疲劳为度。锻炼的方法是：协助上床活动→坐起→床边站立→跨步行走。由于卧床时间长，要预防体位改变引起眩晕，所以应逐渐予摇高床头，适应一段时间后再使患者端坐。患者能端坐后，将双下肢移动床旁，双脚踩地，训练双下肢肌力。当患者开始行走时最好旁边有人扶持，最后到独立行走，预防摔倒。对一些体质较好患者术后6～12小时可逐渐下床活动，逐渐增加活动量。开始时在床上练习直腿抬高及抗阻力伸膝，以锻炼股四头肌力量，然后在护士协助下坐立，床边站立。术后3～5天起，指导患者逐步进行背伸肌锻炼，采用仰卧抬臀举腹方法进行。以后进一步采用俯卧位半“飞燕式”后伸脊柱进行背伸肌锻炼。即俯卧位双手放置臀部，尽量抬高头部、肩部及胸部，或上半身不动，分别抬高左右下肢。需注意的是在脊柱后凸严重患者，肥胖及合并严重心肺疾病的患者不适合俯卧位锻炼。若患者多处椎体存有压缩性骨折而不能全部治疗时，应予佩戴支具出院，支具佩戴时间一般3个月。

2.出院指导　患者出院时告知患者注意休息，避免剧烈运动，勿提重物；不可过度弯腰，功能锻炼要持之以恒，根据自己的体力，循序渐进，还可以练习太极拳等适宜运动，以增强平衡能力。另外在饮食方面要注意合理营养，荤素搭配，多食水果，保持大便通畅，根据原发疾病合理服药，定时复查。一般前半年每1～2个月复查一次，后半年每3月一次，一年后每半年一次。

（万新河　陈洪杰）

第三十五章　骨肿瘤保肢术

第一节　肿瘤型全肱骨假体置换术

一、概述

肱骨是仅次子股骨、胫骨的骨肿瘤好发部位，肱骨近段又较肱骨远端好发。肱骨近段肿瘤的保肢术式有：异体半关节移植、人工肱骨近段假体置换和瘤段骨切除体外灭活再植术等。需选用全肱骨假体置换的病例很少，仅有少量相关报道。

(一)手术适应证

1.影像学检查确定肱骨病变广泛难以行局部大段切除而需作全肱骨切除者(见图 34-1)。

2.血管、神经束未被侵犯，前臂与手有功能。

3.局部无感染。

4.肿瘤能够广泛切除，有足够的软组织包盖。

5.对于肿瘤广泛转移，预后较差的患者，也可以根据需要选用全肱骨假体置换术保肢，尽量避免使用截肢术，以保留手及前臂功能、提高生活质量。

(二)手术方法简介

全身麻醉下施行手术，患者取仰卧位，左肩部垫高，手术切口起自肩峰，沿锁骨向内再沿三角肌、胸大肌间隙向外向下达肘关节外侧。上段从三角肌、胸大肌间隙进入，避开血管神经，在距离肿瘤周围 1cm 的正常肌组织作锐性剥离。在完全正常的软组织内完整地切除肿瘤和全肱骨。平桡骨头平面截去尺骨鹰嘴及冠状突。将假体置入，肩关节为半关节

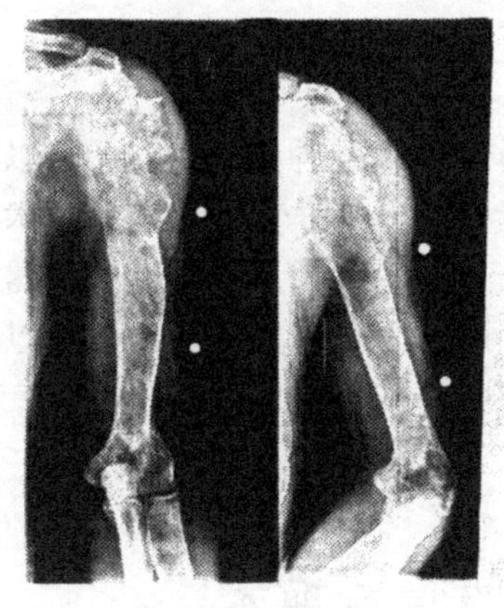

图 34-1　左肱骨纤维结构不良恶变术前 X 表现

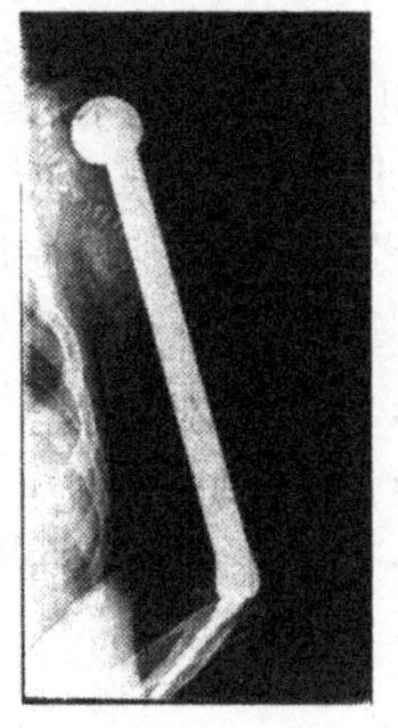

图 34-2 全肱骨置换术后 X 线表现

人工肱骨头，将肩袖缝在人工肱骨头颈部，肘关节为铰链式全肘关节，将假体柄插入灌注骨

水泥的尺骨髓腔内(见图 34-2)。最后将周围软组织紧密缝合，包盖全肱骨假体，放置硅胶引流管 2 根。术后以三角巾悬吊在屈肘 90° 和肩关节中立位。

二、健康教育

(一)功能锻炼

随着保肢手术成功率的提高，康复治疗显的更加重要。全肱骨置换后常具有良好的肘关节、腕关节和手部功能。肩关节功能的康复取决于肩部肌肉力量的恢复，特别是重建肩袖的功能恢复。首先向患者说明早期功能锻炼的重要性，强调即使手术非常成功，没有术后正确的功能锻炼也很难取得满意效果。同时解释骨与软组织重建的稳定性和牢固度，使患者解除对早期活动的疑虑。康复治疗的原则因组织愈合时期不同而异，组织愈合有 4 期：损伤期、炎症期、再生期和塑形期。并根据 Neer 等推荐的康复原则，术后康复分为 3 个阶段。需要根据患者的具体情况制定个性化的功能锻炼方案，循序渐进。

1.第一阶段(术后 0～3 周)　肩、肘关节被动辅助练习阶段。手术后肩、肘关节疼痛是影响患者早期锻炼的主要因素，术后三天内安装自控镇痛泵，使患者能在手术当日麻醉清醒后即在胸前固定位做握拳、松拳及腕关节、肘关节屈伸被动练习 1～2 次，每个动作至少持续 5 秒，2～3 分钟 / 次，以后逐渐增加活动次数和活动量，直至 5～6 次 / 天，10 分钟/次。同时被动及辅助活动肩关节，被动活动须在患者能够耐受的情况下进行。

2.第二阶段(术后 3～6 周)　主要包括肩、肘关节早期的主动活动、肩带肌肉等张肌力及肩关节牵伸练习。需指导并辅助患者在仰卧位、坐位及站立位时做肩关节主动和被动，开始时健肢协助做术肢外展、内收、向前往后摆动被动练习，然后逐渐过度主动活动，并鼓励患者进行免负重的日常生活训练。必要时在运动后进行热磁疗等理疗手段，以促进局部的血液循环。

3.第三阶段(术后 6 周后)　包括进一步的肌肉牵伸和抗阻性力量练习，如利用滑轮进行患肢与健肢的对抗运动；用弹力带做患肢抗阻力运动等，术后康复治疗一般需持续 12～18 个月。

(二)出院指导

保肢术患者的康复治疗需要一个多科室人员的协作，包括骨肿瘤医生、护士以及理疗师等。从患者离开病床到出院回家，尽量让患者独立生活，由于部分骨肿瘤患者手术后不久就要接受化疗或放疗，所以告知患者应在以下几方面进行康复：利用吊带、滑车等器材训练关节活动度；利用重物、哑铃等训练肌肉力量；通过关节被动活动纵向牵拉软组织以改善软组织的弹性；使用超声波治疗，使疤痕组织软化；使用弹力绑带包扎促进淋巴回流。定期进行临床检查，预防肿瘤复发和转移。

第二节　肿瘤型人工全股骨置换术

一、概述

随着骨肿瘤治疗的不断发展，保肢治疗已成为当今外科治疗的发展主流。传统的治疗方法首选截肢，给患者带来了生活上的不变和心理上的障碍。随着保肢技术的不断成熟和人工关节材料的不断改进，使股骨干肿瘤行人工全股骨置换手术成为可能。由于该手术创伤大，手术技术要求高，且股骨干病变发病率较低，国内外全股骨置换例数仍较少，并且同样存在远期假体松动、断裂、磨损、翻修的问题，所以应严格掌握手术适应证。

(一)适应证

1.病变侵袭股骨干，行节段性切除难以固定的中上或中下段恶性骨肿瘤(见图 34-3)。

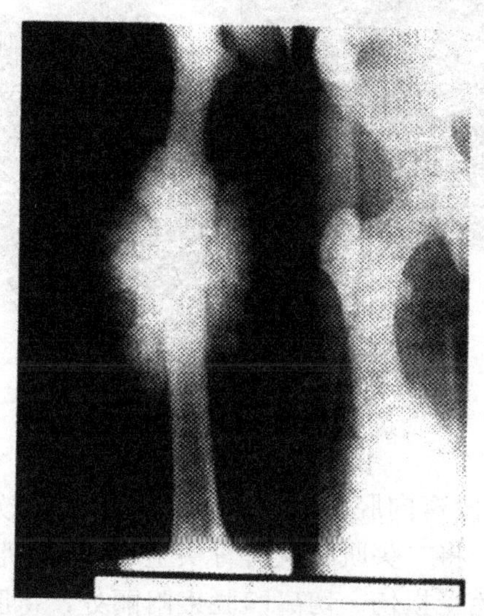

图 34-3　股骨骨肉瘤 X 线表现

2.IA、ⅡA、ⅠB、ⅡB 期肿瘤，无血管神经受累，肿瘤切除后能保存部分健康肌肉，覆盖假体及提供肢体的动力装置。

3.术前已确诊为恶性肿瘤且排除远处转移者。

4.其他治疗方法困难的良性病变。

(二)手术方法介绍

全麻或硬膜外麻醉下手术，患者取仰卧位，术侧腰背、臀部垫枕。切口自股骨大转子上方 10cm 起始，沿股骨外侧

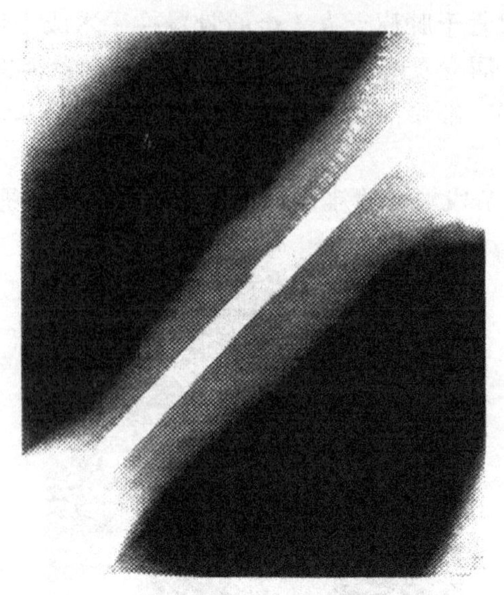

图 34-4 全股骨置换

术后 X 线表现直下，切口下段弯向胫骨结节。循切口方向依次切开皮肤、皮下筋膜。判明股二头肌附近的腓总神经后，将二头肌腱从腓骨头上切离。从股骨外侧髁上后方切下腓肠肌外侧头，并注意腘动、静脉免受损伤。切离髂胫束附丽处，将肌皮瓣牵向外后方，解剖出坐骨神经。在切口上方切离髋外旋肌并继续显露坐骨神经近侧。从大转子上切离臀中、小肌。继之切开膝关节囊，按广泛切除边缘要求切离股四头肌并连同髌骨一同牵向内后侧。切断侧副韧带、交叉韧带、后方关节囊、腘肌肌腱、腓肠肌内侧头等。然后提起股骨髁，从远端向近端按广泛切除边缘要求切离其他肌肉。结扎穿动、静脉，旋股动、静脉的分支。从小转子上切下髂腰肌，切开髋关节囊，则可除去连同肿瘤在内的整块股骨。彻底冲洗创口，严格止血后植入特制的全股骨及半制约全膝假体(见图 34- 4)。再次冲洗创口后，置硅胶管备负压引流。然后缝合大腿周围肌群包盖假体，逐层缝合切口。

二、健康教育

(一)功能锻炼

1.早期(术后 2～7 天)　此期患者创口疼痛明显，一般不主张关节活动，主要以肌肉的静力收缩运动和远端关节的运动为主。仰卧位，患肢外展 30° 保持中立位，膝下可垫一软枕，嘱患者主动下压膝关节，大腿肌肉及臀部肌肉处于收缩状态，髌骨向上滑动，然后放松。最大限度地进行踝关节跖屈、背伸运动，足趾伸屈运动，每个动作保持 10 秒。运动时避免髋关节内、外旋。如此反复训练，3 次 / 天，10～15 分钟 / 次。

2.中期(术后 8~15 天)　主要是加强肌肉的等张收缩和关节运动。CPM 机辅助训练，活动范围可随时调节并逐渐增加，活动速度比较均匀、缓慢，患者易接受。一般 CPM 开始活动的最大角度定为 40° ，以后每日增加 10° ，至 1 周左右 CPM 最大活动角度为 90° ，2 次 / 天，1 小时/次。以后逐渐过渡到主动活动，做屈髋、屈膝、抬臀运动，但屈髋小于 45° 。

3.后期(术后 3 周～3 个月)　患者疼痛已经减轻或消失，假体周围的肌肉和韧带开始修复，可循序渐进地活动，以离床训练为主。侧卧位屈髋屈膝运动：护士一手托患者臀部，一手托膝部，屈髋<90°，将患者身体同时转为侧卧，并在两腿间垫上枕头。防止髋关节内收内旋。卧位到坐位训练：双手支撑于床上，患肢外展，屈髋小于45°，健腿屈曲，利用双手和健腿支撑力将患肢移至床边，护士应帮助患者将下肢移到床边。坐位到站位训练：拄拐，患肢不负重。患者移至床边，健腿先着地，患腿后触地，双手扶持床边，护士在旁保护，逐渐下床，无头晕不适后双手扶拐挺髋站立，3次/天，2～3分钟/次。站位到行走训练：术后6周内患肢不负重，行走时必须有护士或家属在旁保护，以免发生意外，时间根据患者体力，一般不超过15分钟。6周后可部分负重。

(二)出院指导

嘱咐患者应坚持功能训练，并逐渐增加训练的时间和频率。术后6周内不要交叉双腿，不要卧于患处，不要坐沙发或矮凳，不要弯腰拾东西，不要床上屈膝而坐，坐位时身体不要前倾。注意保持合适的体重，防止骨质疏松，不做剧烈运动。定期门诊复查。

（王永恒　孙瑞）